Gesundheitspädagogik

Volker Schneider

Gesundheitspädagogik

Einführung in Theorie und Praxis

3. Auflage

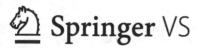 Springer VS

Volker Schneider
Freiburg, Deutschland

ISBN 978-3-658-18885-6   ISBN 978-3-658-18886-3   (eBook)
DOI 10.1007/978-3-658-18886-3

Die Deutsche Nationalbibliothek verzeichnet diese Publikation in der Deutschen National-
bibliografie; detaillierte bibliografische Daten sind im Internet über http://dnb.d-nb.de abrufbar.

Springer VS

Gedruckt auf säurefreiem und chlorfrei gebleichtem Papier

Springer VS ist Teil von Springer Nature
Die eingetragene Gesellschaft ist Springer Fachmedien Wiesbaden GmbH
Die Anschrift der Gesellschaft ist: Abraham-Lincoln-Str. 46, 65189 Wiesbaden, Germany

Danksagung

Frau Dipl. Psychologin und Gesprächstherapeutin Doris Müller danke ich für Ihre Unterstützung und ihre Anregungen im Kapitel Kommunikation herzlich.

Derselbe Dank gilt Herrn Regierungsrat Dr. Peter Kraus-Hoffmann für seine Beratung im Abschnitt betriebliche Gesundheitsförderung.

Vorwort zur dritten Auflage

In den letzten Jahren haben sich Prävention und Gesundheitsförderung rasant weiterentwickelt. Für diese nun vorliegende dritte Auflage wurde das gesamte Buch völlig überarbeitet und auf den neuesten Stand gebracht.

Das Buch wendet sich an Einsteiger, Interessierte aus anderen Berufsfeldern und an Studierende der Gesundheitsberufe und der sich entwickelnden Gesundheitswissenschaften. Das Buch will einen ersten Überblick über Theorie und Praxis einer modernen Gesundheitsförderung geben. Die beteiligten Wissenschaften kommen zu Wort und die wichtigsten Sachgebiete sind dargestellt. Ziel ist, den Beitrag und die Bedeutung der pädagogischen Arbeit herauszustellen und für den Bereich der Gesundheitsberufe deutlich zu machen.

Gesundheitsförderung ist heute ein gesellschaftliches und politisches Thema: Unser *Gesundheitswesen* – oft als „Krankheitsversorgungssystem" bezeichnet – wird durch ein ausgeprägtes sachlich begründetes *individuelles Gesundheitsverhalten und öffentlich unterstützte Prävention* zu ergänzen sein. Es geht um eine Weiterentwicklung der gesellschaftlichen und persönlichen Anliegen:

Von der Behandlung von Krankheiten
zur Förderung von Gesundheitsverhalten!

Alle Fähigkeiten, im Leben zu bestehen und eine soziale und politische Rolle verantwortlich zu übernehmen, werden heute als Bildung verstanden. Das persönliche Gesundheitsverhalten gehört dazu. Damit wird Gesundheitsförderung zu einem Teil der Bildungsanstrengungen. Dies gilt für Schule ebenso wie für die Gesundheitssendungen und Gesundheitsinformationen in den neuen Medien. Als zuständiges Wissenschaftsgebiet für die Vermittlung gilt seit langem die Pädagogik. Gesundheitsförderung ist im Grunde daher als ein pädagogisches Anliegen zu verstehen. Dies wird zu begründen sein.

In dem Gemisch der bisherigen und zukünftigen Projekte und Maßnahmen erhält die *Gesundheitspädagogik* eine Schlüsselstellung Denn es geht in allen Maßnahmen darum, die Akzeptanz und das tatsächliche Gesundheitsverhalten bei der einzelnen Person wie auch in der Gesamtbevölkerung zu fördern. Gesundheitspädagogik wird hier auch als Handlungswissenschaft verstanden, deren theoretische Überlegungen sich in der Praxis bewähren müssen. Es geht darum:

„Die richtigen Dinge tun" und *„die Dinge richtig tun"!*

Damit stehen natürlich auch Inhalte, Methoden und Medien auf dem gesundheitspädagogischen Prüfstand. Flankierend werden soziale Umstände und psychologische Gegebenheiten einbezogen. Gesetzgebung und politische Unterstützung müssen das Gesundheitsverhalten sinnvoll unterstützen. Dazu stellt das neue Präventionsgesetz aus dem Jahr 2015 eine erste rechtliche Grundlage dar.

Verlag und Autor wünschen für Studium und Beruf viele gute Anregungen, praktischen Nutzen und Freude beim Lesen!

Januar 2017, Volker Schneider

Inhalt

Zur Entwicklung der Gesundheitsförderung

Die Bemühungen um Gesundheit sind so alt wie die Menschheit. Es galt, Krankheiten zu vermeiden und sich um ein weniger gefährdetes Leben zu bemühen. Ein Rückblick in die Geschichte und eine Darstellung der heutigen Bemühungen sollen dazu beitragen, Entwicklungen kennenzulernen, die bis heute eine wichtige Rolle spielen.

1.1 Aspekte der Gesundheitsförderung in der Geschichte

Die heutigen Bemühungen um Gesundheitsförderung in Deutschland haben eine lange Geschichte (vgl. z. B.: Schipperges 1985, Cassens 2015). Bis heute verbinden die Menschen „Gesundheit" mit körperlicher Ausstattung, mit der Hilfe übermenschlicher Kräfte und mit menschlicher Unterstützung. Modern mutet an, dass schon früh auf soziokulturelle Beziehungen und auf Umweltaspekte von Gesundheit und Krankheit hingewiesen worden ist: „Wenn ein Fremder in eine Stadt kommt, so betrachtet er die Lage, die Winde, das Aufgehen der Sonne, die Gewässer, den Boden und die Art und Weise, in der die Einwohner leben und welchen Zielen sie nacheifern – denn wenn du diese Kenntnisse hast, wirst du verstehen, welche Krankheiten für den Ort typisch sind sowie welche Ausprägungen verbreiteter Krankheiten du hier finden wirst" (Zuschreibung Hippokrates, zitiert nach Kickbusch 1983, IX).

Gesundheitsförderung im Hochmittelalter

Krankheit ist in der Sicht des Hochmittelalters Ausdruck des menschlichen Widerstands gegen Gottes Schöpfungsplan. Gesundsein heißt demnach, in Übereinstimmung mit Gottes Geboten und dem vorbestimmten Lebensplan zu leben (Schipperges 1985, 251ff). Diese Haltung bedeutet aber nicht passive Schicksalsergebenheit: Eine aktive Mitwirkung am Schöpfungsplan ist verlangt. Daraus leiten sich die Anforderungen für eine gottgefällige Lebensführung ab:

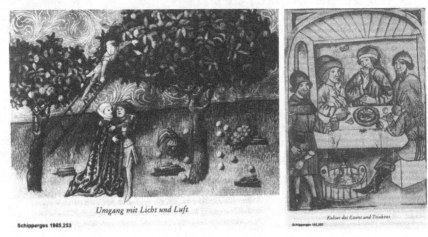

Umgang mit Licht und Luft

Schipperges 1985,253

Kultur des Essens und Trinkens

Schipperges 185,257

Abb. 1.1   Mittelalterliche Bilddarstellungen mit Bezügen zur „richtigen Ernährung":
Frisch und wenig (aus Schipperges 1985)

Die erste Stufe umfasst Anweisungen, die aus heutiger Sicht als *Maßnahmen des Umweltschutzes* gelten können: Luft und Licht, Boden, Wasser und Klima sind schon damals als elementar für die persönliche Gesundheit thematisiert.

Für *Speise und Trank* gelten die Regeln: Je frischer und weniger, umso gesünder (Abb. 1.1). Völlerei und Übergewicht erscheinen als Sünde und werden entsprechend gegeißelt. Ein erstes Verständnis für Stoffwechsel kann man in der Thematisierung von Stoffaufnahme und Abgabe sehen, deren normales Funktionieren als äußerst wichtig für Gesundheit betrachtet wird (Schipperges 1985, 266ff, Zwick 2004, 35-54).

In Bezug auf die *richtige Bewegung* geht es um Ausgewogenheit von Arbeit und Muße: Die Klosterordnung „Bete und arbeite!" lässt sich als Gesundheitsmaßnahme verstehen. Ein gesundheitsfördernder Rhythmus von Wachen und Schlafen wird angemahnt. Erste Hinweise für „Freizeitsport" in Form der Falkenjagd gibt es für Ritter, die als die eigentlichen Menschen gelten.

Leidenschaften und *Gefühle* spielen eine wichtige Rolle: Psyche und Körper sind im Leben nicht zu trennen. Daher sind die Affekte (Neid, Liebe, Zuwendung oder sexuelle Leidenschaft) bedeutsame Komponenten eines täglichen, gesunden Lebens.

Die soziale Begleitung bei Krankheit leitet sich aus dem *Gebot der Nächstenliebe* ab (Schipperges 1985, 270). In den Klöstern entsteht ein erstes Hospitalwesen. Dieses wird von Städten teilweise übernommen. Die aristotelische Säftelehre gilt als theoretische Grundlage. Arzneien werden nach der Vorstellung „Gleiches heilt Gleiches" entwickelt. Z. B. werden Extrakte vom Lungenkraut hergestellt, um Atemkrankheiten zu heilen. Denn die Blätter des Lungenkrauts ähneln den Strukturen der Lungen. Insgesamt beginnt eine erste Arzneimittelchemie. Wohl auch aufgrund der Wirkungslosigkeit der meisten pflanzlichen und tierischen Extrakte wurde umso mehr auf die Erhaltung der Gesundheit geachtet. Die Maßnahmen erscheinen als ein hartes Regelwerk (*regimen sanitatis* = „Gesundheitsregiment").

Tab. 1.1 Mittelalterliche und heutige Themen

Mittelalterliche Diätetik	Heutige Entsprechungen
Licht und Luft	Umweltschutz (Luft, Wasser, Nahrungsmittel, Lärm, Wohnumfeld, Klima, Boden etc.)
Speise und Trank	Ernährungskultur, Lebensmittelkunde, Zubereitungsformen, Missbrauch von Nahrungsmitteln, Trinkwasser und Nahrungsmittelhygiene
Arbeit und Ruhe	Humanisierung der Arbeitswelt, Ausgleich zwischen „Freizeit" und „Arbeit"
Schlafen und Wachen	Tagesrhythmus, Lärmstörung und Lichtstress bei Nacht
Ausscheidung und Absonderungen	Innersekretorischer Stoffhaushalt, Sexualhygiene, physiologisches Gleichgewicht: Energiehaushalt, Ernährungsverhalten (Homöostase)
Anregungen des Gemüts	Affekthaushalt, Gefühle, Bedürfnisse, Psychohygiene, Stress

Im Prinzip ähneln diese Regeln den heutigen Gebieten der Gesundheitsförderung (Tab. 1.1).

Gegen die häufigsten Seuchen des Mittelalters wie Pest und Lepra war allerdings „kein Kraut gewachsen". Angesichts mehrerer Pestepidemien kommt es ab 1350 zu ersten sozialhygienischen Maßnahmen in verschiedenen oberitalienischen Städten: Quarantänestationen werden außerhalb von Städten eingerichtet. Bis heute ist eine Quarantäne immer noch die Methode der Wahl. Sie wird für bestimmte Pflanzen und Tiere weitgehend eingehalten, für den Menschen sind vorbeugende Schutzimpfungen und Isolierstationen in Krankenhäusern an deren Stelle gerückt.

Bei allen Bemühen blieb aber bis etwa 1860 eine Bekämpfung der Krankheiten letztlich doch ein wenig effektives Unterfangen. Vor allem das Einschleppen der

Syphilis um 1500 aus Mittelamerika zeigte das Versagen: Die eigentlich sinnvollen öffentlichen Badestuben in den Städten wurden als Keimzellen der Syphilis ausgemacht und aus ethischen und hygienischen Gründen vielfach geschlossen. Praktischen Erfahrungen, Glaubensgebote und erste medizinische Erkenntnisse wie auch Spekulationen dienten als Grundlage für die Lebensregeln für Kinder, Erwachsene und Greise bis zur Kunst des heilsamen Sterbens. Regeln für Reisende und Tipps für Seuchenzeiten wurden ebenfalls entwickelt (Schipperges 1990, 99ff). Insgesamt ist der Erhalt von Gesundheit ein Anliegen der einzelnen Person, von sozialen Bezügen ist kaum die Rede. Allerdings kommt es zu ersten hygienischen Maßnahmen in Städten, z. B. für die Trinkwasserversorgung.

Zeit der Aufklärung: Gesundheitsförderung durch wohlmeinende Beeinflussung

Ein Loblied auf die Freuden der Gesundheit zeigt an, dass Gesundheit im 18. Jahrhundert zu einem wesentlichen Merkmal des täglichen Lebens wird: „O seelige, liebreiche, aller Ehren würdige Gesundheit! Alles, was nur immer gut und lustig, was Ehe und Liebe bringen und geben kann, diese ist einzig und allein nur dir! Was in großer Goldmenge bestehet, in lustigen Büchern zu finden, von fürstlichen Gnaden zu hoffen, in der ehelichen Liebe zu verlangen, und was ansonsten der Welterschaffer reichlich mitteilet: Dies alles grünet und blühet in dir, so seelige Gesundheit" (Bitterkraut nach Schipperges 1994).

Die neue Sicht in der Renaissance und in der Barockzeit versteht den Menschen als mechanische Konstruktion in Analogie zur „Himmelsmechanik". Der Gesundheitszustand ist nicht mehr Gottes Fügung, sondern steht in der Fähigkeit und der Verantwortung der Menschen. Dazu sind Kenntnisse vom Räderwerk und Regelwerk der Vorgänge im Körper und im Kosmos notwendig. Die sich entwickelnde Medizin erhebt erstmals den Anspruch, alle Krankheiten heilen zu können.

Für die Vorsorge gibt es neben dem Glaubensanweisungen auch Gesundheitskatechismen: z. B. den „Gesundheitskatechismus zum Gebrauch in den Schulen und beym häuslichen Unterricht". Der Arzt Faust versteht unter Gesundheit, „dass der Körper ohne Fehler und Schmerzen all seine Verrichtungen frey und leicht ausübe" (Faust 1794, 173). Eine Gesundheitserziehung sei notwendig, weil die Menschen sich zu unbekümmert verhalten – und weil sie zu wenig wissen. Der Gesundheitskatechismus erfährt bis 1954 ständig weitere Auflagen. Im Fokus steht die Aufklärung. Es ging um körperliche Hygiene und moralische Zucht, aber auch um die Erzeugung von guten Untertanen.

In der Schrift „Akademische Rede vom Volkselend als der Mutter der Krankheiten" (Frank 1790) ist schon vor 250 Jahren offenkundig, dass Gesundheitsförderung auch eine soziale Komponente hat. Frank vertritt die Auffassung, dass der Staat zuständig sei. Durch sein umfassendes Werk „Allgemeine medizinische Polizey" kann er als Vorläufer des öffentlichen Gesundheitswesens gelten (vgl. auch Unterhaslberger 2008, 8ff).

Diese beiden Ansätze sind bis heute als *Verhaltensprävention* und *Verhältnisprävention* unvermindert aktuell. Sie stellen ein fortdauerndes Thema für private Aufklärung und öffentliche Verhaltensvorschriften dar (vgl. auch Hörmann 1999, 8-28, aber auch Sassen 1985).

Trotz der Bemühungen um Moral und Hygiene ist die Gefahr zu erkranken, außerordentlich hoch. Noch im 19. Jahrhundert wurde Bauern empfohlen, die nach München reisen mussten oder wollten, doch unbedingt vorher das Testament zu machen.

Gesundheit durch „körperliche Ertüchtigung"

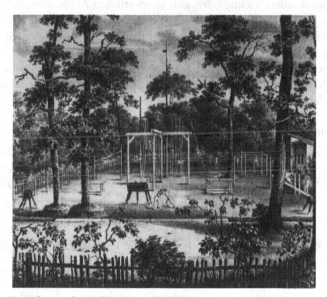

Abb. 1.2 Turnplatz in der Berliner Hasenheide

Ein neuer Aspekt der Gesundheitsförderung entwickelte sich aus der Forderung nach körperlichem Training. Friedrich Ludwig Jahn, später Turnvater Jahn genannt, richtet den ersten Turnplatz 1811 auf der Berliner Hasenheide ein (Turnvater Jahn 2011-09-01). Seine Schrift „Deutsches Volkstum" unter dem Motto: „frisch, fromm, fröhlich, frei" erfährt weite Verbreitung. Die geistige Nähe zu den Deutschen Burschenschaften trägt ihm einige Jahre Gefängnis und spätere Überwachung ein. Das Militär erkennt aber rasch, wie wichtig die körperliche Ertüchtigung ist: Sie soll die Verteidigungsfähigkeit Deutschlands erhöhen und den Einfluss der als nichtdeutsch empfundenen französischen Lebensart mindern. Die politische Inanspruchnahme des Sports als Mittel für einen gesunden Volkskörper durch die Rassenlehre in der Zeit von 1933 bis 1945 hat dazu geführt, dass der so propagierte Sport nach dem zweiten Weltkrieg kritisch gesehen wurde.

Als Erfinder des Geräteturnens ist Jahn auch zuzuschreiben, Vorläufer des Hochleistungsgerätesports und der Fitness-Studios zu sein (Euler 1889).

In der Schule und in den Sportvereinen blieb das Jugendsportabzeichen als Ausdruck für die körperliche Fitness erhalten. Alle soziokulturellen Untersuchungen weisen jedoch darauf hin, dass gerade Personengruppen, für die eine Steigerung der Fitness besonders wichtig wäre, sich an sportlichen Aktivitäten nicht oder zu wenig beteiligen. Dies ist bis heute ein Defizit des Breitensports geblieben. Von Sportvereinen werden hingegen die verschiedensten Sportarten (vgl. Sportbund 2016) propagiert, obwohl einige ein hohes Verletzungspotential haben.

Der Hochleistungssport hat sich demgegenüber vor allem als Wirtschaftsfaktor erfolgreich etabliert. Zum allgemeinen Gesundheitszustand in der Bevölkerung trägt er jedoch eher wenig bei.

Gesundheit durch „richtige Lebensführung"

Pfarrer Sebastian Kneipp muss als der Entwickler eines ersten, ganzheitlich ausgerichteten Gesundheitsförderkonzepts angesehen werden (Roloff 2010, 235-253). Sein in fünf Säulen dargestelltes Konzept (Tab. 1.2) hat sich in Kuren und Vereinen bewährt.

Tab. 1.2 Komponenten der Kneipp'schen „Therapie" im Vergleich mit heutigen Bereichen des „Lebensstils"

Die fünf „Säulen" der Kneipp-Therapie				
Wasser-anwendungen	Ernährung	Bewegung	Pflanzen-heilkunde	Ordnungslehre christl. Glaube
Heutige Bereiche der Prävention nach Kneipp				
Durchblutung, Training des Abwehrsystems, „Abhärtung"	Kostformen, Übergewicht, ernährungsbe-dingte Krank-heiten	Fitness, Bewegung, Breitensport	Tees, Salben, häusliche Ge-sundheitspflege	Sinngebung des Lebens, Strukturierung, Lebensstil

Wasseranwendungen: Die Wasseranwendungen, für die Kneipp bis heute allgemein bekannt ist, zielen auf „Abhärtung": In Wechselgüssen soll die Temperaturregelung gefördert werden. Dadurch steigert sich die Durchblutung im behandelten Körperabschnitt. Sie hilft, Entzündungen vorzubeugen, und bewirkt eine schnellere Heilung.

Ernährung: Gesunde Ernährung zielt auf einfachere Kostformen, die mit der täglichen Arbeit abgestimmt sein soll. Der damals schon erreichte wissenschaftliche Kenntnisstand bleibt allerdings zunächst vernachlässigt (vgl. Rothschuh 1983, 79ff).

Bewegung: Bewegung ist nach Kneipp unerlässlich, auch wenn dies nicht explizit ausgeführt wird. Sport soll unbedingt betrieben werden, wenn er anstrengend und ärztlich verordnet ist. Bewegung besteht im Wesentlichen aus Arbeit (z. B. Holzhacken für Stadtbürger).

Kräuter: Die Nutzung von Kräutern in Extrakten oder Tees unterstützte Kneipp außerordentlich. Hier spielt seine soziale Einstellung eine Rolle: Seine Patienten im Allgäu konnten sich teure Arzneien nicht leisten. Zunächst fußt seine Heilkräuterlehre auf persönlichen Tests, dann aber auch auf medizinischen Erprobungen. Durch seine Heilkräuterlehre gilt Kneipp als der Wegbereiter für eine moderne, wissenschaftlichen Kriterien genügende Pflanzenheilkunde.

Ordnungslehre: Als seine wichtigste Säule hat Kneipp die Ordnungslehre bezeichnet. Er verankert sie im christlichen Glauben und führt dies nicht näher aus. Seine Forderung nach einer erkennbaren „inneren Haltung" bei allen Maßnahmen zur Gesundheitsförderung findet sich heute in den Forderungen für einen „gesunden Lebensstil" wieder.

Das Kneipp'sche Konzept ist leicht in das tägliche Leben zu integrieren. Seine Lehren finden sich umfassend in dem Buch „So sollt ihr leben!" (Kneipp 1887) dargestellt.

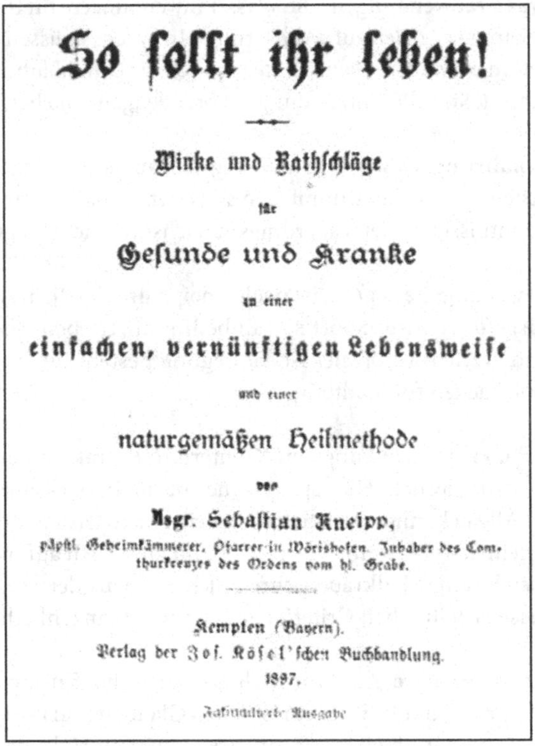

Abb. 1.3

Titelblatt: So sollt ihr leben!
(Kneipp 1897)

Die Kneipp'sche Lehre stellt ein erstes, umfassendes Lebensweisenkonzept dar.

Die Mängel bestehen aus heutiger Sicht in der Vernachlässigung der sozialen Einflüsse, einiger schon bekannter medizinischen Ergebnisse und einer zu geringen Ausarbeitung des Ordnungsprinzips.

Die Idee eines umfassenden Gesundheitsverhaltens im täglichen Leben lässt sich in den modernen Ansätzen des „Lebensstils" oder einem **Lebensweisenkonzept** wiederfinden, allerdings ohne Bezug zu Kneipp (vgl. Erben/Franzkoviak/Wenzel 1990, 20; Heindl 1997).

Gesundheit durch staatliche Aufsicht

Einen völlig anderen Ansatz der Gesundheitsförderung stellt die staatliche Überwachung dar. Sie wurde von Virchow als Mediziner und Sozialpolitiker vehement gefordert (vgl. Virchow 2016-12-12). Den ab 1882 eingerichteten staatlichen Gesundheitsämtern obliegt diese Aufgabe bis heute, wenn auch in stark reduzierter

Form. Eine zeitlich parallele Entwicklung gibt es in den USA mit der Gründung von Health Schools.

Die staatlichen Gesundheitsämter haben dank guter Forschung, effektiver Umsetzung und politischer Unterstützung großen Einfluss auf den Gesundheitszustand der Bevölkerung. So rechnet man heute, dass von den zusätzlichen Jahren an Lebenserwartung zwischen1890 und 2000 etwa 3/4 auf die Leistungen der staatlichen Prävention zurückgehen und nur 1/4 auf die Weiterentwicklungen der Therapien und der Medizintechnik!

Nach dem zweiten Weltkrieg hat man die Befugnisse der Gesundheitsämter („öffentlicher Gesundheitsdienst" = ÖGD 2016) deutlich eingeschränkt. Inzwischen bahnt sich jedoch eine Renaissance der staatlichen Einflussnahme an (vgl. S. 248). Angesichts neuer Infektionserkrankungen und des Reiseverhaltens moderner Menschen scheint diese auch notwendig. Gemeindeverwaltungen und andere Organisationen setzen heute die Erfordernisse um, z. B. durch bessere Nahrungsmittelüberwachung, Ausbau der Krankenhaushygiene, Verstärkung der sozialen Dienste, Erhöhung der Verkehrssicherheit, mehr Luftreinhaltung und bessere Lärmbekämpfung.

Gesundheitsförderung durch die moderne Medizin

Die wissenschaftliche Medizin, auch mit der Zielsetzung der Gesundheitsförderung, befasst sich im Kern mit der Verhinderung von Krankheiten. Die naturwissenschaftliche Denkweise wurde durch Virchow mit seiner Theorie der Zellularpathologie angestoßen. Er übertrug die biologische Theorie „Alle Lebewesen bestehen aus Zellen" in die Medizin: „Alle Krankheiten entstehen in und durch Zellen". Dieser theoretische Ansatz führte zu einem ungeheuren wissenschaftlichen Aufschwung, der sich in der Form einer wissenschaftlich begründeten Prävention auch auf die Vorsorge erstreckt.

Kasten 1.1 Auszug aus dem Genfer Gelöbnis (Internet 2012-03-29)

Bei meiner Aufnahme in den ärztlichen Berufsstand gelobe ich feierlich, mein Leben in den Dienst der Menschlichkeit zu stellen. Ich werde meinen Lehrern die schuldige Achtung und Dankbarkeit erweisen. Ich werde meinen Beruf mit Gewissenhaftigkeit und Würde ausüben.

Die Gesundheit meines Patienten soll oberstes Gebot meines Handelns sein. Ich werde alle mir anvertrauten Geheimnisse auch über den Tod des Patienten hinaus wahren. Ich werde mit allen meinen Kräften die Ehre und die edle Überlieferung des ärztlichen Berufes aufrechterhalten.

Meine Kolleginnen und Kollegen sollen meine Schwestern und Brüder sein. Ich werde mich in meinen ärztlichen Pflichten meinem Patienten gegenüber nicht beeinflussen lassen durch Alter, Krankheit oder Behinderung, Konfession, ethnische Herkunft, Geschlecht, Staatsangehörigkeit, politische Zugehörigkeit, Rasse, sexuelle Orientierung oder soziale Stellung. Ich werde jedem Menschenleben von seinem Beginn an Ehrfurcht entgegenbringen und selbst unter Bedrohung meiner ärztlichen Kunst nicht in Widerspruch zu den Geboten der Menschlichkeit anwenden.

Dies alles verspreche ich feierlich und frei auf meine Ehre.

Das medizinische Verständnis wird auf den Hippokratischen Eid zurückgeführt. In einer modernisierten Fassung ist der Eid als Genfer Deklaration vom Weltärztebund vertreten (Kasten 1.1). Dort ist zwar die Rede von Gesundheit, ohne dass dieser Anspruch aber näher ausgeführt wird. Gesundheit erscheint in medizinischer Sicht heute oft – bildlich gesprochen – als das Loch im Schweizer Käse: Das bestehende „Gesundheitswesen" hat sich zu einem effektiven „Krankheitsbehandlungssystem" und einem gewaltigen wirtschaftlichen Komplex entwickelt. Die neueren Entwicklungen zeigen, dass unser Gesundheitssystem nicht wirklich an Prävention und Gesundheitsförderung interessiert ist. Das heutige „Gesundheitswesen" stellt einen ungeheuer wachsenden Markt dar (vgl. Wernitz/Pelz 2015), der eher noch zunehmen wird.

Die Zivilisationserkrankungen breiten sich trotzdem aus. Dies ist auch verständlich, da die Zivilisationserkrankungen sich zwar in medizinischen Befunden niederschlagen und die Therapien sich auf Folgeerkrankungen beschränken. Sie sind bislang aber nicht durch Prävention oder Therapien ursächlich zu bekämpfen.

Merkmale der „pastoralen" Gesundheitsvermittlung

Konzepte wie das Kneipp'sche Modell, auch das medizinische Präventionsmodell sowie das Lebensweisenkonzept können als „pastorale Konzepte" bezeichnet werden, da sie „fürsorglich" (pastor = Hirte) vorgeben zu wissen, was gesundheitsfördernd für die betreuten Schäfchen ist. Auch heute noch ist eine pastorale Gesundheitsförderung in Form der vielen Bücher und Zeitschriften mit konkreten Ratschlägen zu verfolgen. Oft stehen hier eher Einzelaspekte für eine „Alltagskultur" im Vordergrund, wobei der Begriff „Gesundheit" im Mittelpunkt steht.

In den Naturheilverfahren erscheint diese Idee einer unter Anleitung realisierbaren Gesundheit weiterentwickelt. Diese erscheinen in der Werbung zuweilen als bessere Alternative zur wissenschaftlichen Medizin und Therapie. Eine wissenschaftliche Untermauerung fehlt jedoch weitgehend. Aus diesem Grund sollten die

Alternativtherapien als sachliche Grundlage in der Gesundheitspädagogik keine Berücksichtigung finden.

Kasten 1.2 Geschichtliche Entwicklung von Prävention und Gesundheitsförderung

bis ca. 2000 v. Chr.	Krankheit und Gesundheit ist das Werk von Dämonen oder Göttern. Gesundheit ist ein Beweis für das Wohlwollen der Götter, das erfleht werden muss.
Im alten Ägypten	Erste Umschreibungen von Gesundheit: „Das Herz sei froh, der Nacken fest, das Auge klar, das Ohr offen zu hören, der Mund aufgetan zu antworten". Erstes Ministeriums für Gesundheit mit dem Titel: *Verwalter des Hauses der Gesundheit und Vorstand des Geheimnisses der Gesundheit im Hause des Gottes THOT.*
500 v. Chr.	Erste rationale Zugänge zum Problem Gesundheit: Hippokrates: *„Denn die Krankheiten befallen den Menschen nicht sofort, sondern sie sammeln sich allmählich und brechen dann mit einem Schlage aus. Ich habe nun entdeckt, was im Menschen vor sich geht, bevor die Krankheit die Gesundheit überwältigt, und ich habe gefunden, wie man seine Gesundheit in diesem Zustand wieder in Ordnung bringen kann."* Für Platon ist Medizin gleich Gesundheitslehre.
400 v. Chr.	Judentum: Krankheiten sind in der Ordnung der Welt angelegt und grundsätzlich unvermeidlich (*Buch Hiob*). Durch den Sündenfall sind Krankheiten im Schöpfungsplan angelegt.
Mittelalter	Um 1200 werden ausgeklügelte Gesundheitssysteme von den Arabern übernommen und christlich gedeutet. Krankheiten sind als Störung des Schöpfungsplans durch den Menschen zu verstehen. Das Gebot der Nächstenliebe verlangt nach einem Hospitalwesen und nach umfassenden Vorschriften (Diätetik): Das *„Regimen sanitatis"* entsteht. Es verändert sich zu einer Rezeptsammlung. Die griechische Ansicht, dass eine fehlerhafte Mischung der Körpersäfte die Krankheiten verursacht (Säftelehre), stellt die theoretische Grundlage dar.
seit 1500	Der Mensch gelangt in den Mittelpunkt des Interesses. Man trennt jetzt zwischen Körper und Seele. Erfahrung und Erprobung der Maßnahmen machen eine Heilung des Körpers möglich. Anatomiekenntnisse und Arzneimittelkunde werden zunehmend wichtiger. Die Medizin dieser Zeit will die schöpfungsbedingte Gebrechlichkeit des Menschen aufheben.
um 1750	Verschiedene „Gesundheitskatechismen" analog dem Glaubenskatechismus sind im Umlauf. Neben zunehmender Rationalisierung des gesamten Lebens durch effektivere Hygienemaßnahmen vertritt die Astrologie die These, Gesundheit und Krankheit gingen auf die Stellung der Gestirne zurück.
ab 1860	Die frühere Ansicht *„Gesundheit als Wohlbefinden"* tritt gegenüber der Ansicht *„Gesundheit als langes Leben"* in den Hintergrund.

| 1872 | Nachdem die Juristen Schwann und Schleiden für die junge Biologie den theoretischen Rahmen entwickelt hatten („*Alle Lebewesen bestehen aus Zellen*"), führt Virchow alle Krankheiten auf Entgleisungen von Zellen zurück (Zellularpathologie). Damit ist eine naturwissenschaftlich begründete Theorie für die Medizin aufgestellt. Sie gilt bis heute. Auf ihrer Grundlage lassen sich Infektionserkrankungen zurückdrängen, Vorsorgemaßnahmen zeigen sich erfolgreich. Wirkungsvolle Medikamente entstehen. |

„Volkshygiene" wird zur politischen Aufgabe: Häusliche und öffentliche Hygiene, Seuchenbekämpfung, Trinkwassersicherung, Abwasser- und Müllaufbereitung gelangen mit entsprechenden Gesetzen in staatliche Aufsicht. Der preußische Staat richtet Gesundheitsämter zur praktischen Umsetzung ein.

seit 1970	Schriften der Weltgesundheitsorganisation (WHO) führen zu einem neuen Ansatz in der Gesundheitsförderung. Das Versagen der medizinischen Therapien bei den sogenannten „Volkskrankheiten" (wie Herz-Kreislauf-Erkrankungen, Diabetes, sowie Krebs und die Entstehung von neuen Infektionskrankheiten) führen langsam zu einer verstärkten Berücksichtigung der sozial-ökonomischen Bedingungen in der Krankheitsbekämpfung.
seit 1990	Die Vermittlungsproblematik erfährt eine stärkere Beachtung: Mehrere Hochschulen richten Studiengänge zur Gesundheitsförderung ein. Die Bezeichnung *Prävention und Gesundheitsförderung* setzt sich als umfassende Beschreibung für wissenschaftlich begründete Vorsorgemaßnahmen durch. Forschungsbereiche wie *Gesundheitssoziologie* und *Gesundheitspsychologie* bilden sich heraus.
seit 2000	*Gesundheitswissenschaften* als ein Verbund verschiedener wissenschaftlicher Zugänge entstehen.

1.2   Weltgesundheitsorganisation WHO

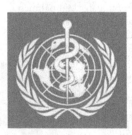

Eine Neukonzipierung der Gesundheitsförderung setzte mit den Verlautbarungen der Weltgesundheitsorganisation ein, die 1948 zusammen mit der Gründung der Vereinten Nationen gegründet wurde. Das Ziel war angesichts des zweiten Weltkriegs, eine neue globale Weltordnung zu schaffen. Diese sollte mit Frieden und dem Wohlergehen aller Menschen verbunden sein.

Konzept

Durch verschiedene Verlautbarungen (oft „Charta" genannt) nimmt die WHO Einfluss auf die Entwicklung der Gesundheitsförderung. Sie hat den politisch-sozialen Aspekt herausgearbeitet und will zu neuen Formen der Gesundheitsförderung anregen. Als zentrale Veröffentlichung kann die „Ottawa-Charta" (WHO 1986, vgl. Kasten 1.3) gelten. Die meisten Ziele sind bis heute nicht erreicht, trotzdem gilt sie noch weltweit als Richtschnur für alle Menschen: „Gesundheitsförderung zielt darauf ab, die Menschen zu befähigen, größeren Einfluss auf die Erhaltung und die Verbesserung ihrer Gesundheit zu nehmen. Als Maßstab für Gesundheit wird dabei die Möglichkeit des Einzelnen und von Gruppen gesehen, einerseits ihre Wünsche und Bedürfnisse befriedigen zu können und andererseits mit ihrer Umwelt übereinzustimmen oder sie bewusst zu ändern ..." (nach Franzkoviak/ Sabo 1993, 78ff).

Gesundheitsförderung ist nach den Prinzipien der WHO nicht nur eine Aufgabe für einzelne Personen, sondern stellt ein soziales und politisches Anliegen dar. Damit muss Gesundheitsförderung auch die sozialen ökonomischen Vernetzungen beachten, nicht nur die einzelnen Krankheiten. Gesundheitsförderung ist nicht Aufgabe der Ärzte. Dieser Blickwechsel macht die politischen Forderungen verständlich:

- Gesundheitsförderung umfasst die gesamte Bevölkerung.
- Gesundheitsförderung will die Bedingungen und Ursachen von Gesundheit erforschen.
- Gesundheitsförderung nutzt unterschiedliche, aber sich ergänzende Methoden und Verfahrensweisen.
- Gesundheitsförderung nutzt politische und gesellschaftliche Umstände.
- Gesundheitsförderung ist keine medizinische Dienstleistung.

Damit wird Gesundheitsförderung als eine eigenständige Disziplin gefordert, soziale und ökonomische Bezüge werden erstmals als wesentlich thematisiert, die Betroffenen werden konkret eingebunden. Gesundheitsförderung soll daher:

- die beteiligten Personen auffordern, ihre Interessen zu vertreten,
- soziale Unterschiede verringern, Betroffenheit und Beteiligung erzeugen,
- Chancen erhöhen,
- Einflussmöglichkeiten von Verbänden oder Einzelpersonen ausbauen,
- Organisationen und Stadtverwaltungen vernetzen,
- ein optimales Angebot für die Bürger herstellen.

Beispiel

Gesunde Städte-Projekt

Als Beispiel sei die Erklärung im „Gesunde Städte-Projekt" (vgl. Gesunde Städte-Projekt 2016-12-23) angeführt: Hier sollen die Lebensbedingungen in Städten so verändert werden, dass die Gesundheit des Einzelnen sich verbessert. Die Ziele sind:

- physische Lebensbedingungen von hoher Qualität,
- eine ökologisch gut austarierte Umgebung,
- sich gegenseitig unterstützende Gemeinschaften und Nachbarschaften,
- ein hohes Maß an Beteiligung der Bürger an städtischen Entscheidungen,
- Einhaltung aller Grundbedürfnisse der Bürger wie Wohnen, Wasser, Nahrung, Einkommen, Sicherheit, Arbeit,
- Zugang für alle zu Dienstleistungen, Erfahrungen, Unterlagen z. B. der Stadtverwaltung,
- eine ökologisch nachhaltige städtische Wirtschaft,
- Förderung der Kontakte zwischen verschiedenen Bevölkerungsgruppen,
- eine städtische Verwaltung, die selbst diese Merkmale verwirklicht,
- Zugang zur öffentlichen Gesundheitsvorsorge.
- hohe Zufriedenheit und wenig Erkrankungen in der Bevölkerung.

Dabei sollen alle Ebenen der Einflussnahme wahrgenommen werden:

- Personale Ebene: lebenslanges Lernen soll Information und gesundheitliche Bildung verstärken.
- Gemeindeebene: Gesundheitsmaßnahmen sollen in sozialen Gruppen realisiert werden – in der Familie, im Klassenzimmer, in der Straße, in der Gemeinde etc.
- Gesundheitsförderung soll sich auf die räumlichen, umweltbezogenen und sozialen Verhältnisse beziehen.
- Politische Unterstützung und Gesetzgebungsverfahren müssen hinzukommen.
- Unabdingbar sind Frieden und Gesundheitsversorgung wie Nahrung, Wohnung, Arbeit. Die Politik muss durch Gesetzgebung unterstützend und wegweisend wirken. Ein gesundheitlich förderlicher Lebensraum (Umwelt) ist lebenswichtig.

Ottawa-Charta

Die Veröffentlichung der sogenannten Ottawa-Charta setzte erstmals neue Maßstäbe. Ihre Forderungen sind in Kurzform hier wiedergegeben (Kasten 1.3):

Kasten 1.3 Ottawa-Charta Kurzfassung (WHO)

Die erste Internationale Konferenz zur Gesundheitsförderung hat am 21. November 1966 in Ottawa die hier folgende Charta verabschiedet. Sie ruft damit auf zu aktivem Handeln für das Ziel „Gesundheit für alle bis zum Jahr 2000" und darüber hinaus.

Diese Konferenz war vor allem eine Antwort auf die wachsende Erwartung an eine neue Bewegung für die Gesundheit in der ganzen Welt. Die Diskussion befasste sich vorrangig mit Erfordernissen in Industrieländern, es wurden aber auch Probleme aller anderen Regionen erörtert. Ausgangspunkt waren die auf der Grundlage der Deklaration von Alma Ata über die gesundheitliche Grundbetreuung erzielten Fortschritte, das WHO-Dokument „Einzelziele für Gesundheit 2000" sowie die während der letzten Weltgesundheitsversammlung geführten Diskussionen über intersektorale Zusammenarbeit für Gesundheit.

Ottawa-Charta zur Gesundheitsförderung

Gesundheitsförderung

Gesundheitsförderung zielt auf einen Prozess, allen Menschen ein höheres Maß an Selbstbestimmung über ihre Gesundheit zu ermöglichen und sie damit zur Stärkung ihrer Gesundheit zu befähigen. Um ein umfassendes körperliches, seelisches und soziales Wohlbefinden zu erlangen, ist es notwendig, dass sowohl einzelne Gruppen ihre Bedürfnisse befriedigen, ihre Wünsche und Hoffnungen wahrnehmen und verwirklichen sowie ihre Umwelt meistern bzw. verändern. In diesem Sinne ist die Gesundheit als ein wesentlicher Bestandteil des alltäglichen Lebens zu verstehen und nicht als vorrangiges Lebensziel. Gesundheit steht für ein positives Konzept, das die Bedeutung sozialer und individueller Ressourcen für die Gesundheit ebenso betont wie die körperlichen Fähigkeiten. Die Verantwortung für Gesundheitsförderung liegt deshalb nicht nur beim Gesundheitssektor, sondern bei allen Politikbereichen und zielt über die Entwicklung gesünderer Lebensweisen hinaus auf die Förderung umfassenden Wohlbefindens.

Voraussetzungen für Gesundheit

Grundlegende Bedingungen und konstituierende Momente von Gesundheit sind Frieden, angemessene Wohnbedingungen, Bildung, Ernährung, Einkommen, ein stabiles Ökosystem, eine sorgfältige Verwendung vorhandener Naturressourcen, soziale Gerechtigkeit und Chancengleichheit. Jede Verbesserung des Gesundheitszustands ist zwangsläufig fest an diese Grundvoraussetzungen gebunden.

Interessen vertreten

Ein guter Gesundheitszustand ist eine wesentliche Bedingung für soziale, ökonomische und persönliche Entwicklung und ein entscheidender Bestandteil der Lebensqualität. Politische, ökonomische, soziale, kulturelle, biologische sowie Umwelt- und Verhaltensfaktoren können alle entweder der Gesundheit zuträglich sein oder auch sie schädigen. Gesundheitsförderndes Handeln zielt darauf ab, diese Faktoren durch aktives anwaltschaftliches Eintreten zu beeinflussen und der Gesundheit zuträglich zu machen.

Befähigen und ermöglichen
Gesundheitsförderung ist auf Chancengleichheit auf dem Gebiet der Gesundheit gerichtet. Gesundheitsförderung ist darum bemüht, bestehende soziale Unterschiede des Gesundheitszustands zu verringern, gleiche Möglichkeiten und Voraussetzungen zu schaffen, damit alle Menschen befähigt werden, ihr größtmögliches Gesundheitspotential zu verwirklichen. Dies umfasst sowohl Geborgenheit und Verwurzelung in einer unterstützenden sozialen Umwelt, den Zugang zu allen Informationen und die Entfaltung praktischer Fertigkeiten als auch die Möglichkeit, selber Entscheidungen in Bezug auf die persönliche Gesundheit zu treffen. Menschen können ihr Gesundheitspotential nur dann weitgehend entfalten, wenn sie auf die Faktoren, die auf ihre Gesundheit einwirken, auch Einfluss nehmen können. Dies gilt für Frauen ebenso wie für Männer.

Vermitteln und vernetzen
Der Gesundheitssektor allein ist nicht in der Lage, die Voraussetzungen und die günstigen Perspektiven für die Gesundheit zu garantieren. Gesundheitsförderung verlangt vielmehr ein koordiniertes Zusammenwirken unter Beteiligung der Verantwortlichen in Regierungen, im Gesundheits-, Sozial- und Wirtschaftssektor, in nichtstaatlichen und selbstorganisierten Verbänden und Initiativen sowie in lokalen Institutionen, in der Industrie und in den Medien. Menschen in allen Lebensbereichen sind daran zu beteiligen als Einzelne, als Familien und Gemeinschaften. Die Berufsgruppen und sozialen Gruppierungen sowie die Mitarbeiter des Gesundheitswesens tragen große Verantwortung für eine gesundheitsorientierte Vermittlung zwischen den unterschiedlichen Interessen in der Gesellschaft. Aktives, gesundheitsförderndes Handeln erfordert die Entwicklung einer gesundheitsfördernden Gesamtpolitik.

Gesundheitsförderung beinhaltet mehr als medizinische und soziale Versorgung. Gesundheit muss auf allen Ebenen und in allen Projektbereichen auf die politische Tagesordnung gesetzt werden. Politikern müssen dabei die gesundheitlichen Konsequenzen ihrer Entscheidungen und ihre Verantwortung für Gesundheit deutlich werden.

Dazu wendet eine Politik der Gesundheitsförderung verschiedene, sich ergänzende Ansätze an, u. a. Gesetzesinitiativen, steuerliche Maßnahmen und organisatorische strukturelle Veränderungen. Nur koordiniertes Handeln kann zu größerer Chancengleichheit im Bereich der Gesundheits- Einkommens- und Sozialpolitik führen. Ein solches gemeinsames Handeln führt dazu, ungefährlichere Produkte, gesündere Konsumgüter und gesundheitsförderliche Sozialdienste zu entwickeln sowie eine gesündere und erholsamere Umwelt zu schaffen. Eine Politik der Gesundheitsförderung muss Hindernisse identifizieren, die einer gesundheitsgerechteren Gestaltung politischer Entscheidungen und Programme entgegenstehen. Ziel muss es sein, auch der Politik die gesundheitsgerechtere Entscheidung zur leichteren Entscheidung zu machen.

Gesundheitsförderliche Lebenswelten schaffen
Unsere Gesellschaften sind durch Komplexität und enge Verknüpfungen verbunden. Gesundheit kann nicht von anderen Zielsetzungen her gedacht werden. Die enge Bindung zwischen Mensch und Umwelt bildet die Grundlage für einen sozialökonomischen Weg zur Gesundheit. Oberstes Leitprinzip für die Welt, die Länder, Regionen und Gemeinschaften ist das Bedürfnis, die gegenseitige Unterstützung zu fördern, sich um den anderen, um gesündere Gemeinschaften und unsere natürliche Umwelt zu sorgen. Besondere Aufmerksamkeit verdient die Erhaltung der natürlichen Ressourcen als globale Aufgabe.

Die sich verändernden Lebens-, Arbeits- und Freizeitbedingungen haben entscheidenden Einfluss auf die Gesundheit. Die Art und Weise, wie eine Gesellschaft Arbeit, Arbeitsbedingungen und Freizeit organisiert, sollten eine Quelle der Gesundheit und nicht der Krankheit sein. Gesundheitsförderung schafft sichere, anregende, befriedigende und angenehme Arbeits- und Lebensbedingungen.

Eine systematische Erfassung der gesundheitlichen Folgen unserer sich rasch wandelnden Umwelt insbesondere in den Bereichen Technologie, Arbeitswelt, Energieproduktion und Stadtentwicklung ist von entscheidender Bedeutung und erfordert aktives Handeln zugunsten der Sicherstellung eines positiven Einflusses auf die Gesundheit. Jede Strategie zur Gesundheitsförderung hat den Schutz der natürlichen und sozialen Umwelt sowie die Erhaltung der vorhandenen Ressourcen mit zu ihrem Thema zu machen.

Gesundheitsbezogene Gemeinschaftsaktionen unterstützen
Gesundheitsförderung wird realisiert im Rahmen konkreter und wirksamer Aktivitäten von Bürgern in ihrer Gemeinde bei der Erarbeitung von Prioritäten, der Herbeiführung von Entscheidungen, der Planung und Umsetzung von Strategien. Die Unterstützung von Nachbarschaften und Gemeinden basiert auf den vorhandenen menschlichen und materiellen Möglichkeiten, Selbsthilfe und soziale Unterstützung sowie flexible Möglichkeiten einer größeren öffentlichen Teilnahme und Mitbestimmung für Gesundheitsbelange zu unterstützen bzw. neu zu entwickeln. Notwendige Voraussetzungen dafür sind der kontinuierliche Zugang zu allen Informationen, die Schaffung von gesundheitsorientierten Lernmöglichkeiten wie angemessene finanzielle Unterstützung gemeinschaftlicher Initiativen.

Persönliche Kompetenzen entwickeln
Gesundheitsförderung unterstützt die Entwicklung von Persönlichkeit und sozialen Fähigkeiten durch Information, gesundheitsbezogene Bildung sowie die Verbesserung sozialer Kompetenzen im Umgang mit Gesundheit und Krankheit. Sie will den Menschen helfen, mehr Einfluss auf ihre eigene Gesundheit und Lebenswelt auszuüben, und will ihnen zugleich ermöglichen, Entscheidungen in ihrem Lebensalltag zu treffen, die ihrer Gesundheit zugutekommen.

Es gilt, Menschen zu lebenslangem Lernen zu befähigen und ihnen zu helfen, die verschiedenen Phasen ihres Lebens sowie eventuelle chronische Erkrankungen und Behinderungen angemessen zu bewältigen. Dieser Lernprozess muss sowohl in Schulen wie auch zu Hause, am Arbeitsplatz und in der Gemeinde erleichtert werden. Öffentliche Körperschaften, Privatwirtschaft und gemeinnützige Organisationen sind ebenso zum Handeln aufgerufen wie die traditionellen Bildungs- und Gesundheitsinstitutionen.

Die Gesundheitsdienste neu orientieren
Die Verantwortung für die Gesundheitsförderung wird in den Gesundheitsdiensten von Einzelpersonen, Gruppen, den Ärzten und anderen Mitarbeitern des Gesundheitswesens, den Gesundheitseinrichtungen und dem Staat getragen. Sie sollen darauf hinarbeiten, ein Vorsorgesystem zu entwickeln, das auf die stärkere Förderung von Gesundheit ausgerichtet ist und weit über die medizinisch-kreativen Betreuungsleistungen hinausgeht.

Die Gesundheitsdienste müssen dabei eine Haltung einnehmen, die sensibel ist für die unterschiedlichen kulturellen Bedürfnisse, sie anerkennt und respektiert. Sie sollen dabei die Wünsche von Individuen und sozialen Gruppen nach einem gesünderen Leben aufgreifen und unterstützen und Möglichkeiten der besseren Koordination zwischen

dem Gesundheitssektor und anderen gesundheitsrelevanten sozialen, politischen und
ökonomischen Kräften eröffnen.

Eine solche Neuorientierung von Gesundheitsdiensten erfordert zugleich eine stärkere
Aufmerksamkeit für gesundheitsbezogenen Forschung und Veränderungen in der beruflichen Aus- und Weiterbildung. Ziel dieser Bemühungen soll ein Wandel der Einstellungen
und Organisationsformen sein, die eine Orientierung auf die Bedürfnisse des Menschen
als ganzheitliche Persönlichkeit ermöglichen.

Auf dem Weg in die Zukunft
Gesundheit wird von den Menschen in ihrer alltäglichen Umwelt geschaffen und gelebt –
dort, wo sie spielen, lernen, arbeiten und lieben. Gesundheit entsteht dadurch, dass man
sich um sich selbst und für andere sorgt, dass man in der Lage ist, selber Entscheidungen
zu fällen und Kontrolle über die eigenen Lebensumstände zu erlangen, sowie dadurch,
dass die Gesellschaft, in der man lebt, Bedingungen herstellt, die allen ihren Bürgern
Gesundheit ermöglichen.

Füreinander Sorge zu tragen, Ganzheitlichkeit und ökologisches Denken sind Kernele-
mente der Entwicklung der Gesundheitsförderung. Alle Beteiligten sollten anerkennen,
dass in jeder Phase der Planung, Umsetzung und Bewertung gesundheitsfördernder
Handlungen Frauen und Männer gleichberechtigte Partner sind.

Gemeinsame Verpflichtung zur Gesundheitsförderung
Die Teilnehmer der Konferenz rufen dazu auf,
- an einer gesundheitsfördernden Gesamtpolitik mitzuwirken und sich dafür einzusetzen, dass politisches Engagement für Gesundheits- und Chancengleichheit in allen
  Bereichen zustande kommt;
- allen Bestrebungen entgegenzuwirken, die auf die Herstellung gesundheitsgefährdender
  Produkte, die Erschöpfung von Ressourcen, ungesunde Umwelt- und Lebensbedingungen oder eine ungesunde Ernährung gerichtet sind und die Lösung öffentlicher
  Gesundheitsprobleme wie die der Luftverschmutzung, Gefährdungen am Arbeitsplatz
  sowie Raum- und Siedlungsplanung in den Mittelpunkt ihrer Bemühungen zu rücken;
- die Menschen selber als die Träger ihrer Gesundheit anzuerkennen und zu unterstützen und auch finanziell zu befähigen, sich selbst, ihre Familien und Freunde gesund
  zu erhalten. Soziale Organisationen und die Gemeinde sind dabei als entscheidende
  Partner im Hinblick auf Gesundheit, Lebensbedingungen und Wohlbefinden zu akzeptieren und zu unterstützen;
- die Gesundheitsdienste und ihre Mittel auf die Gesundheitsförderung umzuorien-
  tieren und auf das Zusammenwirken der Gesundheitsdienste mit anderen Sektoren,
  Disziplinen und vor allem mit der Bevölkerung selbst hinzuwirken;
- Gesundheit und ihre Erhaltung als wichtige gesellschaftliche Investition und Herausforderung zu betrachten und sich den globalen ökologischen Fragen unseres Lebens
  und Überlebens zuzuwenden.

Aufruf zu internationalem Handeln
Die Konferenz ersucht die Weltgesundheitsorganisation und alle anderen internationalen
Organisationen, für die Förderung von Gesundheit Partei zu ergreifen und ihre einzelnen
Mitgliedsländer dabei zu unterstützen, Strategien und Programme zur Gesundheitsför-
derung zu entwickeln.

Die Konferenzteilnehmer sind der festen Überzeugung, dass, wenn Menschen in allen Bereichen des Alltags, wenn soziale Verbände und Organisationen, wenn Regierungen, die Weltgesundheitsorganisation und alle anderen betroffenen Gruppen ihre Kräfte entsprechend den moralischen und sozialen Werten dieser Charta vereinigen und Strategien der Gesundheitsförderung entwickeln, Gesundheit für alle im Jahr 2000 Wirklichkeit werden kann.

Heutiger Einfluss

Die verschiedenen Verlautbarungen der WHO seit 1948 haben insgesamt großen Einfluss auf die moderne Ausgestaltung von Prävention und Gesundheitsförderung.

„Gesundheit ist ein grundlegendes Menschenrecht und für unsere soziale und ökonomische Entwicklung unabdingbar" ... „Gesundheitsförderung ist ein Prozess, der Menschen befähigen soll, mehr Kontrolle über ihre Gesundheit zu erlangen und sie zu verbessern."
„Ziel ist es, den größtmöglichen Gesundheitsgewinn für die Bevölkerung zu erreichen, maßgeblich zur Verringerung der bestehenden gesundheitlichen Ungleichheiten beizutragen, die Menschenrechte zu stärken und soziale Ressourcen aufzubauen."
„Grundvoraussetzungen für Gesundheit sind Frieden, Unterkunft, Bildung, soziale Sicherheit, soziale Beziehungen, Nahrung, Einkommen, Handlungskompetenzen von Frauen, ein stabiles Ökosystem, nachhaltige Nutzung von Ressourcen, soziale Gerechtigkeit, die Achtung der Menschenrechte und die Chancengleichheit. Armut ist dabei die mit Abstand größte Bedrohung für die Gesundheit."

Diese Erklärungen (vgl. auch Jakarta Erklärung, Broskamp-Stone 1997; Mielck 2005) zeigen insgesamt auch auf, wie weit die Menschheit insgesamt und auch einzelne, selbst reiche Länder noch von diesem Ziel entfernt sind. Trotzdem haben die Verlautbarungen der WHO einen Leitcharakter für die Gesundheitsförderung in fast allen Ländern zugebilligt bekommen.

Die Möglichkeiten, im Sinne der WHO Prävention zu betreiben, scheinen keineswegs ausgeschöpft. „20 Jahre nach Verabschiedung der Ottawa-Charta haben die Strategien von Gesundheitsförderung und Prävention Eingang gefunden in die Arbeitsroutinen staatlicher und nichtstaatlicher Akteure insbesondere des Gesundheitswesens. ... Trotzdem ist der Handlungsbedarf weiterhin sehr groß, wenn man z. B. an die Prävention von Diabetes mellitus Typ 2 denkt oder an die Ungleichverteilung gesundheitlicher Chancen in der Bevölkerung ..." (Pott 2006).

Bildungspolitische Aspekte geraten heute zunehmend in den Blickpunkt der praktischen Gesundheitsförderung. Denn viele Untersuchungen zeigen, dass bei Zivilisationserkrankungen gerade diejenigen Bevölkerungsgruppen besonders benachteiligt sind, die über weniger Bildung und weniger ökonomische Ressour-

cen verfügen. Gleichzeitig gilt „Gesundheitserziehung" bei diesen Bevölkerungs-
schichten als besonders schwierig. Denn bei allen Bemühungen entscheiden die
Vorstellungen der unmittelbar Betroffenen über die konkrete Umsetzung. Aus
moderner Sicht lässt sich Gesundheitsverhalten auf die „Fähigkeit zur Problemlösung und Gefühlsregulierung" (Brägger/Posse/Israel 2008, 126) zurückführen. In
dieser sehr allgemeinen Form lässt sich Gesundheitsverhalten als ein Selbst- und
Gruppenerziehungsprozess verstehen.

Insgesamt bietet sich ein recht verworrenes Bild der modernen Anstrengungen,
die Menschen gesund zu erhalten oder Gesundheit wiederherzustellen (vgl. Abb. 1.4).

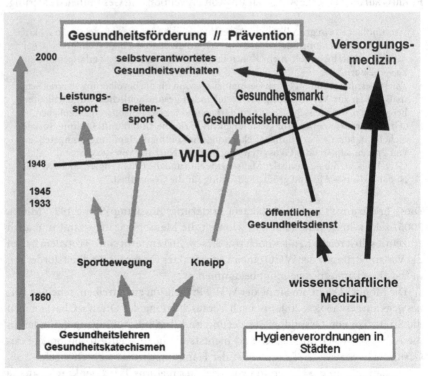

Abb. 1.4   Entwicklungslinien der Gesundheitsförderung in Deutschland (Übersicht
Schneider)

1.3 Gesundheitswissenschaften

Arbeitsgebiet

Inzwischen bildet sich ein eigenständiges Wissenschaftsgebiet heraus: „Die Gesundheitswissenschaften sind aus dem Dornröschenschlaf erwacht" (Gesundheitsinformationsdienst 1995; Badura/von der Kneesebeck 2012; vgl. auch Klemperer 2015, 101-152).

Als Gesundheitswissenschaften werden sinnvoll alle Wissenschaftsgebiete zusammengefasst, die sich im weitesten Sinne mit „Gesundheit" beschäftigen (Abb. 1.5). Es geht dabei um Gesundheitssoziologie, Gesundheitspsychologie, Gesundheitsökonomie und Gesundheitspädagogik (Waller 2002, 7). Dazu kommen Sozialmedizin und Umweltmedizin, die sich in einem engeren Sinne mit der Gesundheitsversorgung der Bevölkerung befassen.

Gesundheitswissenschaften sind auch als Gegenpol zur bestehenden Medizin verstanden worden: „Zentrales Ziel der Gesundheitswissenschaften sollte es ... sein, in Abgrenzung und als Gegenpol zur biomedizinischen und klinischen Forschung, die sich schwerpunktmäßig auf die Entstehung von Krankheiten und ihre Heilung konzentriert, den Blick auf die somatischen, psychischen, sozialen und ökologischen Bedingungen von Gesunderhaltung und der Vermeidung von Krankheiten zu richten" (Hurrelmann/Laser 1993, 9f). Im Gegensatz zur klassischen Medizin, die sich um die Heilung als Befreiung von einer bestimmten Erkrankung einzelner Personen kümmert, wäre die Gesundheitswissenschaft mehr an den allgemeinen Bedingungen für die Gesundheit von Bevölkerungsgruppen interessiert.

Dabei geht es meist noch um die Erfassung von Risikofaktoren für die persönlich gelebte Gesundheit, zunehmend kommen aber auch Gesundheitsfaktoren (Schneider 1989) in den Blick, die Gesundheitsverhalten zu stärken vermögen. Einige Forscher haben sich mit solchen Faktoren, die aus den persönlichen, aber auch aus den gesellschaftlichen Bezügen erwachsen, befasst. Sie werden unterschiedlich bezeichnet: als „protective factors", Widerstandsressourcen, Schutzfaktoren, die bestimmte Krankheiten verhindern sollen. Im Gegensatz dazu wurde schon früh die Bezeichnung Gesundheitsfaktoren oder „health enhancing factors" (Schneider 1990, 8; Schneider 1993, 39ff; Schneider/Schmidt-Weller/Kleinfelder 1994) eingeführt, um herauszustellen, dass es in der Gesundheitsförderung zentral um die lebenspraktische Ausgestaltung von persönlicher Gesundheit geht. Außerdem bietet die Arbeit mit Gesundheitsfaktoren in der Art und Weise der Vermittlung – im pädagogisch-didaktischen Feld – bedeutende Vorteile, da sie machbare Ziele umschreibt.

Die wesentlichen Fragen für eine neue umfassende Gesundheitswissenschaft sind die folgenden:

- Wie kann man Krankheiten vorbeugen?
- Was bedeutet dem modernen Menschen Gesundheit?
- Was will Gesundheitserziehung leisten?
- Wie sollte Gesundheitsförderung heute gestaltet werden?

Begründung

Die Begründung für den neuen Forschungsverbund (Abb. 1.5) besteht in der Unmöglichkeit, mit alten medizinischen Methoden die Ursachen der modernen Erkrankungen zu erforschen. Herz-Kreislauf- oder Krebserkrankungen entwickeln sich in einem Geflecht von Ursachen. Dazu zählen die Einflüsse der sich verändernden Umwelt, die Einflüsse der sozialen Umgebung, der Bildungsstand, sowie ganz entscheidend die Wohn- und Arbeitsbedingungen, aber auch der Zustand des medizinischen Versorgungssystems. Die Zukunftschancen liegen dabei im Ausbau der entsprechenden Forschung und eines darauf sich begründenden neuen öffentlichen Gesundheitsdienstes, den man dann als Gesundheitswissenschaften oder – in Anlehnung an das alte Public-health-Konzept von 1880, das in erster Linie der Vermeidung von Infektionserkrankungen galt – als „new public health" zusammenfassen kann.

Die weiterentwickelte Ansicht eines Gesundheitssystems umfasst sinnvoll verschiedene Wissenschaftsgebiete. Das Besondere des neuen Wissenschaftsgebiets stellt der Bezug zur Bevölkerung und der Bezug zur Gesundheitsversorgung dar (vgl. Busse 1996, 26ff). Forschung in Bezug auf das System meint, dass sich die Untersuchungen nicht nur auf einige wenige Phänomene beziehen, sondern deren Abhängigkeiten mit dem Gesundheitssystem und mit den politischen Vorgaben erfasst.

Insgesamt werden diese neuen Forschungsaufgaben noch viel zu wenig berücksichtigt. Es wäre an der Zeit, „die inhaltliche Konzeption von New public health, die die Gesundheit der Bevölkerung, die Geistes-, Sozial- und Naturwissenschaften umfasst, in das Herz der deutschen intellektuellen Kultur einzubringen" (Brenner, nach Schwartz 1999, VI).

Von der Verwirklichung dieses ehrgeizigen Wunschs nach Professuren für das neue Forschungsgebiet ist man noch weit entfernt, vielmehr wird der Gegensatz von Krankheit und Gesundheit weiterhin thematisiert: „an analysis of health care reforms in european countries reveals two distinct directions: public health medicine and comprehensive public health. ... The aim of public health medicine is to provide the best possible medical care for all. The aim of comprehensive public health is to achieve the best possible health for all. Policies are health-oriented. They address the causes of good population health: economic, social, cultural and ecological, as well as the medical determinants of health" (Noak/Kar-Gottlieb 2006, 11).

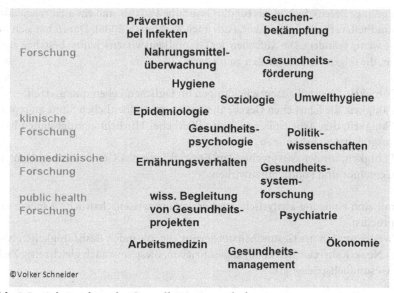

© Volker Schneider

Abb. 1.5 Arbeitsgebiete der Gesundheitswissenschaften

Wie die Gesundheitswissenschaften in den Wissenschaftsbetrieb einzuordnen wären, wird von verschiedenen Gruppen sehr unterschiedlich gesehen. Es besteht keine Übereinstimmung zwischen der Wahrnehmung der Politiker, den Meinungen der befassten Wissenschaftler, zwischen den mit Gesundheit befassten Organisationen oder der medizinischen Industrie. Immer noch sei die medizinische Sicht vorherrschend, als ob Gesundheit und Krankheit sich gegenseitig ausschließende Bereiche wären (Noak/Kar-Gottlieb 2006, 23). Man kann heute jedoch zusammenfassend vier Arbeitsbereiche festhalten:

- individuelle Krankheitsbekämpfung durch die Medizin
- politische Ausgestaltung des Gesundheitswesens
- Maßnahmen der Gesundheitsförderung durch Gesellschaft und Politik
- individuelles Gesundheitsverhalten

Alle Untersuchungen zum Gesundheitsverständnis der Bevölkerung zeigen, dass die persönliche Gesundheit an erster Stelle der Wünsche steht. Nur: Einer sehr hohen Wertschätzung der Gesundheit, einem großen Bedürfnis nach Erhaltung der Gesundheit und einem mittelmäßigen Interesse an Gesundheitsfragen stehen eine geringe Bereitschaft, etwas für die Gesundheit zu tun, und ein unzureichendes Gesundheitsverhalten gegenüber. (vgl. auch Kickbusch 2006). Daran hat sich bis heute wenig geändert. Die Aufgaben der Gesundheitswissenschaften bestehen auch darin, die folgenden Fähigkeiten zu fördern:

- Fähigkeit, Gesundheitsentscheidungen im täglichen Leben umzusetzen,
- Fähigkeit, die häuslichen Gegebenheiten im gesundheitlichen Sinne zu regeln,
- Fähigkeit, den Arbeitsplatz in gesundheitlicher Hinsicht auszugestalten bzw. ausgestaltet zu bekommen,
- Fähigkeit, an der entsprechenden Entwicklung des Gesundheitssystems in Gemeinde und Politik mitzuwirken.

Damit sind eindeutig analytische und erziehungswissenschaftliche Aspekte angesprochen.

Weiter werden der Gesundheitsförderung die folgenden Basisfähigkeiten (vgl. auch Noak/Kahr-Gottlieb 2006) zugeschrieben, diese sind auch gleichzeitig Ziele der Gesundheitspädagogik:

- elementares Wissen über die Gesundheit erhaltende Fakten; Fähigkeit, mit Fachkräften der Medizin als Partner zu kommunizieren,
- Fähigkeit, Verbraucherschutz und Rechte wahrzunehmen und zu verfolgen,
- Fähigkeit, im politischen Rahmen Rechte zur Gesunderhaltung wahrzunehmen und in entsprechenden Organisationen zu verfolgen.

New public health

„... denn die medizinische Wissenschaft ist in ihrem Innersten Kern und Wesen eine sociale Wissenschaft"
(Neumann 1847 nach Klemperer 2015, 18)

Die Themen der „old public health" waren: Bakteriologie, Infektionskrankheiten, persönliche Hygiene, Aufklärung. In dem neu diskutierten Ansatz sind weitere Arbeitsgebiete gefragt, die über die „old public health" früherer Prägung weit hinausgehen. Daher der Name „new public health".

Weitere Forschungen und Maßnahmen sind nötig, die in eine neue öffentliche Gesundheitsüberwachung gesetzlich und praktisch eingebunden sein sollten. Diese Bereiche sind:

- Forschungen zur Verteilung der Risikofaktoren und Krankheiten innerhalb von Gesellschaftsgruppen, zeitlicher Verlauf und Veränderungen durch gesellschaftliche Umstände,

- Analyse der möglichen Präventionsmaßnahmen und Umsetzungsmöglichkeiten,
- wirtschaftliche Entwicklungen und deren Einfluss auf die Gesundheit von Bevölkerungsgruppen,
- Gefahr durch Kriege (Atomare und bakterielle Bedrohung),
- Einfluss von Migration und weltweiter Kommunikation (Einschleppen neuer Infektionen, Drogenhandel, Gesundheitszustand von Einwanderungsgruppen),
- neue Bewertungsraster für den Gesundheitszustand der Bevölkerung neben der Lebenserwartung und den Veränderungen der Todesursachen.

Insgesamt sind folgende Arbeitsfelder noch wichtiger geworden, die auf das Gesundheitsverhalten einen extremen Einfluss ausüben: Alter, Geschlecht, soziale Unterstützung, Bildung, Lebensmittelangebot, Umwelthygiene, Arbeitsverhältnisse, Gesundheitsversorgung, Krankheitsversorgung, Wohnumstände.

Allgemein spielen Änderungen der sozialen, ökonomischen und kulturellen Bedingungen eine große Rolle bei der Ausgestaltung des persönlichen Lebensstils (vgl. WHO). Als besonderer Einflussfaktor wird bis heute die soziale Ungleichheit in Deutschland angesehen. Schon 1913 war die Beziehung zwischen Krankheit und ökonomischen Möglichkeiten nachgewiesen: „Der Nachweis der engen Beziehungen zwischen Armut und Krankheit bedeutet eine schwere Anklage gegen die Kultur, gegen die Gesellschaft"(nach Schagen/Schleiermacher 2005). Dies gilt bis heute und stellt eine wesentliche Einschränkung der Bemühungen um die Gesundheitsförderung dar.

Zusammenfassung

Die Art der Gesundheitsförderung ist eng verknüpft mit den Ansichten und den praktischen Möglichkeiten ihrer Zeit. Fußend auf historischen Vorleistungen erscheinen Hygiene, Bewegung, Ernährung, Lebensstil und medizinische Versorgung als bleibende Grundpfeiler für ein modernes individuelles Gesundheitsverhalten. Soziale und ökonomische Lebensbedingungen sind als wesentliche Faktoren hinzugekommen.

Die Verlautbarungen der Weltgesundheitsorganisation haben Leitbildfunktionen erlangt.

Die Aktivitäten der Vorsorge und der Gesundheitsförderung erscheinen heute jedoch noch sehr unter verschiedenen Organisationen zersplittert. Dies gilt auch für die sich entwickelnden Gesundheitswissenschaften. Das Arbeitsgebiet „new public health" soll die neuen Erfordernisse bündeln.

Weiterführende Literatur

Franzkowiak, P. und P. Sabo (1993): Dokumente der Gesundheitsförderung, Verl. Sabo, Mainz
BZgA (Bundeszentrale für Gesundheit) (Hrsg.) (2011): Leitbegriffe der Gesundheitsförderung
und Prävention, Köln und http://wwwbzga.de
Klemperer, D. (2015): Sozialmedizin Public health Gesundheitswissenschaften, Hogrefe, Bern
WHO (Weltgesundheitsorganisation): (2016-10-20): http://www.euro,who,int/de und http://
wwwtiniurl.com/oem9asm

Gesundheitsförderung heute 2

Dieses Kapitel beschreibt die Situation der Gesundheitsförderung seit 2010. Sie ist Grundlage für die weiteren Darstellungen.

Nach 1945 entwickelten sich neue soziale und kulturelle Lebensformen. Veränderte Arbeitsregelungen führten zu mehr Freizeit. Doch neue Arbeitsbedingungen und neue Kommunikationsformen bringen in den letzten Jahren eine ständige Verfügbarkeit des Arbeitnehmers mit sich. Die Stressbelastung nimmt in der Folge zu. Entsprechend ändern sich die Inhalte der Prävention und Gesundheitsförderung. Inzwischen haben Präventionsmedizin, Sportwissenschaften, Ernährungswissenschaften und Psychologie fundierte Grundlagen für diese Inhalte entwickelt. Breitensport, richtige Ernährung, und Verfahren der Stressbewältigung werden zu den vorherrschenden Gesundheitsthemen (vgl. Hoffmann 2010, 197ff). Im „tägliche Leben" der Mitbürger bestehen erhebliche Unterschiede des Gesundheitsverhaltens. Die soziale Schicht und der Bildungsstand haben darauf wesentlichen Einfluss. Erlernte Verhaltensweisen sind mächtiger als Wissen über Gesundheit. Daher sind heute konkrete Zielvereinbarungen und pädagogisch sinnvolle Vermittlungsmethoden für die Gesundheitsförderung in den Vordergrund gerückt. Zunehmend werden Überprüfungen und Erfolgsmessungen für die Projekte verlangt.

2.1 Prävention

Der Arzt Max von Pettenkofer (1818-1901) entwickelte in der zweiten Hälfte des 19. Jahrhunderts die Vorsorgemaßnahme einer staatlich verordneten allgemeinen Hygiene. In München schuf er „Gesundheitseinrichtungen" wie eine effektive

Kanalisation und eine überprüfte Trinkwasserversorgung. München war um 1900
die sauberste Stadt Europas.
Damit begründete er die Prävention als medizinische Disziplin.
Prävention lässt sich als vorsorgende Problemvermeidung übersetzen (prävenire
= „zuvorkommen"). Viele heutige Maßnahmen lassen sich als Prävention (IKK
Bundesverband; Präventiongesetz (2016-11-11) kennzeichnen (vgl. auch Altgeld/
Kolip 2006, 33ff; Kirch/Badura 2005; Stender/Böhme 2011; Rieger et al. 2016).
Sinnvoll unterscheidet man zwischen einer personenbezogenen Prävention
(*Verhaltensprävention*, z. B. Körperhygiene) und einer staatlich verordneten Prä-
vention (*Verhältnisprävention*, z. B. Verkehrsregeln, Nahrungsmittelüberwachung).
In allen Bereichen wird zwischen Primärprävention, Sekundärprävention und
Tertiärprävention unterschieden.
Primärprävention umfasst alle Maßnahmen, die eine Erkrankung verhindern
sollen. *Sekundärprävention* will bei schon eingetretenen Schäden eine weitere
Beeinträchtigung verhindern.
Tertiärprävention befasst sich in der Rehabilitation mit der Wiederherstellung
der ursprünglichen Leistungsfähigkeit oder mit der Aufrechterhaltung der noch
vorhandenen Möglichkeiten.

Beispiel:
1. Zähneputzen von Jugend an mit gesunden Zähnen: Primärprävention
2. Zähneputzen trotz schon vorhandener Plomben: Sekundärprävention
3. Zahnpflege bei Ersatzzähnen oder Gebiss: Tertiärprävention

Verhaltensprävention

Die Maßnahmen der individuellen Vorsorge werden oft als persönliche Hygiene
zusammengefasst. Diesem Thema ist ein eigenes Kapitel gewidmet, weil sich Gesundheitsförderung wesentlich auf diese Verhaltensweisen beziehen muss (S. 335).

Verhältnisprävention

Die Verhältnisprävention befasst sich mit Erkrankungen und Einschränkungen,
die von äußeren Umständen (= Verhältnissen), wie Arbeitsplatzgestaltung, Unfall-
quellen, Hygienebedingungen verursacht sind. Sie lassen sich vergleichsweise leicht
durch gesetzliche Vorschriften „verordnen". Dazu gehören Arbeitsplatzvorschriften,
Sicherheitsauflagen, Verbot des Rauchens in öffentlichen Räumen. In den letzten
100 Jahren wurde ein großer Erfahrungsschatz z. B. durch Schutzimpfungen gesammelt (vgl. z. B. Reiter/Rasch 2003, 3ff; Rosenbrock 2005).

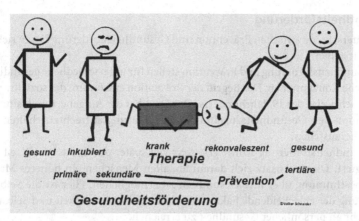

Abb. 2.1 Therapie, Prävention und Gesundheitsförderung

Tab. 2.1 Bereiche der Prävention (Auswahl, beteiligte Organisationen)

Öffentlicher Gesundheitsdienst (ÖGD) Betriebsärzte Niedergelassene Ärzte	Privater Bereich Niedergelassene Ärzte	Organisationen und Einrichtungen
Seuchenüberwachung	Körperhygiene	Vorsorgeuntersuchungen
Meldepflicht bei Erkrankungen	Wohnhygiene	Müllentsorgung (Stadt)
Seuchenbekämpfung	Mülltrennung	Stadtreinigung (Stadt)
Impfaktionen	Mäuse- und Ratten-	Abwasserentsorgung
Allgemeine öffentliche Hygiene	bekämpfung,	(Kommunen)
Nahrungsmittelüberwachung	Schädlinge im	TÜV
Trinkwasserüberwachung	Haushalt	Bauwesen, Bauamt
Überwachung von Betrieben		Krankenhaushygiene:
Schulhygiene	Vorsorge	resistente Keime
Schwimmbäderüberwachung		Lärmschutz
Vorsorgeuntersuchungen		
Primärprävention	*Primärprävention* *Sekundärprävention* *Tertiärprävention*	*Primärprävention* *Sekundärprävention* *Tertiärprävention*

Gesundheitsförderung

Die Unterschiede zwischen Prävention und Gesundheitsförderung lassen sich wie folgt darstellen:

Gesundheitsförderung und Prävention stehen für unterschiedliche gesundheitspolitische Konzeptionen. Der Begriff der Prävention entstammt der sozialhygienischen Sichtweise des 19. Jahrhunderts. Der Staat hat die Aufgabe, durch sinnvolle Prävention den Gesundheitszustand der Bevölkerung aufrechtzuerhalten oder wiederherzustellen.

Gesundheitsförderung wurde erst sehr viel später durch die WHO seit 1948 propagiert. Dieser Ansatz zielt darauf ab, allen Menschen ein höheres Maß an Selbstbestimmung über ihre Gesundheit zu ermöglichen. Hier ist die Selbstbestimmung der entscheidende Faktor, um durch Selbstständigkeit und Selbsthilfe ein Mehr an persönlicher Gesundheit zu erreichen.

Die grundsätzlichen Unterscheidungen lassen sich in der Praxis jedoch nicht wirklich einhalten: Präventionsmaßnahmen und Gesundheitsförderung müssen im konkreten Fall in der Sache und im pädagogischem Handeln zusammenspielen. Die betroffenen Bürger müssen beides akzeptieren. Beispielhaft sei das Händewaschen als einfachste Hygienemaßnahme in der Gesundheitsförderung angeführt (= Verhaltensprävention). Dazu müssen aber auch Handwaschbecken, fließendes sauberes Wasser und Seife zur Verfügung stehen (= Verhältnisprävention). Der Betroffene muss dies auch nutzen und als Gesundheitsförderung in seinen Lebensstil (Haltung aufgrund von Bildung) aktiv einordnen.

Dies ist nicht selbstverständlich. Das zeigen Verhaltensweisen von Ärzten selbst in Krankenhäusern. Solche Maßnahmen müssen von den Betroffenen verstanden, akzeptiert und befolgt werden. Dabei ist die erzieherische Komponente nicht zu übersehen.

Viele Maßnahmen zielen auf eine indirekte Beeinflussung des Gesundheitszustands. Trinkwasserversorgung, Abwasserentsorgung oder die Anlage von Parks und Grüngürteln in den Städten sind effektive Maßnahmen der Gesundheitsförderung. Fahrradwege und Erholungsgebiete dienen demselben Zweck. Üblich ist im Rahmen einer Gesundheitsförderung eine Zuwendung zu bestimmten Problemgruppen zu beobachten, die soziale Unterstützung erfahren. Diese Einengung der Gesundheitsförderung erscheint naheliegend, ist aber auch problematisch.

Insgesamt erscheinen Verhaltens- und Verhältnisprävention heute als eine Bildungsaufgabe in unserer Gesellschaft mit dem Ziel, gesundheitsförderliche Prozesse bei einzelnen Personen zu ermöglichen. Damit lassen sich Verhältnisprävention, Verhaltensprävention und Gesundheitsförderung als ein Netzwerk von Maßnahmen verstehen, die insgesamt einen besseren Gesundheitszustand in der Bevölkerung bewirken.

2.2 Erfolge – Misserfolge

Hier soll ein Überblick über die bisherigen Erfolge der Prävention (vgl. DGPH 2016-01-012) gegeben werden

Infektionserkrankungen

Der Erfolg der Prävention gründet sich zuallererst auf die Zurückdrängung der Infektionserkrankungen durch Schutzimpfungen: Während noch Ende des 19. Jahrhunderts die Erkrankungen und Todesfälle durch Infekte an erster Stelle standen, machen diese heute nur noch rund 2 % der Sterbefälle aus. Die Behandlungskosten sind auf rund 2 % der Gesamtkosten im Gesundheitswesen gesunken. Von der Zunahme der Lebenserwartung um rund 30 Jahre werden rund 25 Jahre auf die Verbesserung der Ernährung, der Verkehrssicherheit, des Arbeitsschutzes, der Nahrungsmittel- und Wasserhygiene zur besseren Versorgung von Müttern und Kleinkindern zurückgeführt, nur rund 5 Jahre werden der klassischen Medizin wie Operationstechnik oder Rehabilitationsmaßnahmen zugeschrieben.

Eine Gefahr stellt die zunehmende Reiseaktivität dar: Keime breiten sich rasch weltweit aus. Dies gilt für die Tuberkulose, AIDS und neue Infektionserkrankungen. Die neuen antibiotikaresistenten Keime aus Krankenhäusern stellen eine besonders schwere Gefährdung dar (vgl. Hicare 2012). Insgesamt hat die Überwachung der Bevölkerung durch den ÖGD ungeheure positive Effekte für die individuelle Gesundheit und die Lebenserwartung.

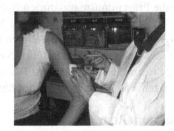

Abb. 2.2

Spezielle Schutzimpfung
vor einer Reise

Schutzimpfung gegen bestimmte Erkrankungen im Gesundheitsamt" als eine Aufgabe des Öffentlichen Gesundheitsdienstes. (Diese Aufgabe wird zunehmend von Privatärzten übernommen.)

Breitensport

Projekte zur Förderung des Breitensports lassen sich aus methodischen Gründen weit weniger gut als andere Projekte evaluieren. Es gibt zu wenige Langzeitstudien. Bisher ist ein Beweis für die nachhaltige Wirksamkeit von Bewegungsprogrammen in der Primärprävention nicht erbracht. Sportliche Betätigung steigert das Wohlgefühl, erhöht die Zufriedenheit, die körperliche Fitness steigt, eine Lebensverlängerung ist nicht nachweisbar. Die Teilnahme an sportlichen Angeboten nimmt nicht im erwünschten Ausmaß zu.

Nikotin und Alkohol

Projekte zur Raucherentwöhnung brachten eine Abnahme des Rauchens bei Jugendlichen um 50 % (Suchtbericht 2016). Programme zur Alkoholprävention wurden bisher nicht ausreichend evaluiert (Sockoll/Kramer/Bödeker 2007).

Die Belastung durch Zigarettenrauch ist in den letzten Jahren gesunken. Maßgeblich daran beteiligt sind die in den letzten Jahren auch in Deutschland langsam realisierten Rauchverbote in öffentlichen Gebäuden, Kneipen, Verkehrsmitteln und Restaurants. Eine Fülle von Studien aus Ländern, die bereits länger Rauchverbote erlassen und durchgesetzt hatten, zeigen, dass die positive Wirkung der Rauchverbote unmittelbar eintritt: Die raucherspezifischen Erkrankungen sind deutlich gesunken. Die Erfolge wurden offensichtlich durch staatliche Zwangsmaßnahmen erreicht und nicht durch Antirauchkampagnen und Drohbilder auf Zigarettenpackungen.

Zivilisationserkrankungen

Hier haben die Präventionsmaßnahmen bisher versagt. Dies gilt für Herz-Kreislauf-Erkrankungen und Krankheiten des Nervensystems wie Depression und Demenz. Psychische Erkrankungen nehmen deutlich zu. Der heutige Lebensstil ist die Ursache. Zwar nehmen die Kreislauferkrankungen leicht ab, allerdings stirbt jede zweite Frau an Kreislaufversagen. Frauen nehmen zu selten an Vorsorgeuntersuchungen teil, von Männern ganz zu schweigen (DAK 2012).

Ernährungsverhalten

Projekten zur gesunden Ernährung zeigen – wenn überhaupt – nur eine geringe positive Wirkung. Das Geld, das in solche Projekte gesteckt wird, ist umsonst investiert. „Auch wenn die Beteiligten an solchen Einfachinterventionen überrascht sind, hätten sie streng genommen das Ergebnis voraussehen können. Und zwar dann, wenn sie die seit Jahren und Jahrzehnten weltweit gemachten Erfahrungen aus wissenschaftlich begleiteten Modellversuchen zur Reduktion des Übergewichts von Erwachsenen und Kindern zur Kenntnis und ernst genommen hätten"

(Braun 2007). Die Programme zur gesunden Ernährung in Betrieben führten zu einer geringen positiven Veränderung des Ernährungsverhaltens. Eine positiven Langzeitwirkung bis zu 12 Monaten zeigen 30 % bis 65 % der Teilnehmenden. Allerdings mussten Projekte zur Cholesterinsenkung, zur Blutdrucksenkung und zur Erreichung des Normgewichts als fehlgeschlagen bewertet werden. Die insgesamt negative Bewertung wird gestützt durch die Zunahme des chronischen Übergewichts bei Kindern und Erwachsenen trotz aller Bemühungen. Der Konsum von Fertiggerichten, in Nahrungsangeboten versteckte Zucker und Fette spielen eine kontraproduktive Rolle.

Zahngesundheit

Karies hat in Deutschland nachweislich deutlich abgenommen. Insofern waren die Präventionsbemühungen zur Zahngesundheit sehr erfolgreich, wenn sie auch als noch nicht ausreichend angesehen werden (*Zahngesundheit 2015*).

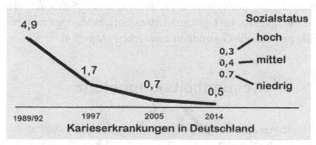

Abb. 2.3 Karieshäufigkeit in Deutschland (vereinfacht nach BZÄK 2016)

Lebensstil

Die verschiedenen Lebensweisen oder Lebensstile enthalten auch bestimmte Risikokomponenten. Die vier *Risikofaktoren (Rauchen, Übergewicht, Alkoholkonsum, Bewegungsarmut) bewirken eine Minderung des Lebensalters von rund 14 Jahren.*

Eine gesunde Lebensweise wäre demnach zu charakterisieren durch Nichtrauchen, wenig Alkohol, viel körperliche Bewegung durch Sport oder Arbeit, fünf Portionen Obst und/oder Gemüse pro Tag. Offensichtlich wäre nachhaltige Lebensstiländerung zur Gewinnung von Lebenszeit vergleichsweise einfach zu erreichen. Offensichtlich wären diese Änderung mit vergleichsweise geringen Beeinflussungen und keinen Nachteilen einhergehen. Trotzdem findet eine solche Entwicklung gegenwärtig nicht statt.

Umweltschutz

Der Umweltschutz hat sich durch gesetzgeberische Maßnahmen in den letzten Jahren erheblich weiterentwickelt. Naheliegende und gesundheitlich wichtige Prävention durch Lärmschutz oder Abgase oder Staubbelastung sind bisher in erforderlichem Ausmaß durch Einfluss der Interessenverbände nicht ausreichend. Die Ablehnung der Atomkraft als lang anhaltende Gefährdung der Gesundheit nachfolgender Generationen stellt einen weiteren Schritt zu einer „gesünderen Umwelt" (Umweltschutz 2016) dar.

Aufklärung

Mit Aufklärung ist die sachliche Information über Gesundheit gemeint. In den letzten Jahren begann eine Forschungsrichtung, die Fähigkeiten der Bürger zu untersuchen, mit Gesundheitsinformationen umzugehen. Diese Fähigkeit hat die Bezeichnung Gesundheitskompetenz oder health litteracy erhalten (vgl. Kickbusch 2006; ausführlich Krauss-Hoffmann 2011; Bundesvereinigung Prävention und Gesundheitsförderung Statusbericht 11, 2015; Quenzel/Schaeffer 2016). Es geht dabei um die Fähigkeiten, im täglichen Leben Entscheidungen zu treffen, die sich positiv auf die persönliche Gesundheit auswirken (Abb. 2.4).

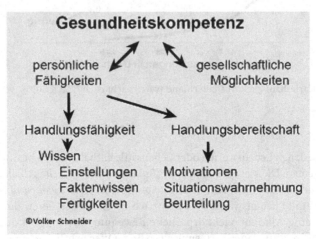

Abb. 2.4   Aspekte der Gesundheitskompetenz (verändert nach Lenhartz 2012)

Leider sind diese Fähigkeiten im Vergleich mit anderen Ländern aber geringer ausgeprägt: Auf die Frage z. B.: „Wie einfach ist es ihrer Meinung nach, aufgrund von Medien zu entscheiden, wie Sie sich vor Krankheiten schützen können?" antworten 41 % der Deutschen mit „sehr schwierig" gegenüber EU Mitgliedern mit 35,4 %.

Die Folgerung wäre, die Gesundheitskompetenz in Deutschland in der schulischen Gesundheitserziehung, in der Familie und auf dem gesamten Feld der Prävention deutlich zu fördern. In dieser Hinsicht bleibt der Gesundheitspädagogik ein großes Aufgabenfeld.

Akzeptanz

Untersuchungen zur Akzeptanz lassen sich besonders leicht in Betrieben durchführen. In betrieblicher Sicht ist man natürlich an einem „return of investment" interessiert, wobei die eingesetzten Mittel sich in höherer Arbeitszufriedenheit, weniger Fehlzeiten und höherer Produktivität zeigen sollten. Beteiligte Betriebsangehörige schätzen Präventionsmaßnahmen sehr. Besonders beliebt sind Rückenschulprogramme und Betriebssportgruppen (Bödecker/Hüsing 2008). Insgesamt ist jedoch die Annahme solcher Angebote recht niedrig. Die Teilnahme schwankt zwischen 2 % und 3 % der Betriebsangehörigen. Etwa 50 % der Industriebetriebe bieten Maßnahmen an. Die Größe eines Betriebs hat Einfluss auf die Akzeptanz: Je größer der Betrieb, desto geringer die Zustimmung zu den angebotenen Aktivitäten. Allerdings wurde auch gefunden, dass in Betrieben, die überhaupt keine Präventionsangebote machen, die Akzeptanz der eigenen Tätigkeit nur halb so hoch ist. In den Bereichen Betrieb, Schule oder bei den Sozialdiensten besteht seit Jahren ein Defizit in der Untersuchung. Insgesamt weisen die bisher durchgeführten oder angebotenen Präventionsprogramme eine nicht ausreichende Akzeptanz und darum auch eine statistisch sehr geringe Effektivität auf.

Der kommerzielle Anreiz

Durch Gesundheitsprogramme, die eine höhere kommerzielle Effektivität versprechen, lassen sich nur begrenzt Erfolge erzielen. Die kaufkraftschwächsten Bevölkerungsteile haben den meisten Bedarf. Sie nehmen aber an Gesundheitsprogrammen nicht teil und könnten sich auch keine finanziellen Vorteile erarbeiten.

Offensichtlich sind bisher insgesamt weder Effektivität („die richtigen Dinge tun") noch Effizienz („die Dinge richtig tun") überzeugend bzw. auf alle Themen bezogen in wissenschaftlichen Untersuchungen nachweisbar. Dies ist zum Teil auf eklatante Mängel der Projektentwicklung und der pädagogischen Aufbereitung selbst zurückzuführen.

2.3   Zur Vermittlung der Präventionsanliegen

In Bezug auf Gesundheitsprogramme hat die Medizin bis heute die Definitionsmacht. Die gesellschaftliche Entwicklung geht jedoch dahin, gesellschaftliche Bedürfnisse verstärkt zu berücksichtigen.

Prävention im Medizinstudium

Im Medizinstudium findet der Präventionsgedanke nur geringe Umsetzung: „Die Hochschullehrerauswertung lässt im Gesamturteil erkennen, dass von einer systematischen, materiell und personell fundierten Lehre und Forschung im Bereich der Gesundheitsförderung und Präventivmedizin an bundesdeutschen Hochschulen derzeit noch mit gesprochen werden kann." (Stößel 1995, 101). Relevante Themen in diesem Bereich sind: Biostatistik, Umsetzungsproblematik von public health, Verhaltenswissenschaften, Umweltwissenschaften, Arbeitsmedizin, Ernährungsinhalte und Verhalten. An erster Stelle steht jedoch die Epidemiologie. Und weiter ist ausgeführt: Zwar ... „wird dem Arzt eine nicht unbedeutende Rolle in der Prävention zugeschrieben ... Allerdings wird der Stellenwert solcher Themen eher als gering eingeschätzt" (Stößel 1995, 127). Folgerichtig zeigt die Ärzteschaft weder in der Ausbildung noch in der ärztlichen Praxis ein umfassendes Wissen über oder ein vertieftes Interesse an Prävention.

Ärztliche Beratungspraxis

Beratungsinstitutionen in der ärztlichen Praxis, beim medizinischen Personal und auch in Apotheken machen einen Großteil der primären oder tertiären Prävention aus. Zugleich führen Angebot und Inanspruchnahme beim Konsumenten dazu, Gesundheitsförderung als Dienstleistung der Ärzte und Apotheker anzusehen und sich selbst entsprechend passiv und nicht verantwortlich zu verhalten. Dies aber widerspricht dem Gedanken eines eigenverantwortlich praktizierten Gesundheitsverhaltens, zumal diese offene oder verdeckte „Medikalisierung von Gesundheit" z. B. auch in der Fernsehwerbung stattfindet. Evaluationen über die Akzeptanz und die gesundheitliche Wirkung fehlen bisher.

Aufgrund des Auseinanderlaufens von sozialen, gesundheitlichen und ökonomischen Erfordernissen erscheint eine neue gesetzliche Regelung für die Gesundheitsförderung unerlässlich (Bellwinkel/Schröer 2005, 154). Hierzu trifft die Bemerkung Rosenbrocks (2005, 18) zu: „Die Geschichte zeigt, dass die wichtigsten Erfolge der Gesundheitsförderung nicht im Ergebnis ökonomischer Kalküle, sondern durch soziale Bewegungen induziert wurden."

Gesundheitserziehung an Schulen

Lange Zeit beanspruchte die Ärzteschaft die Leitfunktion bei der Gesundheitserziehung in Schulen. Die pädagogische Vermittlung erscheint „nur" als Zubringerdienst für die tatsächliche Umsetzung (vgl. Hörmann 1999).

1920 geschah eine gewisse politisch gewollte „Pädagogisierung" der Themen in der schulischen Gesundheitserziehung: Lehrpersonen erhielten die Aufgabe der Gesundheitserziehung im Rahmen ihres Unterrichts. Nach 1945 setzte sich erneut der Anspruch der Medizin durch. Krankheitskunde wurde wieder zum beherrschenden Thema des Schulunterrichts, abgeschoben in die Fächer Biologie und Haushaltskunde. Dies lässt sich in vielen Lehrplänen nachlesen. Die Beschränkung von Gesundheitsförderung auf medizinisch notwendige Maßnahmen durch die Sozialgesetzgebung führte seit 1995 zu einer Einschränkung der von pädagogischer Seite als notwendig erachteten Themen.

Die zwischenzeitlich erfolgte Analyse der Ursachen für die Zunahme der Zivilisationserkrankungen machte aber deutlich, dass diese Erkrankungen wesentlich auf ein Risikoverhalten der betroffenen Personen zurückzuführen sind und Sachwissen nur eine geringe Rolle spielt.

Neben einer Eindämmung von Risikofaktoren soll ein pädagogischer Ansatz eine Förderung von Gesundheitsressourcen und Gesundheitsfaktoren verwirklichen (Schneider 1989, vgl. auch Hörmann 1999). Dazu gehört ein Einüben von Handlungsformen, die als gesundheitsfördernd nachgewiesen sind (Gesundheitsfaktoren, Schneider 1993). Dieser Ansatz der Gesundheitsförderung durch ein aufzubauendes Gesundheitsverhalten ist als ein pädagogischer Ansatz anzusehen, da die wesentlichen Erfolgsmöglichkeiten auf erzieherischem Tun basieren.

Dieser Vermittlungsansatz lässt sich auch aus den Verlautbarungen der WHO ableiten. Sie stellt Lebens-, Arbeits- und Umweltfaktoren im Mittelpunkt der Bemühungen (vgl. Amman/Wipplinger 1998, 38ff). Das Ziel ist, durch Verbesserung von Umwelt, sozial-ökonomischen Umständen und sozialen Widerstandsressourcen mehr Freiraum für einen persönlichen Gesundheitsstil zu erreichen. Eine solche Gesundheitsförderung ist also nicht auf die Vermeidung von Risikofaktoren für eine bestimmte Krankheit gerichtet, sondern will gleichsam im Vorfeld einer Erkrankung und im Krankheitsfall ein persönliches Gesundheitsverhalten aufbauen.

2.4 Mittelverteilung

Gesundheitswesen

Man muss bis heute sehr deutlich zwischen dem Gebiet der Gesundheitsförderung und dem in der Bundesrepublik gängigen Gesundheitswesen unterscheiden. Unter *Gesundheitswesen* wird durchgängig unser bestehendes Gesundheitssystem verstanden. Es umfasst Krankenkassen, medizinische Versorgung, Krankenhauswesen, bis hin zu Unfallversorgung, Rehabilitation und Altenpflege. Die Behandlung von Krankheiten steht im Mittelpunkt.

„Die Gesundheitswirtschaft beschäftigte im Jahr 2012 6,1 Millionen Menschen. Ihre Bruttowertschöpfung lag bei 261 Milliarden Euro. Das Gesundheitswesen im engeren Sinne wie auch die Gesundheitswirtschaft insgesamt haben also ein beträchtliches wirtschaftliches Potential und werden als wichtige Wachstums- und Beschäftigungstreiber innerhalb der Gesamtwirtschaft gesehen. Je nach Sichtweise sind die Ausgaben des Gesundheitswesens aber auch ein wichtiger Kostenfaktor zu Lasten der Sozialsysteme und nicht zuletzt der Menschen in Deutschland. Im Jahr 2013 betrug das gesamte Finanzvolumen des Gesundheitswesens 422,5 Milliarden Euro. Davon schulterten die privaten Haushalte über Versicherungsbeiträge, Zuzahlungen und Direktkäufe fast die Hälfte" (Statistisches Bundesamt 2015).

Tab. 2.2 Mittelverteilung Therapien – Prävention/Gesundheitsförderung 2015 (GKV-Spitzenverband Präventionsbericht)

Ausgaben als „Gesundheitsausgaben" in Milliarden		Ausgaben für „Prävention und Gesundheitsförderung" in Millionen	
	328		238
Aufwendungen der Krankenkassen	191	Aufwendungen der Krankenversicherung	159
Haushalte und Organisationen	3,2	Betriebliche Gesundheitsförderung	54
Private Krankenversicherungen:	9,3	davon Stressbewältigung	27
Ambulante Pflege	13,3	Settings mit Schwerpunkt Bildung	30
Apotheken	44.4	davon in Kitas	15
Gesundheitshandwerk	18,9	Individuelle Kursangebote wie Gymnastik, Yoga etc.	183
Krankenhäuser	85,9		
Stationäre Pflege	28,5		
Vorsorge und Tertiärprävention	9,0		

Aus ethischen und sozialen Gründen, aber auch aufgrund fiskalischer Überlegungen kann man sich heute ein soziales Zusammenleben ohne Fürsorge und Krankenversorgung nicht mehr vorstellen. Andererseits zeigen fiskalische Überlegungen, dass eine umfassende Versorgung der Bevölkerung nicht zu finanzieren wäre.

Gesundheitsförderung und Prävention

Grundlage für ein erneutes Interesse an *Gesundheitsförderung und Prävention* ist aber auch die Erkenntnis, dass viele chronisch verlaufende Krankheiten durch medizinische Therapien nicht grundlegend zu heilen sind – wie Krankheiten des Herz-Kreislauf-Systems, Gelenkdegenerationen und Muskelschwächen. Diese Krankheiten stehen an erster Stelle der Todesursachen und sind mit erheblichen Kosten verbunden. Das Vordringen solcher Krankheiten wird auf soziale Ursachen zurückgeführt, insgesamt mit einem Lebensstil begründet, der als nicht gesunderhaltend betrachtet wird und der bei der Bevölkerung zunehmend Sorge bereitet (vgl. Zusammenfassung bei Kickbusch 2006). Die Entwicklung ist geprägt von Ausgabensteigerungen und intensiven Bemühungen für eine Gesetzgebung zur Gesundheitsförderung (Gesundheitsberichterstattung 2011).

Der § 20 des Sozialgesetzbuches hat allerdings bewirkt, dass die Krankenkassen sich an der Prävention verstärkt beteiligen (vgl. GKV Präventionsbericht 2014). Wenn 1999 Renn noch ernüchtert feststellt, „dass auch eine Steigerung der Ausgaben für Gesundheitsförderung keineswegs ein Ausdruck einer neuen genuinen Wertschätzung des präventiven Gedankens ist", so ist insgesamt 2016 ein sehr viel besseres Verständnis und eine breitere Mittelverteilung zu beobachten.

Die Maßnahmen zur Gesundheitsförderung beschränken sich jedoch nach wie vor auf einzelne Projekte mit Praxisbezug und auf Forschungsprojekte. Da viele Präventionsangebote nicht evaluiert sind oder werden, ist die Mittelverteilung eher willkürlich und scheint politischen kurzfristigen Interessenlagen zu entsprechen. Jedoch ist die in Tab. 2.2 zusammenfassend dargestellte veröffentlichte Verteilung nicht ganz zutreffend. In der Rubrik Gesundheitsausgaben sind nicht enthalten: Forschung, Ausbildung, krankheitsbedingte Ausgaben, Entgeltfortzahlung im Krankheitsfall. Auch private Anstrengungen fehlen. Andere Institutionen wie Gemeindeämter leisten indirekt sehr viel Gesundheitsförderung, ganz im Sinne der WHO. Diese äußert sich in besserer Verkehrsplanung, Luftüberwachung bis hin zu Betreuungseinrichtungen für bedürftige Bürger. Auch werden die Kosten der ärztlichen Beratung nicht in die Präventionsaufwendungen eingerechnet. Die Kosten der sozialen Dienste, die auch Gesundheitsförderung betreiben, sind nicht aufgeschlüsselt. Wenn man dies berücksichtigt, fließen doch mehr Mittel in eine gesundheitsrelevante Prävention, als den Zahlen zu entnehmen ist.

In der gesamten Diskussion über die Gesundheitsförderung spielen Interessengruppen eine große Rolle. Rund 5 % der im Gesundheitswesen aufgewendeten Mittel gehen in Präventionsmaßnahmen (vgl. Präventionsbericht 2014). Wenn Gesundheitsförderung mehr Erfolg haben soll, müssen die Maßnahmen noch präziser formuliert und besser auf die angesprochenen Bevölkerungsgruppen zugeschnitten sein. Sie müssen auch der nichtbeteiligten Bevölkerung durch gezielte Werbung bekannt gemacht und emotional positiv besetzt werden.

2.5   Kosten – Nutzen von Gesundheitsförderung

Maßnahmen in Gesundheitsförderung müssen „sich rechnen". Das Gesundheitswesen hofft auf sinkende Behandlungskosten. Die Kostenentwicklung im Gesundheitswesen hat zwei Ursachen: die Zunahme der Alterskrankheiten und der medizinische Fortschritt. Damit steigen auch die Behandlungskosten. Kosteneinsparungen werden wohl schon aus diesen Gründen nicht eintreten.

Tab. 2.3   Kostenvermeidung durch Prävention und Gesundheitsförderung (vgl. Wieser 2009)

Vermiedene direkte Kosten	Vermiedene indirekte Kosten	Erhöhung der Lebensqualität
Medizinische Behandlung Materieller Schaden Tertiärprävention	Arbeitsabwesenheit Produktivitätsverlust	Höhere Lebenserwartung Mehr Wohlbefinden Weniger Einschränkungen
Externe Kosten: Verkehrsopfer, häusliche Pflegeaufwendungen, Kosten der Tertiärprävention, Schäden durch Umwelteinflüsse		

Betriebe erwarten eine höhere Produktivität in kurzer Zeit. Eine Übersicht über mögliche Kostensenkungen durch Gesundheitsförderung gibt Tab. 2.3. Da die Fristen recht kurz sind, sind solche ökonomischen Erfolge fast nie nachzuweisen. Vor allem lassen sich die Effekte selten ausschließlich auf das jeweilige Programm zurückführen. Es gibt zu diesem Bereich bisher keine tragfähigen Langzeitstudien (Plamper 2004, 367). Daher rührt auch ein Großteil der Vorbehalte gegenüber Gesundheitsförderung.

Rauchen

Eine Kosten-Nutzen-Analyse in Bezug auf Rauchen ergab in Australien die folgenden Daten: Die Kosten von 1 Dollar in Programmen zur Raucherentwöhnung bei 10 % Rückgang des Konsums entsprachen einem Nutzen von 49 Dollar sozialer Kosten in den Jahren von 1971 bis 2010. Bei der Kosten-Nutzen-Analyse der Straßenverkehrsunfälle verringerte eine Investition von 1 Dollar die sozialen Kosten um 2 Dollar (Abelson/Taylor/Butler/Gadiel, 2003). Geringe ökonomische Erfolgsaussichten können aber nicht entscheidender Gesichtspunkt für die Einstellung von Gesundheitsförderung sein. Gerade die Bedürftigsten erbringen den geringsten Mehrwert in ökonomischer Hinsicht. Dieser Personenkreis hätte jedoch eine Gesundheitsförderung am nötigsten. Zu viele Projekte wenden sich an die gebildete Mittelschicht. Diese ist insgesamt wesentlich gesünder. Diese kann sich selbst leichter helfen. Diese benötigt weniger finanzielle Unterstützung.

Der Trend zur Individualisierung des Gesundheitsverhaltens stellt die Verantwortung für die Einzelperson heraus. Zuweilen entsteht der Eindruck, dass Gesundheitsförderung auf den Einzelnen „abgeschoben" würde. Durch persönliche Mitverantwortung, durch die Aufforderung nach verstärkter persönlicher Vorsorge und Versicherung bleiben bestimmte Probleme, die gesellschaftlich und politisch gelöst werden müssten, unbearbeitet.

Herz-Kreislauf-Erkrankungen

Die Senkung des Cholesterinspiegels im Blut wirkt gesundheitserhaltend, wenn schon erste Schädigungen vorliegen. Eine Untersuchung mit 800.000 Patienten, ob Kosten durch diese Sekundärprävention gesenkt werden können, hat erbracht: Rund 1,8 Milliarden (DM) werden eingespart in Bezug auf die Kosten, die bei Fortschreiten der Krankheit anfallen würden. Bei einer 10-jährigen Laufzeit lassen sich 6,9 Milliarden (DM) einsparen. Damit wäre die Sozialversicherung deutlich entlastet, wenn sie auch insgesamt durch derartige Erkrankungen weiterhin belastet bleibt.

Verschiedene Untersuchungen weisen nach, dass nur wenige Risikofaktoren eine bestimmte Erkrankung bewirken. Dies ist durch Teerablagerungen in der Lunge mit der Folge von mehr Lungenkrebs belegt. Im täglichen Leben greifen jedoch immer mehrere Risikofaktoren ineinander, daher kann die Minderung nur eines Risikofaktors nur in Ausnahmefällen mit der geringeren Erkrankungsrate in Beziehung gesetzt werden. Die gleichzeitige Berücksichtigung ganzer Risikoprofile wäre günstiger für einen wissenschaftlichen Nachweis. Die Analysen von Projekten in Gesundheitsförderung beziehen sich meist auf Akzeptanz, Zufriedenheit während der Maßnahme, Veränderung des Verhaltens, Veränderung der Gesundheitsvorstellung. Die Minderung von Krankheiten in Bezug auf Normalgewicht, körperliche Aktivität und Nichtrauchen ist nachgewiesen. Nur etwa 7 % der Untersuchungen erfassen die ökonomische Seite. Verallgemeinernde Aussagen über Kosten und Nutzen einzelner Projekte erlauben sich daher nicht. Dafür sind die einzelnen Maßnahmen auch zu verschieden (Klemperer 2015). Obwohl es ausreichend wissenschaftlich fundierte Untersuchungsmethoden gibt, werden immer noch zu wenige Kosten-Nutzen-Rechnungen angestellt.

2.6   Qualität von Gesundheitsprojekten

Qualitätssicherungen als Maß für die gesundheitliche Wirkung von Projekten sind sehr schwierig. Zu viele Faktoren üben Einfluss aus, die man vorab selten berücksichtigen kann. Die Gründe für fehlenden Messungen sind vielfach: zu kurze Laufzeiten der Projekte, mangelnde Berücksichtigung der sozialen Umstände, auch wenig ansprechende Öffentlichkeitsarbeit, zu geringe Einbindung von Zielgruppen. Daher wird die bisherige wissenschaftliche Evidenz auch sehr kritisch gesehen (Sockoll 2007).

Man hilft sich mit den Qualitätsbeschreibungen: „state of science", „state of art" oder „best practice". Die jedes Jahr vergebenen Präventionspreise werden dazu weniger durch den Nachweis der Wirkung als durch gute Aufmachung und weite Streuung begründet, obwohl in den Förderrichtlinien „eine eindeutige Zielsetzung und eine nachgewiesene Wirksamkeit" verlangt wird. Solche Preise sind „höchstens mit einem Mangel an Besserem zu entschuldigen" (Paulus 2005, 42).

In den letzten Jahren ist die Lebenserwartung statistisch erneut gestiegen: Weniger Lungen- und Magenkrebserkrankungen wie auch weniger Herz-Kreislauf-Erkrankungen hätten die Lebenserwartung in Deutschland bei Frauen auf 84,9 Jahre und bei Männern auf 81,2 Jahre erhöht (bpi 2016 für 2008). Offensichtlich muss dieser Anstieg der Lebenserwartung eher auf ein besseres individuelles Gesundheitsverhalten als auf bessere Therapiemethoden zurückgeführt werden. Insofern hat die bisherige Gesundheitsförderung durchaus positive Effekte erbracht.

Inzwischen engagieren sich viele Krankenkassen in wissenschaftlich ausgerichteten Projekten. Diese beziehen sich meist auf Verhaltensprävention. Man hofft, dass eine Verbesserung des individuellen Lebensstils die mögliche Zeitspanne des aktiven Lebens deutlich verlängert und damit das Risiko, ein Pflegefall zu werden, senkt.

Eine ausführliche, aber keineswegs umfassende Meta-Untersuchung zur Verhältnisprävention in Betrieben weist für die einzelnen untersuchten Projekte erhebliche methodische Mängel nach. Untersuchungen ohne Kontrollgruppen geben 100 % ermutigende Ergebnisse an, Untersuchungen mit Kontrollgruppen nennen 22 % ermutigende Ergebnisse. Zum anderen „erscheint die Befundlage hinsichtlich der Effektivität von primärpräventiven Rückenschulen am Arbeitsplatz relativ diffus" (Kreiss/Bödeker 2012-09-01, 29ff).

2.7 Moderne Einflüsse auf die Gesundheitsförderung

Pädagogische Sichtweisen

Einige weitere Begriffe im Arbeitsfeld Gesundheitsförderung und Prävention werden noch von verschiedenen Organisationen vertreten (Tab. 2.4): Im schulischen Bereich spricht man meist von Gesundheits„erziehung". Aber auch hier wird die Gesundheits„erziehung" zunehmend im Sinne des Setting-Ansatzes ergänzt (vgl. S. 242). Die Volkshochschulen nennen ihr Konzept „Gesundheits„bildung". Dabei geht es vor allem um einen selbst verantworteten gesunden Lebensstil in einem Bildungsprozess (VHS 2016). Gesundheits„aufklärung" war bisher an Schulen vorherrschend. Sie ist in allen Bereichen notwendig. Alle konkreten Umsetzungen aufgrund der unterschiedlichen Begrifflichkeiten haben heute das gleiche Ziel und ähnliche Verfahrensweisen. Daher soll auf diese eher theoretische Diskussion nicht weiter eingegangen werden.

Tab. 2.4   Begrifflichkeiten im pädagogischen Arbeitsfeld (vgl. auch Hörmann 1999, 13)

Gesundheitsaufklärung	Bereitstellung von Wissen
Gesundheitserziehung	Verhaltensänderung durch Einsicht
Gesundheitsbildung	Persönliche Weiterentwicklung von Haltung und Lebensstil
Gesundheitsberatung	Beratung zur Änderungen der Lebensbedingungen
Gesundheitsförderung	Äußere Maßnahmen zur Förderung des Lebensstils

Die übergeordneten Ziele aller Ansätze sind die Förderung der Wahrnehmung (Kognition), des konkreten Verhaltens und einer Verbesserung der Rahmenbedingungen. Die Kognition bezieht sich dabei auf Risikowahrnehmung, Wahrnehmung von Anzeichen, Forderung der Selbstwirksamkeit, Kenntnisse über Risikofaktoren und Gesundheitsfaktoren. Die Maßnahmen zum Gesundheitsverhalten sollen die individuellen Fertigkeiten stärken, Bewältigungshandeln nachhaltig einüben, Gewohnheiten ausbilden. Die Rahmenbedingungen beziehen sich auf die sozialen Beziehungen, soziale gemeindenahe Unterstützungseinrichtungen, Selbsthilfegruppen und beteiligte Organisationen (Amman/Wipplinger 1998, 38ff). Auch Umweltschutzmaßnahmen werden zu den Rahmenbedingungen für Gesundheit gerechnet.

Hier sind deren wesentliche Anliegen unter Einschluss der allgemeinen Ziele zu diskutieren:

Die Senkung der Belastungen stand lange Zeit im Vordergrund. Solche Belastungen sind chemischer, physikalischer, biologischer Art und sehr vielfältig. Sie reichen von Schadstoffen in Luft und Nahrung (Chemie, Umweltschutz) über Lärm und unzureichende Belüftung (Physik) bis hin zur Infektionsvermeidung und Seuchenbekämpfung (Biologie). Hinzukommen als soziale Belastungsfaktoren Bewegungsarmut (Arbeitsplatz), Stress (Familie und Arbeitsplatz), Drogenkonsum (Rauchen), Vereinsamung. Diese Faktoren können als Risikofaktoren für den persönlichen Gesundheitszustand zusammengefasst werden.

Die Senkung von Belastungen lässt sich mit der Stärkung von der Gesundheit dienlichen Ressourcen (Gesundheitsfaktoren) verbinden: Förderung des Selbstbewusstseins, Ausbau der persönlichen Kompetenzen, Information, Bildung, Einkommen, angemessene Teilhaberschaft (Partizipation) an den Maßnahmen der Gesundheitsförderung, Schaffung sozialer Netze, Ausbau von Erholungsmöglichkeiten. Durch eine solche Verschränkung von Risikofaktorenbekämpfung und Förderung von Gesundheitsfaktoren wird die gedachte Gegensätzlichkeit von Gesundheit versus Krankheit aufgehoben, wie dies schon in der Ottawa-Charta angedeutet ist. Die Förderung von Gesundheitsressourcen erscheint heute notwendig, um

1. die Bewältigungsmöglichkeiten gegenüber Belastungen zu erhöhen,
2. die persönlichen Handlungsspielräume zu vergrößern,
3. die Fähigkeiten zur Veränderung äußerer Umstände zu stärken,
4. gesundheitsförderliche Verhaltensweisen zu begünstigen.

Es ist erwiesen, dass die Beeinflussung solcher dem eigentlichen Krankheitsgeschehen eher fernen Faktoren genauso wirkungsvoll sein kann wie eine direkt auf die Erkrankung bezogene Präventionsmaßnahme. Damit erscheint der auf die Person zentrierte Ansatz der Gesundheitsförderung als erfolgversprechend inzwischen nachgewiesen.

Entwicklungslinie der Gesundheitsförderung

Die Verlautbarungen der WHO und die neuen Forschungsfelder geben nicht vor, auf welchen Wegen ein Mehr an Gesundheit beim Einzelnen zu erreichen sei. Das

Health-belief-Modell liefert eine erste Arbeitsgrundlage (vgl. Blättner 1999, 84ff). Es ging um Aufklärung in einer Art, in der die Folgen des Fehlverhaltens zum Teil drastisch dargestellt wurden. Diese Art der Vermittlung konnte man zusammenfassend als „Risikopädagogik" bezeichnen (Schneider 1992), wobei die Pädagogik auf „pädagogisch methodische Tricks" reduziert erschien, während die Medizin als Leitwissenschaft vorgab, auf welche Risikofaktoren das wesentliche Augenmerk gelenkt werden müsse, und die Psychologie für die Erfassung des Fehlverhaltens bzw. für das wünschenswerte Verhalten zuständig war. Dieses Konzept der Gesundheitsförderung ist rund 40 Jahre später als fehlgeschlagen zu bezeichnen (Schneider 1993, 42ff; vgl. auch Blättner 1999, 85).

Inzwischen wurden Konzepte entwickelt, die sich auf die Gesundheitspotentiale für und bei den Betroffenen stützen wollen. Zu solchen Konzepten zählt das Konzept der Gesundheitsfaktoren (Schneider 1992; Bengel/Meinders-Lücking/ Rottmann 2009). Damit wurde zunächst eine neue Sicht für die pädagogische Arbeit erreicht. Seit 2000 besteht die Aufgabe, eine handlungsleitende Theorie der Gesundheitspädagogik auszuarbeiten. Dazu gehören Fragestellungen wie:

- Welche Motivationen hat der Adressat?
- Welche besonderen Bedürfnisse lassen sich bei Männern, Frauen, Kindern herausarbeiten?
- Welche Ziele sollte eine Gesundheitspädagogik verfolgen? Die Entwicklung von Gesundheitsbewusstsein sollte eine Vernetzung von Wissen, Handlungskompetenzen und Erfolgszuversicht beinhalten.
- Welche methodisch-didaktischen Umsetzungsvarianten sollten gewählt werden? Hier besteht ein Konzept, die methodischen Verfahrensweisen der angewandten Pädagogik als Richtschnur in Form von methodischen Gesundheitsfaktoren (Schneider 1992) zu nutzen.
- Welche sozialen Systeme sollten eingebunden werden? Der Setting-Ansatz, der von der WHO angeregt wurde, betont den Einfluss des sozialen Umfelds und die Bedeutung der Einfluss nehmenden Organisationen (wie Schulen, Gemeinden, finanzielle Ressourcen, Formen der sozialen Unterstützung).
- Wie soll der Erfolg gemessen und dokumentiert werden?

Während bei Schneider die individuelle Förderung zentral ist und der Pädagogik die Führungsrolle in der individuellen Entwicklung des Gesundheitsverhaltens zugewiesen wird (Schneider 2003), rücken im Lebensweisenkonzept die sozio-ökologischen Bedingungen in den Vordergrund. Erste Ansätze zu einer in dieser Hinsicht erweiterten Gesundheitsförderung liefert das Buch „Die Regelkreise der Lebensführung" (Schipperges et al. 1988). Insgesamt wird in der verstärkten Einbindung

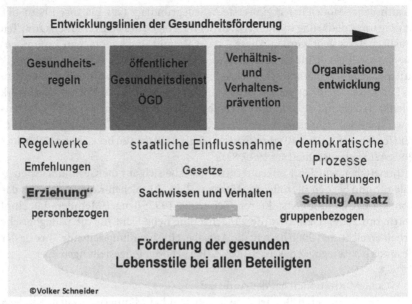

Abb. 2.4 Konzeptionelle Entwicklungen

sozialer Bedingungen eine notwendige Entwicklung gesehen (Amman/Wipplinger 1998, 59ff; vgl. Heindl 1997; Ritterbach/Wohlfahrt 2009). Die Entwicklung geht in Richtung einer Einbeziehung des Settings. Darunter versteht man die soziale Umgebung des Einzelnen und der sozial-ökonomischen Bezüge (vgl. S. 229ff). Diese Entwicklung ist keineswegs abgeschlossen.

Letztlich zeigt sich der Erfolg der verschiedenen Zugänge in der Lebenswirklichkeit der einzelnen Person und ihrem konkreten Gesundheitsverhalten.

Präventionsgesetz

Die WHO hat ausdrücklich auf die politische Dimension der Gesundheitsförderung hingewiesen (WHO 2005) und zusammenfassend festgestellt:

- Viele der Verhaltensweisen, die sich in Privatleben und Arbeitswelt herausgebildet haben, sind krankmachend und für die Person wie auch für das öffentliche Leben gesundheitlich nicht förderlich.
- Das bisherige Gesundheitssystem ist den neuen Aufgaben nicht gewachsen.

- Die Notwendigkeiten müssen von Staat, Wirtschaft und Gesellschaft neu diskutiert und realisiert werden.
- Die chronischen Erkrankungen/Zivilisationserkrankungen könnten mit dem schon vorhandenen derzeitigen Wissen durch einen neuen Lebensstil reduziert werden. Die chronischen Erkrankungen würden deutlich weniger häufig auftreten. Die Krebstodesfälle würden um etwa 50 % abnehmen, wenn in der Bevölkerung nicht mehr geraucht würde und eine gesündere Ernährungskultur sich verbreiten könnte.

Die Forderung, durch sinnvolle Prävention die Gesamtkosten zu senken, wird schon seit rund 20 Jahren diskutiert. Ein dazu notwendiges Präventionsgesetz hat mehrfach keine Mehrheiten gefunden. Hier wird die Meinung vertreten, dass dieser Bereich von staatlichen Maßnahmen begleitet und unterstützt werden muss. Ohne gesetzliche Wertschätzung werden die vorsorgenden Gesundheitsanstrengungen nicht den Erfolg haben, den sie benötigen.

Aufgrund der Ergebnisse über die Ursachen vieler Erkrankungen haben einige Krankenkassen Projekte entwickelt, um die sozialen Ungleichheiten zu reduzieren und die Gesundheitschancen bei allen Versicherten zu erhöhen. Dies soll mit Hilfe von einzelnen, auf den Abbau der wesentlichen Risikofaktoren zielenden Projekten gelingen (Bellwinkel/Schröer 2005, 143ff).

Eine politische Klärung der zersplitterten Aktivitäten auf dem Gebiet der Gesundheitsförderung steht noch aus. Ein Beispiel ist das Rauchverbot in Gaststätten. Einerseits wird dadurch die „Freiheit des Bürgers" eingeschränkt, das eigene Krankheitsrisiko deutlich zu erhöhen. Damit müsste dann aber auch die Eigenverantwortlichkeit stärker in den Blick kommen und in Form eines persönlichen finanziellen Beitrags eingefordert werden. Dies wird wiederum abgelehnt: Die Solidargemeinschaft der Krankenversicherungen soll für die Krankheitskosten aller Bürger aufkommen. Der Ausweg wird in einer Verstärkung der privaten Vorsorge gesehen, wobei die Anstrengungen für ein effektives Gesundheitsverhalten stärker zu honorieren wären (vgl. z. B. Geyer 2009, L11). Einig sind sich alle Autoren, dass noch sehr viel Entwicklungspotential für den Ausbau von Prävention und Gesundheitsförderung vorhanden ist.

Zur politischen Entwicklung

Mit der Einführung des § 20 SGB V im Jahr 1989 wurde Gesundheitsförderung und Prävention zu einer Leistung der gesetzlichen Krankenversicherung (GKV), ein umfangreiches Präventionsangebot wurde etabliert. Mit dem Beitragsentlastungsgesetz 1996 erfolgte die weitgehende Streichung des § 20 SGB V. Ab 2000 fanden ausführliche politische Diskussionen statt, die zum Gesetz zur Stärkung der Gesundheitsförderung und Prävention (PrävG 2015) geführt haben. Im neuen Präventionsgesetz erfolgt die Finanzierung durch die Krankenversicherung: Eine ausreichende Umschichtung der Mittel ist in unserem „Gesundheitssystem" nicht in Sicht, obwohl man weiß, dass Prävention – bezogen auf eine mögliche Erkrankung – ungefähr nur 10 % der Mittel beansprucht, die für eine Therapie derselben Erkrankung aufgewendet werden müssten. Damit erscheint bisher nicht zufriedenstellend gelungen, Gesundheitsförderung und Prävention als allgemeine, gesellschaftliche Aufgabe zu etablieren. Das Präventionsgesetz von 2015 (PrävG 2015; Liebig 2016, 63ff) stellt einen ersten Abschluss der Bemühungen dar: Ziel ist, Krankheiten zu vermeiden, bevor sie entstehen. Die wesentlichen Inhalte des neuen Gesetzes sind:

Verschiedener Akteure sollen zusammenarbeiten: Neben der gesetzlichen Krankenversicherung werden die Rentenversicherung, die Pflegeversicherung und die privaten Krankenkassen an der Finanzierung beteiligt. Eine Nationale Präventionskonferenz legt die Ziele fest und verständigt sich auf ein gemeinsames Vorgehen.

Der Impfschutz soll allgemein überprüft und die Früherkennungs- und Vorsorgeuntersuchungen sollen verstärkt durchgeführt werden. Eine bessere Berücksichtigung individueller Belastungen soll stattfinden.

Mehr als 500 Millionen Euro sollen in Prävention und Gesundheitsvorsorge investiert werden. Der Schwerpunkt soll auf die Settings Kita, Schule, Gemeinden, Betriebe und Pflegeeinrichtungen gelegt werden.

Gesundheitliche Selbsthilfe soll mit 30 Millionen Euro unterstützt werden.

Ausbildungsgänge

Trotz vieler noch bestehenden Lücken in wissenschaftlicher Hinsichtund des grundsätzlich angemahnten theoretischen Defizits (vgl. Wulfhorst 2002) entstand 1992 in Deutschland erstmalig ein Ausbildungsgang „Gesundheitspädagogik", damals noch im Rahmen des Diplomstudiums (Schneider et al 1987; Kienzle et al. 1994; vgl. Troschke/Kälble 1999). Die Professionalisierung in diesem Bereich gilt als Berufsausbildung oder auch als Weiterbildung. Viele Hochschulen sind an dieser Entwicklung beteiligt (Auszug vgl. Tab. 2.5). Durch die Umstrukturierung der Hochschulausbildungen in Bachelor- und Masterstudium ergeben sich neue Möglichkeiten der beruflichen Orientierung.

Tab. 2.5 Ausbildungsgänge im Bereich Gesundheitsförderung (Auswahl) (vgl. Internetangaben 2012-10-15)

Hochschule	ab 2012 BA und MA
Med. School Berlin	Gesundheitswissenschaften
Med. School Hamburg	Medizinpädagogik
Uni Osnabrück	MA Master of Education
Uni Gießen	BA Bewegung und Gesundheit
FH Gera	MA Medizinpädagogik
Med. School Hamburg	Medizinpädagogik
HS MagdeburgStendal	BA und MA Gesundheitsförderung und -management
FH Darmstadt	BA Pflege und Gesundheitsförderung
Uni Bremen	Promotion Public Health
Uni Bielefeld	Promotion Public Health
Uni Flensburg	BA und MA Prävention und Gesundheitsförderung
PH Freiburg	BA und MA Gesundheitspädagogik
PH Schwäbisch-Gmünd	BA und MA Gesundheitsförderung
PH Heidelberg	BA Gesundheitsförderung

Zusammenfassung

Gesundheitsvorsorge bekommt eine immer größere Bedeutung über die bisherige Prävention hinaus. Der politische Anspruch an die Bürger, sich selbst um mehr Gesundheit zu bemühen, hat deutlich zugenommen. Soziale, gesellschaftliche und ökonomische Gründe erschweren die praktische Umsetzung. Informationen erscheinen vielfältig, insgesamt aber auch verwirrend. Zunehmend werden Projekte der Gesundheitsvorsorge auf Kosten und Effektivität überprüft. Das neue Präventionsgesetz stellt einen ersten gesetzlichen Rahmen für die verschiedenen Aktivitäten dar. Die Gesundheitswissenschaften nehmen Gestalt an. Studiengänge zur Gesundheitsförderung haben sich seit 1990 etabliert.

Weiterführende Literatur

Präventionsgesetz (PrävG) (2015): (2016-10-25): http://www.bmg.bund.de/ministerium/meldungen/2015/praeventionsgesetz.html
Präventionsgesetzgebung in Deutschland In: http://link.springer.com/article/10.1007/s11553-016-0556-z
VHS (2016): Konzept https://www.dvv-vhs.de/themenfelder/gesundheitsbildung.html

Beiträge der Soziologie 3

Dieser Abschnitt fasst die Forschungsergebnisse der Soziologie zusammen, die für die Gesundheitsförderung von Bedeutung sind. Diese Ergebnisse haben großen Einfluss auf die Entwicklung und die Erfolgsaussichten von Projekte der Gesundheitsförderung erlangt.

Es ist schon lange unabweislich, dass soziale und ökonomische Bedingungen wesentlich zum Gesundheitsverhalten in der Bevölkerung beitragen und zum Teil für den Gesundheitszustand einzelner Personen verantwortlich sind (Siegrist 1991; Schagen/Schleiermacher 2005).

3.1 Einführung

Die „Soziologie ist eine im 19. Jahrhundert entwickelte Wissenschaftsdisziplin, deren Ziel die Erklärung gesellschaftlicher Prozesse ist. „Soziologie ... soll heißen: eine Wissenschaft, welche soziales Handeln deutend verstehen und dadurch in seinem Ablauf und seinen Wirkungen ursächlich erklären will. ... ‚Soziales' Handeln aber soll ein solches Handeln heißen, welches seinem von dem oder den Handelnden gemeinten Sinn nach auf das Verhalten anderer bezogen wird und daran in seinem Ablauf orientiert ist" (Universität Halle 2012).

Im Zentrum der Bemühungen steht die Analyse von Strukturen wie „Staat", „Markt", „Gesellschaft" und deren Einflüsse auf das Handeln von einzelnen Bürgern. Damit ist auch das Gesundheitshandeln einbezogen.

Ein zweites Arbeitsgebiet der Soziologie ist die Untersuchung von Institutionen und Einrichtungen. Moderne Gesellschaften verfügen über soziale Einrichtungen, die über gesetzliche Regelungen, Werte oder Sanktionen auch das Gesundheitsverhalten beeinflussen. Meist wird die Geltung von Normen über längere Zeiträume von weiten Teilen einer Gesellschaft anerkannt, indem die meisten Personen diesen Regeln bewusst oder unbewusst anwenden. In der Soziologie wird also über eine Zerlegung sozialer Prozesse in Einzelelemente (Handlungen) versucht, Deutungen über gesellschaftlichen Strukturen zu gewinnen.

Der Begriff „sozial" ist anders als im Alltagssprachgebrauch nicht mit einer Wertung versehen, es geht vielmehr um das Zusammenwirken, manchmal auch das Zusammenarbeiten einzelner Akteure oder Gruppen. Soziologie versteht sich als eine empirische Wissenschaft, die über methodisch kontrollierte Beobachtungen nachvollziehbare Aussagen über soziale Prozesse macht. Da Menschen sehr unterschiedlich handeln, kann die Soziologie meist nur statische Erhebungen durchführen. Die untersuchte Handlung ist mit einer hohen Wahrscheinlichkeit behaftet, aber nicht zwangsläufig für einzelne Personen geltend. Da Menschen auch über ihre Handlungen und ihre Zielvorstellungen berichten können, sind für die Soziologie auch sinnverstehende Interpretationsverfahren wichtig.

Medizinsoziologie

Das Teilgebiet Medizinsoziologie befasst sich mit den Einflüssen staatlicher und wirtschaftlicher Macht auf die Gesundheitszustände in Bevölkerungsteilen, meist in Bezug auf die Verteilung von Krankheiten in Berufen oder in Altersgruppen. Ein Spezialgebiet stellt die Epidemiologie dar, die sich ursprünglich aus der Seuchenkunde entwickelte. Diese befasst sich mit der Verteilung von Seuchen in bestimmten Bevölkerungsgruppen.

Gesundheitssoziologie

„Mit Gesundheitssoziologie soll ... das Teilgebiet der Soziologie bezeichnet werden, das sich mit der Analyse der gesellschaftlichen (sozialen, kulturellen, ökonomischen und ökologischen) Bedingungen für Gesundheit und Krankheit befasst"(Hurrelmann 2012, 8); 2004). Die Gesundheitssoziologie befasst sich mit staatlichen und wirtschaftlichen Einflüssen auf die Gesundheit der Bevölkerung (vgl. auch Bock-Rosenthal 2004). Sie untersucht aber auch die Verteilung von Krankheiten in verschiedenen Gruppen der Bevölkerung wie z. B. Berufs- oder Altersgruppen (Kohorten).

Vordringliches Ziel der Gesundheitssoziologie ist, die Bedingungen für Gesundheitsverhalten zu ermitteln, die außerhalb der Bemühungen von Einzelpersonen liegen (Gerlinger 2006, 35ff; vgl. Siegrist 2005, 15; ausführlich: Knoll/ Scholz/Rieckmann 2005; Hurrelmann 2012). Das Verhältnis zur ebenfalls jungen Gesundheitspsychologie lässt sich als unterschiedliches Forschungsinteresse beschreiben: Während die Gesundheitspsychologie sich mit den personenbezogenen Bedingungen des Krankheits- und Gesundheitsverhaltens befasst, fokussiert die Gesundheitssoziologie auf außerpersonale gesellschaftliche Einflüsse.

3.2 Soziologische Forschungen zur Gesundheit

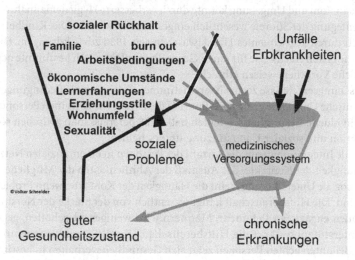

Abb. 3.1 Verteilung von Krankheitsursachen

Begründung

Unfälle, Infektionen und Erbkrankheiten spielen im Gesundheitswesen eine große Rolle, zunehmend treten jedoch in unserer Gesellschaft Krankheitsbilder auf, die sozial bedingt (Abb. 3.1) sind: Burnout, soziale Auffälligkeiten oder soziale Verwahrlosung. Faktoren wie Wohnungsnot, Armut, Wohnbedingungen, soziales Umfeld oder fehlende soziale Einbindung wirken auf das persönliche Gesundheitsverhalten ein. Hinzukommen soziale Umstände, wie das Pflegen älterer Menschen im privaten Bereich, die ein „Ausgebranntsein" bis hin zur totalen Erschöpfung verursachen und Krankheiten verursachen.

In diesem Forschungsfeld werden Faktoren erfasst, um Hinweise für gesundheitsförderliche Maßnahmen zu erhalten. Damit gewinnt die Soziologie der Gesundheit zunehmende Bedeutung für das Gesundheitswesen und die praktische
Projektentwicklung. Die sozialen Einflüsse sind hier nach Risikofaktoren, die
Krankheiten hervorrufen können, und Schutzfaktoren, die Krankheiten unwahr-
scheinlicher machen, zusammenfassend gegliedert (Schneider 2000; Knoll/Scholz/
Rieckmann 2005).

Verhaltensmuster in der Bevölkerung

Erste Erfolge staatlicher Gesundheitsfürsorgewurden schon um 1680 erreicht: Die
Malaria in Rom und Umgebung konnte durch verbesserte Hygienemaßnahmen wie
Trockenlegung der Sümpfe wesentlich eingeschränkt werden. Das Kindbettfieber
ließ sich durch konsequentes Händewaschen seit 1850 zurückdrängen. Hiermit
waren die ersten Nachweise für einen Gesundheitseffekt durch bestimmte gemein-
schaftliche Vorgehensweisen erbracht.

Forschungsergebnisse zeigen übereinstimmend, dass soziale Bedingungen und
ökonomische Umstände großen Einfluss auf die Psyche der einzelnen Personen und
das individuelle Gesundheitsverhalten haben. Dabei muss man zwischen sozialer
Integration und sozialer Unterstützung unterscheiden.

Soziale Integration meint die Anzahl der Personen in einem sozialen Netzwerk,
die Häufigkeit der Kontakte, das Ausmaß der Ähnlichkeiten der Mitglieder.

Die soziale Unterstützung meint die Häufigkeit der Kontakte, wenn Probleme zu
lösen sind. Die Hilfsbereitschaft hängt wesentlich von der Stärke der Notsituation
ab, Frauen engagieren sich mehr, Männern wird weniger oft geholfen, gegenseitige Unterstützung stärkt die Hilfsbereitschaft (Knoll/Scholz/Riekmann 2005,
147ff). Bei untersuchten Personen zeigt sich Gesundheitsverhalten in bestimmten
Verhaltensweisen: Sicherheit geben, gleiche Ziele und Interessen verfolgen, gegenseitige Wertschätzung, Hilfe leisten, Verlässlichkeit zeigen, gegenseitige Fürsorge
ausüben, Gewissheit, für das Wohlbefinden des Partners notwendig zu sein. In
Partnerschaften gemeinsames Lösen von Problemen und Versicherung gegenseitiger
Solidarität, Austausch von praktischen Ratschlägen bei emotionaler Unterstützung,
Übernehmen von Aufgaben durch einen Partner, um den anderen zu entlasten.

Diese Bewältigungsverfahren erlauben einen besseren Umgang mit Belastungen
und schweren Erkrankungen. Solche Ergebnisse der Gesundheitssoziologie unter-
stützen die Ansätze der Gesundheitspädagogik außerordentlich: Die angeführten
Verhaltensweisen weisen auf die Bedeutung und Effektivität von Hilfsbereitschaft,
Zuwendung und Engagement hin (vgl. auch „methodischen Gesundheitsfaktoren"
(S. 121).

Risikofaktoren – Gesundheitsfaktoren

Nachfolgend sind die Faktoren zusammengestellt, die bei der Entstehung einer chronischen Erkrankung eine Rolle spielen:

Risikofaktor Geschlecht: Mit Beginn der Pubertät sind Mädchen im Vergleich zu Jungen häufiger krank und leiden stärker unter psychischen Störungen. Jungen hingegen gehen mehr Risiken ein und weisen einen deutlich höheren Unfallanteil sowie Alkohol- und Drogenkonsum auf. Insofern bestehen Unterschiede in den Krankheitsbildern. Diese gehen auf soziale und erziehungsbedingte Verhaltensmuster zurück. Sie sollen nichts mit genetischen oder hormonellen Unterschieden zu tun haben. Jugendliche und junge Erwachsene stellen jedoch insgesamt die weitaus gesündesten Altersgruppen dar. Allerdings beeinflussen Jugendkrawalle und die Zuwendung zu radikalen Gruppierungen nicht nur die sozial-kulturelle Ausrichtung, sondern auch das individuelle Gesundheitsverhalten negativ.

Risikofaktor genetische Ausstattung: Einige Erkrankungen werden durch genetische Defekte bewirkt, wie Augenleiden, Brustkrebs, Herzerkrankungen, spezielle Genveränderungen. Insgesamt ist zu vermuten, dass die genetische Ausstattung einen erheblichen Einfluss auf den medizinischen und gesellschaftlichen Gesundheitszustand hat. Unser Gesundheitswesen versucht, solche Unterschiede weitgehend durch Therapien aufzufangen.

Risikofaktor Armut: Ein niedriger sozial-ökonomischer Status geht einher mit Bewegungsmangel, geringerer Zahnpflege, höherem Drogenkonsum, häufigerer Adipositas, häufigerer Diabetes, weniger Vorsorge. Bei Erwachsenen ist die Verbreitung von Krankheiten in den unteren Schichten deutlich höher. Gleichzeitig wird sich hier weniger um Gesundheit bemüht. Deutlich mehr Raucher sind zu verzeichnen. Kinder aus „armen sozialen Umständen" ernähren sich schlechter, bewegen sich weniger, weisen eine geringere Zahngesundheit auf und sind häufiger übergewichtig als andere Kinder. „Armutskinder" sind überdies durch mehr Unfälle und eine höhere Sterblichkeitsquote gekennzeichnet. Ihre Eltern nehmen seltener Vorsorgeuntersuchen für ihre Kinder in Anspruch. Insgesamt bleiben Verhaltensmuster aus der Kindheit erhalten (Geyer 2009). Je niedriger das spätere Einkommen ausfällt, umso häufiger treten Krankheiten auf (vgl. z. B. Lampert/Kroll 2006, 68, 219-230).

Rund 30 % aller Krankheitskosten fallen im Segment der Personen mit niedrigem Status an. Das bedeutet gesundheitspolitisch und in pädagogischer Sicht, dass für diese Gruppe besondere Programme zur Gesundheitsförderung aufzulegen sind.

Allerdings sind diese Schichten bedeutend schlechter zu erreichen. Ferner sollte man aber auch politisch für mehr soziale Gerechtigkeit sorgen. Hoher sozialökonomischer Status ist demgegenüber statistisch mit mehr Allergien und Neurodermitis verbunden. Mangelernährung tritt häufiger auf. Diese könnte durch das Schlankheitsideal verursacht sein.

Risiko- und Gesundheitsfaktor Arbeit: Arbeitslosigkeit selbst ist ein sehr gravierender Risikofaktor. Grundsätzlich gilt: Arbeit haben und arbeiten können, stellt einen wesentlichen Gesundheitsfaktor dar (Siegrist 2005, 15ff). In der Arbeitswelt treten jedoch auch vielfach Faktoren auf, die die Gesundheit schmälern: Stress in am Arbeitsplatz fällt umso schwerwiegender aus, je weniger der Betroffene selbst über seine Arbeit bestimmen kann. Ferner ist die erlebte Diskrepanz zwischen eigener Leistung und Bezahlung ein Risikofaktor. Dieses Erleben führt gerade bei Hochqualifizierten zu mangelndem Wohlbefinden und zu einem verstärkten Burnout-Verhalten (vgl. S. 264).

Gesundheitsfaktor sozialer Aufstieg: Ob gesündere Personen leichter als andere im Beruf aufsteigen und sich damit einen besseren Gesundheitszustand erhalten können, ist strittig. Ein solcher Einfluss wird von der Sozialmedizin als statistisch nicht zu erfassen eingeschätzt. Sicher ist jedoch, dass der soziale Aufstieg mit einem besseren körperlichen Gesundheitszustand einhergeht.

Gesundheitsfaktor stabile soziale Beziehungen: Das soziale Netz als soziales Kapital reicht generell nicht aus, den Anstieg der Lebenserwartung zu erklären (Jungbauer-Gans 2006, 97). Vielmehr wirken soziale Beziehungen sehr unterschiedlich: Zwar haben verheiratete Personen im Vergleich mit alleinlebenden eine höhere Lebenserwartung, doch nimmt bei Frauen die Lebenserwartung oftmals erst nach dem Tod ihres Ehepartners zu. Lange Zeit hindurch einsame Menschen sind hingegen nachweislich häufiger krank. Pflegefälle in der Familie wirken sehr stark krankheitsauslösend auf andere Familienmitglieder. Viele Alleinerziehende weisen einen deutlich geringeren gesundheitlichen Status auf. Obgleich ihr Bildungsstand oftmals recht hoch ist, leben sie trotzdem oft an der Armutsgrenze und sind entsprechend auch gesundheitlich besonders gefährdet.

Gesundheitsfaktor persönliches Hygieneverhalten: Gleichgültigkeit gegenüber Erfordernissen der persönlichen Hygiene sowie mangelndes Vorsorgeverhalten erscheinen als einflussreiche Risikofaktoren. Diese Verhaltensweisen reichen von der Gleichgültigkeit etwa gegenüber einer Grippe bis hin zu körperlicher Verwahrlosung. Ein besseres Vorsorge- und Hygieneverhalten sollte folgerichtig den persönlichen

Gesundheitszustand außerordentlich unterstützen. Unser Gesundheitssystem ebnet solche Unterschiede allerdings derart ein, dass ein positiver Nachweis des Hygieneverhaltens allein in Bezug auf die Zahnpflege bei Schulkindern (S. 33, 345) möglich war.

Gesundheitsfaktor Öffentlicher Gesundheitsdienst: Zweifellos haben die Verordnungen zu Impfpflicht, Wassergüte, Nahrungsmittelüberwachung und vieles mehr den Gesundheitszustand der Bevölkerung wesentlich verbessert. In Deutschland steht der Öffentliche Gesundheitsdienst grundsätzlich allen Personen zur Verfügung, so dass die unterschiedliche Krankheitsverteilung diesem nicht zur Last gelegt werden kann.

Risikofaktoren aus dem „strukturellen Umfeld": Die als „strukturell" bezeichneten Risikofaktoren sind: beruflicher Umgang mit Schadstoffen wie Teer, Asbest, Säuren, Laugen, Umgang mit ätzenden Stoffen in Lösungs- oder Putzmittel, chronische Lärmbelastung, radioaktive Strahlung, Sonnenlichtexposition, Autoabgase, Immissionen aus der Industrie, Tabakrauch.

Solche aus Berufsleben und Alltagsleben bekannten Gefahren wollen die Arbeitsschutzgesetzgebung und die Gesetze des Umweltschutzes eindämmen. Diese Anstrengungen sind jedoch nicht immer akzeptiert (wie z. B. bei Raucherverhalten) und nicht immer ausreichend gesetzlich abgesichert (wie z. B. Lärmbekämpfung oder Staubbelastung). Inzwischen erscheint die Bevölkerung jedoch grundsätzlich für diese gesundheitsfördernde Art von Umweltschutz sensibilisiert.

Einfluss politischer Umstände: Krieg oder Frieden beeinflussen das Gesundheitsverhalten extrem. Frieden allein ist schon ein wesentlicher Gesundheitsfaktor. In der Bundesrepublik korrelieren bestimmte ökologische oder soziale Umstände mit der Einwohnerfluktuation oder mit der wahrgenommenen und tatsächlichen Kriminalitätsrate. Diese Entwicklung war bei der Vereinigung Deutschlands zu beobachten.

Bei einzelnen Personen kommt es in der Folge zu einer sozialen Isolation, Stress, Angstverhalten und geringem Vertrauen. Insgesamt darf man jedoch annehmen, dass der persönliche Gesundheitszustand in Deutschland wesentlich stärker auf individuelle Verhaltensweisen zurückgeht. Die politischen und gesellschaftlichen Rahmenbedingungen haben nur dann weniger Einfluss, wenn die Gesetze nicht angewendet werden.

Einfluss von Zuwanderung: Die Ansicht, dass Zuwanderer einen schlechteren körperlichen Gesundheitszustand aufweisen, trifft nicht zu. Das psychische Wohlbefinden ist jedoch deutlich reduziert: Das Gefühl des sozialen Ausgegrenztseins, eine ständige Unterforderung und die geringeren beruflichen Möglichkeiten führen zu sozialer Vereinsamung und zur Hinwendung zur eigenen verlassenen Kultur oder zur Radikalisierung. Bedingt durch die meist schwere körperliche Arbeit und die geringen Aufstiegschancen steigt bei ungelernten Migranten die Krankheitshäufigkeit nach Jahren deutlich an.

Gesundheitsfaktor Bildung: Allgemein ergibt sich aus vielfältigen Untersuchungen, dass Bildung und Gesundheitszustand eng miteinander korrelieren (Brägger/Posse/ Israel 2008). Schulische und berufliche Bildung rechnet sich daher auch für das Gesundheitswesen: So „könnten 8-mal mehr Todesfälle durch Anhebung der Bildungsabschlüsse bei Personen mit niedrigem Bildungsstand verhindert werden als durch die alleinige Verbesserung der medizinischen Versorgung"(Rücker/Schubert 2012, 63). Dazu bestehen Berechnungen, dass jeder in Bildung investierte Euro später mehrfach zurückgewonnen werden kann.

Die Annahme, dass sich durch weitere außerschulische, öffentliche oder private Aufklärung die Unterschiede im Gesundheitsverhalten von Personen nivellieren könnten, hat sich bisher nicht bestätigt (Spellerberg 1996, 95ff). Bisher erreichen die Projekte der Gesundheitsförderung vor allem die besser gebildeten Personenkreise und nicht die eigentlich Betroffenen. Damit sind erhoffte statistische Zuwächse durch Aufklärung noch schwieriger zu erfassen.

Folgerungen für die Gesundheitspädagogik

Die sozial-ökonomischen Bedingungen bestimmen den langfristig zu beobachtenden Gesundheitszustand wesentlich. Die persönlich gelernten Verhaltensmuster wirken verstärkend, aber auch korrigierend. Hier kann Gesundheitspädagogik sinnvoll einsetzen. Die folgenden Verhaltensweisen fördern langfristig die persönliche Gesundheit:

- arbeitsorientierte und erlebnisorientierte Aktivität
- künstlerische, vielseitige Interessen
- kulturelles und sozial engagiertes Verhalten
- pragmatisches Qualitätsbewusstsein
- hedonistische Freizeitorientierung
- häusliche Lebensweise
- einfaches Leben mit Arbeitsorientierung
- Beachtung von Sicherheit und Pflege sozialer Verbindungen
- traditionelle Orientiertheit

Dies wären Verhaltensweisen, die durch eine sorgsame Gesundheitspädagogik unbedingt zu fördern wären, ohne dass einzelne Risikofaktoren betont würden.

3.3   Gesundheitsvorstellungen

„Gesund ist, wenn ich mir eine Krankheit erlauben kann."
(Studentischer Beitrag im Seminar)

Ein weiterer für die Gesundheitspädagogik wichtiger Aspekt der soziologischen Forschung ist die Erfassung von Gesundheitskonzepten in der Bevölkerung. Darunter sind mehr oder weniger lang andauernde Vorstellungen über Gesundheit zu verstehen. Sie wurden statistisch untersucht (Schneider/Schiller 1996) und ausführlich mit komplexeren Methoden (Faltermaier/Kühnlein 2000; Tiel/Meyer 2016, 108ff) analysiert.

Die Absicht war herauszufinden, welche Vorstellungen bzw. Vorurteile in der Bevölkerung bestehen, die ein Gesundheitsverhalten so schwierig machen: „Ich bin diesen wissenschaftlichen Fragen in der Überzeugung nachgegangen, dass ein besseres Verständnis des Laiengesundheitssystems auch zu mehr angemessenen Konzeptionen für die professionelle Gesundheitsarbeit und vor allem zu neuen Wegen für die Förderung von Gesundheit führen wird" (Faltermaier 1994, 103). So auch Naidoo und Wills: „Die Klärung dessen, was Sie selbst unter Gesundheit verstehen, und was die anderen meinen, wenn sie über Gesundheit sprechen, ist deshalb ein entscheidenden Schritt für jede Gesundheitsförderung und jeden Gesundheitsförderer" (Naidoo/Wills 2003, 24).

Kritische Einstellungen in der Bevölkerung

In der Öffentlichkeit sind oftmals kritische Haltungen gegenüber Projekten der Gesundheitsförderung zu beobachten. Verbreitet sind die folgenden Einstellungen:

Gesundheit als Ware: Die Gesundheitsindustrie suggeriert, dass bestimmte Produkte Gesundheit oder wenigstens Schmerzfreiheit oder Wohlbefinden herstellen können. Gesundheit wird als käuflich erlebt. Der Konsument muss kaufen, seine Kritikfähigkeit wird überspielt. Die Ausprägung eines gesunden Lebensstils erscheint nicht nötig. Diese „Öffentlichkeitshaltung" kann nicht Absicht der pädagogisch ausgerichteten effektiven Gesundheitsförderung sein. Denn hier geht es um die Stärkung der Urteilskraft und der Fähigkeiten zur Selbststeuerung.

Gesundheitsverhalten und persönliche Verantwortung: Zunehmend ist gefordert, das eigene Gesundheitsverhalten selbst zu gestalten und damit auch eine größere persönliche Verantwortlichkeit zu übernehmen. Daraus folgt wiederum, „selbst schuld zu sein", wenn Infekte oder Schicksalsschläge die Gründe für eine Erkrankung oder Behinderung sind. Diese Haltung resultiert letztlich aus der kirchlich tradierten Ansicht, dass Krankheit eine Strafe Gottes sei. Diese offene oder unausgesprochene Reaktion der Mitmenschen oder des Arztes ist als „blame the victim!" (= Beschimpfe das Opfer!) lange bekannt. Sie führt bei Betroffenen zur emotionalen Ablehnung der Vertrauensperson und der eigentlich richtigen gesundheitsfördernden Botschaft. Die emotionale Diffamierung macht den Betroffenen durch persönliche Schuldzuweisung bis hin zur sozialen Ausgrenzung emotional noch kranker, als er körperlich schon ist.

Ohnmachtsgefühle: Die Haltung „ich kann ja doch nichts machen" ist verbreitet. Sie trifft insofern zu, als die Person für Umweltschäden oder soziale und politische Fehlentscheidungen meist nicht direkt verantwortlich zu machen ist. Daher ist eine deutlich erkennbare Unterstützung des eigenen Gesundheitsverhaltens durch die Politik und entsprechende Gesetzgebung unbedingt notwendig. Genau dies fordert die WHO und dies wäre auch Bestandteil einer politisch besser unterstützten Gesundheitsförderung.

Wahrnehmung von Kranksein: Im deutschen Sprachgebrauch wird zwischen einzelnen Krankheitsformen nicht näher unterschieden, im Englischen jedoch sehr wohl: Wenn eine Krankheit als organische oder seelische Behinderung erscheint, wird dies als *disease* (innere Unruhe) bezeichnet. Wenn der Betroffene seine Einschränkung oder seine Schmerzen ausdrücken will, spricht er von *illness*. Illness bezeichnet, wie im Deutschen auch, eine bestimmte Erkrankung und deren Folgen. Hier ist der Arzt zuständig. Soll hingegen der soziale Bezug ausgedrückt werden, spricht man von *sickness*. Alle drei sprachlichen Unterscheidungen sind im Gesundheitsverständnis von großer Wichtigkeit, wie aus einigen nachfolgend genannten Beispielen ersichtlich wird.

Solche gesellschaftlichen Normierungen spielen auch in der Gesundheitsförderung eine große Rolle. So werden Personen, die sich bewusst gesundheitsfördernd verhalten, oft noch als gesellschaftliche Außenseiter angesehen: Gesundheitsverhalten wird mit sickness verbunden. Gerade bei Jugendlichen ist ein risikoreiches Verhalten wie Rauchen und Kampftrinken üblich, um einer sozialen Ächtung durch die Gruppe zu entgehen. Die sickness wird als deutlich schwerwiegender eingeschätzt als eine wahrscheinliche illness.

Kasten 3.1 Krankheitsverständnis und Verhalten

Fehlsichtigkeit: Ein Sehfehler ist als eine Abweichung vom medizinischen Normalfall anzusehen, also eine Krankheit (illness). Durch eine Brille wird die illness aufgehoben, nicht aber die disease; die Behinderung. Wenn ein Brillenträger als „Brillenschlange" bezeichnet wird, kommt eine soziale Diffamierung hinzu, also eine sickness. Eine solche Diffamierung wird von Kindern als sehr viel „krankmachender" wahrgenommen als die Notwendigkeit, eine Brille tragen zu müssen.

Rechts und Linkshändigkeit: Linkshändigkeit wurde früher sozial geächtet: die sickness war groß, die effektive Behinderung illness war jedoch relativ gering. Eine disease liegt nicht vor, da rund 50 % aller Kinder linkshändig geboren werden. Trotzdem wurde früher Linkshändigkeit wie eine schwere Krankheit behandelt, die es teilweise

mit Gewalt zu therapieren galt.

Grippe: Grippe stellt eine schwere Erkrankung dar, ist also eine illness, die zum Tode führen kann. Grippe unterliegt aber fast keinerlei sozialer Ächtung, sickness wird nicht wahrgenommen, obwohl dies wegen der Ansteckungsgefahr äußerst nachvollziehbar wäre. Der Betroffene fühlt sich dabei wirklich und zu Recht ganz schlecht: Er leidet an illness und disease.

Darüber hinaus unterliegen die Interpretationen von Krankheiten sehr stark sozialen und intellektuellen Konventionen. Die Normierung nach Richtlinien in einer Diagnose macht den Krankheitswert und die soziale Bedeutung aus. Entscheidungsmacht hat der Arzt. Von ihr hängt z. B. auch die Anerkennung als Krankheit durch die Krankenkassen ab.

Gesundheitskonzepte

Erhebungen zeigen statistisch gut unterscheidbare Gesundheitskonzepte in der Bevölkerung der Bundesrepublik (z. B. Waller 2002, 17). Die einzelnen Bezeichnungen differieren je nach Autor, hier sind sie zusammenfassend dargestellt (vgl. Kasten 3.2).

Konzept medizinisch-organisches Verständnis: Gesundheit wird als Abwesenheit von Krankheit verstanden. Gesundheit ist ein „normaler" Zustand, der durch Krankheit verloren gehen kann. Männer, Ärzte, Krankenpfleger neigen signifikant häufiger diesem Verständnis zu. Einige wenige Arbeitnehmer subsumieren Gesundheit als Ausdruck für eine hohe Lebenserwartung. Sie sind mit Arbeitsplatz und Krankenkasse zufrieden, haben Freude an der Arbeit und fühlen sich hoffnungsvoll und wohl. Für die Akzeptanz von Gesundheitsförderung bedeutet dies, dass nur dann Überlegungen zum Gesundheitsverhalten angestellt werden, wenn es einen Schaden zu beheben gilt. Leidensdruck erscheint als wichtigste Motivation. Mehrheitlich erwarten die Vertreter dieses Konzepts, dass das Gesundheitswesen schon einspringen wird.

Konzept Gesundheit als ein harmonischer Gleichgewichtszustand: Gesundheit zeigt sich als Wohlbefinden, mit Ruhe, Ausgeglichenheit, Entspannung verbunden. Körper und Psyche sind gleichberechtigte Felder und müssen gepflegt werden. Krankenpflegerinnen vertreten mehrheitlich dieses Konzept. Eine Untergruppe ist der Ansicht, dass Stressvermeidung wesentlich zu Wohlfühlen beiträgt. Bei ihnen besteht Gesundheitsverhalten in erster Linie aus Vermeidungsreaktionen.

Konzept Gesundheit als komplexes Bedingungsgefüge: Gesundheit gilt hier als aus vielen Einflüssen vernetzt: biologische, chemische und physikalische Umwelt, körperliche und psychische Prozesse, soziale Beziehungen wie Arbeitsbedingungen, Harmonie in der Familie, soziale Verbindungen, Stressverarbeitungsmethoden. Die richtige Kombination aller Faktoren führe zu einem Mehr an persönlicher Gesundheit. Krankheiten werden als Warnzeichen verstanden. Der Körperbezug ist hoch. Selbstheilungskräfte werden angenommen. Unser Gesundheitswesen spielt als Notanker eine große Rolle.

Konzept Gesundheit als Guthaben: Gesundheit zeigt sich als Handlungs- und Arbeitsfähigkeit im täglichen Leben. Das natürliche „Guthaben" Gesundheit verbraucht sich durch körperlichen „Verschleiß". Die körperlichen Aspekte stehen im Vordergrund, psychische Bereiche sind fast außerhalb der Wahrnehmung. Arbeitsfähigkeit ist insgesamt wichtiger als Gesundsein. Die Leistungsfähigkeit bleibt durch Meidung von Risiko erhalten. Arbeiterinnen und Arbeiter vertreten diese Ansicht mehrheitlich.

Insgesamt haben Erwachsene differenzierte, sehr lebensnahe dynamische Vorstellungen von Gesundheit, die weit über „Gesundheit als Abwesenheit von Krankheit" hinausgehen. Psychosoziale und umweltbezogene Faktoren spielen eine große Rolle. Man findet große Unterschiede in Bezug auf Lebensalter und soziale Gruppe, aber nur geringe Unterschiede zwischen Männern und Frauen im Berufsleben (Schneider/Schiller 1995).

Für die Gesundheitspädagogik ergibt sich die Forderung, wesentlich differenzierter auf die Vorstellungen der jeweiligen Zielgruppe einzugehen. Damit besteht Aussicht, diese überhaupt erst zu erreichen. Auch die Projektplanung muss auf die Zielgruppe zugeschnitten sein. Dies ist ein pädagogisches Problem ersten Ranges, es gilt für jedes Bildungsangebot und auch für die pädagogisch begründete Gesundheitsförderung in der Bevölkerung.

Kasten 3.2 Gesundheitsvorstellungen bei Nichtmedizinern
(in Gruppen zusammengefasst, vgl. auch Faltermayer 2005)

Verbreitete Gesundheitsvorstellungen in der Bevölkerung

Gesundheit als Abwesenheit von Krankheit: Gesundheit liegt vor oder nicht.

Gesundheit als Lebenskraft: Gesundheit ist eine „Energie". Sie äußert sich in Robustheit, Stärke, Widerstandspotential gegenüber äußeren Einflüssen Sie kann durch Krankheit vermindert, durch gesunde Lebensführung gestärkt werden. „Gesundheit nimmt zu, wenn man entsprechend lebt." „Gesundheit ist, wenn man sich eine Krankheit erlauben kann."

Gesundheit als Schmerzfreiheit: „Schweigen der Organe", „Wenn nichts weh tut", „Wenn ich alles vertragen kann".

Gesundheit als Wohlbefinden: Ausleben der Gefühle, Entspannung, Freiheit, Hedonismus sind Zeichen von Gesundheit. Diese Ansicht steht an erster Stelle. „Wenn alle Organe zusammenarbeiten, wenn ich mich ausgewogen fühle."

Gesundheit als gesellschaftliche Leistungsfähigkeit: „Gesundheit brauche ich, um arbeiten zu können."

Gesundheit als Pflicht: „Wenn ich keinen Alkohol trinke und auch sonst gesund lebe, werde ich wohl Gesundheit erlangen."

Gesundheit als Schicksal: „Gesundheit und Krankheit sind eigentlich nicht zu beeinflussen."

Gesundheitszustand bei Frauen und Männern

Dieses Thema hat sich an der längeren Lebenserwartung von Frauen festgemacht. Frauen zeigen ein anderes Verhältnis zu Prävention und Gesundheitsförderung als Männer (Brähler/Felder 1999; Luy 2006; Kolip 2008, 15ff; WHO 2011). Inzwischen ist „Gender-Medizin" ein eigenes Studienfach (Frauengesundheitsforschung 2014; Merbach/Brähler E 2014) Die bisherigen Forschungsergebnisse lassen sich wie folgt darstellen:

Frauen leben in Deutschland statistisch gesehen rund 7 Jahre länger als Männer. Frauen haben auch weltweit eine höhere Lebenserwartung als Männer, außer in den Ländern, die eine hohe Müttersterblichkeit aufweisen. In einer Art Raster (Abb. 3.2) sind die Ursachen zusammengestellt. Aus den bisherigen Untersuchungen ergibt sich, dass allein die soziale Rollenzuweisung verbunden mit einem stärkeren Körperbewusstsein die Unterschiede in der Lebenserwartung bewirken.

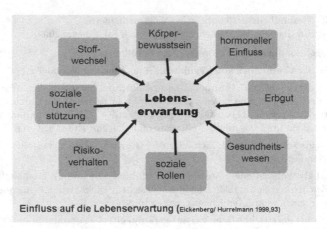

Einfluss auf die Lebenserwartung (Eickenberg/ Hurrelmann 1998,93)

Abb. 3.2 Ursachenspektrum zur Erklärung der Lebenserwartung (nach Eickenberg/ Hurrelmann 1998, 93ff; vgl. auch Annandale in Brähler 1999)

Im Einzelnen lassen sich folgende Ursachen für die unterschiedliche Lebenserwartung anführen:

- höhere Krankheitsanfälligkeit von Jungen in der Kindheit
- deutlich höhere Risikobereitschaft von Jungen in der Pubertät
- bei Männern die deutlich höhere Arbeitsbelastung im Berufsleben verbunden mit schädlichen Verhaltensweisen wie Alkoholkonsum, falsche Essgewohnheiten, physische Gewalt

Seit Einführung der geschlechtsspezifischen Arbeitsteilung mit der industriellen Revolution in Deutschland um etwa 1880 in „Ernährer" und „Hausfrauen" seien Männer gesundheitlich deutlich schlechter gestellt (Männerzustandsbericht, S. 5ff). Einige Aspekte der unterschiedlichen Verhaltensweisen gibt Tab. 3.1 wieder.

Tab. 3.1   Verhaltensweisen bei Männern und Frauen
(statische Erhebungen; vgl. auch Altgeld/Kolip 2006)

Gesundheitsbezogene Verhaltensweisen bei Frauen	Gesundheitsbezogene Verhaltensweisen bei Männern
Frauen übernehmen häufiger Verantwortung für Familie; vernachlässigen eigene Belange; weniger riskante Lebensstile; häufigere Magersucht; mehr ärztliche Betreuung; öfter psychosoziale Hilfen; deutlich häufigere Teilnahme an Gesundheitsvorsorge; deutlich häufigere Teilnahme an Gesundheitsangeboten wie Yoga, Fitness, Ernährungskursen.	Die persönlichen Gesundheitskonzepte enthalten mehr Anteile für Wohlbefinden und Stressbewältigung; mehr Rauchen und Trinken; weniger an Ernährung interessiert; weniger Arztbesuche; negative Haltung gegenüber psychischen Krankheitsursachen; nicht an Vorsorgemaßnahmen interessiert; Kurse wie Yoga, Ernährung, Fitness werden deutlich seltener wahrgenommen; deutlich positivere Einschätzung des eigenen Gesundheitszustands; Gesundheit ist mit körperlichen Aspekten und Funktionsfähigkeit verbunden; an Prävention nicht interessiert; wesentlich mehr Erkrankungen und Beschwerden.

Danach wird verständlich, dass Männer gesundheitlich deutlich stärker aus sozialen Gründen gefährdet sind. Das soziale Rollenbild gesteht den Frauen mehr Hilfsbedürftigkeit zu. Damit fällt es Frauen auch leichter, sich auf neue Situationen einzustellen. Bei lang andauernden Belastungen neigen Frauen eher dazu, „nach innen gerichtete" Verfahren zu nutzen: Entspannungsmethoden oder Tabletten. Frauen nehmen deutlich häufiger an Vorsorge teil als Männer. Sie leiden erheblich öfter an psychischen Erkrankungen, die deutlich häufiger den Grund für Frühverrentungen darstellen.

Männer reagieren bei Belastungen „extrovertiert" und mit Aggressivität. Hinzu kommt die „Erziehung zum Mann", die in gesundheitlicher Hinsicht sehr kritisch gesehen wird: Gesellschaftlich verbreitete männliche Verhaltensmuster sind eher krankheitsauslösend:

- Abgrenzung von Frauen (no „sissy stuff" = „Weiberkram")
- Überlegenheitsgefühl („the big wheel" überheblicher Glaube an sich selbst)
- Demonstration der Stärke („sturdy oak"-Effekt)
- Wille zur Durchsetzung auch mit Gewalt (gif'em hell), auch gegen den eigenen Körper

Aus statistischer Sicht kann das Männerverhalten in Bezug auf die eigene Gesundheit nur als katastrophal schädlich für sie selbst bezeichnet werden (Männerzustandsbericht 2013). In der Gesundheitspädagogik sei „der Beweis zu führen, ob den beratungsresistenten Gesundheitsidioten" (Dinges 2009) noch zu helfen wäre. Für die Zukunft werden zwei Forderungen aufgestellt: Zum einen sollen die Gesundheitsberichte einen Geschlechtervergleich enthalten. Zum anderen ist herauszuarbeiten, welche besonderen Ansprüche Frauen und Männer an Maßnahmen der Gesundheitsförderung haben, die sie dazu bewegen, verstärkt solche Angebote anzunehmen. Dieses pädagogische Problem ist bisher noch überhaupt nicht wahrgenommen oder gar untersucht. Der Vorschlag, mit personenzentrierter Beratung näher an die Vorstellungen und Vorurteile von Männern heranzukommen und damit effektiver zu beraten, weist in die richtige Richtung (Christen/Wynsch 2013).

Ein einheitliches, umfassendes Verständnis von Gesundheit ist in unserer Bevölkerung insgesamt nicht nachzuweisen. Dies macht die Gesundheitsförderung nicht einfacher, da die „Vorurteile" oft nicht bewusst sind, aber in die Haltung gegenüber Gesundheitsförderung einfließen (vgl. Stroß 2009, 131). In Projekten spielen die Vorurteile eine große Rolle, die über Erfolg oder Misserfolg entscheiden können. Sie müssen in Voruntersuchungen so weit als möglich analysiert werden, weil davon die Zielvorstellungen und die Möglichkeiten der Realisierung entscheidend abhängen.

3.4   Gesunder „Lebensstil" als Ziel

Unter dem Lebensstil einer sozialen Gruppe werden zunächst alle Interpretationsmuster und Verhaltensweisen verstanden, die sich aufgrund einer sozialen Zugehörigkeit entwickelt haben. Der Lebensstil ist ein Ausdruck für die Handlungsspielräume und die Verhaltensmuster, die sich aus den politischen, sozialen und ökonomischen Umständen ergeben. Dabei stellt der „Lebensstil" ein Netzwerk verschiedenster Komponenten dar. Ökonomische Ressourcen, ethischen Orientierung und konkrete Vorstellungen, Umweltschutz, soziales Gefüge und persönliche Befindlichkeiten sind ständig in Wechselwirkung. Der Ansatz erhielt daher auch die Bezeichnung „ökologischsoziales Konzept" (Wenzel 1990). Im Konzept der Lebensweisen ist der gesellschaftliche Zusammenhang des Gesundheitsverhaltens betont. Dies will deutlich machen, dass es sich eben auch beim individuellen Gesundheitsverhalten um strukturelle gesellschaftliche Probleme handelt. Denn die beobachteten Lebensweisen werden als Bestandteile des sozialen und gesellschaftlichen Umfelds verstanden. Trotzdem müssen die Lebensweisen individuell entwickelt werden. Aus den sozial ausgerichteten Forschungen zum Gesundheitszustand und zum Gesundheitsverhalten hat sich die Forderung nach einem umfassend anderen Lebensstil ergeben.

In den heutigen Lebensstilen sind vier Risikofaktoren in besonderer Weise verbreitet: Rauchen, Übergewicht, Alkoholkonsum, Bewegungsarmut. Sie mindern die statistische Lebenserwartung um rund 14 Jahre (vgl. S. 286). Die Ergebnisse der Sinus-Studie an Lebenseinstellungen von Migranten zeigen, dass Lebensstile sehr genau zu erfassen sind. Als Auslöser für sozial verursachte schädigende Verhaltensweisen gelten schon lange:

- belastende Lebensereignisse (wie Verlust des Arbeitsplatzes)
- chronischer Stress (Stress am Arbeitsplatz oder in der Familie)
- kritische Lebensphasen (wie Pubertät, Arbeitslosigkeit, Scheidung, Verrentung)
- Rauchen, falsches Ernährungsverhalten, zu hohes Körpergewicht, zu wenig körperliche Bewegung, Alkohol

Gesundheitsfaktoren in Bezug auf die Lebenserwartung

Diese Gesundheitsfaktoren sind: Nichtrauchen, körperliche Betätigung, erfolgreiche Stressbewältigung, ausreichend Schlaf, gute körperliche Hygiene, gesunde äußere Umstände, sinnvolle Nutzung des Gesundheitssystems.

Grundlegende Annahme ist, dass die persönliche Gesundheit sich im Wechselspiel zwischen Individuum, der sozialen Gruppe, unter politischen und ökonomischen Vorgaben entwickelt. Ein solcher „gesunder Lebensstil" weist bestimmte Merkmale in Bezug auf die Lebenserwartung auf. Daraus ergibt sich erstens, dass eine nachhaltige Lebensstiländerung vergleichsweise einfach zu erreichen wäre. Und zweitens, dass diese Änderung mit vergleichsweise geringen Beeinflussungen und keinerlei Nachteilen einhergeht. Nur rund 4 % der Befragten geben an, einen solchen Lebensstil zu verwirklichen (Kasten 3.3).

Kasten 3.3   Merkmale eines gesunden Lebensstils

Aspekte eines gesunden Lebensstils

Sich informieren: Kommen bestimmte Krankheiten in der Familie vor? Einige dieser möglichen Erkrankungen kann man durch gesunde Lebensführung hinausschieben. Was macht krank, was erhält gesund?

Rücksicht: Rücksicht auf sich selbst nehmen, Achtsamkeit üben.

Rauchen: unbedingt lassen!

Bewegung: so viel wie möglich, aber nicht überfordern.

Sport: 70 Minuten/wöchentlich, auf drei Einheiten verteilen. Eine Sportart wählen, die Freude macht und Muskeln und Gelenke nicht überfordert.

Zeitplan: Zeitplan für den Tag und für die Woche erstellen. To-Do-Listen einhalten.

Geistige Fähigkeiten: trainieren. Ein **Hobby** intensiv ausüben.

Neugier: Neugierverhalten ausbauen!

Lachen: möglichst viel.

Essen: alles Essen genießen. **Regelmäßigkeit:** 3-mal am Tag, keine **Diäten**. **Übergewicht** vermeiden.

Gute Öle: für die Essenszubereitung verwenden.

Zucker: unbedingt meiden; auf versteckten Zucker achten!

Alkohol: meiden, höchstens ein Glas Rotwein pro Tag.

Gemüse oder Obst: möglichst 5-mal am Tag;

Brot: Vollkornbrot bevorzugen.

Blutdruck: überprüfen.

Durchblutung: steigern: Fußbad 20 Min. warm (38 Grad), Wechsel: 2 Sek. kalt (20 Grad) einmal am Tag.

Freunde: Geselligkeit pflegen, Feste feiern.

Sex: haben und pflegen.

Lärm und Staub: meiden, **keine Gifte** in der Wohnung aufbewahren.

Vorsorge: wahrnehmen;

Impfschutz: überprüfen und ergänzen.

Damit erhält die Etablierung eines „gesunden Lebensstils" in der Gesundheitsförderung eine entscheidende Dringlichkeit innerhalb der bestehenden und sich entwickelnden mitteleuropäischen Kultur. Erziehung hat immer schon die Aufgabe, in die Kultur- und Lebenswelt der Erwachsenen einzuführen – oder wieder einzuführen –, ohne den Eigenwert des betroffenen Individuums zu vernachlässigen.

Gesundheitsverhalten ist die Kultur aller Mittel zum Leben!

Die gesellschaftliche Weiterentwicklung führte bis heute zu mehr Freiheit und Selbstbestimmung, die Betroffenen entwickeln sich zu aktiven und mitbestimmenden Partnern der Ärzte. Damit nimmt auch die Verantwortlichkeit zu. Das Solidaritätsprinzip dürfte in Zukunft nicht mehr fraglos gelten. Eine solche Entwicklung ist erkennbar an der Einschränkung von Leistungen des Gesundheitswesens oder an der Notwendigkeit, selbst Beiträge für die Krankenkasse zu leisten und für die Rente aus eigenen Mitteln vorzusorgen.

Forschungsergebnisse

Eine umfassende Untersuchung ergab, dass rund 30 % der Krebsfälle auf falsche Ernährung, 30 % auf Rauchen, 18 % auf Infektionen, 4 % auf Alkohol, 3 % auf Umweltschäden und etwa 4 % auf Erbfaktoren zurückzuführen sind. In etwas komplexeren Studien wurde der Lebensstil als Verbundsystem von einigen Komponenten wie Ernährung, Rauchen, Bewegung, Gewicht und Alkoholkonsum untersucht: Ein Lebensstil mit allen fünf Risikofaktoren führt zu 3-fach höherer Krebserkrankung, 8-fach höheren Herz-Kreislauf-Krankheiten, 4-fach höherem Sterberisiko im Vergleich mit Personen ohne diese Risikofaktoren. Mit einem deutlichen Rückgang der Sterblichkeitswahrscheinlichkeit sind die folgenden Verhaltensweisen verbunden: Nichtrauchen, viel Bewegung, sehr mäßiger Alkoholkonsum, fünf Portionen Gemüse oder Obst pro Tag. Aus diesen und weiteren Untersuchungen ergibt sich zusammenfassend eine „Systematik von Verhaltensmustern in der Bevölkerung" (Kasten 3.3). Eine Korrelation solcher Verhaltensmuster mit der Lebensdauer wäre möglich.

Die Gesundheitsbewussten: Sie haben nie geraucht, üben einen stressfreien Beruf aus, trinken nie hochprozentigen Alkohol, nehmen regelmäßig Obst und Gemüse zu sich. Außerdem sind sie normalgewichtig. Hierzu gehören rund 33 % der Bevölkerung. Sie gelten als Vergleichsgruppe.

Die aktiven Genussmenschen: Sie üben einen stressigen Beruf aus. Gleichsam als Ausgleich geben sie an, auf Gesundheit zu achten, und sie streben eine gesündere Lebensweise an. Rund 44 % der Befragten lassen sich hier einordnen.

Die Nihilisten: Sie achten nicht auf ihre Gesundheit, haben meist ein hohes Übergewicht, sind sportlich inaktiv. Sehen Erkrankungen eher als Schicksal. 15 % der Befragten lassen sich in diese Gruppe einordnen. Das Sterberisiko in dieser Gruppe ist fast 3-fach höher.

Workoholics: Ihr Lebensinhalt ist oder war die Arbeit. Sie trinken wenig Alkohol. Das Sterberisiko ist 2-fach höher. Sie stellen nur 5 % der Bevölkerung. Bei den Gesunden waren die Unterschiede zwischen Männern und Frauen gering. Bei den Risikogruppen zeigten die Frauen ein deutlich geringeres Sterberisiko.

Ein Nachteil von Untersuchungen zu solchen Verhaltenskomponenten ist, dass bisher nur wenige Komponenten erfasst wurden. Die Auswahl erfolgte nach Erfahrungswerten. Hinzu kommt, dass der wechselseitige Einfluss einzelner Komponenten bisher nur abgeschätzt werden kann. Außerdem müssen die Verhaltensmuster im Laufe des Lebens als veränderbar angesehen werden. Aus diesem Grund bestehen einige Unwägbarkeiten.

3.5   Bezüge zur Gesundheitspädagogik

Die Bestandteile eines gesunden Lebensstils in Bezug auf die Lebenserwartung wurden in der Gesundheitssoziologie durchaus herausgearbeitet. Eine gewisse Skepsis besteht in Bezug auf die Verwirklichung:

Gesunde Lebensführung ist ein erstrebenswertes aber bevölkerungsweit nicht mit einfachen Mitteln zu erreichendes Ziel. Den Menschen zu erzählen, was gut für sie ist, reicht nicht. Um Fortschritte zu erzielen, müssen wir Präventionskonzepte entwickeln, die den engen Rahmen des medizinisch fixierten Risikofaktorenmodells überwinden. Die psycho-sozialen Determinanten von Gesundheit und Krankheit erweitern die Erklärungs- und Handlungsmöglichkeiten der Prävention. Das Wissen um die Kräfte, die das Gesundheitsverhalten der Menschen prägen, ist in den letzten Jahrzehnten gewachsen. Das Konzept der Verwirklichungschancen könnte der Weiterentwicklung der Prävention zusätzliche Impulse geben.

Grobziele, die zu einem besseren Lebensstil im Rahmen eines noch zu entwickelnden pädagogischen Konzepts führen, könnten sein:

- Förderung der Selbstmanagementfähigkeiten
- Förderung der Sensibilität für Fehlentwicklungen in der Öffentlichkeit
- Stärkung der Patientensouveränität
- Verbesserung der Früherkennung von Schäden bei Risikoträgern
- Überwindung der Fokussierung auf einzelne Erkrankungen bei der medizinischen Behandlung
- Ausbau der Internettechniken wie „blended learning" bei der Krankheitserkennung

- Ausbau der betrieblichen Gesundheitsförderung
- Humanisierung der Arbeit, Kultivierung von Arbeits- und Ruhezonen und Eindämmung des Lärms
- Bekämpfung der Ursachen von Zivilisationserkrankungen
- Stressbewältigung wie zur Selbstbeherrschung des Affekthaushalts
- Implementierung gesundheitsfördernder Sportarten auf breiterer Basis
- Besser fundierte Best-Practice-Projekte und darauf bezogene Evaluationen

Zusammenfassung

Die Forschungsergebnisse der Gesundheitssoziologie weisen den großen Einfluss von sozialen Bedingungen auf das individuelle Gesundheitsverhalten aus. Die um 7 Jahre längere Lebenserwartung von Frauen wird in erster Linie auf soziale Umstände und ungünstige Verhaltensweisen der Männer zurückgeführt. Für Männer werden besondere Gesundheitsförderprogramme gefordert.

Die Gesundheitskonzepte von Medizin und Bevölkerung unterscheiden sich erheblich. Sie erschweren eine Planung und die Erfolgsaussichten von Projekten.

Gesundheitspädagogik muss verstärkt die konkreten Einstellungen und Verhaltensweisen der angesprochenen Bevölkerungsgruppen in ihre Projekte aufnehmen.

Weiterführende Literatur

Schäfers, B. (2004): Sozialstruktur und sozialer Wandel in Deutschland, UVK, Konstanz München:

Wenzel, E. (1990): Einige Überlegungen zu einem sozial-ökologischen Verständnis In: Gropengiesser, I. u. V. Schneider (1990): Gesundheit, Wohlbefinden, Zusammen leben, Handeln, Friedrich Verlag Jahresheft VIII.

Schäfer, D., A. Frever, S. Schockenhoff u. V. Wetzstein (Hrsg.) (2008): Gesundheitskonzepte im Wandel, Franz Steiner Verlag Stuttgart

Rieger/Hildebrand/Nesseler/Leitzel/ Novak (2016): Prävention und Gesundheitsförderung an der Schnittstelle zwischen Kurativer Medizin und Arbeitsmedizin Ecomed, Westermann, Zwickau

Hurrelmann, K. (2006): Einführung in die Sozialisationstheorie, Beltz, Weinheim Basel

Bellwinkel, M. u. a. Schröer (2005): Mehr Gesundheit für alle – ein Programm zur Reduzierung sozial bedingter Ungleichheit von Gesundheitschancen durch Prävention in Lebenswelten In: Kirch,W u. B. Badura (Hrsg.): Prävention, Springer.

Gerlinger, Th. (2006): Grundlagen soziologischer Gesundheitsforschung In: Wendt, Cl. U. Wolf: Soziologie der Gesundheit Kölner ZEITschrift für Soziologie und Sozialpsychologie, Sonderheft 46/2006.

Beiträge aus der Psychologie

4

Das neue Wissenschaftsgebiet Gesundheitspsychologie hat sich der Erforschung von Gesundheitszuständen und Gesundheitsverhalten verschrieben. Die bisher erreichten Ergebnisse sind für Gesundheitsförderung und Prävention, insgesamt für die Gesundheitspädagogik von großer Bedeutung:
   Theorien über die Entstehung von persönlichem Gesundheitsverhalten dienen vielfach als Grundlagen für konkrete Maßnahmen. Außerdem spielen die in der Psychologie erarbeiteten Forschungsmethoden, die eine Überprüfung von Projekten ermöglichen, eine immer größere Rolle.
   Der Ansatz der Salutogenese hat einige Diskussionen ausgelöst, die Resilienzforschung ist für die gesundheitspädagogischen Ansätze grundlegend. Dies gilt auch für die Hardiness-Forschung.
   Bedürfnisse und deren Befriedigungsverhalten haben ebenfalls großen Einfluss auf das persönliche Gesundheitsverhalten und den Gesundheitszustand.

Die Psychologie versucht im Rahmen der humanistischen und analytischen Psychologie inzwischen ausdifferenzierten Gesundheitspsychologie „Bedingungen von Gesundheit und Ansätzen für Gesundheitsförderung sowohl für Gesunde wie für Kranke" (Vogt 1993, 46; Geyer2003) zu untersuchen. Dabei sind die folgenden Fragen zu bearbeiten (Knoll/Scholz/Rieckmann 2011):

- Welche Bedingungen bestehen für das Lernen von Gesundheitsverhalten?
- Wie kann man Gesundheitsverhalten „induzieren"?
- Welche Maßnahmen verhindern Erkrankungen?
- Welche Faktoren erhöhen die Lebensqualität?

Damit erhebt die Gesundheitspsychologie den Anspruch, nicht nur Grundlagen-
forschung zu betreiben, sondern auch Empfehlungen für Prävention, Rehabilitation
oder Gesundheitsförderung zu geben. In diesem Zusammenhang wurden Theorien
entwickelt, mit deren Hilfe das Zustandekommen von Gesundheitsverhalten wissenschaftlich erforscht werden kann.

4.1   Ansätze zur Erklärung von Gesundheitsverhalten

„Obwohl viele Projekte und Programme zur Gesundheitsförderung ohne direkten
Bezug auf irgendeine Theorie entwickelt und umgesetzt werden, gibt es genügend
Hinweise aus der Gesundheitsförderungsliteratur, die belegen, dass die Nutzung
vorhandener Theorien die Erfolgschancen zur Erreichung der gesetzten Programm-
ziele entscheidend verbessern können." (Nutbeam/Harris 2001, 6; Franke 2009,
82ff). Ohne eine Vorstellung davon, wie Gesundheitsverhalten realisiert wird, lassen
sich Projekte nicht durchführen. Theoretische Vorstellungen sind Grundvoraussetzungen für die Planung. Eine Evaluation ist leichter möglich. Schwierigkeiten
können besser erfasst und noch während der Laufzeit von Projekten lassen sich neue
Vorgehensweisen umsetzen. Bei der Planung von Projekten ist eine theoretische
Grundlage auszuwählen, die den folgenden Gesichtspunkten genügt (Nutbeam/
Harris 2001, 15ff):

1. Plausibilität in Bezug auf die ausgewählten Zielgruppen
2. Verwendung des Konzepts in früheren Projekten
3. Möglichkeit, schon bestehende Ergebnisse zu unterstützen oder zu widerlegen
4. Möglichkeit der Anwendung in Folgeprojekten

Wozu Theorien?

Der Mensch kann Wirklichkeit nur mit Hilfe von Vorstellungen „erfassen": Alle
Menschen sind Theoretiker, insofern sie sich Vorstellungen darüber machen, wie die
reale Welt zu verstehen ist. Mit Hilfe solcher Vorstellungen können auch Ereignisse
vorausgesagt werden. Im naturwissenschaftlichen Experiment ist das Verfahren
der Theoriebildung in den letzten 400 Jahren perfektioniert worden.

Theorien sind die Netze, die unser Verstand knüpft
und auswirft, um „die Welt einzufangen".

Kasten 4.1 Theorie und Praxis

Theorien als Grundlage für wissenschaftliche Arbeit

Mit dem Begriffspaar Theorie und Praxis bezeichnen wir das Zusammenspiel (oder auch den Gegensatz) von einer Voreinstellung und ihrer Bestätigung durch gezielte Forschungsvorhaben.

Elemente einer Theorie: Eine Theorie kann die zu beobachtenden Phänomene aufgrund schon bestehender Erkenntnisse einordnen und Begründungen geben wie z. B., aus welchem Grund ein Benzinmotor ein Auto antreibt oder warum einige Menschen Sport treiben und andere nicht.

Definition von Theorie: Eine Theorie ist die plausible, für jedermann nachvollziehbare rationale Kombination von Wissen und Methoden, die verlässliche Voraussagen erlaubt.

Bedeutung von Theorien:
1. Theorien sind unverzichtbar, um Handlungsstrategien zu entwickeln.
2. Die im Augenblick als gültig angesehene Theorie entscheidet darüber, welche Forschungsrichtungen bevorzugt gefördert werden.
3. Die als gültig angesehene Vorstellung entscheidet darüber, welche Methoden verfolgt werden und wohin die Forschungsgelder fließen.
4. Theorien zum Gesundheitsverhalten sind grundlegend für die Gesundheitsberufe.

Nützen theoretische Vorstellungen? Beispiel: Ohne die (richtige) Vorstellung von der Kugelform der Erde wäre Kolumbus nie in die vermeintlich falsche Richtung gesegelt, um Indien zu erreichen. Ohne die falsche Vorstellung von der Größe der Erde hätte er nie die Karibik als Westindien und die dort lebenden Menschen als „Indianer" bezeichnet: Er glaubte aufgrund von falschen Berechnungen, er sei schon in Indien gelandet. – Viele weitere Berechnungen deuteten darauf hin, dass die Erde Kugelform besitzt. Aber erst die „Anschauung" aus dem Weltraum war für die Anerkennung der Theorie „Kugelform" für die meisten Menschen einleuchtend.

Theorien sind nützlich, aber: Man soll alle Dinge im Leben mindestens einmal bezweifeln. Das gilt auch für Theorien!

Überprüfbarkeit von Theorien: Die strengsten Formen für die Überprüfung einer Meinung haben die Naturwissenschaften entwickelt: Im festgelegten Verfahren des Experiments müssen alle Meinungen und Vorstellungen als konkret nachvollziehbar dargestellt und auch von anderen Forschern wiederholbar sein. Erst wenn alle Ergebnisse in einem plausiblen Zusammenhang stehen, werden sie als eine Theorie formuliert – z. B. der Theorie: Alle Lebewesen bestehen aus Zellen. Diese Theorie brauchte rund 100 Jahre, um anerkannt zu werden.

In Projekten sollte immer angegeben werden, welches Theorie-Modell für die konkrete Planung gewählt ist und welche Abwandlungen vorgenommen wurden.

Erklärung von individuellem Gesundheitsverhalten

Nur einige Theorien seien kurz dargestellt (Kasten 4.2). Ihre Bedeutung zeigt sich erst in den Ergebnissen, die man mit ihnen erzielen kann.

Kasten 4.2 Theoretische Ansätze
(Auswahl, vgl. Nutbeam/Harris 2001; Klemperer 2015, 74)

Modell des gesundheitlichen Überzeugungen (Health-belief-Modell) (Rosenstock 1960)
Vier verschiedene Voraussetzungen werden als entscheidend für eine Umsetzung von
Gesundheitsverhalten angenommen:
1. Sensibilität für das Problem, 2. wahrgenommene Bedeutung, 3. zu erwartender Nutzen,
und 4. wahrgenommene Risikoabschätzung und Hinderungsgründe.
In Gedanken werden Nutzen, Gefahr und Kosten gegeneinander abgewogen, bevor es
überhaupt zu einem Gesundheitsverhalten kommt.

Theorie des **„rationalen Handelns"** (Fishbein/Ajzen 1975): Geplanten Intentionen gelten
als wichtigste Auslöser für Gesundheitsverhalten. Soziale Normen und Werte beeinflussen
das mögliche Verhalten. Hinzu kommen persönliche Wertvorstellungen. Das Handeln wird
begleitet von der Ansicht, das Handeln kontrollieren zu können, und der Einschätzung
der eigenen Fähigkeiten.

Das **transtheoretische Modell** geht davon aus, dass die Entwicklung des Gesundheitsverhaltens in Abschnitten erfolgt: 1. Erstbetrachtung: Das Problem wird wahrgenommen
oder nicht. 2. Erwägung: Überlegungen, das Verhalten zu ändern.
3. Entschluss: ernsthafter Wunsch, sein Verhalten zu ändern. 4. Beibehaltung: Umsetzung
des Wunsches. Ein Projekt muss alle diese Aspekte praktisch umsetzen wollen.

Theorie der **„Selbstwirksamkeit"** (Bandura 1977): Die am besten ausgearbeitete Theorie
geht von sehr komplexen wechselseitigen Beziehung zwischen der Person und ihrer sozialen
Umwelt aus. Ausgangslage sei die Annahme, dass es im Bereich der eigenen Fähigkeiten
liege, ein Gesundheitsverhalten auch umzusetzen. Die Selbstwirksamkeitserwartung ist
als effektiv nachgewiesen, z. B. bei Nichtraucherkampagnen. Diese Erwartung führt zu
einer besseren „Verrechnung" der Erfolgsaussichten mit den anerkannten sozialen Normen. Eine begleitende Person kann nur als „Vermittler" (change agent) helfen, die Person
muss selbst aktiv werden.

Der Ansatz **Theorie der Verbreitung neuer Ideen** betont die Analyse der Voraussetzungen
und der entsprechenden Methoden, mit denen neue Produkte oder Verhaltensweisen in
bestimmten Gruppen angenommen werden sollen. Dazu müssen Normen und Vorein-
stellungen der angesprochenen Gruppe bekannt sein und berücksichtigt werden.

Theorie der **Verhaltensänderung durch Kommunikation**: Dieser Ansatz dient der theoretischen Begründung für Aufklärungskampagnen. Sender – Botschaft – Kanal –Empfänger
– Ziel müssen sehr genau beschrieben sein, um Erfolg möglich zu machen. Dieses Modell
ist implizit Bestandteil aller theoretischen Ansätze.

Das Konzept des **sozialen Marketings**: Das Modell will die Beeinflussung von sozialen
Normen beschreiben. Es basiert auf Reklame-Methoden und überträgt diese auf Gesundheitsverhalten. In der Anlage von Forschungsdesigns sollte allerdings die Interessenlage der
angesprochenen Gruppe berücksichtigt sei und nicht die des Herstellers von Produkten.

„Marketing MIX": Das Modell geht davon aus, dass die vier PPPP zutreffen und stimmig
sein müssen, um Erfolg zu haben: P: Produkt, P: Preis (Vorteil), P: Promotion (Art der
Werbung) und P: Platzierung (Ort).

Das Konzept der **Aktivierung von Gemeinschaften** ist gekennzeichnet durch die ständige Inanspruchnahme und Einbindung von Organisationen, Gemeinden, Familien für die Belange des persönlichen Gesundheitsverhaltens. Das Ziel ist die langfristige Veränderung von gesellschaftlichen Normen. Die genaue Planung ist schwierig, die Umsetzung noch mehr. Der Setting-Ansatz folgt dieser Vorstellung.

Immer ist eine „Marktforschung" zur Erfassung der Zielpopulation (Zielgruppe) notwendig, ebenso eine Beschreibung und Begründung der Methoden und der Inhalte, die Gegenstand der Gesundheitsfördermaßnahme sein sollen. Schließlich sollen bei einer Evaluation realistische Ziele und entsprechende Erfassungsmethoden Anwendung finden (S. 196).

Gesundheitsförderung in Organisationen

Hier geht es um Vorstellungen, wie ganze Organisationen, Gemeinden oder Städte Gesundheitsförderung realisieren könnten. Die Begründung ergibt sich aus den Forschungen, die besagen, dass individuelles Verhalten stark von sozialen Umständen abhängt. Es sollte daher möglich sein, Gesundheitsverhalten auch durch Änderung der äußeren Umstände zu fördern.

In der Realität durchdringen sich diese hier vorgestellten Ansätze (Kasten 4.2) oftmals gegenseitig. Eine erfolgreiche wissenschaftliche Überprüfung ist im Grunde auch nur in Ansätzen zu erwarten, da die sozialen Prozesse und Zielvorstellungen sehr vielschichtig sind. Günstiger erscheint hier eine Analyse nach dem Best-Practice-Modell (vgl. S. 202).

Die Beteiligung von Krankenkassen in diesem Prozess erscheint bisher nicht ausreichend realisiert (Renn 1999, 76-79). Das Fehlen eines Präventionsgesetzes ist als ein weiteres Indiz für eine mangelnde Bewusstseinslage der Politik für die Anstrengungen anzusehen. Erschwerend bis verhindernd für eine gemeindenahe Gesundheitsförderung sind die folgenden Umstände: mangelnde finanzielle Möglichkeiten, juristische Bedenken, unzureichende Gesetzgebung oder zu zögerliche Einbindung der betroffenen Bürger.

Kasten 4.3   Gesundheitsförderung in Organisationen

Modell der direkten Bürgerbeteiligung: Dieser Ansatz betont die Eigenständigkeit und die Beteiligung der Bürger an der Gesundheitsförderung, wie die WHO es gefordert hat. **Vorteile:** Bürgerbeteiligungen verursachen eine größere soziale Nähe und eine langfristige Verantwortlichkeit. Die Bereitschaft für ein ehrenamtliches Engagement verstärkt sich. Es kommt insgesamt zu einer „sozialen Netzwerkbildung", die in gesundheitlicher Hinsicht wieder auf die Teilnehmer positiv zurückwirkt. Eine direkte Partizipation der Zielgruppen ist in diesem Konzept zwingend und effektiv (Rosenbrock 2005).

Gesundheitsförderung durch kommunale Einflussnahme: Das Modell ist gekennzeichnet durch das Bemühen, kommunale Einrichtungen aufzubauen mit dem Ziel, das allgemeine Gesundheitsverhalten positiv zu fördern. Es verlangt eine Übertragung der Entscheidungsbefugnis (auch über Geldmittel) auf solche Einrichtungen, die sich bestimmte Themen vorgenommen haben (z. B. Bürgerforen in Stadtteilen). Ein Prozess des Umlernens von obrigkeitsstaatlichem Verhalten zu mehr Bürgernähe ist durchaus in den Verwaltungen von Städten zu beobachten.

Modell der Sozialplanung: Das Modell geht von den Ergebnissen der Sozialforschung aus und setzt Fachleute zur Problemlösung ein. Dieses Konzept wird dann „von oben" (Top-down-Modell) von Verbänden oder Verwaltungen durchgesetzt. Ein typisches Beispiel sind Schulreformen oder die Veränderungen von Betriebshierachien. Diesen Modellen werden nur dann Umsetzungserfolge zugeschrieben, wenn es gelingt, eine „innere Akzeptanz" der konkret Beteiligten zu erlangen. Aus einem solchen Vorgehen lässt sich das „Beharrungsvermögen" vieler Institutionen und die entsprechende Verärgerung der Betroffenen verstehen.

Auch eine Organisationsentwicklung in Betrieben (S. 231) kann wesentlich zur Gesundheitsförderung beitragen (vgl. Krauss-Hoffmann 2012). Es könnte auch in anderen Organisationen wie Schulen verbreitete Anwendung finden (Paulus/Brückner2007; vgl. Brägger/Posse/Israel 2008).

Insgesamt muss die aktive Beteiligung von Gemeinschaften aller Art (Arbeitsgruppen, Vereinen, Verwaltungen) nach aller Erfahrung als ein sehr wirksames Instrument im „Handwerkskasten" der Gesundheitspädagogik angesehen werden. Alle diese Modelle folgen im Grunde den gesundheitspädagogischen Vorgaben und Ansprüchen, ohne ausdrücklich darauf Bezug zu nehmen.

Kooperationen

Eine Gesundheitsförderung durch Zusammenarbeit von verschiedenen Organisationen erscheint besonders schwierig. Erfolg kann sich nur dann einstellen, wenn

- Einsicht in die Notwendigkeit zur Zusammenarbeit besteht,
- die Voraussetzungen für die Zusammenarbeit geschaffen werden,
- Fähigkeit zur Zusammenarbeit entwickelt wird,

* alle beteiligten Organisationen auch ihre Ziele erreichen können,
* geplante und evaluierbare Aktionen möglich sind,
* Dauerhaftigkeit in Aussicht genommen wird.

Viele solcher Zusammenarbeiten z. B. zwischen Hochschulen, Krankenkassen, Betrieben oder Kirchen scheitern, weil die Ziele der beteiligten Organisationen unterschiedlich sind und nicht von vornherein klare Vereinbarungen bestehen und dann auch eingehalten werden. Inzwischen besteht Aussicht, dass eine Zusammenarbeit zwischen Betrieben zur Entwicklung von Programmen möglich und sinnvoll ist (S. 231). Die Konzepte haben insgesamt erfolgreich die wissenschaftliche Aufmerksamkeit auf eine mögliche Steuerung der Verhaltensänderungen durch „passende" theoretische Annahmen gelenkt und damit neue Herangehensweisen ermöglicht. Insgesamt müssen jedoch die bisherigen Nachweise für die theoretischen Ansätze als nicht zufriedenstellend eingestuft werden. Bemängelt werden die kurzen Laufzeiten, die begrenzte finanzielle Ausstattung. Grundsätzlich lassen sich die Bedingungen aufgrund von deren Vielfältigkeit (Ehnle-Lossos u. a. 2013) nur schwer analysieren.

4.2 Zum Salutogenese-Konzept

Das von Aaron Antonovsky (1923-1994) in den 1970er Jahren entwickelte Salutogenese-Konzept (Übersetzung durch Franke 1997) hat im deutschen Sprachraum großen Einfluss in der Diskussion über Gesundheitsförderung erlangt. Das Salutogenese-Konzept will das Zustandekommen von körperlicher Gesundheit erfassen und der Forschung zugänglich machen. Zusammenfassend haben sich Blätter und Waller ausführlich mit seiner wissenschaftlichen Bedeutung auseinandergesetzt (Blättner/Waller 2011).

Salutogenese (lat. salus: Unverletztheit, Wohlfühlen, Heil, Glück; abgeleitet von lat. sanare: heilen; genesis: Entstehung) bezeichnet das Entstehen von Gesundheit und ist vom Wortsinne her mit Maßnahmen zur Gesundheitsförderung untrennbar verbunden.

Der Ansatz geht auf die Stresstheorien mit der Frage zurück: Warum bleiben Menschen, die schlimmste Erlebnisse hatten und schlimmstem Stress ausgesetzt waren, trotzdem körperlich „gesund"? Allerdings ist die Theorie der Salutogenese bisher nur unzureichend wissenschaftlich belegt (vgl z. B.: Singer/Merbach 2008), obgleich viele Programme der Gesundheitsförderung sich oft „salutogenetisch" nennen und suggerieren, sie fußten auf dem Salutogenese-Konzept.

In der Wissenschaft hat dieser Ansatz großes Interesse ausgelöst (z. B. Wydler 2010,12ff). Der Anspruch, das Konzept liefere die theoretische Grundlage für die Ottawa-Charta erscheint jedoch bis heute nicht ausgelöst. Oft wird die Bezeichnung nur verwendet, um auf die Gesundheitsförderung allgemein aufmerksam zu machen: „Damit geht die Gefahr einher, dass der Begriff der Salutogenese für beliebige präventive Interventionen als Leerformel oder modische Umetikettierung vereinnahmt wird" (Franke 2011, 487).

Ansatz von Antonovsky

Antonowsky hat eine strikte Trennung von krank und gesund als nicht realistisch angesehen. Er betont stattdessen, dass jeder Mensch in jedem Zustand immer mehr oder weniger gesund oder mehr oder weniger krank sei. Es besteht in Wirklichkeit ein Gesundheits-Krankheits-Kontinuum (Abb. 4.1). Äußere und innere Faktoren wirken auf dieses Kontinuum ein. Der von ihm eingeführte Kohärenzsinn („sense of coherence", SOC) stelle die entscheidende „innere Kraft" dar, die letztlich einen Menschen gesund erhält oder gesund werden lässt. Im Deutschen bleiben Übersetzungen von „sense of coherence" unbestimmt, daher hier wird das Kürzel SOC für das Konstrukt verwendet. Der SOC beschreibt eine allgemeine Orientierung, mit der jemand ein überdauerndes und dynamisches Gefühl des Vertrauens hat, das zu einem Mehr an medizinisch feststellbarer körperlicher Gesundheit führen soll. Als die Merkmale des SOC gelten

1. die Überzeugung, dass die Erlebnisse aus inneren Gegebenheiten (internalen) und äußeren Bedingungen (oder externalen) der Umwelt strukturiert, erklärbar und vorhersagbar sind („Den Schicksalsschlag kann ich mir erklären.").
2. die Überzeugung, dass Ressourcen zur Verfügung stehen, um Herausforderungen gerecht zu werden („Ich schaffe das schon noch.").
3. die Überzeugung, dass diese Herausforderungen einen Sinn haben und letztlich zu einer guten Weiterentwicklung führen („Die Ereignisse haben für mich einen Sinn.").

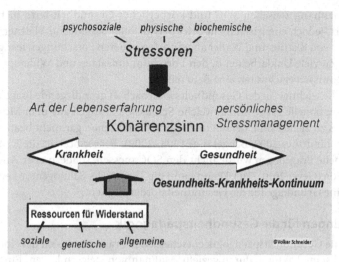

Abb. 4.1 Salutogenese-Konzept (vereinfacht)

Ein hoher SOC-Wert erlaube eine flexible Antwort auf die Anforderungen aus der Umwelt wie der sozialen Umgebung und umfasst eine „aktive Adaption an eine Welt, die reich an unausweichlichen Stressoren ist" (Lambrecht/Sack 1997). Menschen mit einem starken SOC sollen sich nach der Theorie durch eine erhöhte Widerstandskraft und in der Folge davon durch eine bessere körperliche Gesundheit im Vergleich mit anderen Personen auszeichnen. Dem theoretischen Anspruch gemäß sind auch Faktoren zu untersuchen, die körperliche Gesundheit bewirken. Dieser Anspruch mache Antonowskys Theorie so attraktiv für wissenschaftliche Untersuchungen. Die bisherigen „wissenschaftlichen Hinweise" rechtfertigen nach Blättner und Waller das „Modell der Salutogenese als integratives Modell den Gesundheitswissenschaften vorzuschlagen" (Blättner/Waller 2011).

Wissenschaftliche Ergebnisse

Die wissenschaftlichen Veröffentlichungen zu den grundlegenden Thesen des Salutogenese-Konzepts (vgl. auch Franke 2011) zeigen, dass ein hoher SOC zwar teilweise mit der psychischen und ökosozialen Situation des Betroffenen, jedoch nicht mit der körperlicher Gesundheit in Verbindung gebracht werden kann. Zudem zeigt eine Zusammenstellung der Ergebnisse von 300 Studien auf, dass der Kohärenzsinn mit dem „persönlich gefühlten" Gesundheitszustand stark korreliert, aber nicht mit der medizinisch erfassbaren Gesundheit: Der geforderte

Zusammenhang zwischen SOC und körperlicher Gesundheit wird bisher nur postuliert, jedoch empirisch nicht belegt" (vgl. auch bestätigend Blättner/Waller 2011). Die von Blättner und Waller angeführten neueren Forschungen festigen den Befund: Zu viele Unklarheiten in den Forschungsansätzen und Widersprüche in den Ergebnissen erschweren eine Beurteilung.

„Für die wichtige, in der Gesundheitswissenschaft grundlegende Frage kommt die konzeptionelle Frage hinzu, welche Schlussfolgerungen aus dem Modell für die Praxis zu ziehen sind, derzeit nicht gestellt und schon gar nicht beantwortet" (Erikson/Lindtröm 2007; Bengel u. a. 1998, 2009). Ferner besteht die Kritik, der vorgegebene Fragebogen würde nicht den SOC messen, sondern eher Angst und Depression (Geyer 2010, 71ff). Damit kann die Theorie der Salutogenese keine oder noch keine Grundlage für die Gesundheitsförderung sein.

Folgerungen für die Gesundheitspädagogik

Die für die Gesundheitspädagogik entscheidende Frage ist, ob sich der Kohärenzsinn und seine Faktoren durch gezielte Maßnahmen steigern lassen. Ein solcher Nachweis ist bisher nicht gelungen. Hingegen ist der Ansatz, dass viele körperliche Krankheiten durch Risikofaktoren entstehen, wissenschaftlich sehr gut belegt: Eine Vermeidung von physischen und sozialen Risikofaktoren führt zu einer Verbesserung der körperlichen wie seelischen Gesundheit und langfristig zu einer höheren Lebenserwartung.

In konzeptioneller und historischer Sicht lässt sich die von der Gesundheitspädagogik in Anspruch genommene Forderung nach aktiver Ausgestaltung der persönlichen Gesundheit von den seit dem Hochmittelalter tradierten und ausgebauten Gesundheitskonzepten herleiten. Schon diese beinhalten eher unausgesprochen die Vorstellung eines Gesundheits-Krankheits-Kontinuums. Somit haben sich Inhalte und Konzepte eines praktikablen positiven Gesundheitsverhaltens wesentlich früher als das Salutogenese-Konzept entwickelt, wenn auch unter anderer Bezeichnung. Antonowsky setzt sich nicht mit diesen Konzepten auseinander. Er macht auch selbst keine Vorschläge für eine praktische Gesundheitsförderung, die sich aus seinem Konzept ergeben könnte. Daher erscheint der Ansatz für eine gesundheitspädagogisch ausgerichtete Gesundheitsförderung wenig hilfreich. Folgerichtig beziehen sich viele heutige Projekte nur noch verbal auf das Salutogenese-Konzept.

4.3 Resilienz- und Hardiness-Forschung

Besonders wichtig für Gesundheitsverhalten erscheinen demgegenüber die aus der Gesundheitspsychologie bekannten Widerstandsressourcen Intelligenz, Bildungsstand, Ich-Stärke, Bewältigungsstrategien, Selbstvertrauen und die Verfügbarkeit von Problemlösetechniken.

Resilienz

Als Widerstandsressourcen gelten soziale Nähe, gute soziale Beziehungen, das Gemeinschaftsgefühl, zivilgesellschaftliches Engagement sowie Möglichkeiten, sich Hilfe zu holen. Effektive Widerstandsressourcen sind auf der gesellschaftlichen Ebene Anerkennung, sinnvolle Formen des sozialen Engagements sowie Sicherheit in kultureller, sozialer und ökonomischer Hinsicht (Keupp 2012, V). In verschiedenen Praxisansätzen mit begleitender Evaluation ließ sich nachweisen, dass verschiedene Risikofaktoren die Resilienz hemmen, verschiedene Schutzfaktoren die Resilienz födern (Opp/Fingerle 2007; Fröhlich-Gildhoff/Rönnau-Böse 2015, 22ff). Risikofaktoren hemmen unter Umständen die gesunde Entwicklung eines Kindes: chronische Erkrankungen, frühes sehr impulsives Verhalten, geringe kognitive Fähigkeiten, chronische Armut, Scheidung der Eltern, alleinerziehendes Elternteil, unerwünschte Schwangerschaften, soziale Isolation der Familie, Mobbing, Gewalterfahrung, sexueller Missbrauch und einige mehr.

Schutzfaktoren fördern die gesunde Entwicklung: intellektuelle Fähigkeiten, erstgeborenes Kind, Mädchen, Selbstwahrnehmungsfähigkeit, Selbststeuerung, soziale Kompetenz, stabile Familienbeziehungen, enge Geschwisterbindung, unterstützendes Umfeld, hoher sozialökonomischer Status, in Bildungseinrichtungen klare Regeln, Wertschätzung, hoher Leistungsstandard, Zusammenarbeit mit Eltern und Schule – und andere mehr.

Der Einfluss dieser Faktoren ist empirisch bei Kindern belegt. Diese Faktoren müssen allerdings situationsbezogen und aufgabenbezogen interpretiert werden. Auch wirken die Faktoren nicht zwangsläufig positiv oder negativ.

Mehrere Programme sind untersucht. Für alle Programme gilt: Wenn man die Resilienz fördern will, müssen die Kinder in ihren Schwächen und Stärken wahrgenommen werden. Sie sind selbst aktive „Bewältiger ihres Lebens" (Fröhlich-Gildhoff/Rönnau-Böse 2015, 85) und entwickeln sich aus ihrer Selbstwahrnehmung heraus. Dieser Ansatz der Stärkung der Selbstkompetenz wird zum Beispiel in der Suchtprävention in der Schule umgesetzt (Kaufmann 2001). Es geht dabei um

- Erziehung zur Selbstständigkeit,
- Förderung des Selbstwertgefühls und Genussfähigkeit,

- Förderung der Kontaktfähigkeit,
- Förderung von Kreativität und Erlebnisfähigkeit,
- Förderung der Kritik- und Konfliktfähigkeit.

Hier einige Beispiele zur Selbstwahrnehmung und Förderung der Ich-Stärke (nach Kaufmann, 2001, 145):

Aufgabe

1. Schreiben Sie auf einem Zettel 10 Tätigkeiten auf, die Ihnen wichtig sind. Fragen Sie dazu nicht den Nachbarn oder andere Personen!
2. Dann markieren Sie die einzelnen Tätigkeiten mit G = kostet Geld, mit Z = geht nur mit anderen zusammen, mit E = das machen meine Eltern auch gerne.
3. Suchen Sie zwei Partner Ihres Alters und tauschen Sie sich aus: Wo liegen Gemeinsamkeiten, wo Unterschiede?

Aufgabe

1. Bildet einen Kreis von 5 Personen. Jede Person erhält ein Stück Papier und schreibt in die Mitte ihren Namen. Die Karte gibt man im Uhrzeigersinn weiter und schreibt dazu eine positive Eigenschaft. Diese Eigenschaft wird verdeckt, damit die nachfolgende Person die Eigenschaft nicht sieht. Die nächste Person schreibt wieder eine Eigenschaft zu dem Namen und verdeckt den Text.
2. Man gibt den Zettel weiter, bis alle eine positive Eigenschaft zu dem richtigen Namen genannt haben.
3. Rituelles Vorlesen (ohne Kommentare): Ich, Name, bin ... bei allen Zetteln. Jeder erhält das Wort und sagt: Welche Eigenschaft er annehmen kann, bei welchen Eigenschaften würde er widersprechen? (Ohne Kommentar der anderen).

Resilienzforschung und Gesundheitsfaktoren

Unabhängig vom Salutogenese-Konzept wurde seit 1990 der pädagogische Ansatz der Förderung von Gesundheitsfaktoren für eine praktikable Gesundheitsförderung eigenständig entwickelt. Er basiert auf medizinisch nachgewiesenen Schutz- und Gesundheitsfaktoren als Ausgangspunkte für gesundheitsfördernde Maßnahmen (Schneider 1993).

Das Resilienz-Konzept der Gesunderhaltung (Resilienz = lat. resilire, „zurückspringen", „abprallen") geht zunächst davon aus, dass viele Menschen die täglichen Stressoren durch individuelle und soziale Mechanismen bewältigen. Diese Verhaltensweisen dienen als „Abpraller" gegenüber Stressoren (Gruhl 2010). Resilienz kann man als Widerstandskraft im Sinne von besserer Bewältigung verstehen. Das gegenteilige Verhalten zur Resilienz hat die Bezeichnung Vulnerabilität erhalten. Diese umschreibt ein Verhalten der besonderen Verletzlichkeit durch äußere Umstände. Vulnerable Personen neigen besonders stark zu psychischen Erkrankungen.

Neuere physiologische Forschungen zeigen, dass Resilienz mit der Veränderung von Gehirnstrukturen verbunden ist und hormonelle Effekte hat (Cicchetti/Rogosch 2012). Dazu wurden Forschungsprojekte auch in Deutschland ins Leben gerufen (Schnurr/Homann 2012). Der Test in Tab. 4.1 gibt einen Eindruck, was in erster Linie unter Resilienz zu verstehen ist. Resiliente Personen warten nicht auf Zufall, Glück oder Hilfe von anderen, sondern werden selbst aktiv. Dabei haben sie ein realistisches Bild von ihren Fähigkeiten und Möglichkeiten. Je nach Stressor kommen unterschiedliche Verhaltensweisen zum Einsatz. Wahrscheinlich ändert sich das Resilienz-Verhalten im Laufe des Lebens und aufgrund von Erfahrungen (Gruhl 2010).

Tab. 4.1 Fragebogen zur Resilienz (Auszug)
(Schumacher/Leppert/Gunzelmann u. a. 2005; Mück/Mück-Weymann 2009)

Bitte lesen Sie die folgenden Fragen durch und kreuzen Sie an, wie sehr die Aussage im Allgemeinen auf Sie zutrifft.	Stimme nicht zu						Stimme völlig zu
	1	2	3	4	5	6	7
Wenn ich Pläne habe, verfolge ich sie auch.							
Normalerweise schaffe ich alles irgendwie.							
Ich mag mich.							
Ich kann mehrere Dinge gleichzeitig bewältigen.							
Ich bin entschlossen.							
Ich behalte an vielen Dingen das Interesse.							
Ich finde öfter etwas, über das ich lachen kann.							
Normalerweise kann ich eine Situation aus mehreren Perspektiven betrachten.							
Ich kann mich auch überwinden, Dinge zu tun, die ich eigentlich nicht machen will.							
In mir steckt genug Energie, um alles zu tun, was ich tun muss.							

Zu den internen Resilienzfaktoren zählen genetische Disposition, zuversichtliche Lebenseinstellung, soziale Kompetenz, Wissen, Intelligenz, Sinngebung für das Leben. Kontrollüberzeugung (etwas „im Griff haben"). Ebenso sind Selbstwirksamkeitserwartung („etwas durchsetzen zu können") und Selbstvertrauen heute als unterstützend wissenschaftlich belegt. Dazu kommen erlernte Muster der Stressbewältigung (Knoll/Stolz/Riekmann 2005).

Hier kann die Gesundheitspädagogik inhaltlich sinnvoll anknüpfen, indem sie Fähigkeiten fördert, die die Resilienz stärken. Resilienz zeigt sich in folgenden gesundheitsrelevanten Merkmalen:

- subjektives Wohlbefinden
- Abwesenheit von körperlichen und psychischen Störungen
- körperliche Fitness
- Berufsfähigkeit
- allgemeine Leistungsfähigkeit
- Selbstständigkeit im täglichen Leben
- Aufrechterhaltung funktionierender Sozialbeziehungen
- Möglichkeiten der Reintegration in den sozialen und beruflichen Alltag

Resilienztraining

In den vielen Untersuchungen zeigte sich die Resilienz als erlernbares Verhalten. Dies ist für die Arbeitswelt von zunehmender Bedeutung (vgl. auch Scharnhorst 2008).

Resilienzverhalten scheint auch oft situationsbezogen zu sein. So kann jemand im Sport sehr resilient sein, in Latein weniger. Die neuere Hirnforschung gibt dazu Anlass: Das Gehirn hat eine erhebliche Neuroplastizität, es lässt sich konditionieren (vgl. S. 125ff). Absicht des Gehirntrainings (vgl. ausführlich Graham 2014; Huppertz 2011; Schnurr/Homann 2012) ist, die Möglichkeiten der Selbsthilfemöglichkeiten bewusst zu erweitern. Bemerkbar wäre ein Erfolg an folgenden Verhaltensweisen:

- mehr Ruhe bei unvorhergesehenen Ereignissen
- mehr Klarheit über die Lösungswege
- Wissen um Hilfestellung von anderen Personen
- Erweiterung der Kompetenzen
- mehr Mut, mehr Vertrauen in die eigenen Fähigkeiten

Übung

Am Beispiel Durchsetzungsmöglichkeit (nach Graham 2014, 467)

1. Bestimmen Sie ein Merkmal der Resilienz, das für Sie besonders wichtig ist (Entschlossenheit, Durchsetzungsvermögen, Zielstrebigkeit, ...)!
2. Identifizieren Sie Bereiche Ihres Lebens, in denen Ihnen die Durchsetzungsmöglichkeit fehlt!
3. Beschreiben Sie Bereiche, in denen Sie sich mehr Durchsetzungsfähigkeit wünschen!
4. Fragen Sie Vertrauenspersonen oder besuchen Sie Seminare (z. B. VHS)!
5. Rufen Sie öfter Situationen in ihr Gedächtnis zurück, in denen Sie erfolgreich waren!

Zur Hardiness-Forschung

Eine weitere Forschungsrichtung wendet sich der Untersuchung von Schutzfaktoren gegen Belastungen aller Art zu. Viele Personen, die extremen gesundheitlichen Belastungen ausgesetzt waren, erkrankten nicht. Die Beobachtung wurde dahingehend interpretiert, dass bestimmte der Person zukommende eventuell verborgene „Schutzfaktoren" die Erkrankung verhindert. Diese positiven Eigenschaften der Person wurden als „Hardiness" (Kobasa 1985ff) zusammengefasst. Diese Eigenschaften sind:

- die Fähigkeit und der Wille, sich persönlich zu engagieren und Verantwortung zu übernehmen (commitment)
- das Gefühl der Kontrollfähigkeit (im Gegensatz zu Machtlosigkeit) und ein Vertrauen, dass eine Veränderung auch möglich ist (control)
- die Fähigkeit, die Bedrohung als Herausforderung anzunehmen und aktiv damit umzugehen (challenge)

Das Hardiness-Konzept geht davon aus, dass alle drei Komponenten erlernbar sind. Dazu ist soziale Unterstützung von Einfluss: „Seit den 1970ern ist klar, dass psychosoziale Faktoren, etwa ein starkes soziales Netzwerk, die Bereitschaft, sich mit Ängsten auseinanderzusetzen, und eine optimistische Lebenseinstellung bei der Rekonvaleszenz hilfreich sind" (Huges 2012).

Personen mit hoher „Hardiness" fühlen sich gesünder, sie schätzen Stressoren als weniger bedeutsam ein und zeigen bessere Umgangsformen bei sozialen Konflikten. Die Hardiness-Personen neigen öfter zu problemfokussierten Lösungen, sie zeigen weniger Vermeidungsreaktionen und eine geringere Stressreaktion. Erworbene Hardiness ist offensichtlich ein Gesundheitsfaktor. Positive Effekte auf die körperliche Gesundheit sind nachgewiesen.

Bezug zur Gesundheitspädagogik

Die Ergebnisse der Hardiness- und der Resilienzforschung unterstützen die pädagogischen Zielvorstellungen außerordentlich: Förderung der Ich-Stärke, Förderung der sozialen Kompetenz und Förderung des Bewältigungsrepertoires, die schon länger als erstrebenswerte Ziele der Gesundheitspädagogik anzusehen sind.

4.4 Bedürfnisse

Ein für die Gesundheitspädagogik sehr wichtiger Beitrag wird hier in der Berücksichtigung von grundlegenden Bedürfnissen gesehen. Die Befriedigung elementarer Bedürfnisse stellt einen bedeutsamen Aspekt des „gesunden Lebens" dar. Im täglichen Leben spielen die Motivationen für die Befriedigung dieser Bedürfnisse eine sehr viel größere Rolle als das Bedürfnis, gesund zu bleiben. Daher muss die Gesundheitspädagogik die Bedürfnisse sowohl als Ziele des gesunden Lebens als auch methodische Zugänge nutzen.

Analyse von Bedürfnissen

Der die humanistisch ausgerichtete Psychologie vertretende Psychologe A. Maslow hat eine Zusammenstellung und Bewertung solcher grundlegender Bedürfnisse als jedem Menschen zugehörig, unabhängig von Beruf, Religion oder Kultur, beschrieben (Maslow 1951) und diese scharf von temporären Wünschen und Begierden abgegrenzt. In seiner Hierarchie der Bedürfnisse wird angenommen, dass zunächst das grundlegende Bedürfnis befriedigt werden muss, bevor sich die Motivation auf das nächste oder ein anderes Bedürfnis richten kann. Während Maslow das Zusammenwirken von Bedürfnissen und Motivation betont, liegt hier der Fokus auf dem Zusammenhang von Bedürfnissen und Gesundheitsverhalten.

Die physiologischen Bedürfnisse: Die physiologischen Bedürfnisse sind ohne Zweifel die mächtigsten unter allen. Wenn diese Bedürfnisse, z. B. Hunger, unbefriedigt sind, spielen die anderen Bedürfnisse meist eine untergeordnete Rolle. Diese Vorstellung lässt sich im Modell der Bedürfnispyramide (Abb. 4.2) anschaulich darstellen, wobei die gewählte Form darauf hindeuten soll, dass die Bedürfnisse sich Laufe des Lebens und sogar während des Tages verändern und andere sich jeweils in den Vordergrund schieben können.

Sicherheitsbedürfnisse: Stabilität, Geborgenheit, Ordnung, Gesetz, Grenzen spielen eine große Rolle. Ungerechtigkeit, unklare Verhältnisse wirken störend. Uneingeschränktes Erlauben scheint Kinder unsicher zu machen. Auch der durchschnittliche Erwachsene wird eine sichere, ordentliche, voraussehbare, gesetzmäßige, organisierte Welt bevorzugen.

Bedürfnis nach Zugehörigkeit und Liebe: Die große gesundheitliche Bedeutung der Nachbarschaft, des eigenen Territoriums, der eigenen Familienbande, der eigenen Gruppe, der vertrauten Arbeitskollegen erscheint weithin unterschätzt. Der Einfluss sozialer Verbindungen zeigt an, wie elementar wichtig diese Beziehungen sind.

Bedürfnis nach Achtung und Beachtung: Die stabilste und daher gesündeste Selbstachtung beruht auf verdientem Respekt anderer und nicht auf äußerem Ruhm und unverdienter Bewunderung. Auf die außerordentliche Bedeutung von Anerkennung und Achtung in der Arbeitswelt für die persönliche Gesundheit wurde mehrfach hingewiesen (z. B. Bauer 2013).

Bedürfnis nach Selbstverwirklichung: Auch wenn diese Bedürfnisse alle befriedigt sind, ist zu erwarten, dass neue Unzufriedenheit entsteht, wenn der Einzelne nicht das tut, wofür er als Individuum geeignet ist. Bei der Verwirklichung dieses höchsten Bedürfnisses können andere Bedürfnisse zurücktreten. Dies ist z. B. beim „Märtyrer" der Fall, der seinen möglichen Tod einplant, um ein von ihm höher eingeschätztes Bedürfnisziel zu befriedigen.

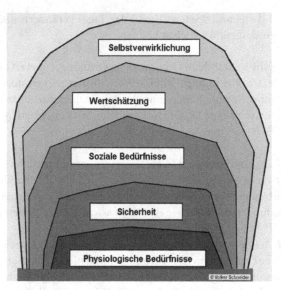

Abb. 4.2   Stufenfolge der Bedürfnisse

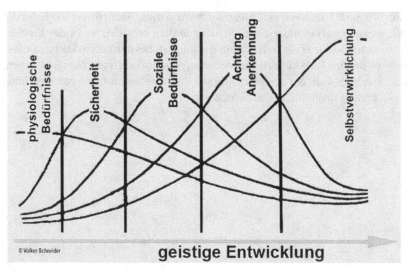

Abb. 4.3   Bedürfnislage im Lebenslauf

Tab. 4.2 Bedürfnisstruktur und pädagogischer Prozess

	Stufenfolge der Bedürfnisse (Maslow)	Was kann die pädagogisch ausgerichtete Gesundheitsförderung bieten?
	Bedürfnis nach Transzendenz (Sinnfrage)	Informieren, Vorbildhaftigkeit, Metakommunikation, Sinngebung, Freiheiten schenken
e	Bedürfnis nach Selbstverwirklichung	Geistige und körperliche Freiräume schaffen, Mut zu neuem Denken fördern, Kreativität provozieren
g l o f n	Bedürfnis nach Wertschätzung	Verantwortlicher Umgang mit Lob und Tadel, positive Verstärkungen, Akzeptieren von Stärken und Schwächen, Einbindung von Außenseitern, Nähe ermöglichen, Erlebnisse schaffen, Verantwortung zeigen
e f u t S	Bedürfnis nach sozialer Sicherheit	Übersichtliche Räumlichkeiten, klare Zuweisungen, Sicherheit geben durch Ansprechbarkeit, Präsenz, Gruppenregeln darlegen, erarbeiten lassen, Verbindlichkeit herstellen
	Bedürfnis nach „Leben" Physiologische Notwendigkeiten: Nahrung, Bewegungsmöglichkeiten, Kleidung, Behausung, Tätigsein	Angenehme gute Umgebung schaffen, sinnvolle Pausen einrichten, physiologisch und psychisch ein angenehmes „Raumklima" herstellen

Wahrnehmung der Bedürfnislage

Ein wahrgenommener Mangelzustand löst negative Gefühle und eine Motivation zur Behebung des Mangels aus. Bevor ein Mensch auch bedürfnisgerecht und sachdienlich handel kann, muss er intellektuell Situation und Möglichkeiten analysieren. Insofern sind Bedürfnisse und deren Wahrnehmung als Potentiale zu verstehen, die bisherige Lebensführung zu ändern – beispielsweise ein Gesundheitsbewusstsein zu entwickeln und ein gesundes Leben zu verwirklichen. Maslow meint ganz im humanistischen Ansatz seiner Psychologie, dass unsere Gesellschaft so verfasst sein sollte, dass alle Bedürfnisse in jedem Alter angemessen befriedigt werden können. Dabei nimmt er aber an, dass eine vollkommene Befriedigung der Bedürfnisse wohl nie erreicht wird, sei es wegen der angelegten „Unersättlichkeit" des Bedürfnishorizonts, sei es wegen der einschränkenden Unzulänglichkeiten der Gesellschaft. Durch seine Einstellungen und Taten wird sich ein Mensch erfolgreicher selbst verwirklichen können als durch Geld.

Freiheitsstreben im Sinne von Freiheit für etwas ist ein wesentliches Erziehungsziel in der klassischen Pädagogik. Da die Selbstwahrnehmung oft durch den Beruf definiert ist, werden die erheblichen seelischen Schwierigkeiten z. B. beim erzwungenen Ausscheiden aus der Arbeitswelt verständlich.

Bedürfnisse und Gesundheitspädagogik

Die Motivation zur Bedürfnisbefriedigung ist immer vorhanden. Sie kann zeitweise zurückgestellt, aber letztlich doch nicht unterdrückt werden. Die Bedürfnisse spielen in der Projektentwicklung eine entscheidende Rolle, denn man kann nicht nachhaltig Ziele gegen die Bedürfnislage der Angesprochenen durchsetzen. In der konkreten praktischen pädagogischen Arbeit (vgl. Tab. 4.2) stellen Bedürfnisse wesentliche Unterstützungsmöglichkeiten, aber unter Umständen auch Hemmnisse dar.

Zusammenfassung

Die bisherigen theoretischen Modelle zur Erforschung des Gesundheitsverhaltens stehen in Konkurrenz zueinander. Allgemein gültige Ergebnisse sind: Ohne Sachwissen sind keine Verhaltensänderungen zu erwarten. Selbstkompetenz und Sachkompetenz sind unerlässlich.

Der Salutogenese-Ansatz hat sich wissenschaftlich bisher nicht ausreichend bestätigt. Die Resilienzforschung zeigt bei Kindern, dass Intelligenz, soziale Bindungen, günstige Lern- und Arbeitsbedingungen und ökonomisch befriedigende Lebensumstände zur Bewältigung von Belastungen wesentlich beitragen. Forschungen zu Hardiness bestätigen weigehend die Resilienzforschung. Die als angeboren angenommene Bedürfnisstruktur des Menschen wird für sein Gesundheitsverhalten in Anspruch genommen.

In praktischen Maßnahmen (Projekten) sollten die Ergebnisse der Hardiness- und Resilienzforschung eine stärkere Berücksichtigung finden.

Weiterführende Literatur

Nutbeam, D. u. E Harris (2001): Theorien und Modelle der Gesundheitsförderung, Schweizerische Stiftung für Gesundheitsförderung; C. Conrad Verlag, Gamburg

Knoll/Scholz/Riekmann (2005): Einführung in die Gesundheitspsychologie, Reinhardt UTB, München/Basel

Klemperer, D.(2015): Sozialmedizin, public health, Gesundheitswissenschaften, Hogrefe, Bern

Fröhlich-Gildhoff, Kl. und U. M. Rönnau-Böse (2015): Resilienz, utb Verlag, München

Graham, L. (2014): Der achtsame Weg zu Resilienz und Wohlbefinden, arbor, Freiburg

Geyer, S. (2010): Antonowskys sense of coherence – ein gut geprüftes und empirisch bestätigtes Konzept? In: Wydler, H. (2010): Salutogenese und Kohärenzgefühl Juventa, Weinheim München

Maslow, A. (Erstauflage: 1952, neueste Auflage): Motivation und Persönlichkeit, Rowohlt

Gesundheitspädagogik 5

In diesem Abschnitt werden die Überlegungen diskutiert, warum Gesundheitspädagogik einen größeren Stellenwert in der Diskussion um eine moderne Gesundheitsförderung erhalten sollte. Es geht dabei zunächst um die sachliche Grundlegung der Pädagogik und um die Vernetzung mit anderen Wissenschaftsfeldern. Anschließend sind die theoretischen Ansätze diskutiert und im Hinblick auf ihre praktische Umsetzung ausgeführt.

Gesundheitspädagogik wird hier verstanden als ein Wissenschaftsgebiet, das auf Grundlage pädagogischer Konzepte fachlich begründete Sachverhalte auswählt und mit Hilfe erprobter Methoden an betroffene Bevölkerungsgruppen zu vermitteln versucht (vgl. Haug 1991; Kienzle/Schmidt-Weller/Schneider 1994).

5.1 Zur zentralen Stellung der Gesundheitspädagogik

Für eine moderne Gesundheitsförderung besteht das Problem der Vermittlung von sachlichen Inhalten und Methoden. Die Betroffenen und Angesprochenen Personen müssen sich ernst genommen fühlen, die Inhalte und Methoden müssen die Gelegenheit zu einer persönlichen Weiterentwicklung bieten. Diese Ansätze gelten für Schülerinnen und Schüler, für Arbeitnehmer und Arbeitgeber, für Eltern, in der Erwachsenenbildung wie auch an Hochschulen.

In der Prävention und in der Gesundheitsförderung
haben wir weniger Inhaltsprobleme als gravierende
Vermittlungsprobleme!

Die Erfahrungen zeigen: Ein „gesünderes Leben" lässt sich so leicht nicht umsetzen. In einigen wenigen Bereichen der Gesundheitsförderung bestehen Sachprobleme, z. B. in den Ernährungslehren. Die größten Schwierigkeiten liegen jedoch in der Umsetzung. Pädagogik als Handlungswissenschaft lebt von der Vermittlung:

„Gesagt ist nicht gehört,
gehört ist nicht verstanden,
verstanden ist nicht einverstanden,
einverstanden ist nicht behalten,
behalten ist nicht angewandt,
angewandt ist nicht beibehalten..."

(Zitat wird Konrad Lorenz zugeschrieben)

Dieser Vermittlungsanspruch erscheint so offensichtlich wie anspruchsvoll.

5.2 Vernetzung von Wissenschaften, Inhalten und Methoden

In Analogie dazu, wie die anwenderbezogenen Ingenieurwissenschaften Forschungsergebnisse aus der Physik in praktische Möglichkeiten „übersetzen" oder wie chemische humanbiologische Erkenntnisse für die Medizin „nützlich gemacht" werden, erscheint es notwendig, in den weiteren Kapiteln die Chancen genauer zu reflektieren, den gesundheitspädagogischen Ansatz in alltägliche Situationen zu transferieren und in Projekten anzuwenden. Abb. 5.1 soll veranschaulichen, wie und warum Gesundheitspädagogik als vermittelndes Wissenschaftsgebiet, wenn nicht als Schlüsselwissenschaft für die Gesundheitsförderung angesehen und genutzt werden sollte.

Aus vielen Fachgebieten fließen Inhalte in die Präventionsmaßnahmen und in die Vorhaben der Gesundheitsförderung ein. Während humanbiologische Erkenntnisse z. B. zum Ernährungsverhalten und medizinische Erfordernisse z. B. zur Bewegungserziehung schon früh berücksichtigt wurden, finden heute zunehmend soziale und ökonomische Gesichtspunkte im Vermittlungsprozess Beachtung.

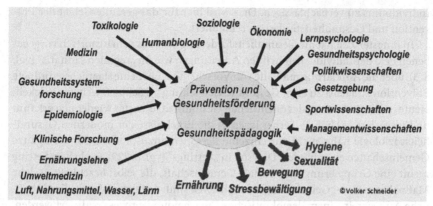

Abb. 5.1 Gesundheitspädagogik als zentrales Wissenschaftsgebiet in einem Feld von beteiligten Wissenschaften

Die Gesundheitspädagogik muss aufgrund ihrer Methodenkompetenz und als Sachwalterin ihrer Adressaten die Inhalte auswählen und derart gestalten, dass diese wahrgenommen, angenommen und schließlich auch beherzigt werden. Dazu hat sie ein großes Repertoire an Methoden und Medien (vgl. S. 180, S. 186) entwickelt und als Erfahrungswissen zur Verfügung zu stellen.

Hier sind die zuvor genannten für die Gesundheitsförderung relevanten Forschungsergebnisse aus Soziologie (vgl. S. 50) und Psychologie (vgl. S. 73) in besonderer Weise beteiligt. Hinzukommen die Ergebnisse von Fachwissenschaften, die für die Gesundheitsförderung relevant sind oder werden.

Das konkrete Gesundheitsverhalten selbst entsteht aus einer Vernetzung von Umweltverhalten, Sozialverhalten, äußeren Bedingungen und persönlichen Einstellungen und Möglichkeiten.

Die resultierende konkrete Lebensweise des Einzelnen wirkt aber auch zurück auf die sozialen und gesellschaftlichen Situationen. Dadurch entsteht ein komplexes System des Verhaltens. Die einzelnen, besonders bedeutsamen Einflüsse sind in der Gesundheitspädagogik herauszuarbeiten, transparent zu machen und möglichst zu optimieren.

Damit wird der Gesundheitspädagogik eine entscheidende Bedeutung in der Gesundheitsförderung eingeräumt mit einer einzigartigen Aufgabe in der sich weiterentwickelnden Kultur der Lebenswelten.

Die schulische Erziehung hat immer schon die Aufgabe, in die Kultur- und Lebenswelt der Erwachsenen einzuführen, ohne den Eigenwert des betroffenen

Individuums zu vernachlässigen. Dies wird hier für das gesamte Gebiet der Prävention und Gesundheitsförderung reklamiert.

In jüngster Zeit hat die Gesundheitsförderung sich aus dem historisch vorgegebenen Feld der individuellen strikten Anleitungen wie im „regimen sanitatis" (vgl. S. 3), über die Aufklärung mit Hilfe von Vorschriften, über eine staatlich verordnete Prävention zunächst zu einer Gesundheitserziehung an Schulen weiterentwickelt. Heute ist die Bedeutung des öffentlichen Gesundheitsdienstes wieder neu erkannt und integriert (Abb. 5.2). Ferner legen es die Ergebnisse der modernen Gesundheitssoziologie nahe, nicht nur einzelne Personen anzusprechen, sondern ganze Gemeinschaften einzubinden. Dies soll in „Settings" (vgl. S. 229) geschehen. Setting meint eine Gruppierung, eine soziale Gemeinschaft, die selbst beschließt, welche Maßnahmen in der Gemeinschaft zu realisieren sind. Auf diese Weise sollen inhaltliche Anliegen in einem demokratischen Entscheidungsprozess realisiert werden.

Adressat aller gesundheitspädagogischen Maßnahmen ist jedoch letztlich immer das einzelne Individuum, der konkrete Ansprechpartner: Er muss die Erfordernisse in sein Leben integrieren wollen und können. Denn in ihm kommen die Erfolge oder Misserfolge in Form von günstigen Verhaltensmustern oder Krankheitsbildern zum Ausdruck (vgl. Abb. 2.4, S. 46).

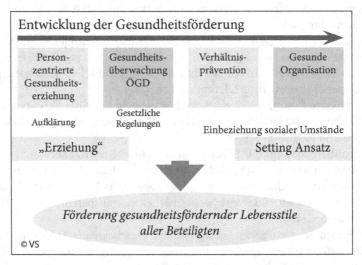

Abb. 5.2   Zur Entwicklung der Arbeitsfelder in der Gesundheitspädagogik

5.3   Theoretische Aspekte der Gesundheitspädagogik

Theorien sind keine „Wahrheiten", sondern Wegweiser!

„Wir brauchen eine Theorie von Gesundheit und Gesundheitserziehung, die sowohl dem Begriff Gesundheit als auch dem Begriff Erziehung gerecht wird, eine Gesamtschau alles dessen ermöglicht, was dazu von Bedeutung ist, die übliche Sichtweise einer krankheitsorientierten Gesundheitserziehung um genuin pädagogische Gesichtspunkte erweitert und ergänzt, nicht nur Wissen vermittelt und/oder Verhalten modifiziert, sondern eine Sensibilisierung des Menschen für die eigene Befindlichkeit einschließt, auf innere Reifung und Verbesserung der Bewusstseinslage setzt und auf dieser Basis eine selbstmotivierende, eigenverantwortliche Kraft und Lebensweise entfaltet." (Sommer 1994, 33)

Inzwischen haben sich drei theoretische Begründungen für eine wissenschaftliche Eigenständigkeit von Gesundheitspädagogik herausgebildet.

Der Ansatz von Zwick 2004 versucht mit Hilfe von Strukturelementen Alleinstellungsmerkmale für Gesundheitspädagogik als *Teildisziplin der Pädagogik* zu begründen. Der Ansatz der *reflexiven Gesundheitspädagogik* von Stroß 2009 stellt die Aufgaben von Gesundheitspädagogik im Rahmen von Gesundheitsförderung als wesentliche Merkmale heraus.

Der hier vertretene Ansatz versteht *Gesundheitsverhalten als Bildungsprozess.*

Alle drei Ansätze verstehen Gesundheitspädagogik, die sich als Hochschulfach mit verschiedenen Bezeichnungen seit 1992 etabliert hat (vgl. S. 49), als ein eigenständiges Wissenschafts- und Ausbildungsfeld mit vielen Facetten und unterschiedlichen Bezeichnungen.

Zum Gegenstand „Gesundheit"

Die vielen Versuche, Gesundheit zu fassen, zeigen nach Schneider 1990, Zwick 2004 und Stroß 2009 übereinstimmend derart viele Sichtweisen auf, dass diese für eine sachliche Begründung des Arbeitsfeldes kaum dienen können. Auch die Vielfalt der Gesundheitsvorstellungen in der Bevölkerung hilft nicht weiter, Gesundheit als ein Sachgebiet zu beschreiben. Die Extremformulierungen wie:„Gesundheit ist das Fehlen von Krankheiten" oder die Umschreibung: „Gesundheit ist kein Begriff, sondern eine Einstellung, kein Zustand, sondern ein Habitus" erscheinen ebenfalls nicht angemessen, den Forschungsgegenstand konkret zu fassen. Man sollte mit dem Begriff Gesundheit etwas mehr verbinden als Schmerzfreiheit und Unbeschwertheit. Wirklich gesund ist, der erkranken kann und dann auch wieder seine Wiedergesundung erlangt und aufgrund seiner körperlichen Möglichkeiten und der sozialen Gegebenheiten zu neuer Lebensgestaltung findet. Erkrankungen gehören zum Leben.

„Gesundheit ist, wenn man sich eine Krankheit erlauben kann."

Bemerkung eines Studenten in einem Seminar

Die Definition der Weltgesundheitsorganisation, nach der Gesundheit als „ein Zustand vollkommenen körperlichen, geistigen und sozialen Wohlbefindens und nicht allein das Fehlen von Krankheiten und Gebrechen" umschrieben ist, gilt als utopisch und als zu wenig konkret. Auf der Suche nach einer Definition haben Blättner und Waller eine „Arbeitsdefinition" (Blättner/Waller 2011) mit den folgenden Merkmalen vorgeschlagen:

- Die Definition soll die Interdisziplinarität des Wissenschaftsgebiets berücksichtigen.
- Gesundheit soll als eine eigenständige Qualität erscheinen.
- Gesundheit muss ein Verhältnis zu Krankheit beinhalten.
- Die Dynamik des Gesundheitsgeschehens ist zu berücksichtigen.
- Gesundheit geschieht in einer ökologischen und sozialen Auseinandersetzung.
- Bezüge zu Sichtweisen der WHO sind aufzuweisen.
- Gesundheit sollte messbar sein.

Diese aus wissenschaftlicher Perspektive vorläufige Umschreibung des Arbeitsfelds hat Zwick aus pädagogischer Sicht radikal neu gefasst: Gesundheitspädagogik habe die Aufgabe, eine „Analyse der Rahmen- und Strukturelemente menschlicher Lebensgestaltung durch Eruierung der Bedingungen und Möglichkeiten auf individueller und gesellschaftlicher Ebene zur Intervention im Hinblick auf eine Optimierung der Lebensmöglichkeiten"(Zwick 2004, 33) zu leisten. Und weiter: Gesundheit kann als „das rechte Verhältnis von Bedürfnis und Möglichkeit bestimmt werden" (Zwick 2004, 31).

Eine solche Umschreibung wird für die *Gesundheitspädagogik* als grundlegend angesehen. Sie hat als formale Grundstruktur den Vorteil, dass sie offen ist für verschiedene Perspektiven der praktischen Erfordernisse, ohne Handlangerin der Medizin oder der Soziologie zu werden. Außerdem berücksichtigt sie eine systemische Sicht, welche die moderne Pädagogik in ihren Vorhaben zu bedenken hat. Damit ist eine Hinwendung zur Analyse von Lebensumständen und deren mögliche Veränderung gefordert. Gesundheitspädagogik wird implizit als eine handlungsorientierte Wissenschaft beschrieben.

Bei der Suche nach einer anwendbaren allgemein gültigen Definition können die Schwierigkeiten einer Konsensfindung umgangen werden, wenn man in Analogie zur Biologie die Bedingungen und Auswirkungen von „Gesundheit" wissenschaftlich erfasst und in eine Praxis umsetzt: Die Biologie als Wissenschaft hat bisher nicht definieren können, was Leben ist, aber sie verzeichnet sehr große Erfolge mit der Erforschung der Bedingungen von Leben wie Stoffwechsel, Vererbung, Vermehrung, Sexualität, Wachstum, zelluläre Struktur, Arbeitsteilung in Organen, Steuerung, Umwelt und Evolution.

Bedingungen von Gesundheit lassen sich ebenso erfolgreich ermitteln. Sehr viel ist über hemmende Faktoren, schädliche Verhaltensweisen (Risikofaktoren) und Faktoren, die „Gesundheit" unterstützen (Gesundheitsfaktoren), bekannt. Hier sind Medizin, Soziologie und Gesundheitspsychologie sehr erfolgreich gewesen.

Zunächst sollen hier die theoretischen Ansätze des Wissenschaftsfelds Gesundheitspädagogik zusammengetragen werden.

Gesundheitspädagogik als Teildisziplin

Eine ausführliche theoretische Begründung für die Zuordnung von Gesundheitspädagogik zur Pädagogik hat Zwick 1994 vorgelegt (Zwick 2004). Ihre Beweisführung fußt auf der Herausarbeitung von drei Strukturelementen:
Historische Grundlage: Ein Blick auf die geschichtlich-kulturelle Entwicklung mache deutlich, dass Gesundheitsförderung seit der Antike als ein eigenständiges Anliegen verstanden wurde, lange Zeit bevor es Medizin und Pädagogik als Fachgebiete gegeben hat. Seit der Antike beziehen sich Forderungen auf eine Veränderung des persönlichen Lebensstils. Die mittelalterliche Diätetik stellt eine umfassende Gesundheitslehre dar. In der Abhandlung über die Regelkreise des gesunden Lebens wurde diese lange Tradition in moderner Form wieder aufgegriffen (Schipperges/Vescovi/ Geue/Schlemmer 1988).

Systematische Grundfragen: Die kausalanalytische Denkweise der klassischen Naturwissenschaften wird prinzipiell als ungeeignet für Forschungen der Gesundheitspädagogik in Frage gestellt. Vielmehr gelte es, Zusammenhänge aufzuzeigen.

Das Faktorengefüge der Gesundheitsförderung erscheint nur bearbeitbar im systemischen Ansatz (vgl. S. 109ff) (Knörzer 1994, 49ff). Das Fehlen einer solchen Überlegung wird schon früh heftig kritisiert (Bauch 2004, 87-92): Ohne ein systemisches Verständnis würde man der erzieherischen Realität nicht näherkommen.

Im systemischen Sinne will Gesundheitspädagogik anerkennen, dass die Selbst-Konzepte des Individuums sich in Reaktion auf die Anforderungen aus der Außenwelt ändern. Dies geschieht mit der Zielsetzung, dem „System Individuum" eine gute Chance zu vermitteln, nach Misserfolgen „am Leben" weiter teilzuhaben.

Aus systemischen Gründen sind erzieherische Erfolge aber nicht streng vorhersagbar. Vielmehr kann Gesundheitspädagogik nur Möglichkeiten des Gesundheitsverhaltens begründen und ermöglichen. Insofern ist Gesundheitspädagogik als wissenschaftlicher Versuch zu verstehen, mit geeigneten Methoden dem Adressaten in Krisen oder Verstörungen einen erleichterten Zugang zu den eigenen Veränderungs- und Entwicklungspotentialen zu verschaffen. Damit fällt eine Forschung im Rahmen der Gesundheitsförderung in die wissenschaftliche Zuständigkeit der Gesundheitspädagogik.

Anthropologische Grundlegung: Die bisherigen Projekte der Gesundheitsförderung verkennen meist einen systemischen Zusammenhang zwischen Körper, Wertvorstellungen, sozialen Einflüssen und persönlichem Verhalten. Heute ist aber von einer somatisch-psychisch-sozialen Einheit des Menschen auszugehen. Dies hat die Gesundheitspädagogik zentral in neuen Ansätzen zu berücksichtigen: „Angesichts der ... Problemfelder, aber auch angesichts der naturwissenschaftlichen Entwicklung ist es für die pädagogische Reflexion relevant, einen eigenen Ansatzpunkt der anthropologischen Grundlegung zu entwickeln." Wegen der Krankheitsorientierung kann die naturwissenschaftliche Denkweise nur partiell mit der Gesundheitsförderung in Zusammenhang gesehen werden. Gesundheitsverhalten ist in Wirklichkeit Teil des Lebensstils im sozialen Umfeld. Diese Grundlage ist im „kultursoziologischen Lebensweisenkonzept" (Erben/Franzkoviak/Wenzel 1986, 13-120) angesprochen und erläutert. Zwick führt diesen Ansatz weiter aus und verbindet ihn mit dem Konzept der „somatischen Kultur". Hier verschränken sich Lebensweise, Bildungsstand, Lebensalter, Lebenslage und Kultur zu einem Netzwerk der gegenseitigen Bedingungen und Einflussnahmen. Dieses Netzwerk wird als konstitutiv für die moderne Gesundheitspädagogik angesehen (Zwick 1994, 67ff). Gesundheitsverhalten ist daher nicht nur als eine individuelle Aufgabe zu verstehen, sondern zugleich ein soziales, politisches, ökonomisches und ökologisches Anliegen und reicht weit hinein in die anthropologische Überlegungen zur Konstitution des Menschen.

Aufgrund dieser drei Strukturelemente legitimiert Zwick die Eigenständigkeit der Gesundheitspädagogik innerhalb der Pädagogik (Zwick 2004, 60-74). Das Konzept ist insofern hilfreich, als es die Unterschiede der naturwissenschaftlichen Arbeitsweise und der Herangehensweise der Pädagogik deutlich hervorhebt. Vor allem eröffnen die Überlegungen von Zwick eine Abkehr vom monokausalen Denken und zugleich eine Möglichkeit der praktischen Umsetzung.

Reflexive Gesundheitspädagogik

Die „Reflexive Gesundheitspädagogik" soll durch die „Methode der Beobachtung" eine Neuausrichtung der Gesundheitsförderung auf pädagogischer Grundlage ermöglichen (Stroß 2009): Gesundheitspädagogik nutzt die Methoden und Erkenntnisse aus Soziologie, Medizin und Psychologie. Methoden und Inhalte sollen je nach Situation und

Anliegen umgesetzt werden, ohne dass eine Disziplin die Vorreiterrolle beanspruchen kann oder dass eine vereinigende Supermethode anzustreben wäre. Die Forderung ist, „das Thema Gesundheit in seiner Erzieh-, Bild-, Lehr- und Lernbarkeit zum Gegenstand ihrer (der gesundheitspädagogischen) Forschung zu machen" (Stroß 2009, 62). Dabei sei, wie die Pädagogik insgesamt, auch Gesundheitspädagogik risikobehaftet. Eine Mechanik des Erfolgs gebe es nicht. Die Methode der „kritischen Beobachtung" soll Fehlschläge auf diesem Gebiet mindern. Dazu sind die Voraussetzungen für Gesundheitsförderung zunächst kritisch zu hinterfragen. Ebenso kritisch sei mit Institutionen wie Schule und anderen Vermittlungsorganisationen wie Betrieben in wissenschaftlicher Weise umzugehen.

Daneben stellen sogenannte „Mythen" in der Gesundheitsförderung eine Gefahr dar: Mythen sind die oft unbewussten Vorstellungen, wie die Vorstellung von der Machbarkeit von Gesundheit (Kausalitäts-mythos), die Vorstellung von der Wirksamkeit der Maßnahmen (Überwindungs-mythos) oder der Glaube an eine fortlaufende Verbesserung (Fortschrittsmythos). Solche Mythen müssen den Keim des Scheiterns in sich tragen, da sie Verkürzungen und Verzerrungen der Wirklichkeit darstellen (Stroß 2009, 131ff). Erst durch Entlarvung solcher Mythen steht eine Weiterentwicklung der Gesundheitspädagogik in Schulen, Universitäten oder sonstigen Ausbildungseinrichtungen in Aussicht.

Folgerichtig werden neue Fragestellungen als Ausbildungsinhalte für die Studiengänge der Gesundheitspädagogik gefordert: Normendiskussion in Erziehung und Gesundheitsförderung (Normativitätsproblematik), Handlungsmöglichkeiten im Mikro- und Makrobereich (Steuerungsproblematik), Anwendungsmöglichkeiten von Wissen, Können, Theorie und Praxis (Anwendungsproblematik), Möglichkeiten der interdisziplinären Zusammenarbeit (Interdisziplinarität), Mythen in verschiedenen Disziplinen bzw. Institutionen (Problem der interindividuellen Identitätsgewinnung). Diese Fragestellungen erscheinen in der Reflexiven Pädagogik als genuine Aufgaben der Gesundheitspädagogik. Damit gelingt Stroß eine weitere Konkretisierung des Wissenschaftsgebiets Gesundheitspädagogik. Insgesamt kann sich auf eine solche „reflexive" Weise die wissenschaftliche Disziplin Gesundheitspädagogik begründen und entwickeln. Die als neu zugewiesenen Aufgaben müssten auch in der Hochschulausbildung zum Tragen kommen.

Gesundheitsverhalten als Bildungsvorgang

In der Analyse des Arbeitsgebiets der Gesundheitspädagogik lohnt es sich zunächst, auf die Entwicklung der Gesundheitserziehung in Schulen einzugehen.

Schulische Gesundheitserziehung: In den meisten Bildungsplänen wird Gesundheitserziehung in den Präambeln als Unterrichtsprinzip ausgewiesen. Einzelne

Fächer eignen sich mehr oder weniger für die Vermittlung von Inhalten, daher soll in jedem Fachunterricht das Prinzip der Gesundheitsförderung als allgemeines fächerfreies „Bildungsziel" gelten. Die Gesundheitserziehung an Schulen bestand und besteht bis heute aus einer Krankheitskunde, einigen Hygieneregeln und einer teilweisen Überwachung des Krankenzustands durch Ärzte.

In der Sorge um die Gesundheit der Kinder begegnen sich das ärztliche und das erzieherische Tun. Das Feld, in dem sie sich gegenseitig übergreifen, ist das Gebiet der Gesundheitserziehung. Die Medizin hat bisher eindeutig die Vorherrschaft, die Vermittlungstätigkeit war Sache der Erziehung. Erst nach dem Zweiten Weltkrieg wurde das Zusammenwirken von Medizin und Pädagogik klarer herausgearbeitet. Dies zeigte sich z. B. an einem Beitrag von Döpp-Vorwald von 1964: „Auf dem Standpunkt der Pädagogik dagegen stellt sich dieses Zweck-Mittel-Verhältnis umgekehrt dar. Dem Erzieher geht es … wie gesagt um das Menschsein und Menschwerden im Ganzen. Für ihn steht demnach auch das Gesundsein von vornherein nicht isoliert, nicht als Selbstzweck in Frage, sondern als ein integrierendes Moment, als eine wesentliche Conditio sine qua non des menschlichen Gedeihens im Ganzen" (Döpp-Vorwald 1964).

Damit werden die Inhalte des Gesundheitsverhaltens zu Möglichkeiten der individuellen Weiterentwicklung, des Bildungsgeschehens: „Dort wie hier handelt es sich jedes Mal um eine Aussage, über die rechte Weise des Menschseins im ganzen, womit also die Rede von der ‚Gesundheit' als erzieherische Aufgabe durchaus gleichrangig neben jene anderen großen anthropologischen Leitbilder tritt, in denen sich das pädagogische Denken in der Geschichte jeweils den Sinn und das Ziel der Erziehung gedeutet hat."

Damit ist Gesundheitserziehung nicht nur als Wissensvermittlung und Handlungsanweisung, sondern als integraler Bestandteil von Bildung in Anspruch genommen. Nach Döpp-Vorwald ist das Verfahren, die schulische Gesundheitserziehung randständig in den Fächern Biologie oder Sport unterzubringen, der Sache nicht angemessen und völlig irrig. Denn die Pädagogik erhebe zu Recht den Anspruch, eben nicht als „Methodenmagd" oder „Inhaltsbeschaffer" für einzelne Fächer zu dienen, sondern habe die Beurteilung und Anwendung von Gesundheitsförderungsmaßnahmen im Sinne ihres Bildungsauftrags zu begründen und durchzuführen. Eine Untersuchung von Gesundheitserziehung zum Fächerbezug konnte dieses Defizit für einige heutige Lehrpläne aufzeigen (Krauss-Hoffmann 2011).

Gesundheitspädagogik versteht sich aufgrund der gemachten Zusammenhänge als die Bemühung um eine Enkulturation (vgl. Schneider 1990; auch Raitel/Dollinger/Hörmann 2008, 59ff) in eine bestehende Kultur unter Berücksichtigung der zentralen, anthropologischen Bedingungen und Bedürfnisse. Die Gesundheitspädagogik erhebt hier den Anspruch, auf wissenschaftlicher Basis die Einflüsse zu analysieren und diese auf das reale Gesundheitsverhalten einer Person zu erfassen. Zentraler

Bezugspunkt bleibt die persönliche Entwicklung des Einzelnen. Folgerichtig steht der Bildungsbegriff (Walter/Schwartz 2003; Rücker/Schubert 2011) im Zentrum der Bemühungen für ein besseres Gesundheitsverhalten: „der Bildungsbegriff wird unter Berücksichtigung ... zukünftiger Zustände als Ort, sprich als letztes Refugium angesehen, an dem die Diskussion über Aufgaben und Ziele pädagogischer Praxis geführt werden kann" (Fischer 2011,76). Dieser Ansatz einer auf die Adressaten bezogenen Gesundheitserziehung fußt auf den Anforderungen der geisteswissenschaftlichen Pädagogik (Walter/Schwarz 1999): Die kulturelle Einbettung des Gesundheitsphänomens und damit auch die Möglichkeiten der Erziehung zu einem gesünderen Verhalten haben sich auch als erfolgreich für die Praxis der Gesundheitsförderung erwiesen. Dies ermöglicht nämlich die genauere Erfassung von Lernbedingungen und Lernansprüchen im Hinblick auf eine kritisch-konstruktive Methoden- und Medienwahl (vgl. Huppertz/Schinzler 1996, 16ff, 248ff). Inzwischen wird in den angeführten Untersuchungen bestätigt, dass *gesund sein* und *gebildet sein* in enger Beziehung miteinander stehen (Brähler/Kiess/Schubert/Kiess 2012). Beides gilt als Voraussetzung für eine moderne funktionierende Gesellschaft. Gebildete im Sinne einer weiterführenden Schulbildung sind körperlich gesündere Menschen. Geistig und körperlich in angemessener Weise arbeitende Personen haben eine höhere Lebenserwartung.

Kritischen Bildungstheorie und Gesundheitspädagogik: Die Diskussion über die humanistische Bildungstheorie wurde in den 1970er Jahren im Zuge der sozialwissenschaftlichen Ausrichtung der Erziehungswissenschaften als überholt kritisiert. Der Bildungsbegriff sei durch die Umstände des Dritten Reiches diskreditiert und einer Vielzahl von Interpretationen ausgesetzt. Der Bildungsbegriff passe nicht mehr zu den modernen, sozialwissenschaftlich ausgerichteten Erziehungswissenschaften (aus Heydorn 1979, 12, nach Fischer 2011, Pongratz 2009). Vielmehr versuche die moderne Gesellschaft über die schulische Ausrichtung eine Neuorientierung: „Die Gesellschaft sucht den Menschen für bestimmte, klar definierte Zwecke zu begaben, die sich aus ihrem Interesse, einer gegebenen Machtlage, dem Entwicklungsstand ihrer Produktivkräfte ergeben. Sie begabt ihn nicht als Menschen, sondern immer nur partiell, sie bedarf seiner als Bruchstück ..." (Fischer 2011, 205; Pongratz 2009, 99). Das Produkt sei ein verkümmertes menschliches Subjekt. In der ökonomischen „Engführung" des heutigen Erziehungswesens würden substanzielle Aspekte des Bildungsvorgangs außer Acht gelassen, wie eigenständige Urteilskraft, intrinsische Motivation, Stärke der Persönlichkeit, Empathie, kulturelle Offenheit, Sprachen, historisches Bewusstsein oder Orientierungswissen (Nida-Rümelin 2005). Aus solcher Kritik, die sich auch an der Bildungsplanung seit 2000 entzündet (vgl. ausführlich Pongratz 2009, 106ff), müsse sich eine Neubewertung des Erziehungsauftrags entwickeln, die man als kritische Bildungstheorie bezeichnen kann (ausführlich: Heydorn 1991). Der Erziehungsauftrag kann nicht sein, den Menschen für das ökonomische Leben und die sozialen Bedingungen „abzurichten", vielmehr solle die Erziehung dazu anleiten, dass eine Person zu ihrer selbstbestimmten Freiheit gelangen könne. Es ginge um die persönliche Vervollkommnung. Bildung selbst ist das Ziel der Erziehung. „Sie sind sich selbst zu vervollkommnen eben, oder, wie der Begriff der Bildung will, ein Verhältnis zu sich selbst und zur Welt zu gewinnen" (Hügli nach Fischer 2011, 85). Der Staat hat dafür zu sorgen, dass sich jeder und jede um seiner und ihrer selbst willen und aus sich selbst entwickeln kann (Fischer 2011, 85-109). Für praktische Interventionen ergibt sich daraus, dass die heutige Idee des Humanen sich an der freien Entscheidungsmöglichkeit des Einzelnen orientieren muss. Dabei besteht grundsätzlich die Freiheit, sich zwischen aufbauenden und zerstörerischen Handlungen zu entscheiden. Ein Scheitern von Erziehung ist immanent ständig möglich und nicht zu verhindern. Erfahrungen der humanistischen Psychologie (vgl. ausführlich Maslow 1951; auch S. 88) machen es wahrscheinlich, dass das Bedürfnis zur Weiterentwicklung, auch im Hinblick auf Gesundheitsverhalten, angeboren ist. In der kritischen Bildungstheorie ist also von einem Wunsch nach Bildbarkeit des Menschen „aus sich heraus" auszugehen und in die heutige pädagogische Diskussion einzubringen.

Ein weiterer Gesichtspunkt für die theoretische Grundlegung als kritische Bildung besteht in der Annahme, dass die „Bestimmung des Ichs eines Individuums sich reflexiv auf seine Welterfahrung zurückführen lässt" (Fischer 2011, 113). Der Bildungsprozess ist daher insgesamt als dynamisches Geschehen zu verstehen. Dieser Prozess wechselt zwischen Selbsttätigkeit und Empfänglichkeit von sozialer Umgebung. Er spielt sich ab in einer kritischen Auseinandersetzung zwischen „Ich" und „Außenwelt". Dabei werden Ich und Außenwelt gleichermaßen als änderungsfähig und entwicklungsfähig verstanden (vgl. S. 109).

Der Lernvorgang selbst sei der eigentliche Bildungsprozess. Daher hat das Lernen hier ein eigenes Kapitel erhalten.

Die aufeinander aufbauenden Lernebenen sind dann für den Bildungsprozess entscheidend, wenn sie nach einer emotionalen und kognitiven Krise (Verunsicherung) zu einer Neuorientierung des Selbstbildes und des Weltbildes führen. Programme und Interventionen in der Gesundheitsförderung sind dann Bildungsvorhaben, wenn sie diese genannten Kriterien erfüllen. Damit soll der klassische Bildungsbegriff für die heutige Erziehungswissenschaft und die Gesundheitspädagogik neu gewonnen und als essentiell anerkannt werden (Pongratz 2009, 106ff; Fischer 2011, 114ff). Dieser Ansatz wird im Konzept der Gesundheitspädagogik in den Jahren 1991 bis 2006 an der Pädagogischen Hochschule Freiburg verfolgt und wird entsprechend weiter zu realisieren sein.

Beispiel

Das „Rationale-Effektivitäts-Training" soll hier dazu dienen, den beschriebenen Bildungsprozess beispielhaft zu veranschaulichen. Wenn eine direkte Gegenüberstellung von kritischer Bildungstheorie und einer bestimmten Coachingmethode hier auch verkürzt dargestellt ist, so macht sie doch den geforderten Selbsterziehungsprozess als Bildungsgeschehen deutlich. Die Beziehungen zum Gesprächskonzept von Rogers sind offensichtlich (vgl. S. 147).

Tab. 5.1 Beispiel: Rationales-Effektivitäts-Training als Bildungsprozess – R-E-T-Methode des Coachings und kritische Bildungstheorie

„Kritische Bildungstheorie" (nach Heydorn 1991)	Rationales-Effektivitäts-Training (R-E-T-Methode nach Ellis 1982)
Der Mensch wird als ein sich selbst steuerndes und aktivierendes System angesehen (Autopoiesis). Diese Fähigkeit zur Selbststeuerung ist allen lebenden Systemen eigen (Homoiostase). Das Individuum kann keine fremden Strukturen „importieren", daher sind Probleme nicht „von außen" zu lösen. Ein gleichsam „technisches Nachmachen" wäre zwar möglich, trägt aber nicht zur Bildung bei, weil Selbst- und Weltbild sich nicht verändern.	**Anlass** sind offene oder verdeckte Probleme in der Kommunikation zwischen einer Person und den wahrgenommenen Ansprüchen der sozialen Umwelt. Die Methode fordert auf allen Stufen ein selbstreflexives Verhalten mit dem Ziel, ein „glücklicheres Leben" führen zu können. Der Ablauf der Beratung (Coaching) vollzieht sich in folgenden Stufen: **Activation event:** Anhand eines Beispiels soll der Ratsuchende sein Verhalten und seine subjektiven Gefühle benennen können.
Trotz vieler Irrwege existiert ein eigenverantwortliches Subjekt, das seinen Bezug zur Welt und zu sich selbst ausgestalten will und kann. Formen der Wahrnehmung und der Kommunikation mit der Umwelt spielen eine zentrale Rolle bei der Weiterentwicklung. Alle Systeme brauchen zum Überleben Störungen des eigenen Zustands, um sich weiter entwickeln zu können.	**Belief system:** In einem Dialog soll der Adressat seine Interpretation für sein Verhalten offenlegen. Diese Reflexion führt zu einer Aufdeckung des bestehenden Glaubensystems und des Verhaltensmusters. Unangemessene Verhaltensmuster führen zu emotionalen Störungen. Dieser Zustand muss bewusst durchlebt werden. **Consequence:** Der Patient übernimmt seine eigene Weiterentwicklung durch Einsicht und Verhaltensänderung in die Hand.

Das ganze Verfahren zielt auf die Veränderung der Selbstwahrnehmung und damit auch auf eine Veränderung der Gefühlswelt und der Wahrnehmung. Am Ablauf des Coaching-Prozesses (Tab. 5.1) ist abzulesen, wie das zentrale Anliegen der kritischen Bildungstheorie in die Realität des Verhaltens umzusetzen wäre (Fischer 2011, 173ff).

Fußend auf dem bildungstheoretischen Ansatz von Humboldt lassen sich in der „kritischen Bildungstheorie" erste Forderungen für die Neuentdeckung von Bildung als zentralem Geschehen in der Gesundheitspädagogik festhalten. Das möglicherweise neue Gesundheitsverhalten ist selbst Ausdruck eines Bildungsprozesses: „Solche Lernprozesse, die sich auf die Veränderung von Interpunktionsprinzipien von Erfahrung und damit auf die Konstruktionsprinzipien der Weltaufforderung beziehen, sollen Bildungsprozesse genannt werden" (Marotzky 1990 nach Fischer 2011, 137). Die Vorgehensweise in der Gesundheitspädagogik muss daher derart angelegt sein, dass Lernen als selbstverantwortete, autonome Tätigkeit durch den Lerner selbst erkennbar wird.

Zum Flow-Erlebnis

Unter Flow versteht man die nahezu vollständige Vertiefung in eine Tätigkeit. Das Flow-Phänomen wurde zunächst auf Extremsportarten bezogen (Csikszentmihalyi 2010), meint aber heute auch einen „Tätigkeitsrausch" im kreativen oder geistigen Bereich. Die folgenden Merkmale lassen sich nennen:

- Die Tätigkeit ist sehr eng auf das Ziel fokussiert.
- Die Tätigkeit wird unmittelbar wahrgenommen.
- Die Tätigkeit wird nicht als überfordernd und auch nicht als unterfordernd angesehen.
- Der Ausübende hat das Gefühl der Kontrolle über die Tätigkeit.
- Die Sorgen verschwinden.
- Das Gefühl für die Zeit geht verloren.
- Die Handlung verschmilzt mit dem Bewusstsein.

Dem Glücklichen schlägt keine Stunde!

Zusammenfassend kann Flow als ein Zustand beschrieben werden, in dem Motivation, Aufmerksamkeit und Umgebung zusammenfallen (Plön 2001).Die Tätigkeit läuft „wie von selbst". Oft wird von einem „Aha-Erlebnis" berichtet, von plötzlicher „innerer Klarheit": Die Ziele werden klarer ins Auge gefasst, die notwendige Struktur der Handlungsabläufe wird deutlicher erkannt, eine bessere Kontrolle ausgeübt. Die Personen „hatten das Gefühl, sich mühelos konzentrieren zu können" (Bernet 2012,

60). Diese selektive Wahrnehmung in der Fokussierung auf eine einzige Tätigkeit scheint nicht erzwingbar zu sein. Sie kann stattfinden, wenn man sich ganz in eine Arbeit und deren Anforderungen vertieft.

Aufgrund dieser absoluten Vertiefung in eine Sache steht Flow im Zusammenhang mit Suchtverhalten (vgl. S. 275) aller Art. Damit hat Flow auch gefährliche Seiten.

Der Grund, warum immer wieder ein solches Erlebnis auch in Extremsituationen angestrebt wird, besteht darin, dass mit solchen Zuständen ein intensives Glücksgefühl erinnert wird. Damit steht das Flow-Erleben auch im Zusammenhang mit dem Bildungsgeschehen und den Zielvorstellungen der Gesundheitspädagogik.

Zusammenhang mit pädagogischen Konzepten: Unter der Annahme, dass solche Glücksgefühle in der Erinnerung, verbunden mit der jeweils ausgeführten Tätigkeit, deutlich besser haften bleiben, hat Bernet versucht, den Flow als Bildungsgeschehen in Anspruch zu nehmen. Im Flow geschehen positive Veränderungen hinsichtlich der Selbstwahrnehmung und der Selbstsicherheit. Das zunächst einfache Erleben entwickelt sich weiter zu einer bewussten Tätigkeit, die in einer dritten Stufe zu einer eigenständigen Selbstförderung führt. Diese schließlich führt zu einer neuen Einstellung sich selbst und der sozialen Umwelt gegenüber, in ein erlebnisintensives und sensibles Verhalten, das hier als „gebildet" bezeichnet wird. Dieses intensive Erleben ist schon seit längerem in verschiedenen pädagogischen Ansätzen als günstig für die persönliche geistige Entwicklung, als Auslöser für Motivation und Bildungsgeschehen verstanden worden.

Reformpädagogik: In der Reformpädagogik der 1920er Jahre wurde das Phänomen als „Begeisterung", „lebendiges Sprudeln", „Versenken der Seele", „Freude", „wirklicher Antrieb", „Erfüllung", „Glück" und „schöpferische Leidenschaft" umschrieben und als äußerst erstrebenswert im Gegensatz zum üblichen Unterricht dargestellt.

Anton Semjonowitsch Makarenko: Im pädagogischen Ansatz von Makarenko finden sich ebenfalls wesentliche Aspekte zur Auslösung des Flow-Geschehens. Er fordert, Ziele klar herauszuarbeiten, hohe Anforderungen zu stellen, selbstgestaltete Arbeitsorganisation zu fördern, Konzentration auf die Aufgabe zu lenken, zwischenmenschliche Begleitung anzubieten, Momente der Selbstvergessenheit zu beachten. Dadurch würde die Werdekraft des Adressaten herausgefordert, die Selbstverantwortung gestärkt und das eigentliche Erziehungsziel, nämlich die bewusste Selbstorganisation im Leben, gefördert.

Maria Montessori: Wichtigstes Ziel ihrer Pädagogik ist die Maxime: „Hilf mir, es selbst zu tun." Als Elemente der Flow-Auslösung werden gesehen: freie Wahl des

Ziels, selbstgestellte Herausforderungen. Das Kind kontrolliert sich selbst. Merkmal sei eine Selbstvergessenheit, die beim Kind das Gefühl entstehen lässt, „als erwache man aus einem erholsamen Schlaf" (Bernett 2012, 92ff). Der Pädagoge habe nur die Aufgabe, dem Kind bei der Entwicklung zu helfen. Motivation und Interesse zählen zu den zentralen Anliegen der Gesundheitspädagogik. Das Flow-Prinzip wird als Grundlage für einen besseren und bildungsnäheren Schulunterricht angemahnt und gefordert, der mehr Aufmerksamkeit auf eine zentrale menschliche Fähigkeit und auf eine wichtige geistige Ressource lenkt.

Auslösung von intensiven Erlebnissen: Konsens ist, dass Flow-Erlebnisse nicht durch bestimmte Methoden oder Inhalte gleichsam nach Rezept entstehen. Es gibt jedoch einige Hinweise, die Wahrscheinlichkeit des intensiven Erlebnisses durch äußere Einflussnahme zu fördern:

• Investierung von psychischer Energie in eine Aufgabe
• Entwicklung eines Tätigkeitsverlaufs, der sich von der Aufgabe her ergibt
• Wahrnehmung der Motivation durch den Adressaten selbst
• Förderung des persönlichen Interesses und der Auseinandersetzung mit anderen Ansichten
• als optimal erlebte Umgebungsbedingungen
• Fehlen von äußerem Druck, vor allem von Ergebnisdruck

> „Eine der wohl wichtigsten inneren Voraussetzungen für den Zugang zu flow ist die Art und Weise, wie Menschen eine Situation betrachten. Die Sichtweise kann flow auslösen, wenn wir eine Situation z. B. als Herausforderung ansehen; sie kann aber auch flow hemmen, wenn sie als bedrohlich oder als unlösbares Problem definiert wird. Die Unterscheidung von flow-auslösenden Momenten, die sich also auf diese inneren und äußeren Strukturen beziehen, ist bedeutsam für alle Entwicklungsprozesse. Die Aufgabe des Leiters ist es, äußere Strukturen nach den Regeln des flow-Erlebens zu gestalten, damit die Adressaten die Möglichkeit haben, flow zu erleben. Jedoch ist für das Eintreten von flow jeder Mensch selbst verantwortlich, und er ist gefordert, eigene „psychische Energie zu investieren" (Bernett 2012, 121).

Zusammenhang mit Gesundheitspädagogik

Flow-Erlebnisse und ihre Wahrnehmung sind individuell sehr verschieden. In der Forschung werden die folgenden positiven Wirkungen genannt (Bernet 2012, 138): Die Teilnehmenden waren im Selbstlernprozess zufriedener, Flow-Erfahrungen werden positiv gewertet, intrinsische Motivationen nehmen zu, konzentriertere Arbeit ist möglich, insgesamt fühlen sich die Personen gesünder, haben Selbstvertrauen, äußern weniger Versagensängste. Die Personen sind positiv in Bezug auf ihre Talente eingestellt.

Menschen, denen man Flow-Erlebnisse versagte, indem man sie eine Zeitlang mit belanglosen Arbeiten befasste, zeigten sich danach abgespannt, unwohl, kränklich, ärgerlich, weniger kreativ, hatten geringere kognitive Leistungsfähigkeit, geringere Konzentrationsfähigkeit, insgesamt eine geringere Selbstachtung.

Das Flow-Erleben kann aber auch sehr negative Folgen haben. Dies zeigen z. B. bestimmte Gruppen, die mit dem Flow-Erlebnis arbeiten, um Abhängigkeiten zu erzeugen. Ebenso droht die Gefahr des Süchtigwerdens. Wenn Arbeit und Leistung zum Flow-Erleben werden, drohen Arbeitssucht, Machthunger oder eine erhöhte Risikobereitschaft.

Aus solchen Gefahren ergeben sich ernste Anforderungen nach einer pädagogisch sorgfältigen Auswahl der Angebote und nach einem methodisch überlegten Vorgehen. Flow-Erlebnisse sollten nur dann gefördert werden, wenn sie die Vielfältigkeit der sozialen und physikalischen Umgebung nicht eingrenzen und die Selbstentwicklung des Adressaten in sozialer, emotionaler und kognitiver Hinsicht fördern.

5.4 Der systemische Ansatz

Wie schon von Zwick gefordert, wächst zunehmend das Bewusstsein über die wechselseitigen Verschränkungen von Methoden, Inhalten, äußeren und inneren Vorgängen bei Beteiligten sowie auch durch die Struktur von Organisationen. Ein Zusammenhang zwischen systemischer Sichtweise und Setting (vgl. S. 23, S. 229) lässt sich herstellen, wenn auch ohne gegenseitigen Bezug.

Eine Analyse des Forschungsgegenstands im Sinne der monokausal vorgehenden Wissenschaft ist in den Naturwissenschaften üblich und sehr erfolgreich. Eine andere extreme Sicht, Forschung nach dem Satz „Alles hängt mit allem zusammen" zu betreiben, erscheint als zu wenig hilfreich. Hier wird versucht, den Blick auf nicht nur eine Ursache zu legen, sondern mehrere, besonders wichtig erscheinende Anlässe mit in die Forschung über ein Teilgebiet der Gesundheitswissenschaften aufzunehmen.

Diese Sicht wurde „systemisch" genannt, sie kann in Schaubildern (S. 113; S. 254; S. 288; S. 292) vor Augen geführt werden, um wenigstens einige Bedingungsfaktoren in der Forschungsarbeit mit „in den Blick" zu bekommen. Die bei der Diskussion in nachfolgenden Abschnitten beklagten Unzulänglichkeiten bei der Anlage von Forschungsdesigns und Dateninterpretation gehen vielfach auf die Vernachlässigung dieses systemischen Denkens zurück.

Biologische Grundlagen

Ein Verständnis für „systemische" Bedingungsgefüge wurde erstmals in der Biologie begründet (Penzlin 2012, 56-63): Biologische Systeme benötigen zu ihren Lebensfunktionen die Auseinandersetzung mit der Umgebung. Daraus resultieren der „Stoffwechsel" jeder einzelnen Zelle, aber auch die Verhaltensweisen von Tieren bis hin zur Evolution von Arten: Alle Lebewesen setzen sich mit der Umgebung auseinander. Die äußere Umgebung ihrerseits bestimmt die Veränderung von Lebewesen und letztlich die Evolution der Arten.

Bakterien, Pflanzen und Tiere sind mit bestimmten Wahrnehmungsmöglichkeiten ausgestattet und können eine gewisse Selbstregulation bei Veränderungen der Umgebung durchführen. Außerdem können sie aber auch auf die Umgebung einwirken. Alle diese Beeinflussungen bewirken ein „Überleben" des gemeinsamen Systems von Beeinflussungen.

Merkmal von Systemen ist, dass sie „in sich selbst funktionieren", auf sich bezogen sind (selbstreferentiell) und operativ in sich geschlossen reagieren. Sie schaffen sich selbst aus sich heraus (autopoietisch). „Autopoietisch" meint die Schaffung des Systems durch Elemente, aus denen es selbst besteht. Dies ist an einer lebenden Zelle zu veranschaulichen. Leben entsteht nicht aus organischen Bestandteilen, sondern immer nur aus Leben. Daher müssen Systeme wie eine lebende Zelle als „selbstreferentiell" (= auf sich selbst bezogen) gedacht werden.

Die systemische Sichtweise im pädagogischen Bereich geht davon aus, dass die Wirklichkeit nicht durch lineare kausale Schlussfolgerungen, wie in den Naturwissenschaften üblich, zu verstehen ist. Vielmehr muss der geordnete Funktionszusammenhang von vielen Variablen berücksichtigt werden. Die Variablen stehen nach dem systemischen Konzept jedoch nicht wahllos nebeneinander, sondern bilden einen funktionierenden Zusammenhang. Etwa vom Menschen gemachte „Erkenntnisse" fußen auf Beobachtungen und sind damit „nur" Konstrukte des Verstandes. Sie erfassen nicht die Wirklichkeit. Aussagen über Realitäten können nur als Vergleich zwischen Aussagen von zwei Beobachtern gemacht werden, aber nicht mit der Wirklichkeit selbst (Berghaus 2003).

In der Gesundheitspädagogik bezieht sich daher die Handlungsweise nicht auf ein einzelnes Problem, z. B. Übergewicht, sondern nimmt die Gesamtheit der Lebensumstände des Betroffenen in den Blick. Die einzelne Person steht insoweit im Zentrum, als sie erkennbar Träger von Symptomen ist. Mit dem Blick auf die soziale Umgebung lässt sich herausarbeiten, dass die Problematik nicht die ureigenste Problematik der Person sein muss, sondern ihre Ursachen im sozialen Umfeld haben kann. Eine einzelne wahrgenommene Störung ist daher als Anzeiger für eine Gefährdung des Gesamtsystems anzusehen. Umgekehrt stellt die Behebung einer Störung im Einzelfall auch einen Erfolg des Gesamtsystems dar, z. B. des gesellschaftlichen Umfelds in einer Familie.

Der systemische Ansatz in der Gesundheitspädagogik

Der systemische Ansatz eröffnet insbesondere für die Gesundheitspädagogik neue Möglichkeiten des Verstehens und der Anwendung. Die Zusammenhänge versucht das „Kleeblattmodell" (Schneider 1990; Abb. 5.3; vgl. Lorenz 2008) in erster Annäherung zu veranschaulichen. Mit einer subtilen wirklichkeitsnahen Ausgestaltung des Beziehungsnetzes im Kleeblatt für eine bestimmte Situation sollen die Bereiche, die für das Gesundheitsverhalten besonders einflussreich erscheinen, in ihren jeweils speziellen Aspekten erfasst und in die pädagogische Arbeit integriert werden.

Personale Bedingungen: Im „Selbst der personalen Bedingungen" (Abb. 5.3) geht es um die anthropologische Grundausstattung, um Vorurteile, kulturellen Bedingungen und Einstellungen, die in der Person verankert sind. Aus diesem Bereich stammen die meisten Vorurteile gegen wünschenswertes Gesundheitsverhalten und die kulturellen Festlegungen. Bei studentischen Befragungen über Faktoren, die die Gesundheit stärken oder mindern könnten, kommen die meisten Beiträge aus diesem Bereich.

Umwelt: Hier ist die Umgebung gemeint, die auf ein Lebewesen einwirken kann. Es geht dabei um die Einflüsse chemischer, physikalischer und biologischer Faktoren, die elementar das Gesundheitsverhalten beeinflussen. Physikalische, chemische und biologische Umweltfaktoren werden meist als besonders bedrohlich für die Gesundheit angeführt, obwohl die Umwelt auch in den Städten sich in den letzten Jahrzehnten deutlich verbessert hat. Hier haben Gesetzgebung und die Überwachungsinstitutionen wesentlichen Anteil.

Soziale Faktoren, Mitwelt: Hier sind die sozialen Umstände zusammengefasst: Einflüsse aus dem sozialen Umfeld, ökonomische Faktoren (Schneider 1998, 61ff) oder soziale Hilfestellungen sind Einflussfaktoren auf ein mögliches Gesundheitsverhalten. Der Begriff Mitwelt ist gewählt, um eine klare Unterscheidung vom Sachgebiet Umwelt vorzunehmen. In den Sozialwissenschaften ist Umwelt oft als soziale Umwelt verstanden.

In einem solchen Beziehungsnetz kommt es zu einer gegenseitigen Beeinflussung vieler Faktoren, die sich in einer subjektiven Gesundheitsbildung und Lebensweise zentrieren lässt. Aus diesem Grund ist die persönliche Gesundheit als wahrgenommenes Gesundheitsverhalten ins Zentrum des Modells gesetzt. Je nach

Lebensalter, Einstellung, Bildung, Kultur, Glaube, Wissen werden jeweils andere Faktoren ausgelebt und spielen andere Faktoren eine positive oder negative Rolle.

Der systemische Ansatz macht leichter verständlich, warum ein Übernehmen von beobachtetem oder wünschenswertem Gesundheitsverhalten nicht „automatisch" erfolgt. Die pädagogische Praxis hat aufgrund ihrer Erfahrung und des Freiheitspostulats immer mit Abweichungen in Form einer „selbstgesteuerten" kulturellen persönlichen Weiterentwicklung gerechnet. Eine solche Beobachtung ist aus der Sicht der Systemtheorie die wahrscheinlichere.

Diese systemische Sichtweise ist in der Gesundheitsförderung bisher nicht selbstverständlich. Z. B. fußte die Ernährungserziehung lange Zeit auf einer Berechnung von Kalorien und deren linearer Übersetzung in die Ernährungspraxis. Abgesehen davon, dass eine solche Umrechnung beim Einkauf vieler Lebensmittel praktisch unmöglich ist, werden beim Kalorienzählen die sozialen und ökonomischen Umstände gar nicht berücksichtigt.

Mit der systemischen Sichtweise lassen sich erfolgreichere von weniger erfolgreichen Forschungsansätzen abgrenzen. Partnerschaftliches Lernen, team teaching, Organisationsentwicklung oder Setting-Ansätze müssen aus dieser Sicht als aussichtsreichere Methoden gelten. Ebenso sollten bestimmte Sachverhalte immer mit sozialen, ökonomischen und ökologischen Begleitumständen in Projekten verbunden sein, um die Aussicht auf Erfolg zu stärken.

Aus Sicht der Systemtheorie wäre es auch eine Aufgabe der Gesundheitspädagogik, herauszuarbeiten, wie Menschen es schaffen, sich bei überfordernden Ansprüchen aus der sozialen (wie Armut) und der biologischen Umwelt (wie Krankheiten) trotzdem so zu stabilisieren, dass ein sozial verträgliches „Überleben" möglich ist.

In der praktischen Umsetzung wird es darauf ankommen, wenigstens die wichtigsten Faktoren in die jeweiligen Forschungsprojekte einzubinden.

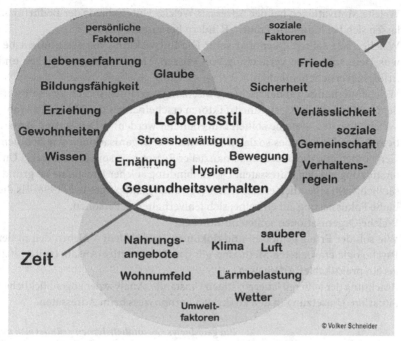

Abb. 5.3 Gesundheitsverhalten in systemischer Sicht. Die Zeitachse soll andeuten, dass die Faktoren nach Zeit und Situation neue Bedeutungen erlangen können.

Vereinfachte Darstellung als Netzwerk in systemischer Sicht zwischen anthropologischen Bezügen (Person), sozialen Bedingungen (Mitwelt) und Umweltfaktoren (Umwelt) mit dem Ziel, Gesundheitsverhalten und Lebensstil in einer Zeitachse zu erweitern.

Die vier Sachfelder in der Mitte sind als Bestandteile des Lebensstils beispielhaft herausgegriffen.

5.5 Pädagogische Kompetenzanforderungen

Kernkompetenzen

Zum professionellen Handeln in der Gesundheitspädagogik gehören Antworten auf die folgenden Fragestellungen:

- Welche Motivation lässt der Vermittler für sein Anliegen erkennen?
- Welches Verhältnis zu den Begleitpersonen wird angestrebt?

- Welche Motivationen hat der Adressat? Welche Unterschiede der Bedürfnisse lassen sich bei Männern, Frauen, Kindern herausarbeiten?
- Welche Ziele sollten erkennbar sein? Die Entwicklung von Gesundheitsbewusstsein sollte eine Vernetzung von Wissen, Handlungskompetenzen und Erfolgszuversicht beinhalten.
- Welche methodisch-didaktischen Umsetzungsvarianten sollten gewählt werden? – Methodische Gesundheitsfaktoren erscheinen als das Mittel der Wahl.
- Welche sozialen Systeme sollten eingebunden werden? – Der Setting-Ansatz betont den Einfluss des sozialen Umfelds auf Organisationen wie Schulen, Gemeinden und die Bedeutung finanzieller Ressourcen sowie der sozialen Unterstützung auf den Adressaten. Die Einbindung solcher Umstände ist grundsätzlich wahrscheinlich erfolgreicher (vgl. auch Schipperges u. a. 1998) als die bloße Fokussierung auf einzelne, sich fehlverhaltende Personen.
- Welche Organisationen sollten mitarbeiten?
- Wie soll der Erfolg gemessen und dokumentiert werden? – Neben den in der Psychologie erarbeiteten Methoden gilt der Best-Practice-Ansatz (vgl. S. 202) als ein praktikabler Arbeitsweg.
- Beachtung der äußeren längerfristigen Umstände, Analyse der augenblicklichen Situation, Umsetzung in den konkreten Lernprozess beim Adressaten.

Ein geordnetes Gesundheitslernen gründet sich auf
die Kompetenz und das Gesundheitsverständnis
der vermittelnden Person.

Analyse der Rahmenbedingungen: Pädagogik muss die Rahmenbedingungen der menschlichen Lebensgestaltung analysieren. Sie muss die Lebensbedingungen der Menschen erforschen und Möglichkeiten der Optimierung von Lebensumständen und Verhalten bieten.

Zu diesen Elementen des menschlichen Lebens gehören soziale Bedingungen, ökonomische Möglichkeiten, ökologische Umstände und kulturelle Bedingungen. Ergebnisse aus diesen Sachbereichen sollen für die pädagogische Arbeit zusammengeführt werden: Gesellschaftsanalyse, Situationsanalyse und Selbstreflexion gehören zum professionellen pädagogischen Handeln (Abb. 5.4). Das professionelle Handeln unterscheidet sich vom alltäglichen Handeln durch intersubjektiv ermöglichte Überprüfung und methodische Kontrolle. Der Ablauf ist meist in folgender Weise durchschaubar: festgelegte Ziele, Diagnose der Handlungsspielräume, Handlungsplan, Art und Weise der Durchführung und Überprüfung.

Aus dem dargestellten Bedingungsgefüge ergeben sich die Anforderungen an die vermittelnde Person. Die gesundheitspädagogische Kompetenz von Personen

als „Gesundheitserzieher" oder „Gesundheitsförderer" ist im Bildungskonzept in
zwei Richtungen erfasst:

- Der Gesundheitsförderer soll über das wissenschaftlich erarbeitete Wissen
  verfügen und im Hinblick auf seine aktuelle Aufgabe auswählen können.

- Die vermittelnde Person soll auf der Grundlage ihrer pädagogischen Ethik und
  der Interessenlage ihres Gegenübers (des Adressaten, des zu „Erziehenden")
  jeweils entscheiden können, welche Inhalte und welche Methoden dem Ziel der
  Selbstverwirklichung des Partners dienen.

Förderung der Eigenkräfte des Ansprechpartners: Pädagogik will immer den elemen-
taren Wunsch eines Menschen nach Selbstbestimmung (Freiheit) beachten. Sie will
ihn in die Lage versetzen, möglichst umfassend dieses Streben zu verwirklichen.
Vielfach gilt folgendes Vorgehen als geeignet:
1. Zielbestimmung,
2. Feststellung der sozialen Umstände,
3. Erstellung eines Plans zur Förderung der Eigenkräfte,
4. Durchführung,
5. Überprüfung des Erfolgs bzw. Misserfolgs (Evaluation) (vgl. S. 196).

In unserem Kulturkreis hat sich das elementare Bedürfnis zur freiheitlichen Lebensgestaltung entwickelt, von der Öffentlichkeit anerkannt und von der Verfassung
ausdrücklich geschützt. Fehlverhalten ist dabei immer möglich. Es muss in der
Gesellschaft und im pädagogischen Tun „aufgefangen" werden.

Der pädagogische Bezug:

Bei allen pädagogischen Bemühungen ist ein eigentümlicher Austausch zwischen
Vermittler und angesprochener Person zu beobachten: der „pädagogische Bezug"
oder die „pädagogische Beziehung". Diese Beziehung stellt ein Vertrauensverhältnis dar, jedoch keine Vertrautheit oder gar Abhängigkeit. Dabei sollte niemand
in seiner Würde verletzt werden. Das Ziel ist, den Ansprechpartner oder den
Adressaten bei allen Konflikten zu stärken. Dieser Bezug wird von beiden Seiten
verstanden und als befreiend und unterstützend erlebt. Fehlentwicklungen sind
jedoch aufgrund von Missverständnissen möglich. Vor allem der Verantwortliche
für die Beziehungsgestaltung muss sich über seinen pädagogischen Bezug bewusst
Rechenschaft ablegen wollen (vgl. Huppertz/Schinzler 1996, 16ff).

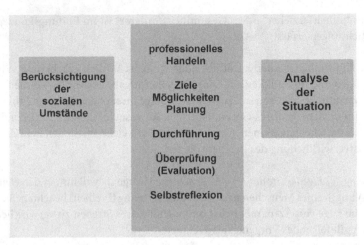

Abb. 5.4 Professionelles pädagogisches Handeln
„Dass dieses Kind hier zu seinem Lebensziel komme, das ist ihre (der Pädagogik) selbständige Aufgabe, die ihr niemand abnehmen kann. … wie nun das Vertrauen des Patienten in seinen Arzt vor allem in dieser seiner Grundeinstellung begründet ist, die ihn in seinem Lebenswillen bejaht und die ihr eigentümliches Verhältnis zueinander bedingt, so ist solche pädagogische Grundeinstellung und das unbedingte Vertrauen des Zöglings dem Erzieher gegenüber, dass er von ihm in der Tiefe absolut bejaht wurde, die Voraussetzung des eigentümlichen Verhältnisses zwischen ihnen beiden. … dass das letzte Geheimnis der pädagogischen Arbeit der richtige pädagogische Bezug ist, das heißt das eigene schöpferische Verhältnis, das Erzieher und Zögling verbindet. …. Dieser pädagogische Bezug und die in ihm gelegene Bindung müssen gewiss im Einzelnen sehr verschieden sein, … aber in irgendeiner Form sind sie die Voraussetzung jeder fruchtbaren pädagogischen Arbeit." (Nohl 1967)

Kasten 5.1   Vom Wesen der Erziehung (aus Nohl 1967)

Der pädagogische Bezug

„… Diese Grundeinstellung der neuen Pädagogik ist entscheidend dadurch charakterisiert, dass sie ihren Augenpunkt unbedingt im Zögling hat, das heißt, dass sie sich nicht als Vollzugsbeamten irgendwelcher objektiven Mächte dem Zögling gegenüber fühlt, des Staats, der Kirche, des Rechts, der Wirtschaft, auch nicht einer Partei oder Weltanschauung, und dass sie ihre Aufgabe nicht in dem Hinziehen des Zöglings zu solchen bestimmten vorgegebenen objektiven Zielen erblickt, sondern – und das nennen wir ihre Autonomie, die ihr einen von allen anderen Kultursystemen unabhängigen Maßstab gibt, mit dem sie ihnen allen auch kritisch gegenübertreten kann – dass sie ihr Ziel zunächst in dem Subjekt und seiner körperlich-geistigen Entfaltung sieht. Dass dieses Kind hier zu seinem Lebensziel komme, das ist ihre selbständige Aufgabe, die ihr niemand abnehmen kann. Die Folgen dieser eigentümlichen Umdrehung, die den anderen Berufen natürlich sehr fremdartig erscheinen muss, z. B. dem Richter als dem Vertreter der objektiven Gerechtigkeit, und die darum die Pädagogik oft in Konflikt mit ihnen bringt, sind dann sehr tief greifend und gestalten doch jedes einzelne Moment der Erziehung. Von hier wird der Eigenwert jeder Lebensstufe des Kindes erkannt, ja jedes Augenblicks in diesem seinem Leben, der nicht bloß der Zukunft geopfert werden darf, sondern nach seiner selbständigen Erfüllung verlangt. Von hier aus ergab sich auch die Umdrehung in der Verwahrlosten-Pädagogik, die nun in dem Zögling nicht mehr den Gegner sieht, der niedergeworfen werden muss, damit er sich in die soziale Ordnung einfüge, sondern den in Schwierigkeiten Befangenen, dem man zu Hilfe kommt. Wo er pädagogisch denkt, sieht der Richter auf den Täter und nicht bloß auf die Tat, ist Jugendgerichtshilfe nicht Hilfe des Richters, sondern Hilfe des Jugendlichen." „... Wie nun das Vertrauen des Patienten in seinen Arzt vor allem in dieser seiner Grund-Einstellung begründet ist, die ihn in seinem Lebenswillen bejaht und die ihr eigentümliches Verhältnis zueinander bedingt, so ist solche pädagogische Grundeinstellung und das unbedingte Vertrauen des Zöglings dem Erzieher gegenüber, dass er von ihm in der Tiefe absolut bejaht wird, die Voraussetzung des eigentümlichen Verhältnisses zwischen ihnen beiden. Und das ist nun die zweite Einsicht der gegenwärtigen Pädagogik – auch sie natürlich alt, weil sie ein ewiges Lebensverhältnis ausdrückt, aber doch jetzt erst ganz voll gehoben –, dass das letzte Geheimnis der päda gogischen Arbeit der richtige pädagogische Bezug ist, das heißt das eigene schöpferische Verhältnis, das Erzieher und Zögling verbindet. Ich kann dieses Verhältnis hier nicht im Einzelnen analysieren – Liebe und Haltung auf der einen Seite, Vertrauen, Achtung und ein Gefühl eigener Bedürftigkeit, ein Anschlusswille auf der anderen: sein Resultat ist die Bindung des Zöglings an den Erzieher. Dieser pädagogische Bezug und die in ihm gelegene Bindung müssen gewiss im einzelnen sehr verschieden sein, dem normalen Kinde gegenüber anders wie dem debilen oder dem psychopathischen, schließlich jedem Individuum gegenüber ganz individuell – ihre Entwicklung gemäß den Entwicklungsstufen des Zöglings hat Rousseau als erster bestimmt –, aber in irgendeiner Form sind sie die Voraussetzung jeder fruchtbaren pädagogischen Arbeit. ...."

Vom Wesen der Erziehung

„... Gewiss ist das Erziehungsleben ringsum bedingt von den geschichtlichen Faktoren, innerhalb deren es wirkt, den politischen Verhältnissen, den sittlichen und religiösen Zuständen, der Lage der Wissenschaften, der ganzen Stellung des Bewusstseins der Zeit, aber sein Wesen ist davon unabhängig, und sein entscheidender Gehalt gehört ihm ganz allein. Es ist nicht leicht, diesen Gehalt in einer abstrakten Formel auszusprechen. Der Kern ist der radikale Wechsel des Blickpunkts von allen objektiven Zwecken weg auf das Subjekt, seine Kräfte und sein Wachstum. Pestalozzi schrieb unter sein Bild: „Was hülfe es dem Menschen, wenn er die ganze Welt gewönne und nähme doch Schaden an der Seele seines Kindes." Und Herbart sprach es dann mit aller Klarheit aus: „Das Objektive der Zwecke, die ein Mensch sich setzen kann, hat für den Erzieher gar kein Interesse, sondern die Aktivität des heranwachsenden Menschen überhaupt, das Quantum seiner inneren, unmittelbaren Bewegung und Wirksamkeit", sein schöpferisches geistiges Leben. Der große Emanzipationsprozess seit der Renaissance, die Entdeckung des Individuums, der Subjektivität des geistigen Lebens und der Eigenwerte seiner höheren Grundrichtungen hatte damals endlich auch die Pädagogik ergriffen und befreite sie aus der Dienstbarkeit von Kirche und Staat, Wissenschaft, Stand und Beruf. Schließlich nahm sie doch nur den ewigen Gedanken des Christentums vom Selbstwert jeder einzelnen Seele auf, indem sie ihn auch im Kinde anerkannte, und sprach den Sinn der griechischen Paideia und der römischen Humanitas radikal aus: dass sich das Wesen der Kultur jeder Zeit vollendet nicht in ihren Werken und Organisationen, sondern in der Einheit der gebildeten Person, die dann alle ihre Einzelleistungen ermöglicht. Seitdem wissen wir, dass es die große Funktion der Pädagogik im Haushalt des geistigen Lebens ist, dass sie die von Generation zu Generation regelmäßig einsetzende Verobjektivierung immer wieder aufhebt in der neuen Jugend, so dass die Bücher leben und die Kultur spontane Bildung wird. Sir Percy nun hat dieses Ergebnis noch kürzlich so formuliert: „Individualität ist die Schlüsselposition für alles. Wenn diese Position verloren ist, ist alles verloren." Man hat das als Individualismus missverstanden. ... Aber der Sinn ist die Wendung zum Subjekt, dass das zu seinem freien, selbstständigen, höheren Leben kommt. Von allen Seiten wird der Mensch in Anspruch genommen für objektive Zwecke, von Staat, Kirchen und Parteien, Beruf und Wissenschaft, alle wollen sie das Subjekt eingliedern, verlangen seine Leistung und Hingabe. Die Erziehung dreht den Spieß um und fragt, ob sie dem Subjekt helfen, zu wachsen und zu gedeihen. In der Zeit des Nationalsozialismus haben wir den völligen Verlust dieser G pädagogischen Wahrheit erfahren, und jeder Kollektivismus wird das Individuum und das subjektive Leben vergessen. Wir Erzieher haben die große Aufgabe, diesen seinen Wert und seine Bedeutung allen Mächten der Welt gegenüber zu vertreten. Alle Institutionen, Gesetze und Organisationen, Wirtschaftsformen, Arbeitsweisen, Religionsformen und Kunstformen, sie wirken auf den Menschen zurück, und die Pädagogik erkennt in dieser Rückwirkung, insbesondere auf die Entwicklung der Jugend, ihren eigentlichen Wert. Sie fragt, was wird dabei aus dem Menschen? Sie fragt nicht nach dem Wert, den der Mensch für die objektive Aufgabe hat, sondern zunächst jedenfalls nach dem Wert, den diese objektive Aufgabe für das Wachsen und Gedeihen der Seele hat.

Die Grundlage aller Pädagogik ist das persönliche Verhältnis des Erziehers zu seinem Zögling, das wir den „pädagogischen Bezug" nennen. Wo echte Pädagogik entwickelt worden ist, da ist sie aus diesem Verhältnis erwachsen. Seit dem Entstehen der absolutistischen Staaten hat der Staatsgedanke den Volksgedanken überwältigt. Der Staat hat aber immer wieder eine Erziehung entwickelt, die die Menschen völlig in den Dienst seiner Zwecke zu stellen sucht und nicht nach dem Glück und dem Persönlichkeitswert der Völker fragt, sondern nach ihrer Leistung. Das ist die gefährlichste Verobjektivierung des pädagogischen Ziels. Leistung, Brauchbarkeit waren die Schlagworte der Pädagogik des Merkantilismus, sie blieben auch das Ziel der großartigen Arbeitsentwicklung des industriellen 19. Jahrhunderts, sie haben unser ganzes Berufsleben organisiert, und sogar für den Sport, der die Freizeit der Jugend in Anspruch nimmt, ist nicht das Glück der Bewegung und die freie Herrschaft über den eigenen Körper, sondern der Rekord das Ideal geworden. Ein neuer Typus Mensch, der Leistungstypus wird da heraufgezüchtet, und unsere Psychologie entwickelte sich als Leistungspsychologie, der Mensch erschien wie eine Maschine, der gewisse Leistungen abverlangt werden. Selbst der Sozialismus hat in der Arbeit den höchsten Wert gesehen und den Arbeiter als den wahren Menschen gefeiert. Aber er hat doch nun zugleich erfahren, dass in der bloßen Arbeit der Mensch verloren ging, und hat nach Wegen gesucht, die ihm, wie Dehmel dichtete, „nur Zeit, nur Zeit" geben, um wahrhaft zu leben. Das Problem der richtigen Verwendung der Muße muss wieder wie in der Antike das Eingangstor zu einer neuen Einstellung gegenüber dem Lebensziel und der erzieherischen Aufgabe sein. Der Begriff der Volksbildung bekam von hier aus ein ganz neues Gesicht. Als

Lord Haldane mich nach dem ersten Kriege 1920 besuchte, um Fragen der Volksbildung zu besprechen, da meint er, die Lösung der sozialen Frage liege in der richtigen Verwendung der Muße. Man sah plötzlich wieder, dass der Sinn des Lebens nicht in seinen objektiven Resultaten liegt, sondern in dem subjektiven Lebensgefühl, in dem Glück, der Freiheit und freudigen Selbständigkeit der einzelnen Seelen und ihres voll befriedigten Lebens in einer guten Gemeinschaft, vor allem der Familie, aber auch der Arbeitsgemeinschaft und der politischen und kirchlichen Gemeinde. In England hat man den Mut gehabt, das „Glück des Kindes" als Forderung in das Erziehungsgesetz mit aufzunehmen; bei seiner starken utilitaristischen Bewegung ist die Anerkennung des Glücksgefühls als eines berechtigten Lebensziels hier nie so vergessen worden wie in Deutschland, Wo der Staat eine ganz andere Gewalt entwickelte. Hier hat der Pflichtgedanke alles andere überschattet. Wie die Leistungsforderung, so ist auch die Pflichtforderung eine Verobjektivierung des Lebens. Das Tief-Wahre an dieser Stellung ist die Ablehnung jedes bloßen Genusslebens, der tapfere Wille, die rechte Ordnung des Lebens zu verwirklichen und in verantwortlicher Hingabe von dem armen Ich loszukommen. Aber die Freude ist nicht egoistischer Genuss, sie ist die Quelle und das Kennzeichen jedes richtigen Seins und Lebens ... Nietzsche höhnte zeitlebens über das „englisch-demokratische" Glücksverlangen und meinte: „Strebe ich nach meinem Glück? Nein, ich strebe nach meinem Werk." Aber das Werk als Lebensziel ist auch wieder nur eine Verobjektivierung der Seele, wenn es auch im Unterschied von der bloßen Leistung das schöpferische Moment enthält. Der Sinn des Lebens liegt im Leben selbst, die Leistung ist nur sein Maß und das Werk darf den Menschen nicht vergessen lassen, um des-sentwillen es schließlich da ist.

Das gesunde Leben beruht auf dem frohen Tun, auf der Freude des Gelingens, und die Erziehung wird das ganz anders in den Vordergrund ihrer Arbeit stellen müssen, wenn sie ihrem echten Wesen folgt: die freie Bewegung der Seelen in Spiel und Arbeit und in dem Glück der Gemeinschaft ..."

Zielvorstellungen: Pädagogik hat immer auch ein oberstes Leitziel, zu dem sie hin „anleiten will", ein pädagogisches Ideal. Heute gilt in der westlichen Welt als Bildungsideal der „mündige Bürger", der für seine Belange und Bedürfnisse aktiv eintritt und sich selbst und die Gemeinschaft positiv weiterentwickeln hilft. Er ist aber zugleich auch selbst verantwortlich für sein Verhalten. Insofern beabsichtigt die Pädagogik doch immer auch eine „Beeinflussung" (vgl. ergänzend Bönsch 2006, 521ff). Die Entwicklung zu einem selbstverantworteten Gesundheitsverhalten und einem entsprechenden Lebensstil ist in unserer Kultur zu beobachten und bietet viel Diskussionsstoff. Dies war zuletzt bei der Diskussion über das Raucherverhalten oder in der Flüchtlingsdebatte in der Öffentlichkeit zu beobachten.

Kompetenzen in der Sache: Gesundheitsfaktoren

Gesundheitsfaktoren tragen zu einem Mehr an begründetem Gesundheitsverhalten bei. Sie sollen letztlich auch zu einer besseren Lebensqualität und einer höheren

Lebenserwartung führen. Schutzfaktoren, Gesundheitsfaktoren, Ressourcen sind als Bezeichnungen seit einiger Zeit gut erforscht. Diese Faktoren sind hier als „Gesundheitsfaktoren" in Anspruch genommen, weil sie unmittelbar ein positives Gesundheitsverhalten bewirken können. Ihnen wird eine pädagogische Wirksamkeit unterstellt, wie sie von Risikofaktoren nicht erwartet werden können (Kasten 5.2).

Risikofaktoren sind inzwischen sehr gut beschrieben und werden als Begründungen für Maßnahmen in der Gesundheitsförderung herangezogen. Die Warnung vor Risikofaktoren hat sich allerdings als nicht sehr erfolgreich erwiesen. Die Begründung liegt vor allem darin, dass die nachweislich in zeitlicher Ferne liegende Folgen des risikoreichen Verhaltens nicht beachtet werden. Außerdem wird das „Verbot" von Risikoverhalten als persönliche Einschränkung erlebt und in deren Folge die emotionale Ablehnung oft auf die gesamte Gesundheitsförderung übertragen.

Gesundheitsförderung mit Gesundheitsfaktoren, die inzwischen von Medizin und Soziologie erarbeitet wurden, erscheinen für die Vermittlung aussichtsreicher (vgl. Schneider 1993, 39-72) Gesundheitsfaktoren weisen in die Zukunft (vgl. auch Mittag 1998, 180ff).

Kasten 5.2 Sachliche Gesundheitsfaktoren (Schneider 1993)

Begründung für die pädagogische Bedeutung von Gesundheitsfaktoren

- Risikofaktoren sind medizinisch-sachlich erarbeitet und dienen als Anlass für Maßnahmen der Gesundheitsförderung.
- Risikofaktoren haben kein Hoffnungspotential. Sie können nicht die Richtung angeben, in der Gesundheitsverhalten beginnen und sich weiterentwickelt. Vermittlung von Risikofaktoren ist notwendig emotional negativ besetzt. Aus der Sicht der ausübenden Personen befriedigen diese ein Bedürfnis, das die möglichen Folgen vergessen lässt. Die emotionale positive Grundstimmung für die Ausübung von Risikoverhalten führt oft zu einer Negierung des möglichen Gesundheitsverhaltens.
- Demgegenüber besitzen Gesundheitsfaktoren ein Hoffnungspotential: Sie geben an, in welche Richtung sich Gesundheitsverhalten schrittweise entwickeln kann.
- Gesundheitsfaktoren bieten ein Autarkiepotential für die weitere Entwicklung. Das Fortschreiten kann leichter wahrgenommen werden. Der Betroffene wird in keiner Phase des Erziehungsprozesses übervorteilt, er muss nichts aufgeben und kann auswählen. Darin wird eine Stärkung der Selbstkompetenz gesehen.
- Gesundheitsfaktoren bieten dazu einen leichteren Zugang, im täglichen Leben Wissen und Verhalten zu erproben. Gesundheitsfaktoren erhöhen die Sachkompetenz. Sie bietet eine hohe Motivation. Das Kompetenzerleben wird als die wichtigste Motivation und Vorbedingung zu weiterem Lernen verstanden.

Risikofaktoren sind Stoppschilder –
Gesundheitsfaktoren sind Wegweiser.

Aus diesem Grund sind die Kommunikationsmethoden ausführlich dargestellt und bewertet (S. 145ff). Man kann die Kriterien für grundsätzlich gesundheitsfördernde Methoden in einer Tabelle zusammenfassen (Kasten 5.3).

Die Betonung der sachlichen Gesundheitsfaktoren und die Art und Weise der Vermittlung werden hier als essentiell für die Förderung des Gesundheitsverhaltens auf pädagogischer Grundlage angenommen. Dabei unterscheiden sich gesundheitsförderndes Verhalten im Alltag und professionelles Vorgehen: Professionelles Handeln zeichnet sich durch seine überprüfbare Fundierung in Inhalt und Methode aus, sowie durch Kontrolle und Überprüfung der Verfahren (vgl. auch Brägger/Bucher 2015, 353).

Kompetenzen in Methoden: methodische Gesundheitsfaktoren

Hier geht es darum, die Vermittlungsmethoden zusammenzustellen, die immanent Gesundheit als Geschehen und Verhalten unterstützen. Dabei werden die Methoden nicht als Zuträger für Gesundheit verstanden, sondern sie selbst stellen schon einen Beitrag zum gesunden Verhalten und Lernen dar. Bemühungen mit Hilfe von Medien mit drastischen Darstellungen von Folgen des Fehlverhaltens (z. B. Bilder Raucherbein oder der Roman „Wir Kinder vom Bahnhof Zoo") haben sich nicht als erfolgreich erwiesen. In methodischer Hinsicht ergeben sich durch die hier dargestellten Methoden zum Lernen (vgl. S. 125) und die Vermittlungsverfahren unmittelbar gesundheitsförderliche Beispiele für die beteiligten Personen auf dem Weg zu einem verbesserten Lernverhalten und insgesamt zu einer verbesserten Lebensqualität.

Kasten 5.3 Methodische Gesundheitsfaktoren

Nur, was mit angenehmen Gefühlen verbunden ist, bleibt im Gedächtnis haften.

- Sinne ansprechen, etwas tun, anschauen, sehen, tasten
- Gefühle zulassen und ansprechen
- den „Werdekräften" vertrauend entgegenkommen
- Störungen zulassen
- Humor haben und zeigen
- Raum lassen für eigene Entscheidungen, Alternativen fördern
- rasche Erfolge ermöglichen
- in kleinen Schritten vorgehen
- einzelne Phasen besprechen und erleben lassen
- glaubwürdig sein
- tolerant sein
- Lebensbezüge herstellen, Anwendungen erproben
- die „schon haben"-Perspektive einnehmen

Nichts ist so erfolgreich wie der Erfolg!

Zusammenfassung

Gesundheitspädagogik wird als eigenständiges Wissenschaftsgebiet in dreifacher Weise theoretisch begründet: Im Konzept von Zwick ist Gesundheitspädagogik als ein eigenständiges Wissenschaftsgebiet aus historischer Sicht, aus methodischer Sicht und aus anthropologischen Überlegungen heraus sinnvoll. Im Konzept der reflexiven Gesundheitspädagogik von Stroß werden besondere Aufgaben als konstitutiv für Gesundheitspädagogik hervorgehoben. Das Gesundheitsverhalten wird als Teil der Enkulturation eines Menschen in seine Kultur verstanden. Gesundheitsverhalten wird damit zu einem Teil der Bildung.

Die pädagogischen Kompetenzen beziehen sich auf die Wahl förderlicher Inhalte (sachliche Gesundheitsfaktoren) und förderlicher Methoden (methodische Gesundheitsfaktoren) und deren professionelle Umsetzung.

Flow-Erleben ist die Umschreibung eines intensiven Erlebens von Lernen und wird als konstitutiv für das Bildungsgeschehen angesehen.

Die praktische Aufgabe der Gesundheitspädagogik besteht darin, die inhaltlichen Zusammenhänge und die sozial und intellektuell passenden Methoden auszuwählen in einer Weise, dass sich Lernen mit positiven Gefühlen und intensivem Erleben verbindet.

Weiterführende Literatur

Pongartz, L. A. (2009): Heydorn reloaded, In: Pongartz u. a.: Heydorn lesen. Schöning, S. 100ff
Zwick, E.(2004): Gesundheitspädagogik. LIT, Münster-Hamburg-Berlin-Wien-London
Stroß, A. M. (2009): Reflexive Gesundheitspädagogik. LIT Verlag
Berghaus, M. (2003): Luhmann, leicht gemacht – Eine Einführung in die Systemtheorie. UTB, Köln, Weimar, Wien.
Bernet, F. (2012): Wie sieht die Pädagogik von morgen aus? – Das Flow Prinzip als Grundlage einer ressourcenorientierten Erziehung. Tectum, Marburg

Lernen und Gesundheit 6

Die neuesten wissenschaftlichen Erkenntnisse zum Lernvorgang stellen eine weitere Grundlage für gesundheitspädagogische Überlegungen dar. Lernen wollen und Lernen können ist konstitutiv für das Bildungsgeschehen auch im Rahmen des Gesundheitsverhaltens. Für die Lernfähigkeiten des Gehirns gilt wie für die Trainierbarkeit von Muskeln: Wer rastet, rostet.

Lernen scheint schwierig zu sein. Das zeigen die vielen „Lernhilfen" im Internet (vgl. Lernhilfen 2016). Lernen ist nicht einfach, es macht Mühe und Stress. Aber erfolgreiches Lernen macht auch glücklich und stärkt das Selbstbewusstsein.

Gesundheitsförderung und die Art des Gesundheitslernens sind zwei Seiten einer Medaille. Das Lernverhalten selbst wird hier als Bildungsgeschehen verstanden. Man kann nicht eine persönliche Verhaltensänderung in Richtung Gesundheit wollen, ohne ein „gesundes Lernverhalten" zu berücksichtigen oder zu ermöglichen.

„Überlegen macht überlegen"
Antoine de Saint-Exupery

Lernbereiche

Man „erwirbt" beim Lernen (= Aufnahme in Gehirnstrukturen)

- Wissen (kognitive Lerninhalte),
- Gefühle (affektive Lerninhalte) und
- Fertigkeiten, Können (psychomotorische Lerninhalte).

123

Alle drei Lerninhalte sind miteinander sehr eng verknüpft. Die praktisch ausgerichtete Pädagogik geht heute davon aus, dass nicht die Reihenfolge Kopf – Herz – Hand (wie von Pestalozzi formuliert und bis heute im schulischen Lernen meist praktiziert) stattfindet, sondern die Reihenfolge des Zugangs über Hand – Herz – Kopf entscheidend für einen Lernvorgang ist.

Eine andere Unterscheidung gelingt nach der Art und Weise des Erwerbs von Wissen und Fertigkeiten, die man sich für das praktische Lernen zunutze machen kann. Man lernt durch:

Nachahmung: Nachahmung wird fälschlich als „Nachäffen" eines gesehenen Verhaltens diffamiert. Allerdings: Der Mensch erwirbt die allermeisten Verhaltensweisen durch Nachahmung. Dieses Lernen setzt soziale Nähe und Vertrauen voraus. Daher sind im Vermittlungsgeschehen Vorbild und Vertrauen so wichtig.

Versuch und Irrtum: Tätig werden aus eigenem Antrieb, Registrierung von Erfolg und Misserfolg, dadurch Abänderungen des Verhaltens. Dieses Lernen setzt Neugier und die Zähigkeit voraus, nach Fehlschlägen wieder neu zu überlegen und wieder anzufangen. Zu beobachten ist diese Art des Lernens bei Kindern, die trotz häufiger Misserfolge laufen lernen.

Einsicht: Unter einsichtigem Lernen versteht man die Umstrukturierung von Wissen und Handlungsvorstellungen, ohne dass die Handlung selbst ausgeführt wird. Dieses Lernen erspart die konkrete Erfahrung, die oftmals schmerzhaft sein kann. Lernen durch Einsicht ist oft mit dem Anspruch von Fehlerfreiheit verbunden. Dieses Lernen erscheint anstrengend und intensiv.

Lebenslanges Lernen: In der heutigen Lebenswelt gilt Bildung in allen ihren Aspekten als entscheidend für den persönlichen Lebenszustand. Zu beobachten ist ein positiver Trend bei Jugendlichen, den man als „Bildungsmanager in eigener Sache" (Roth 2016, 11) bezeichnen könnte. Die heutige Jugend ist den Trends gegenüber eher positiv eingestellt, trotz aller Schwierigkeiten. Die Werte Fleiß, Ehrgeiz, Macht, Sicherheit sind starke Motivationen (vgl. SHELL 2006). Dies geschieht in der Hoffnung auf einen besseren Lebensstandard und einen größeren gesellschaftlichen Erfolg.

Um dieser Entwicklung zu entsprechen muss sich das Bildungssystem weiter entwickeln. Es geht um Schlüsselqualifikationen, um eine altersgerechte Vermittlung von Werten und Inhalten, kurz um eine verstärkte Individualisierung und Flexibilisierung der Lernangebote.

Verbunden damit geht allerdings ein deutlich erhöhter Lerndruck und Leis-
tungsdruck einher, der die persönliche Lerngesundheit und auch die persönliche
körperliche Gesundheit schmälern kann.

6.1 Motivation und Lernen

Motivation stellt das entscheidende „Einffallstor" für Lernen, Bildung und die
Übernahme von Gesundheitsverhalten dar. Motivation kann als eine Sammel-
bezeichnung für alle emotionalen und kognitiven Prozesse verstanden werden,
die den Lernenden veranlassen, überhaupt mit dem Lernen anzufangen, Zeit zu
investieren und Geld auszugeben.

Durch noch so tolle Medien und Methoden ist Motivation nicht zu erzwingen.
Die Motivation liegt in der Person selbst: Sie muss sich aktiv auf neue Sachverhalte
„einlassen" wollen und können. Sie muss bereit sein, sich „in die Sache hineinzu-
begeben", sich zu interessieren (Interesse − „dazwischen sein"). Die persönliche
Motivation kann allerdings durch ein pädagogisch geschicktes Angebot herausgefordert und aktiviert werden.

Zur Lernmotivation gehören die Aussicht auf einen positiven Effekt und die mit
der Handlung verbundenen guten Gefühle. Positive Erinnerungen beim früheren
Lernen beflügeln. Lernen kann süchtig machen. Es heißt nicht umsonst: Neu„-
gier". Sozial bedingte Motivationen spielen ebenfalls eine große Rolle: Jemandem
gefallen wollen, Zuneigung erhalten, Geborgenheit in einer Gruppe stellen starke
Motivationen dar. Einem Grundschüler ist es sehr wichtig, eine positive Beziehung
zu seiner Lehrerin oder seinem Lehrer zu erleben. Dies gilt auch für Studierende.
Lernbereitschaft ist sozusagen die „Gegengabe" für eine positive Zuwendung.
Weitere soziale Lernmotive sind Geltung und Anerkennung oder Aufstieg in der
gesellschaftlichen Rangordnung. Als eher demotivierend haben sich ein gewaltsames
Ausüben von Macht und das Ausspielen von Überlegenheit erwiesen.

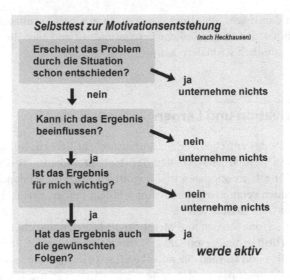

Abb. 6.1   Entstehung von Motivation (Modell) (vgl. ausführlich Vollmeyer 2016)

Angstmotivation

Eine Motivation für Gesundheitsverhalten entsteht (Schwarzer 2004, 8),

- wenn eine Gesundheitsbedrohung als schwerwiegend erscheint,
- wenn die subjektive Gefahr als zu hoch eingeschätzt wird,
- wenn ein Verfahren zur Vorsorge bekannt ist,
- wenn die Vorsorgehandlung als effektiv angesehen wird.

Angst und Sorge stehen an erster Stelle. Aus der Annahme, aufgrund von schlechten Erfahrungen entstünde eine Motivation für Gesundheit, ist eine Angst- und Drohpädagogik abgeleitet worden. Diese ist z. B. in den Aufschriften der Zigarettenpackungen zu erkennen. Angstmotivation führt aber eher zu einem Desinteresse, wenn die Bedrohung als zeitlich weit entfernt und für die Person selbst als unwahrscheinlich eingeschätzt wird.

In der schulischen Gesundheitserziehung war lange Zeit die Angsterzeugung vor möglichen Krankheiten die vorherrschende Methode. In den AIDS-Kampagnen wurde allerdings ein Erfolg erzielt, weil die Bedrohung unmittelbar ist und ein Erkrankungsschutz vergleichsweise leicht zu realisieren war. Mit der Entwicklung von

Medikamenten hat sich die Angst jedoch wieder vermindert und AIDS-Infektionen nehmen wieder zu. „Angstpädagogik" war offensichtlich nicht der richtige Weg.

Intrinsische Motivation

Bei einer intrinsischen Motivation lernt der Lernende aus Interesse an der Sache. Der Aufforderungscharakter des Lerngegenstands ist das wichtigste intrinsische Motiv. Es ist auch dann wirksam, wenn der Inhalt gar keinen direkten absehbaren Nutzen für den Lerner hat. Weitere intrinsische Motive sind der Drang nach Vollständigkeit, das Bedürfnis nach Vervollkommnung. Der Vorteil der intrinsischen Motivation liegt in ihrer Unabhängigkeit von äußeren Anlässen. Die höchste intrinsische Motivation drückt sich im Flow-Erleben aus (vgl. S. 106).

Gesundheitsverhalten gehört nicht zu den intrinsisch wirksamen Motivationen. Gesundheit ist kein Bedürfnis (vgl. Maslow 1951). Ein Mensch will wachsen, tätig sein, anerkannt sein, er will genug zu essen haben, einer sozialen Gemeinschaft angehören und vieles mehr. Wirklich motiviert wird er nur zur Befriedigung seiner Bedürfnisse und zu solchen Dingen, die er für erstrebenswert hält (Abb. 6.1). Aber er braucht dazu Gesundsein, das Erreichen von Zielen setzt Gesundheit geradezu voraus.

Eine intrinsische Motivation kann man durch eine ansprechende Gestaltung der Lernumgebung verstärken. Sie muss nichts mit dem Lerninhalt zu tun haben.

Lernmöglichkeiten zu schaffen gilt als die Hauptprofession von Schulen und Hochschulen. Diese Herausforderung gelingt dem Schulunterricht jedoch nur teilweise (vgl. PISA 2016). Offensichtlich gilt Lernen in Deutschland nicht als wertvoll: Deutschland hat zwar in den Jahren zwischen 2000 und 2016 aufgeholt, aber in einem Land, das auf Bildung angewiesen ist, erscheinen die Ergebnisse nicht befriedigend.

Zu erklären wären diese Befunde mit der geringen Wertschätzung, die Mathematik und Naturwissenschaften durch Öffentlichkeit und Elternhaus erfahren. Die emotional negative Haltung gegenüber Naturwissenschaften und Technik ist ferner auf einen wenig problemorientierten Unterricht in Naturwissenschaften zurückzuführen.

Zwischen Lernunwilligkeit, Bildungsstand und Gesundheitsverhalten bestehen enge Beziehungen (Brägger/Posse/Israel 2008; Schratz 2012, 31ff). Daher kann man die Förderung von intrinsischer Motivation nicht hoch genug einschätzen.

Kasten 6.1 Unterstützung von Motivation

Motivation lässt sich fördern, indem man

- Lernende und sich selbst mit Wertschätzung und Respekt behandelt,
- klare, realistische Ziele vereinbart,
- sich selbst Rückmeldung über die Zielerreichung gibt,
- sich selbst am eigenen Lernprozess aktiv und überzeugt beteiligt,
- selbst Verantwortung übernimmt,
- Handlungsspielräume für sich selbst vorsieht,
- Wissen und Erfahrungen durch andere nachfragt und nutzen lässt,
- individuelle Beratung und Förderung annimmt,
- sich selbst auch einmal lobt und anerkennt,
- bei Fehlern zukunftsorientiert denkt,
- Werte vorlebt: Fairness, Toleranz, Zuverlässigkeit, Gerechtigkeit, Vertrauen,
- Vorbildhaftigkeit, Verlässlichkeit,
- eigene Unzulänglichkeiten oder Ungenauigkeiten einräumt und bessert,
- durch herausfordernde Aufgaben Erfolgserlebnisse ermöglicht.

Aufgabe

Sammeln Sie Ideen, wie Sie sich selbst motivieren könnten.

- Wählen Sie ein Thema, das Sie gar nicht interessiert! Wann könnten Sie sich doch interessieren? (Notieren Sie drei Gesichtspunkte!)
- Warum motiviert Sie Ihr Hobby?
- Sammeln Sie Ideen, wie Sie sich selbst gesundheitsfördernd belohnen könnten!

Extrinsische Motivation

Die Beweggründe zum Lernen liegen außerhalb der Person: Man lernt für gute Noten, Lob der Eltern, gesellschaftliche Anerkennung, mehr Taschengeld oder für mehr Geschenke. Extrinsische Motivation ist nicht ein minderwertiger Ersatz für intrinsische Motivation. Bei Kindern sollte man die sozial bedingten extrinsischen Motivationen bevorzugen. Das starke Interesse an Noten bei Schulkindern rührt wohl daher, dass sie einen Stellenwert in der Gruppe zum Ausdruck bringen. In der Weiterbildung spielen vor allem kognitive und soziale Motivationsanreize eine bedeutende Rolle. Erwachsene wissen in der Regel genau, warum sie lernen. Die ständigen Neuentwicklungen verlangen neues Lernen, um im Beruf „weiterzukommen".

Demotivation

In Projekten zur Gesundheitsförderung kommt es aber oft zu einem abnehmenden Interesse. Hier sind einige Aspekte aufgeführt, die zu einer sinkenden Motivation und in der Folge zu einer Ablehnung von Gesundheitsverhalten führen können.

Demotivation durch das Gesundheitssystem: Bei Erkrankungen genießen wir ein hervorragendes – wenn auch oft kritisiertes – Gesundheitssystem! Die Bevölkerung verlässt sich daher weitgehend auf die Reparaturleistungen. Vorsorge scheint daher nicht nötig. Unser Gesundheitssystem fördert diejenigen Betroffenen, die keine Vorsorge betreiben und die auf den sogenannten „Krankheitsgewinn" reflektieren. Gesundheitsverhalten wird in unserer Gesellschaft eher noch belächelt, wenn nicht diffamiert: Persönliches Gesundheitsverhalten wird zu wenig gesellschaftlich und politisch gefördert.

Demotivation durch Organisationsstrukturen: Vielfach werden Organisationsstrukturen in Verbänden, Schulen, Vereinen, Betrieben als krankmachend bezeichnet (Hurrelmann 2006, 78). Die starke Durchstrukturierung von Prozessabläufen würde den menschlichen Bedürfnissen und den Verhaltensmöglichkeiten der Arbeitnehmerinnen und Arbeitnehmer nicht gerecht. Eine gesundheitlich förderliche Ausrichtung ist nur dann möglich, wenn die Interessen der Beschäftigten mit den Interessen der jeweiligen Organisation abgestimmt werden. Untersuchungen in Krankenhäusern haben gezeigt, wie stark Organisationen als „total" entmündigend erlebt werden können, bei Patienten, aber auch bei Mitarbeitern.

Da Umweltschutzmaßnahmen heute oft auch als Menschenschutz zu verstehen sind, kann man eine hohe Motivation erwarten. Dies gilt vor allem für Luftreinhaltung, Wasserversorgung, Ernährungsrichtlinien und für die Atomkraft. Oft wird hier aber noch die Meinung vertreten: „Ich kann ja sowieso nichts machen, das müssen die Behörden oder die Politiker ins Werk setzen." Umso wichtiger sind Interessenverbände, die für eine gesündere Umwelt kämpfen.

Demotivation durch Verständigungsschwierigkeiten: In unserer Gesellschaft hat sich das medizinische Verständnis von Gesundheit und Krankheit durchgesetzt. In diesem Konzept können Krankheiten genau beschrieben werden, nicht aber „Gesundheiten". Die Vorstellungen von Gesundheit ändern sich zudem bei den Bürgern je nach Alter und sozialer Stellung. Diese Laienvorstellungen sind deswegen so wichtig, weil sie das Verhalten der Menschen gegenüber Gesundheitsmaßnahmen und Gesundheitstipps stark beeinflussen (vgl. Naidoo 2002). Aus der nachgewiesenen Divergenz zwischen Ärztevorstellungen und Laienkonzepten entstehen viele Verständnisschwierigkeiten: „Mein Arzt hat mir etwas verschrieben und erklärt, aber geholfen hat es nicht dort, wo es sollte." Das Ergebnis sind Fatalismus und eine Demotivation für eine selbstverantwortete aktive Mitwirkung.

6.2   Neurowissenschaften

Ohne ständiges Lernen und Umlernen kann ein Mensch nicht überleben. Der Mensch ist ein „Lerntierchen" – nur wenige Handlungsmöglichkeiten sind angeboren wie Atmen, Saugen, Schlucken, Kauen, Festklammern in weichem Fell, Neugier. Auch Laufenlernenwollen ist angeboren, wobei die konkreten Abläufe mühsam gelernt werden müssen.

Humanbiologische Grundlagen

Lernen ist ein hochkomplexer Vorgang. Das ganze Gehirn und der gesamte Stoffwechsel sind daran beteiligt. Rund 20 % der gesamten Stoffwechselleistung steht dem Gehirn zu Verfügung, obwohl unser gesamtes Nervensystem nur rund 2 % des Körpergewichts ausmacht. Im Schlaf ist das Gehirn aktiver als im Wachzustand. Das Gehirn ist auf Lernen „programmiert": ständig strömen Informationen über die Sinne von außen ein, werden aufgenommen, geprüft, bewertet, vergessen, in bestehende oder neue Denkmuster integriert, gespeichert oder verworfen. Unser Gehirn ist das eigentliche Außenweltorgan. (Eine zweite Lern- und Gedächtnisinstanz ist das Immunsystem, das sich von außen kommenden Gefährdungen für die Zukunft „merken" kann.) In der Neurobiologie (vgl. Herrmann 2009) versteht man unter Lernen eine heute auch morphologisch erfassbare Änderung in der Gehirnstruktur. Sicher ist bisher, dass die Anzahl bestimmter Synapsen (Verbindungsstellen zwischen den Gehirnzellen) beim Lernen bestimmter Inhalte vermehrt werden. Auch entstehen fortwährend neue Gehirnzellen. Unter stoffwechselgehirnphysiologischen Gesichtspunkten kann man daher Lernen als Neubildung von Nervenzellen und Neuorganisation der Vernetzungen zwischen den Nervenzellen verstehen.

Zu den Ergebnissen der Lernpsychologie

In der Lernpsychologie und in den Erziehungswissenschaften versteht man Lernen als mehr oder weniger dauerhafte Verhaltensänderung aufgrund einer aktiven Auseinandersetzung mit einer äußeren Information und deren Verknüpfung mit inneren Mustern. Lernen besteht in einer Reorganisation von Denkmustern, Wahrnehmungen, Vermutungen, Fertigkeiten und Gefühlen. Gleichzeitig findet eine Überprüfung darüber statt, ob die neue Reorganisation in einer erfolgreichen

Beziehung zur äußeren Welt steht. Der Lernerfolg ist daran zu erkennen, ob neue Verhaltensmuster auftreten. Merkmal des Lernens ist eine ständige Auseinandersetzung mit dem Erleben, dem Verhalten und der Reaktion der Umgebung und umgekehrt. Insgesamt ist Lernen ist als kognitiv-soziale Auseinandersetzung zu verstehen (vgl. Fischer 2011,173; vgl. auch Schratz 2012; Naugthon 2016, 11ff). Das Lerngeschehen verändert die kybernetische Selbstregulation im ZNS wie auch die Auffassung von Welt.

Beim Lernen müssen sich Ergebnisse nicht unmittelbar durch Verhalten nach außen zeigen, trotzdem ändert sich die geistige Struktur. Warum jemand etwas behält und anderes nicht, ist noch Gegenstand der Forschung. Ohne vollständige Aufmerksamkeit (Konzentration) und gleichzeitig erlebte positive Gefühlen lässt sich kein Lerninhalt in das Langzeitgedächtnis überführen (Naugthon 2016, 11ff).

Kasten 6.2 Angeborene Verhaltensweisen

Angeborene Verhaltensweisen

Bestimmte menschliche Verhaltensweisen zeigen sich „automatisch" in einer bestimmten Entwicklungsstufe oder in bestimmten Situationen (in der Verhaltensbiologie als Auslöser bezeichnet):

- schlucken, saugen, atmen, schlafen, wachen
- Neugierverhalten in unbekannten Situationen
- freundliches Verhalten beim Anschauen eines Gegenübers mit „Kindchenschema" (runde Stirn und Stupsnase)
- freundliches Verhalten bei Lächeln des Gegenübers, Augengruß
- abweisendes Verhalten bei „hochnäsigem Blick"– spontane Hilfsbereitschaft bei Gefahr
- Fähigkeit, mit anderen mitleiden und sich mitfreuen zu können
- Lernen in verschiedensten Formen
- Stressreaktion bei Gefahr

Prägung

Sonderform des Lernens, das in einem bestimmten Alter und nur dann erfolgt. Beispiel aus dem Tierreich ist das berühmte Beispiel der Lorenz'schen Enten: Aus dem Ei sich befreiende junge Entchen sehen jedes sich bewegende Ding in ihrer unmittelbaren Umgebung für den Rest ihres Lebens als „Mutter" an und folgen diesem bedingungslos. Die so geprägten Enten können nicht umlernen. Ob es beim Menschen solche Prägung als einmaligen Lernvorgang gibt, ist umstritten. Mutterliebe und Kindesliebe könnten als Prägung verstanden werden.

Lerntheorien

Lerntheorien sind Denkmodelle, die den Lernprozess erklären. Die pädagogische Arbeit fußt weitgehend auf diesen neueren hirnphysiologischen Erkenntnissen und den Lerntheorien. Die drei wichtigsten Lerntheorien sind:

Behaviorismus: Diese Theorie erklärt das Lernen als Verstärkung eines Handelns nach Versuch und Irrtum. Der erwünschte Lerninhalt lässt sich durch eine Belohnung „erzwingen". Man bemerkt den Erfolg an der Verhaltensänderung. Über Abläufe im Gehirn sagt diese Theorie nichts aus. Viele Lernprozesse lassen sich auf diese Art provozieren, man spricht bei Tieren – und beim Menschen – von Dressur. Nach dieser Theorie müssen die Lernstoffe kleinteilig und logisch angeboten werden, um den Erfolg zu optimieren. Vieles muss erlernt werden, ohne dass man eine Einsicht darüber hat. Das erfolgreiche Lernen von Vokabeln und erwünschten Verhaltensweisen, z. B. in Bezug auf Hygiene, lässt sich nach dieser Theorie gut erklären. Kleine Belohnungen sind wichtig, auch wenn sie mit dem Lerninhalt nichts zu tun haben (z. B. Fleißkärtchen). Intrinsische Motivationen spielen in dieser Theorie keine Rolle.

Kasten 6.3 Forschungsergebnisse

Forschungsergebnisse

- Lernen kann man trainieren.
- Lernen ist immer auf Gedächtnis angewiesen. Gedächtnis kann man trainieren.
- Wissenserwerb und die damit verbundenen Gefühle sind im Gedächtnis miteinander verbunden.
- Alle Gehirnteile arbeiten ständig zusammen. Lerngebiete lassen sich nicht Gehirnarealen zuordnen.
- Bei entsprechend intensiver Übung sinkt die Mitarbeit in einzelnen Arealen. Bei automatisierten Abläufen ist eine verminderte und effektivere Beteiligung weniger Areale bei Musikern und Hochleistungssportlern nachgewiesen.
- Lerntypen haben sich bisher nicht nachweisen lassen.
- Individuelle Lernwege scheinen plausibel, da sie die neuronalen Netze widerspiegeln. Sie führen zu individuellen Lösungen.

Kognitivismus: Diese Theorie entstand in Konkurrenz zum Behaviorismus und konzentriert sich auf die inneren Vorgänge beim Lernen. Der Mensch nimmt Reize aus der Umgebung aktiv auf und fügt die daraus entstehenden Erregungen gezielt in schon vorhandene Handlungsmuster (Schemata) ein. Diese neuen Erfahrungen können auch dazu dienen, neue und anders gestaltete Schemata aufzubauen und diese zu erinnern. Lehren geschieht auf der Grundlage dieser Theorie am besten, wenn eine Vertrauensperson bewusst für eine Einbettung bzw. „Verankerung" des Neuen in vorhandene Kenntnisse sorgt. Eine Lehrperson wäre also eher ein „Anleiter", ein „Organisator" für das aktive Lerngeschehen des Partners. Nach dieser Theorie bietet ein Höchstmaß an kognitiver Aktivität (Beteiligtsein) den besten Erfolg.

Konstruktivismus: Der Konstruktivismus betrachtet den Wissenserwerb als individuellen Aufbauprozess wie im Kognitivismus. Hier wird jedoch der neue Wissensinhalt mit Hilfe eines schon vorhandenen Vorwissens interpretiert und bewertet. Es entsteht ein neues subjektives Verständnis der Wirklichkeit (also eine neue Theorie). Dieses gewinnt erst durch einen sozialen Austausch in einem Kommunikationsprozess eine allgemein gültige Ausgestaltung. Lernen ist hier eine individuelle Konstruktion, die sozial „gebilligt" werden muss. Daher gibt es in dieser Theorie keinen Weg zum „optimalen Lernen", vielmehr ist ein abwechslungsreiches Angebot notwendig. Der Lerner erschließt sich seine Interessengebiete selbst. In der schulischen Umsetzung gewinnen solche konstruktivistischen Ansätze zunehmend Anerkennung in Form des selbstgesteuerten Lernens.

Als wissenschaftlich gesichert können die folgenden Aspekte gelten:

- Lernen gilt als ein von außen nicht unmittelbar steuerbarer Prozess. Der „Nürnberger Trichter" (allen alles lehren zu können) funktioniert nicht. Eine noch so ausgefeilte Didaktik über das Wie und Was kann den Lernvorgang nicht automatisch auslösen.
- Das Gehirn funktioniert als neuronales Netzwerk, es entwickelt selbsttätig Muster der Verarbeitung in Form einer „kognitiven Struktur", in die das neu Erlernte eingebunden wird. Die Häufigkeit der Musteraktivierung spielt eine große Rolle, auch die Musterbildung selbst wird vom Gehirn erlernt. In der Praxis müssen solche Musterbildungen angeregt und ständig wiederholt werden.
- Das Gehirn selektiert selbst die vielen Eindrücke nach Sinn, Verständlichkeit, Bedeutung und Wiedererkennungswert. Beim Lernen geht es also auch um Sinnstiftung: Warum sollte ich das lernen? Was soll das?
- Ohne ein „gutes Gefühl" kann der Lernprozess nicht aufrechterhalten werden. Wer sich an ein gutes Gefühl erinnert, dem fällt neues Lernen leichter. Daher ist eine emotional günstige Lernumgebung die beste Unterstützung.
- Durch eigenes, aktives Handeln („Begreifen") entstehen am ehesten „neuronale Landkarten". Beim Lernen ist daher eine soziale Gemeinschaft und gemeinsames Tun der Ausbildung gemeinsamer Vorstellungen förderlich.

- Wer Angst hat vor den Anforderungen, Liebesentzug bei Scheitern, Durchfallen, Scheitern an persönlichen Normen oder Ähnlichem, kann nicht erfolgreich lernen.

Im Schulunterricht und in der Erwachsenenbildung zeigen sich erhebliche Einflüsse der drei Lerntheorien. Meist entsteht in der konkreten Vermittlung eine Mischung der Theorien und entsprechenden Methoden, die auf den Adressaten zugeschnitten sein müssen (Abb. 6.2).

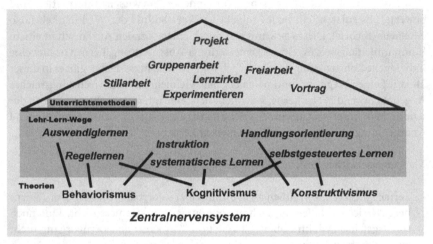

Abb. 6.2 Lerntheorien und deren implizite Umsetzung im Schulunterricht (verändert nach: ISB München 2016)

6.3 Zur Didaktik des Gesundheitslernens

In der Didaktik geht es um das WIE des Lernens. Schon 1632 formuliert Johann Amos Comenius: „Erstes und letztes Ziel der Didaktik ist, die Unterrichtsweise aufzuspüren und zu erkunden, bei welcher die Lehrer weniger zu lehren brauchen, die Schüler dennoch mehr lernen, in den Schulen weniger Lärm, Überdruss und unnütze Mühe herrsche, dafür mehr Freiheit, Vergnügen und wahrhafter Fortschritt" (Commenius 2008, 9 Neuauflage 1986, 9).

Sage mir, wie der Mensch lernt –
und ich sage Dir, wie Du lehren musst!

Bezogen auf die Didaktik als das WIE der vorgeplanten Lernmöglichkeiten folgt heute auf Grundlage der gewonnenen Einsichten: Didaktik kann bei allen „methodischen Tricks" nur den Freiraum schaffen, in welchem individuelles, bildendes Lernen geschieht (vgl. Herrmann 2009).

„Gesundes Lernen"

In der historischen wie auch in der aktuellen pädagogischen Theoriebildung (vgl. ausführlich Weinert 1996) muss allerdings festgehalten werden, dass Lernen bis heute zu den am wenigsten aufgeklärten Phänomenen zählt. Lernen wird in der pädagogischen Diskussion mehr in Bezug auf das Lehren und Lernen von Inhalten behandelt. Da das Wesen des Lernens in der pädagogischen Theoriebildung verborgen bleibt, gleicht die pädagogische Theorie des Lernens einem ungeeichten Kompass (vgl dazu Hüther 2006, 70-84). Ebenso ungerichtet fällt das Verständnis für den eigentlichen Lernprozess im Bereich der Gesundheitsförderung aus.

Lernen muss der Lernende im sozialen Kontext selbst, er muss wollen und können. Es hat sich gezeigt, dass trotz der grundsätzlichen Unabhängigkeit des Lerners, die dieser auch wahrnimmt, durch bestimmte Lernanstöße und ein Aufbereiten des Lernstoffs das Lernenwollen wesentlich gesteigert werden kann. Solche didaktischen Wege verlaufen

- von der Wissensanhäufung zum Erleben,
- vom Belehren über Inhalte zum Begleiten im Lernprozess,
- hin zum situationsbezogenen und lebensnahen Lernen,
- von der Drohung mit Risikofaktoren hin zur Förderung von Gesundheitsfaktoren.

Die Kunst der Didaktik ist, das Lernen als selbstständiges Tun des Lerners positiv erleben zu lassen. Es geht in der Gesundheitspädagogik darum, das Lernen lustvoll und spannend zu gestalten, es mit positiven Gefühlen zu verknüpfen und auch das gelernte Gesundheitsverhalten mit positiven Gefühlen „zu besetzen".

> „Die größte Herausforderung liegt möglicherweise darin, ein Grundvertrauen gegenüber der Lernbereitschaft der Schülerinnen und Schüler und deren Dispositionen aufzubauen, denn eine konsequente Theorie setzt ein Verständnis von Unterricht voraus, der Lernen auch für die Lehrenden als menschliche Erfahrung begreift und seine bildende Kraft darin sieht, wirkmäßige Erfahrungen in der Auseinandersetzung mit und in der Welt zu ermöglichen" (Schratz 2012, 28).

Das Lernerlebnis selbst ist schon die konkrete Erfahrung eines Bildungsprozesses. Bildungsrelevantes Lernen erfolge in der „Verstrickung zwischen Lehrenden und Lernenden": Das Gewohnte ist leicht, bequem und Beibehaltung üblich. Das Neue ist fremd und unter Umständen bedrohlich. Die „glatten" Gewohnheiten müssen jedoch in Frage gestellt, ja zerschlagen werden, um an den Bruchflächen neuen Halt und neue Sichtweisen zu finden (vgl. Schratz 2012, 22ff).

Nur Lernbedingungen können optimiert werden, die Motivation für das Lernen und der Lernvorgang selbst müssen selbstständig vom Lerner geleistet werden. Dies kann aber nicht bedeuten, dass man dem Lerner die alleinige Schuld bei weniger erfolgreichem Lernen zuschiebt. Denn bei der Verbesserung der Lernumstände gibt es noch erhebliche Möglichkeiten.

Lernangebote

Hinter den Angeboten steht das Bemühen, Lernen als bildende Selbsterfahrung und nicht als ein Ergebnis von Interventionen zu verstehen (Schratz u. a. 2012). Lernangebote haben lediglich die Aufgabe, die Selbstkompetenzen des Lernens zu verstärken und in diesem Sinne gesundes, weil selbstgesteuertes Lernen möglich zu machen.

Der Lernstoff ist zunächst unbekannt. Alles zunächst Unbekannte ist mit der Stressreaktion als einer erhöhten Aktivitätsbereitschaft verbunden. In Lernsituationen kommt es darauf an, den Lernstress sozusagen im Bereich der „gespannten Aufmerksamkeit" zu halten und eine Fluchtreaktion aus der Lernsituation zu vermeiden. Das Gehirn führt gleichsam selbstständig und vorsorglich fünf Tests bei neuen Lernsituationen durch:

- Ist das Neue unerwartet?
- Ist das Neue angenehm oder unangenehm?
- Ist es für mich von Bedeutung?
- Ist es zu bewältigen?
- Ist es mit meinen bisherigen Normen und meinem Selbstkonzept vereinbar?

Lernen beginnt in dieser Hinsicht dort und dann, wo und wenn das Vertraute seine Dienste versagt und das Neue noch nicht zur Verfügung steht" (Meyer-Drawe 2005, 16).

Lernen als innerer Prozess

Lernen heißt nicht, ein leeres Blatt zu beschreiben. Lernen ist ein Prozess innerer Reorganisation von Denkmustern, Wahrnehmungen, Vermutungen, Haltungen, Gefühlen und Fertigkeiten – und ein Prozess der gleichzeitigen Überprüfung, ob diese Reorganisation in nützlicher Beziehung zu Problemen des eigenen Lebens steht. Dies entspricht der systemischen Sicht der kritisch-konstruktiven Pädagogik.

Gewendet auf die Lernmöglichkeiten an Schulen erscheint angesichts der Lern-
forschung die Ansicht nachvollziehbar, dass „eine gute Schule mit nachhaltigen
positiven Wirkungen … sich leichter realisieren (lässt), wenn bei ihrer Entwicklung
Erkenntnisse aus der Gesundheits- und Bildungsforschung mit berücksichtigt
werden" (Brägger/Posse/Israel 2008, 6). Und weiter: „Gute Gesundheit unterstützt
erfolgreiches Lernen; erfolgreiches Lernen unterstützt die Gesundheit – Gesundheit und Erziehung sind untrennbar"(O'Byrne nach Brägger/Posse/Israel 2008, 6).

Auf der Grundlage dieser Verschränkung werden Vorschläge für eine „gute,
gesunde Schule" formuliert in der Annahme, dass sich Schule als zentraler Lernort
auch in Bezug auf gesundes Lernen durchaus verbessern könnte. Ein einfaches, optimales Rezept für erfolgreiche Lehre und effizientes Lernen gibt es aber bisher nicht.

Was für die schulischen Lernangebote zu fordern ist, dürfte für jede Bildungsarbeit gelten: in der Erwachsenenbildung, im Selbststudium (Schäffter 2016). Die
genannten Befunde erhärten weitgehend die Erfahrungswerte und Forderungen,
die von einer Gesundheitspädagogik, die gesundes Lernen ernstnimmt, aufgestellt
sind. Sie werden jedoch bis heute nicht ausreichend genug in der Gesundheitsförderung umgesetzt.

Gesundheitsfaktoren für selbstgesteuertes Lernen

Gesundheitsfaktor Aktivierung: Lernen ist eine aktive Tätigkeit des Gehirns. Lernen
erfordert viel Energie, weil neue Verknüpfungen im Gehirn hergestellt werden
müssen. Das Gehirn braucht schon „in Ruhe" etwa 20 % der Gesamtenergie, die
dem Körper zur Verfügung steht. Es kann diese Energie in Form von Blutzucker
aber nur abrufen, wenn der Blutkreislauf optimal funktioniert. Eine körperliche
Betätigung fördert die Durchblutung und auch die Versorgung des Gehirns. Sport
schadet nicht, Sport fördert das mögliche Denken!

Gesundheitsfaktor Selbstmanagement: Einige konkrete äußere Umstände erleichtern
das Lernen außerordentlich:

- Zerlegung in Teilschritte mit angeschlossenem Zeitplan (Salamitaktik)!
- Beobachtung des eigenen Arbeitsstils und der eigenen Leistungskurve (Morgen-
  muffel oder nachtaktiv? (Am besten lernt man auf Grundlage der angeborenen
  Tagesrhythmik zwischen 9.00 und 11.00 Uhr und wieder zwischen 18.00 und
  21.00 Uhr.)
- Feste Zeiten einplanen, in denen Störungen durch wen auch immer nicht zuge-
  lassen sind. Störungen nicht zulassen!
- In unumgänglichen Störzeiten kleinere Arbeiten erledigen!

- Aufteilung des Lernablaufs: zunächst eine mittelschwere Aufgabe wählen, dann diese ausführen, und dann die eigentliche Aufgabe angehen („Anpirsch"methode).
- Aufgaben, die nur wenig Zeit beanspruchen, sofort erledigen!
- Bei gelösten Aufgaben sich selbst sinnvoll belohnen!
- Es gibt aber auch viele Motivationshemmer, wie Krankheit, Unwohlsein, äußere Umstände. Hier hilft nur eine Anerkennung der Umstände, um ein schlechtes Gewissen zu vermeiden!
- Positive Selbstsuggestion gegen Aufschieberitis und Selbstsuggestion für Motivation!

Kasten 6.4   Gesundheitsfaktor Minimierung der Aufschieberitis

Treffen die Behauptungen zu?	Fast immer	Öfter	Fast nie
Ich erfinde Gründe, um nicht anzufangen.			
Ich brauche Druck, um anzufangen.			
Ich nehme mir mehr vor, als ich schaffen kann.			
Ich setzte mir immer wieder Zeitpunkte, an denen ich anfangen will, die ich dann doch nicht einhalte.			
Ich habe ein schlechtes Gewissen, wenn ich meine Vorhaben nicht einhalte.			
Ich erledige zuerst Nebensächliches, bevor ich mit der Arbeit anfange.			
Ich bin von mir enttäuscht, wenn ich Arbeitsergebnis und Zeitaufwand vergleiche.			

Zählen Sie die Kreuze in den einzelnen Spalten zusammen, multiplizieren Sie die Kreuze in „Fast immer" mit 3, die Kreuze bei „Öfter" mit 2 und die Kreuze in „Fast nie" mit 1. Zählen sie alle Werte zusammen zu einer Punktzahl.

Bewertung: 10-16 Punkte: keine Aufschieberitis, 16-22 Punkte: normales Verhalten, 23-30 Punkte: Ernste Aufschieberitis.

Kasten 6.5 Gesundheitsfaktor Selbstsuggestion

Positive Selbstmotivation	Ansatzpunkte für die eigene Motivationssteigerung
„Jetzt geht es aber wirklich los."	Materialsammlung anlegen
„Bis zum nächsten Kaffe schaffe ich das noch."	Einen Zeitplan machen
	Sich selbst Erholungsphasen einräumen
„Bis morgen bin ich fertig!"	Den Körper in Schwung bringen
„Die Idee macht mir jetzt Spaß!"	Eine Zielordnung herstellen
„Das stimmt nicht, das werde ich widerlegen!"	Lerninhalte: Selbstbestimmung über Schwerpunktsetzung
„Und wenn schon, das war meine Arbeit!"	Materialien und Medien: Eine ästhetische, originelle, humorvolle oder auch provokative Gestaltung weckt
„Die anderen kochen auch mit Wasser!"	Neugier und steigert die Freude an der Auseinandersetzung.
„Bin mal gespannt, ob ich das schaffe!"	Lernaktivitäten: aktive Teilnahme an Versuchen, an Diskussionen
„Denen zeige ich das noch!"	Lernumgebung: Berücksichtigung der menschlichen Grundbedürfnisse (z. B. genügend Platz, angenehme Raumtemperatur, bequeme Stühle, frische Luft)

Training der Neugier: Schon Kleinkinder, die neugieriger sind als andere, verschaffen sich ein deutlich stärker strukturiertes Abbild ihrer Lebenswelt, verhalten sich zielstrebiger und ausdauernder.

Priorisierung: Man lehnt Verzetteln ab.

Gesundheitsfaktor Belohnungen: Nach Erreichen eines Zwischenziels sich selbst sinnvoll belohnen!

Gesundheitsfaktor positive Gefühle: Sich selbst für den Lernstoff begeistern!

Förderung der Lernkompetenz

- Hohe Selbstmotivation durch Selbstsuggestion
- Bewunderung der eigenen Lernleistungen
- Vergleich mit schon Bekanntem: Aktives sinnstiftendes Lernen erfolgt dann, wenn neue Informationen in schon bekannte mentale Strukturen eingebunden werden können („wenn der Groschen fällt!").
- Abstraktionen: Grafiken, Schemata anlegen!
- Angeleitetes Lernen und selbsttätiges Lernen miteinander kombinieren
- Zeitweises Lernen in Kommunikation mit anderen
- Selbstreflexion über die Art des eigenen Lernens

- ausreichend Schlaf (im Schlaf ordnet das Gehirn selbsttätig den Lernstoff sinnvoll ein)
- Unterbrechungen (Abwechslung): Durch gleichsam künstliches „Intervall-training" lässt sich die Richtung der Neugier ändern und lässt neue Aspekte aufscheinen.
- Gnade mit sich selbst: Wenn man nicht alles versteht, muss das nicht an einem selbst als Hörer oder Leser liegen!

Vom Kurzzeitgedächtnis ins Langzeitgedächtnis: Das Gehirn speichert nicht Einzelheiten. Es ordnet vielmehr oft angebotene Inhalte als wichtig in schon vorhandene Denkmuster ein. Es behält Strukturen, denen neue Inhalte immer wieder zugeordnet werden oder die unter Umständen nicht passend sind. Diese müssen „verlernt" werden. Daher gilt:

- Nicht Einzelheiten lernen (pauken), sondern sich auf Konzepte und Denkmuster konzentrieren!
- Entlarvung der Absichten des Autors und der Wissenschaft!
- Grundbegriffe und Vorgehensweise der Wissenschaft herausfinden!
- Bewertung der Ergebnisse im eigenen Interesse!
- Das Gelernte häufiger wiederholen! Kurze Wiederhohlzeiten, morgens früh!
- Durch Training kann man wesentlich mehr Inhalte und Methoden in das Langzeitgedächtnis transferieren!

Die Forschung zeigt: Je mehr ein Mensch lernt, desto leichter lernt und desto mehr behält her. Je mehr man lernt und je genauer man Strukturen bedient und nutzt, desto effektiver arbeitet das Gehirn. Es „spart" also beim Lernen ständig an Energie und Nervenleitungen.

Gesundheitsfaktoren äußere Umstände

Ordnung im Selbststudium erleichtert Lernvorgang!

Eine Lernecke schaffen: Der abgegrenzte Arbeitsplatz hat eine große, freie Arbeitsfläche, es läuft keine Radio, kein Fernsehen. Tisch- und Stuhlmaße müssen mit der Person übereinstimmen. Günstig ist helles, diffuses Licht. Zimmerlicht und Arbeitsplatzlicht sollten nicht sehr voneinander abweichen. Die Arbeitstemperatur sollte zwischen 18 und 20 Grad liegen, Zugluft ist nicht nur ungesund, sondern lenkt vom Lernen ab. Für das Lernen günstiger ist, häufiger wenig zu essen statt nur dreimal täglich größere Portionen.

Tagesrhythmus beachten: Arbeitsphasen am Vormittag und am frühen Abend jeweils 2 Stunden mit kleinen, 3 bis 6 Minuten Zwischenpausen, wenn die Konzentration nach etwa 30 Minuten abnimmt. Nach 2 bis 3 Stunden eine längere Pause von rund 30 Minuten einlegen.

Lernzeiten einrichten: Feste Lernzeiten einhalten, realistisch planen. Feste Zeiten für körperlichen Ausgleich einhalten.

Mitschriften anfertigen: Bei Vorlesungen oder Reden nicht vollständig mitschreiben, sondern nur die auffälligen Thesen oder Formulierungen festhalten.

• Titel/Thema/Stichwort/ Referent/Ort/Zeit
• Inhalte: Thesen Argumente, Folgerungen – eigene Ideen während des Vortrags
• Wichtige erwähnte Literatur, andere Vorträge, benutztes Material etc.

Unterlagen erstellen: Auseinandersetzung mit schriftlichen Unterlagen wie Texten oder Bildern:

• In höchstens 30 Minuten einen Überblick gewinnen (Gliederung, Vorwort).
• Eigene Fragen an den Text formulieren.
• Lesen und kurze Zusammenfassung einzelner Abschnitte formulieren.
• Zusammenfassungen im Hinblick auf die eigenen Fragestellungen erstellen.
• Text nochmals durchsehen.

Zur Vermittlung von Lernen in einem Unterricht

Metauntersuchungen (Dollase 2015, 27ff) sind in der Lage abzuschätzen, was guten Unterricht ausmacht. Die stärksten positiv wirkenden Faktoren für eine Lernbereitschaft sind in absteigender Reihenfolge:

1. die Lehrerpersönlichkeit,
2. die fachdidaktischen Anwendungen,
3. die Lehrmethode,
4. die Schülereigenschaften,
5. der elterliche Bildungshintergrund,
6. die Schule und ihre Organisation.

Bemerkenswert war das Ergebnis: dass … „vom Lehrer ausgeführte aktive und geführte Instruktion sehr viel erfolgreicher ist als ungeführtes, fakultatives Lernen" (Dollase 2016, 27). Dabei meint fakultativ den Lehrer als Moderator für selbstgesteuertes Lernen beim Schüler. Selbst beim Erlernen von Computerprogrammen ist die Führung durch eine Person wesentlich effektiver als ein Herumprobieren im Selbststudium. Für einen Unterricht, der als „selbständiges Lernen" konzipiert und in der Praxis meist über Arbeitsblätter stattfindet, ließ sich ein Kompetenzzuwachs nicht nachweisen.

Für Lehrpersonen ergaben sich folgende Kompetenzen:

1. Fähigkeit zur Gruppenführung „Klassenraum-Management": Nachteile im Gruppenverhalten werden minimalisiert, die Beschäftigung aller Schülerinnen und Schüler wird erreicht, Lernprozesse werden angestoßen. Unterschiedliche oft gleichzeitige Vorgänge in der Klasse werden bemerkt und auch sanktioniert, der rote Faden wird nachvollziehbar beibehalten, der Unterricht wirkt wie aus „einem Guss".
2. Fähigkeit zur Beeinflussung von Schülerinnen und Schüler: überzeugen, verändern, Vorurteile in Frage stellen, Selbststeuerung anregen …
3. Sachkompetenz der Lehrperson: Inhalte fundiert kennen und vermitteln, Übungsaufgaben stellen, Lernarrangements herstellen, Antworten bewerten.

Zusammenfassung

Ohne ständiges Lernen ist nicht einmal das Zurechtfinden im täglichen Leben möglich. Lernen wird als eigenständige, aktive Leistung des Gehirns aufgefasst. Dabei werden Inhalte und Gefühle in schon vorhandene Denkstrukturen eingepasst. Gefühle sind mit dem Lernvorgang unmittelbar verknüpft.

Durch ständiges Lernen und Umlernen verändern sich das Selbstverständnis eines Menschen und zugleich die Wahrnehmung des sozialen Umfelds und der Umgebung. Dieser Prozess der ständigen Umgestaltung des eigenen Selbstverständnisses im sozialen Kontext wird als Bildungsgeschehen aufgefasst.

Das „Gehirn" lernt selbständig, man kann den Lernvorgang lediglich durch innere und äußere Umstände unterstützen.

Schule, Hochschule und Weiterbildung als professionelle Organisationen müssen gesundheitsfördernde Lernformen noch mehr in den Vordergrund stellen.

Weiterführende Literatur

Mandl, H. u. H. F. Friedrich (Hrsg.) (2006): Handbuch Lernstrategien, Hogrefe, Göttingen, Bern;
Lernhilfen: vgl. Internet-Angebote
PISA: Zusammenfassung zentraler Befunde (2016-11-119) http:// www.mpip-berlin.mpg. de/pisa/ergebnisse.phf; https://www.mpib-berlin.mpg.de/Pisa/PISA-E_Vertief_Zusammenfassung.pdf
Hüther, G. (2006): Wie lernen Kinder? Voraussetzungen für gelingende Bildungsprozesse aus neurobiologischer Sicht. In: Roth, G., Spitzer, M., Caspary, R. (Hg.) Lernen und Gehirn, Der Weg zu einer neuen Pädagogik. Herder Spektrum Freiburg, 2006, 70-84
Mietzel, G. (2016): Pädagogische Psychologie des Lernens und Lehrens. Hogrefe, Göttingen;

Kommunikation und Vermittlung 7

Ohne eine gesundheitsförderliche Kommunikation und entsprechend förderliche Methoden gelingt Gesundheitsförderung nicht. Daher werden hier die pädagogisch begründeten Vermittlungsmöglichkeiten vorgestellt und im Hinblick auf die Entstehung eines persönlichen Gesundheitsverhaltens diskutiert.

7.1 Grundlagen

Der Austausch von Informationen zwischen zwei oder mehreren Personen ist als Kommunikation bekannt, oft auch als Interaktion bezeichnet. Lernen geschieht immer in einem Kommunikationsprozess zwischen Lerner, der Sache und einem Vermittler. Daher wird hier gesundheitsfördernde Kommunikation als eine grundlegende Aufgabe in der Gesundheitspädagogik verstanden.

> *„Es ist unmöglich, nicht zu kommunizieren."*
>
> Paul Watzlawick

Kommunikationsfähigkeit gilt aus gutem Grund als Schlüsselkompetenz in Verwaltungen, Betrieben und ganz besonders in der Gesundheitsförderung. Sie ist Bedingung für „soziale Kompetenz" und eine weitere Vorbedingung für Lernen. In der Diskussion über die Formen des Computerlernens (blended learning) zeigte sich sehr rasch, dass der persönliche Bezug gewünscht ist. Die wichtigsten Kommunikationsmittel sind die gesprochenen Worte und die begleitende Körperhaltung (Körpersprache) sowie die verschiedenen Medien (technische Hilfsmittel). Drei Aspekte von Kommunikation sind grundlegend:

- Es ist unmöglich, nicht zu kommunizieren.
- Jede Kommunikation enthält eine Information über einen Inhalt, aber auch über einen Beziehungsaspekt.
- Jede Kommunikation hat eine Struktur, die aus Sicht der beteiligten Seiten oft sehr unterschiedlich wahrgenommen wird.

Das Kommunikationsmodell

Im Kommunikationsmodell von Schulz von Thun enthält jede Nachricht vier Aspekte (Abb. 7.1):

- *Sachinhalt:* „Worüber ich informiere."
- *Selbstoffenbarung:* Jede Nachricht enthält Informationen über die Person oder die Struktur des Senders: „Was ich von mir selbst kundgebe, kognitiv, emotional und nonverbal."
- *Beziehung:* Aus der Nachricht geht ferner hervor, wie der Sender die Beziehung zum Empfänger sieht: „Was ich von dir halte und wie wir zu einander stehen."
- *Appell:* Einfluss zu nehmen: „Wozu ich dich veranlassen möchte, was sollst du fühlen, denken, meinen, tun."

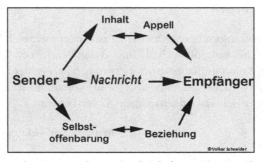

Abb. 7.1   Faktoren der Kommunikation (nach Schulz von Thun 2002)

Das Kommunikationsmodell erlaubt eine rasche Analyse von Kommunikationsarten und Abläufen und damit auch eine Verbesserung der Kommunikation. Hier dient das Kommunikationsmodell zur Analyse der weiteren Methoden im Hinblick auf die Auslösung eines positiven Gesundheitsverhaltens.

Merkmale einer erfolgreichen Kommunikation

Zielgruppenbezug: Schon in der Anlage muss deutlich sein, welche Zielgruppe gemeint und „betroffen" ist.

Beachtung: Die Botschaft muss beachtet werden.

Interesse: Bei den Zielpersonen muss ein Interesse entstehen.

Verständlichkeit: Die Inhalte müssen sachlich richtig und verständlich gestaltet sein.

Umsetzbarkeit: Die Botschaft muss eine umsetzbare Handlung bieten.

Verhaltensänderung: Die Botschaft muss „neues Verhalten" anbieten.

Speicherung: Die Botschaft muss in Erinnerung bleiben können.

Erinnerung: Die Botschaft muss Erinnerung ermöglichen.

Entscheidung: Die Botschaft muss zu einer Entscheidung auffordern.

Verstärkung: Die Botschaft muss „Verstärker" enthalten wie: bessere soziale Anerkennung, Erhöhung der Sachkompetenz, wirtschaftlicher Vorteil.

Beibehaltung: Die Zielvorgabe muss einleuchtend und leicht umzusetzen sein.

Als Bausteine für eine gelingende Gesprächsbeziehung können gelten: Selbst aktiv werden, die Wirkungen von gegenseitigem Fühlen und Denken beachten, eine Einstellung, die auf eine Entwicklung zielt und nicht auf fertige Sachlösungen. Dazu brauch man Respekt, Mut, Humor, Zeit und vor allem Zugewandtheit (Warnke/Lievenbrück 2015).

Gelingende Kommunikation wird als befreiend und gesundheitsfördernd empfunden, falsche oder fehlende Kommunikation führt zu psychischen Störungen.

Sender können sein: eine Person, eine Gruppe, eine Organisation, eine Partei, Medien aller Art. Die Wahrnehmung des Senders als glaubwürdig, klar und praxisnah ist entscheidend für die Annahme einer Botschaft beim Empfänger. Je nach den Vorlieben und Gewohnheiten der Zielgruppe bieten sich unterschiedliche Kanäle (Fernsehen, Zeitungen, Reden, Briefe, Rundmails, Rede, Folien) an. Die Botschaft selbst muss zum Empfänger, zur Zielgruppe „passen". Geschlecht, Alter, soziale Stellung, ethnische Zugehörigkeit, typische Verhaltensmuster sind wichtige Kriterien. Ziele und Absichten sind transparent darzustellen und glaubhaft zu machen.

7.2 Das Gespräch

Die Art der Gesprächsgestaltung nach dem Konzept der personzentrierten Psychotherapie hat sich auch für die Gesundheitspädagogik als sehr nützlich erwiesen. Sie stellt einen methodischen Gesundheitsfaktor ersten Ranges dar, weil diese Methode die gesundheitliche Weiterentwicklung des Gesprächspartners ermöglicht und eine hohe Akzeptanz besitzt (vgl. Miller/Rollnick 2009).

Der amerikanische Psychologe Carl R. Rogers begründete in den 40er Jahren des letzten Jahrhunderts ein Psychotherapieverfahren, die *personzentrierte Psychotherapie*". Das Konzept fand rasch eine Ausweitung und Ergänzung auf die Gestaltung von Gesprächen außerhalb der Therapie.

> *„Die Art der Gesprächsführung ist für unsere Gesundheit ebenso wichtig wie die richtige Ernährung und Bewegung!"*
>
> James J. Lynch (Lynch 1985)

Grundannahmen

Als Vertreter der humanistischen Psychologie vertritt Carl Rogers ein Menschenbild, das die Selbstbestimmung und Unabhängigkeit des Menschen betont (umfassend: Rogers 2000). Das Vertrauen in die eigene Person fördere die persönliche Entwicklung, nicht die Einwirkung fremder Autoritäten. Rogers geht von einer angeborenen Aktualisierungstendenz aus, die jeder Mensch seit Geburt hat. Sie ist auf positive Ziele wie Unabhängigkeit und Selbstbestimmung gerichtet. Daraus leitet sich ein Trachten ab, das eigene „Selbst" zu verwirklichen. Es entsteht durch Selbsterfahrung im täglichen Leben.

Das Selbstkonzept ist als eine strukturierte Vorstellungsgestalt zu denken, die sich aus den Selbsterfahrungen vom „Ich" und den Erfahrungen des „Ichs" mit der Außenwelt und anderen Personen ergibt. Das Selbstkonzept ist veränderlich gedacht, aber zu jeder Zeit eine Einheit. Es muss nicht bewusst sein, aber es ist dem Bewusstsein zugänglich. Im täglichen Handeln ist das Selbstkonzept ständiger oft unbewusster Bezugspunkt.

Die Weiterentwicklung eines solchen Selbstkonzeptes sei nur möglich, wenn ein Individuum in seinem täglichen Leben eine positive Zuwendung und Wertschätzung erfährt, ohne dass diese Wertschätzung an irgendwelche Bedingungen geknüpft wäre.

Zum „rigiden Selbstkonzept"

Rogers geht davon aus, dass ein Kleinkind noch alle Erfahrungen danach bewertet, ob sie positiv oder negativ auf seine Selbstverwirklichungstendenz wirken. Später sind die Werte anderer Personen, meist der Eltern, so „verinnerlicht", dass sie zum festen Verhaltensmuster werden. Der Vorgang lässt sich so verstehen: „Eigentlich gefällt mir ein Erlebnis, doch die anderen lehnen es ab. Weil ich will, dass die Eltern mich gern haben, bin ich auch dagegen." Solche Übernahme von Werten und Verhaltensweisen führen zu einem „rigiden" Verhaltensmuster. Eine Person mit einem rigiden Selbstkonzept kann nicht alle Erfahrungen frei nach dem Gesichtspunkt der Selbstverwirklichung beurteilen. Ein „Offensein" für Neues wäre gefährlich, weil dies das bestehende Selbstkonzept ins Wanken bringen würde.

Viele Personen verleugnen oder verzerren Erfahrungen, wenn diese nicht in das Selbstkonzept „passen". Mit „Verzerren" meint Rogers, dass die neue Erfahrung zwar als für das Selbstkonzept bedeutsam erlebt wird, aber so verzerrt ins Bewusstsein gelangt, dass das Selbstkonzept nicht verändert werden muss. Ein rigides Selbstkonzept bedeutet auch, dass eine Diskrepanz zwischen dem tatsächlichen und dem eigentlich förderlichen Selbstkonzept entsteht.

Bei einem ständig sich wandelnden flexiblen Selbstkonzept hingegen nähern sich reales und ideales Selbstkonzept an: Die Person akzeptiert sich im Werdeprozess weitgehend so, wie sie ist. Damit ist nicht träge Selbstzufriedenheit gemeint, sondern eine grundlegende Akzeptanz der eigenen Person, ihrer Möglichkeiten und Grenzen. Je mehr ein Individuum sich selbst annehmen kann, desto weniger Abwehr hat es nötig und desto besser ist es auch in der Lage, andere zu respektieren und deren Meinung zur Kenntnis zu nehmen.

Die Person steht im Mittelpunkt, nicht das Problem. Beratung kann nur wirksam sein, wenn sie nicht direktiv erfolgt, keine Vorschläge macht oder Befehle gibt. Glaubhafte Einfühlung, Empathie, Wertschätzung sind Voraussetzungen. Förderung in Richtung auf eine „vollständig funktionierende" Person. Gesprächsverlauf und Beratungsablauf können dokumentiert und evaluiert werden. Der Erfolg oder Misserfolg ist auf wissenschaftlicher Basis erfassbar.

Beispiel

Wenn der Leiter z. B. in einem Kurs auf einen Fehler aufmerksam gemacht wird, den er selbst gar nicht bemerkt hat, gibt es zwei Reaktionsweisen: Leiter mit einem rigiden Selbstkonzept würden diese Erfahrung leugnen, dem Teilnehmer die Schuld geben, die Umstände verantwortlich machen und zumindest aggressive Gefühle entwickeln. Leiter mit einem flexiblen Selbstkonzept würden eher geneigt sein, die Beschwerde als zwar unangenehm zu empfinden, aber doch auch als Möglichkeit der eigenen Weiterentwicklung zu sehen. Sie reagieren daher eher dankbar und beherzigen das Verhalten in Zukunft mit dem Effekt, dass ein Vertrauensverhältnis entstehen kann.

Rogers hat die Person, „die zu sich selber kommt", eine sich „voll entfaltenden Persönlichkeit" genannt (fully functioning person). Eine solche persönliche Entwicklung wäre das Ziel einer optimalen Selbstverwirklichung. Eine Person auf dem Wege zu einer solchen voll entfalteten Persönlichkeit ist an bestimmten Haltungen und den entsprechenden Handlungsweisen zu erkennen: Sie nimmt wahr, dass Erfahrungen und Selbstkonzept nicht immer übereinstimmen (kongruent sind). Sie bewertet ständig sich ändernde Gegebenheiten unter dem Gesichtspunkt der eigenen Entwicklung. Sie gewinnt eigene Sicherheit und Offenheit für weitere Erfahrungen. Sie vertraut ihrem individuellen Entscheidungsprozess. Sie weiß, dass sie Entscheidungen korrigieren kann und sich ständig ändern wird.

Die personzentrierten Haltungen

In Bezug auf das Umgehen mit anderen Menschen im Gespräch hat Rogers die Erfahrung gemacht, dass er durch bestimmte Haltungen die Selbstverwirklichungstendenz unterstützen kann. Diese Förderung geschieht durch folgende Haltungen der Sache und dem Gesprächspartner gegenüber:

Echtheit oder Kongruenz: Echtheit bedeutet, dass sich die betreffende Person über das Erlebte ständig bewusst ist, dass die Gefühle zur Verfügung stehen und auch geäußert werden können. Echtheit kann das Gegenüber sehr wohl wahrnehmen als eine Übereinstimmung zwischen Sprache und Körpersprache, vor allem im Ausdruck der Augen. Dies erleichtert dem Gegenüber, ebenfalls die „Fassade" fallen zu lassen. Es kann dann zu einem „wirklichen Gespräch" kommen, in dem die wesentlichen Punkte vertrauensvoll zur Sprache kommen. Echtheit bedeutet nicht, dass jemand ständig den anderen über seine Gefühle informiert.

Bedingungslose Wertschätzung: Die Annahme ist, dass jeder Mensch ein angeborenes Bedürfnis nach Zuwendung und Achtung hat. Rogers postuliert, dass jeder Mensch so geliebt werden möchte, wie er ist, ohne eine Pflicht, bestimmte Bedingungen zu erfüllen oder besonders „schön" oder „lieb" zu sein. Je mehr dieses Bedürfnis befriedigt wird, desto eher hat das Individuum die Chance, sich in Richtung „fully functioning person" zu entwickeln. Dies gilt für das ganze Leben und in jeder zwischenmenschlichen Beziehung.

Will ein Gesprächsteilnehmer die Begegnung mit einem anderen Menschen in Richtung auf dessen Selbstverwirklichungstendenzen gestalten, ist es wichtig, das Gegenüber nicht zu bewerten oder zu beurteilen, sondern ihn „wertzuschätzen". Diese Haltung ist sehr schwer zu verwirklichen! Bedingungslose Wertschätzung bedeutet jedoch nicht die Billigung aller Verhaltensweisen einer anderen Person. Bedingungslose Wertschätzung meint, den Gesprächsteilnehmer in jedem Fall als wertvolles Lebewesen zu schätzen, dessen Würde zu respektieren, unabhängig davon, wie er sich verhält.

Eine solche Haltung fällt bei manchen Menschen leichter als bei anderen. Dies geht auf eigene Erfahrungen zurück. Es wäre sonst nicht zu erklären, warum jemand schon beim ersten Eindruck „unsympathisch" sein kann, obwohl er ja noch gar nicht bekannt ist. Solche Vorurteile beruhen auf Erfahrungen mit bestimmten äußeren Merkmalen wie Kleidung, Körperhaltung, Sprache und Klang der Stimme. Bei einem rigiden Selbstkonzept werden diese Erfahrungen „genutzt", um eine Schublade zu bedienen. Bei einem flexiblen Selbstkonzept besteht eher die Bereitschaft, sich anderen Personen zu öffnen, die nicht zu den eigenen Vorurteilen passen.

Empathie: Echtheit und bedingungslose Wertschätzung werden für ein Gegenüber leichter erfahrbar, wenn „empathisch" auf sie reagiert wird. Diese Haltung meint ein einfühlend emotionales Verstehen dessen, was der andere mitteilt. Empathie hat zwei Komponenten: Einmal ist zu bemerken, was vom Gegenüber mitgeteilt wird, zum anderen ist auch mitzuteilen, was verstanden wurde. Empathie bedeutet nicht, in die „Haut eines anderen zu schlüpfen", so zu denken wie er. Schon das Erlebnis des eigenen Standpunkts hilft, Vertrauen in die eigenen Potentiale zu entwickeln. Diese drei beschriebenen Haltungen sind natürlich nicht voneinander zu trennen. Insgesamt haben sie zur Folge, dass eine Beziehung zu einem anderen Menschen entsteht, die auf „Augenhöhe" als gleich wertvolle Partner erfolgt. Niemand steht „auf einem Sockel" oder hält die Gesprächsführung „in der Hand". Dies ist der revolutionäre Charakter des personzentrierten Konzepts von Rogers. Die gesundheitsfördernden Wirkungen eines „guten Gesprächs" lassen sich nach Rogers einleuchtend erklären, das sachliche und emotionale Fehlschlagen so vieler „Besprechungen" ebenfalls.

Praxis der personzentrierten Gesprächsführung

Die Umsetzung der theoretischen Forderungen ist nicht so einfach. Sie muss geübt und oft überprüft werden. In einem Gespräch geht es meist darum, das „Gesicht zu wahren", um eine einvernehmliche Lösung des anliegenden Problems. Als Grunderkenntnisse für solche Gespräche gelten:

* Die Art der Nachrichtenübermittlung in beiden Richtungen ist entscheidend.
* Der Beginn eines Gesprächs legt oft schon das Ergebnis fest.
* Für eine gelingende Kommunikation sind beide Partner verantwortlich.
* Ausübung und Wahrnehmung von positiver Wertschätzung, Echtheit und glaubhafter Anteilnahme sind förderlich.
* Anberaumte Gespräche sollten von beiden Seiten mit einem Leitfaden vorbereitet sein.

Die folgenden Aspekte (Nutbeam/Harris 2001, 47; vgl auch v. Linde 2003) spielen bei einer gelingenden Kommunikation eine weitere Rolle:

Auftreten: Kleidung, Auftreten, Verhalten sind erste Wahrnehmungen, die ein Gespräch entscheidend steuern können. Im gesundheitsförderlichen Sinne ist die Wahrnehmung wichtig: Die eigenen Worte an den Gesprächspartner sind sehr viel besser und wirken dann umso verständlicher.

Aktives Zuhören (empathische Zuwendung): Damit ist nicht bloßes „Hinhören" gemeint, sondern engagiertes und interessiertes Zuhören. Der Partner bemerkt sofort an der Körpersprache, ob der Zuhörer „bei der Sache" ist oder nicht. Dies ist schwieriger als gedacht. Zu häufig sind die Gesprächspartner schon innerlich mit der eigenen Antwort beschäftigt. Zuhören meint: Ich glaube zu wissen, warum es befriedigend für mich ist, jemandem zu zuhören. Wenn eine Person wirklich (zu)hören kann, kommt sie in Kontakt. Diese Gemeinsamkeit bereichert das Leben.

Regeln guten Zuhörens: Nicht sprechen! Nicht sprechen! Nicht sprechen! Zeigen, dass Sie zuhören wollen! Beherrschen Sie sich! Ablenkungen fernhalten! Geduld zeigen! Durch Vorwürfe nicht aus der Ruhe kommen! Fragen Sie nach!

Beispiel

Übung: Aktives Zuhören

1. Bilden Sie eine Dreiergruppe: S = Sprecher; Z = Zuhörer; B = Beobachter

2. S und Z sprechen miteinander, S erzählt, B soll aktiv zuhören.

3. B beobachtet möglichst genau Wortwahl und Körpersprache.

Durchführung: S wählt ein Thema seiner Wahl, das Gespräch soll 5 Min. dauern, B und Z fassen in Worten den Inhalt zusammen. Ist die Wiedergabe nicht richtig, kann korrigiert werden.

Dann Wechsel: Jeder ist einmal Z, S oder B.

Abschluss: Metadiskussion. Folgende Fragen werden diskutiert: War es für Sie als Z schwierig, zuzuhören und wenn ja, warum? Fanden Sie es schwierig (S und Z), einen eigenen Gedanken zu fassen? Hatten Sie das Gefühl, dass Sie ihre Gedanken nicht richtig deutlich machen konnten? Haben Sie als Z schon eine Antwort formuliert? Wenn B eine Wortmeldung wiederholt hat, war das dann deutlicher? Hat die Art, wie S sein Thema formulierte, Sie beeinflusst? Welche Rolle war für Sie die schwierigste und warum?

Fragen stellen: In einem guten Gespräch geht es nicht darum, wer die Übermacht behält. Fragen haben den Vorteil, dass sie den Partner zu einer eigenen Stellungnahme herausfordern. Fragen widersprechen dem personzentrierten Konzept nicht, wenn es sich um „echte" Fragen handelt, in denen das Ziel ist, eine Information zu erhalten.

Oft ist der Tonfall schon entlarvend. Bei Echtheit müssen auch die Aussagen „echt" sein: z. B.: „Ich habe das vergessen, bitte, das mitzubringen, es würde mir sehr helfen." Oder: „Ich finde es nicht so schön, wenn Sie mich anrempeln. Ich bitte Sie, doch rücksichtsvoller zu sein." Oder: „Ich finde das Seminar wirklich nicht effektiv, was meinen Sie dazu?" Im Alltag wird Vieles in Frageform geäußert, in der Meinung, dies sei besonders höflich, z. B.: „Könnten Sie das bitte mitbringen?" Oder: „Können Sie nicht mal aufpassen?" Hier geht es um einen Vorwurf. Oder: „Finden Sie das Seminar nicht auch völlig daneben?" Hier geht es um Suggestion und Meinungsbildung.

Das heimtückische der unechten Fragen besteht darin, dass sie höflicher klingen, als gemeint ist, gleichzeitig die Äußerung des Standpunkts des Angesprochenen erschweren und Schuldgefühle erzeugen. Wird die teilnehmende Person als ebenbürtig behandelt, kann diese besser reagieren. Es gibt offene Fragen, die viele Möglichkeiten der Antwort bieten, z. B.:„Wie fanden Sie die Rede gestern Abend?" Hingegen ist auf eine geschlossene Frage nur mit Ja oder Nein zu antworten, z. B.: „Waren Sie gestern Abend noch bei dem Vortrag?"

Ich-Botschaften senden: Ich-bezogene Rückfragen fördern das Verständnis auf beiden Seiten. Dabei sind Ich-Botschaften in vorsichtiger Form (etwa: „Ist das richtig, wenn ich das so verstanden habe", nicht: „Drücken Sie sich doch einmal klar aus") günstig. Aussagen auch über die eigenen Gefühle fördern das gegenseitige Verständnis.

Informieren: Anzustreben sind klare Informationen ohne Wertungen und ohne Ratschläge. Die eigene Werthaltung kann dabei auch mitgeteilt werden, aber als eigene persönliche Sicht auf die Dinge. Die Schwierigkeit, Informationen überzeugt, aber ohne Überzeugungsversuche zu vermitteln, tritt in der Gesundheitsförderung häufig auf.

Direktive Gespräche

Bei einem direktiv geführten Gespräch bestimmt ein Gesprächspartner (z. B. Chef, Arzt) Rahmen und Inhalt des Gesprächs. Typisch dafür sind geschlossene Fragen (Fragen, die mit Ja/Nein beantwortet werden können). Die Auswertung wird vordergründig vom Gesprächsleiter bestimmt. Der Vorteil direktiver Gespräche liegt in der Möglichkeit, klare Entscheidungen zu treffen. Sind diese Entscheidungen jedoch nicht ausdrücklich einvernehmlich erfolgt, droht ein Scheitern.

Beispiel

In einem Kurs in der Erwachsenenbildung findet folgendes Gespräch (Müller. D. pers. Mitteilung) statt:

Teilnehmerin: „Ich weiß nicht, was das hier alles soll; im Grunde weiß ich das schon, was Sie hier bringen. Für mich ist das hier verlorene Zeit und verlorenes Geld!"

Dozentin: „Sie hatten doch ausreichende Vorinformationen, da wussten Sie doch, was auf Sie zukommt."

Teilnehmerin: „Von den Themen her schien es wir ja auch ganz interessant, aber ich dachte, dass dann doch mehr Dinge behandelt würden, die mir noch neu sind."

Dozentin: „Ich kann mir gar nicht vorstellen, dass Ihnen das alles schon bekannt ist. Warten Sie mal ab, der Kurs ist ja noch nicht zu Ende – das wird auch bestimmt noch für Sie interessant."

Teilnehmerin: „Das kann ich nur hoffen!"

Vermutlich sind beide Beteiligten nach diesen Gespräch nicht sehr zufrieden. Sie geraten ins Argumentieren, wie das häufig bei solchen Gelegenheiten der Fall ist. Sie haben einander weder zugehört noch akzeptiert. Eine offene vertrauensvolle Beziehung zwischen ihnen wurde nicht gefördert. Das Gespräch könnte auch folgendermaßen verlaufen:

Teilnehmerin: „Ich weiß gar nicht, was das hier alles soll. Im Grunde weiß ich das schon alles, was Sie hier bringen. Für mich ist das hier verlorene Zeit und verlorenes Geld!" Dozentin: „Sie sind enttäuscht und fühlen sich fast etwas geprellt – Sie hatten etwas ganz anderes erwartet."

Teilnehmerin: „Enttäuscht sowieso! Das Geld ärgert mich auch, aber vor allem hatte ich erwartet, mehr zu profitieren."

Dozentin: „Hätten Sie eigentlich Lust auszusteigen, wenn Sie keine finanziellen Verluste hätten?"

Teilnehmerin: „Auf der einen Seite schon, auf der anderen nicht – vielleicht kommt ja doch noch was Interessantes."

Dozentin: „Am liebsten wäre es Ihnen, wenn ich Ihnen garantieren könnte, dass der Rest des Kurses Sie mehr befriedigt?"

Teilnehmerin: „Das wäre natürlich gut, aber es ist mir klar, dass Sie das nicht können. Nun möchte ich erst mal abwarten. Falls ich dann doch noch den Kurs abbreche, sind Sie schon drauf vorbereitet und können es vielleicht verstehen."
Dozentin: „Es ist mir recht, wenn wir so verbleiben. Ich möchte Ihnen aber anbieten, dass wir nach dieser Unterrichtseinheit vielleicht noch etwas genauer klären, was Sie hier vermissen."

Nach diesem Gespräch fühlen sich die Beteiligten sicherlich besser. Die Teilnehmerin wird sich in etwa verstanden fühlen und auch akzeptiert mit ihrer mangelnden Akzeptanz der Veranstaltung. Die Dozentin bemüht sich um Empathie und wertet die Einstellung der Teilnehmerin nicht ab. Sie fühlt sich auch nicht unter Druck, die Teilnehmerin von der Güte des Kurses überzeugen zu müssen. Nach einem solchen Gespräch besteht die Aussicht, dass die Beziehung zwischen den Gesprächspartnerinnen in der weiteren Zusammenarbeit offener und herzlicher wird.

Wenn es gelungen ist, in dieser Weise zuzuhören, ist es sinnvoll, das Verstandene der Gesprächspartnerin auch mitzuteilen. Dadurch spürt der Teilnehmer das Bemühen, ihn zu verstehen und sich auf ihn einzustellen. Dann kann auch rational mitgeteilt werden, was verstanden wurde und was nicht. Damit ist eine Anregung für eine Selbsterfahrung möglich.

Macht jemand die Erfahrung, wirklich verstanden zu werden, so versteht er sich im gleichen Augenblick häufig auch selber besser und fühlt sich gleichzeitig akzeptiert. Wesentliche Merkmale eines personzentrierten Gesprächs sind: Es wird Anteilnahme und Interesse an der anderen Person gezeigt!

Risikofaktoren im Gesprächsverhalten

Im Folgenden sollen anhand von Beispielen geläufige Gesprächsverhaltensweisen dargestellt werden, die sich nicht mit dem personzentrierten Konzept vereinbaren lassen: Stellen Sie sich vor, ein Gesprächsteilnehmer sagt: „Das war jetzt ein bisschen viel auf einmal, ich habe überhaupt nichts verstanden." Darauf reagieren Sie mit:

Bagatellisieren: „Das ist nicht so schlimm, das kommt schon mit der Zeit." Kommentar: Die Teilnehmerin kann sich hier nicht ernst genommen fühlen. Ihr Problem wird heruntergespielt, nicht verstanden.

Diagnostizieren: „Sie sind wahrscheinlich ein visueller Lerntyp und konnten deshalb meinem Vortrag nicht so schnell folgen – das führt nun dazu, dass Sie meinen, Sie kommen nicht so gut mit." Kommentar: Hier wird die Teilnehmerin in eine Kategorie eingeordnet. Die Dozentin übernimmt die Rolle der Fachfrau.

Damit wird eine ebenbürtige Beziehung erschwert und der Teilnehmerin wenig Möglichkeit zur Entfaltung gegeben.

Dirigieren: „Am besten lesen Sie sich Kapitel X in Buch Y durch ,dann wird es Ihnen klar." Kommentar: In diesem Fall wird die Teilnehmerin zu einem bestimmten Verhalten gedrängt, was hier noch sinnvoll sein kann, wenn die Äußerung als reine Information gemeint ist. In den meisten Fällen erhöht „Dirigieren" die Unselbstständigkeit und verhindert das Finden eigener Lösungswege.

Vorwurf: „Haben Sie nicht so schnell folgen können? Haben Sie Schwierigkeiten mit der Konzentration?" Kommentar: Der Dozent stellt Fragen, die sich eher wie Vermutungen anhören. Er fordert Informationen, die in eine Richtung gehen, die vielleicht nicht dem entsprechen, in der die Teilnehmerin ihr Problem sieht. Sie wird sich vielleicht bemühen, die Fragen zu beantworten, um die Erwartungen des Senders zu erfüllen, statt sich mit sich selbst auseinander zu setzen.

Moralisieren: „Aber hören Sie mal, das war doch ausreichend erklärt – Sie mit Ihrer Vorbildung müssten da doch mitkommen." Kommentar: Die Normvorstellungen der Leitung sind hier maßgebend. Für die Teilnehmerin bedeutet das Abwertung ihres Problems und evtl. ihrer Person. Dies könnte dazu führen, dass sie sich minderwertig fühlt oder aber aggressiv wird.

Killerphrasen: Ebenso wirken Killerphrasen als Risikofaktoren für ein Gespräch (Tab. 7.1).

Tab. 7.1   Killerphrasen als Gesprächsrisiko und konstruktive Gesprächsmomente

Killerphrasen als Risikofaktoren	Konstruktive Gesprächshilfen
Das haben wir immer schon so gemacht!	Wie könnte es weitergehen?
Alles nur Theorie!	Was hindert uns daran, das einmal auszu-
Wer hat sich das denn ausgedacht!	probieren!
So geht das nicht!	Wer könnte dabei helfen?
Keine Zeit!	Das habe ich nicht beachtet.
Das macht Arbeit und bringt nichts.	Was könnten wir jetzt besser machen?
Warten wir erst mal ab!	Welche Rahmenbedingungen müssten wir
Dafür sind wir nicht zuständig!	ändern?
Das können wir jetzt doch nicht machen!	
Schon wieder Sie mit Ihren tollen Ideen!	

Die hier dargestellten negativ wirkenden Verhaltensweisen in Gesprächen sind verbreitet. Sie können ja auch durchaus ihre psychohygienischen Vorteile haben: Mit Bagatellisieren ist eine Abweisung verbunden, mit Diagnostizieren und Moralisieren ebenfalls. Wenn sich allerdings ein echter Kontakt entwickeln soll, sind diese Methoden hinderlich.

Konfliktlösung ohne Niederlage

Die Methode der „niederlagenfreien Konfliktlösung" (Gordon 1971) bezog sich ursprünglich auf die Lösung von Problemen zwischen Eltern und Kindern. Die Prinzipien dieses Vorgehens sind aber auf alle Konfliktsituationen übertragbar. Grundsätzlich geht es bei dieser Art der Konfliktlösung darum, dass ein Kompromiss gefunden wird, der alle Beteiligten „das Gesicht wahren" lässt. Wird ein Konflikt durch den „Sieg" eines Konfliktpartners gelöst, fühlen sich am Ende weder Sieger noch Besiegter wirklich wohl. Der Unterlegene wird die Lösung nur widerwillig akzeptieren und nach Mitteln suchen, sie zu unterlaufen. Der Sieger wird sich dessen bewusst sein und ein gewisses Maß an Energie darauf verwenden müssen, zu kontrollieren, ob er nicht hintergangen wird. Dies hat negative Auswirkungen auf beide Gesprächsteilnehmer.

Beispiel

Eine Kursleiterin möchte, dass eine Teilnehmerin als „Lehrprobe" mit der ganzen Gruppe 20 Minuten Autogenes Training (AT) übt und danach Rückmeldung von der Gruppe und der Kursleiterin erhält. Die Teilnehmerin möchte das nicht. Ein konfliktlösendes Gespräch könnte nun so aussehen:

T: *„Ich möchte diese Lehrprobe nicht machen."(Ich-Botschaft)*
K: *„Sie finden das überflüssig?" (Aktives Zuhören)*
T: *„Nein, eigentlich nicht, aber ich fühle mich nicht sicher genug." (Ich-Botschaft)*
K: *„Sie haben Sorge, sie könnten sich blamieren?"(Aktives Zuhören)*
T: *„Ja, ich denke schon."*
K: *„Ich würde Sie aber gerne in Aktion sehen – genau wie die anderen Teilnehmerinnen."(Ich-Botschaft)*
T: *„Sie wollen nicht auf eine Vorführung von mir verzichten?" (Aktives Zuhören)*
K: *„Nein eigentlich nicht – haben Sie eine Idee, wie wir uns da einigen könnten?" (Beginn der Suche nach Lösungen, nachdem das Problem jeder Partnerin von allen Beteiligten verstanden wurde)*

T: „Wenn es vielleicht nicht Autogenes Training sein müsste – die progressive
Muskelentspannung fällt mir etwas leichter."(Lösungsvorschlag)
K: „Es wäre mir schon wichtig, Sie auch bei der Durchführung des Autogenen
Trainings zu erleben. Was halten Sie davon, wenn Sie mit einigen Übungen aus
der progressiven Muskelentspannung anfangen und vielleicht nur für 5 Minuten
eine Übung aus dem AT machen?" (Ich-Botschaft und neuer Lösungsvorschlag)
T: „Ja, wenn es Ihnen recht ist, dass ich dann die allererste AT-Übung nehme,
denn die ist mir am geläufigsten" (Ergänzung des Lösungsvorschlags)
K: „Einverstanden."

Hier ist ein echter Kompromiss gefunden worden: Die Teilnehmerin hat insofern
einen Kompromiss akzeptiert, als sie überhaupt etwas tut. Die Leiterin ist von ihrer
ursprünglichen Absicht, die ganze Lehrprobe in AT durchführen zu lassen, abge-
rückt. Sehr deutlich wird dabei, dass eine niederlagelose Konfliktlösung ohne das
absolute Ernstnehmen der Bedürfnisse der Konfliktpartner nicht möglich ist, d. h.
Bagatellisieren, Dirigieren, Moralisieren sind auch hier nicht gesundheitsfördernd.
Bei der niederlagelosen Konfliktlösung muss eine Ebenbürtigkeit im Problem hergestellt werden, die gegenseitigen Bedürfnisse müssen verstanden und akzeptiert sein.

> *Das Ziel eines gesundheitsfördernden Gesprächs*
> *ist nicht die Lösung eines (Sach-)Problems,*
> *sondern die Förderung der Kompetenz und*
> *Ich-Stärke der Gesprächspartner!*

Überprüfung

Mit einem einfachen Test lässt sich grob festhalten, ob eine personzentrierte Gesprächsführung stattgefunden hat (Tab. 7.2).

Die vorangegangenen Beispiele beziehen sich auf eine Konfliktlösung im Zweierge-
spräch. Die Prinzipien bleiben bei der Anwendung in der Beratung, in der Gruppe,
in der Moderation erhalten.

Tab. 7.2 Beurteilungsbogen für ein Gespräch

Test für die Qualität einer Gesprächsführung	stimmt	teilweise	nicht
Der Gesprächspartner hörte aufmerksam zu.			
Der Gesprächspartner war höflich.			
Der Gesprächspartner konnte auch Gefühle äußern.			
Die Möglichkeit zu loben wurde genutzt.			
Der Gesprächspartner hatte die Möglichkeit zu sprechen.			
Der Gesprächsleiter versuchte, die eigenen Gesprächsanteile zu senken.			
Der Leiter, die Leiterin konnte auch eigene Gefühle äußern, ohne sie dem Gesprächspartner vorzuwerfen.			

7.3 Beratung

Beratung in Gesundheitsbelangen findet praktisch überall statt. Oft ist sie aber nicht hilfreich. Sie reicht vom Ratschlag des Bekannten über Tipps in Zeitschriften bis hin zur professionellen ärztlichen oder psychosozialen Beratung. Neu ist das Internet als Beratungsinstanz dazugekommen (z. B.: Umwelt 2016). Beratung geschieht aber zu oft im Interesse des jeweiligen Anbieters. Ein weiteres Problemfeld stellt die Kompetenz der beratenden Person bzw. der Institution dar (vgl. Schleider/ Huse 2011, 7).

Ratschläge sind auch Schläge.

Definition

Neben vielen Annäherungsweisen erscheint die folgende Definition von Beratung umfassend. Danach ist „Beratung in psychosozialen Professionen, einschließlich Sozialer Arbeit, eine soziale Interaktion zwischen einer professionellen Person und einem Adressatensystem, in der diese Letzteres anleitet, die emotional-kognitiven Prozesse – und im Fall eines sozialen Adressatensystems die sozialen und kulturellen Prozesse – so zu steuern, dass es Adressaten und Adressatinnen potentiell möglich ist, für die vorgetragenen Probleme eine Idee zu ihrer Lösung zu entwickeln, so dass vorhandene Selbststeuerungskompetenzen (potentiell) (wieder-)entdeckt werden. Beratung ist in diesem Sinne eine auf Selbstklärung gerichtete allgemeine (professionsübergreifende bzw. transprofessionelle) Methode" (Hollstein-Brinkmann 2017, 27). Danach erscheint Beratung als ein falsches Etikett für ein Gespräch mit gesundheitsförderndem Zusammenhang. Die hier geschilderte Definition rückt Beratung nämlich in die Nähe der Gesprächstechnik von Rogers (vgl. S. 148).

Ärztliche Beratung

Der Arzt kann durch seine Beratung unterstützen und die Behandlung verständlich machen. Es sollte zu einer beiderseitig akzeptierten Entscheidungsfindung mit einer gewissen Nachhaltigkeit des Verhaltens kommen. Diese Absicht wird leicht unterlaufen, sei es, dass der Arzt von „oben herab" sein Fachwissen herausstellt, sei es, dass der Ratsuchende sich im Internet kundig gemacht hat und einiges „besser weiß". Die Gefahr eines solchen Beratungsverlaufs besteht darin, dass der Patient sich anderweitig Rat sucht oder gar die Behandlung ganz abbricht. Bei der ärztlichen Beratung wurden bestimmte Muster des Beratungsverhaltens analysiert. Einzig das „interaktive Verhalten" (nach Rogers) als wechselseitiger, einvernehmlicher Austausch zwischen Arzt und Patient hat eine gewisse Nachhaltigkeit für eine Akzeptanz der Gesprächsinhalte erbracht.

Beratung in Selbsthilfegruppen

Untersuchungen über Selbsthilfegruppen zeigten, dass eine „begleitende Beratung" den Teilnehmern zu einem Wissenszuwachs, zu einem gesteigerten sozialen Engagement und insgesamt zu einer besseren Befindlichkeit verhilft: Die seelische Belastung durch die Erkrankung nimmt ab, weniger Angstgefühle stellen sich ein, viele entdecken ein neues Lebensgefühl (Unterhaslberger 2008, 88). Diese Beratung sollte ganz nach gesundheitspädagogischen Aspekten erfolgen. Eine entwickelte pädagogische Kompetenz bei den Leitungspersonen der Selbsthilfegruppen würde die Erfolge verstärken. Die auszubildenden Kompetenzen sind: helfen bei Verhaltensänderungen, Einstellungen und normativen Orientierungen, beraten, begleiten, vertreten und vermitteln in organisatorischen Fragen. Ziel sei die Entwicklung einer „Selbststeuerungsfähigkeit und Eigenkompetenz" (Unterhaslberger 2008, 107-109). Damit rückt diese Art der Beratung in die Nähe des Konzepts von Rogers, ohne auf diesen Ansatz einzugehen.

„Beratung" nach Rogers

Rogers bietet eigentlich keine Beratung, sondern „nur" eine Anregung zur eigenen Veränderung des „Ratsuchenden" durch ein wechselseitiges verständnisvolles Reden. Eine solche „Beratung" nach Rogers geht davon aus, dass der Ratsuchende selbst die Lösung finden kann. Die Ursachen für eine unvorteilhafte Entwicklung liegen in Erziehungsprozessen, die nicht bewusst sein müssen. An dieser Stelle des fehlerhaften Entwicklungsgeschehens greift eine wissenschaftlich fundierte

Hilfe ein. Erst in einem Prozess, in dem der Ratsuchende Wärme, Wertschätzung, Echtheit, Empathie erfährt, ist eine Selbsterkenntnis der hindernden Einstellungen möglich. Die Ziele der Beratung lassen sich wie folgt zusammenfassen (vgl. ausführlich Hollstein/Knab 2001):

• Förderung der Selbstbestimmung des Adressaten
• Vermittlung sachgerechter und situationsgerechter Information
• Stärkung des sozialen Austauschs
• Verringerung sozialer Ungleichheiten
• Stärkung der emotionalen Einstellungen (empowerment)
• Aktivierung von Ressourcen
• Möglichkeiten der langfristigen Vermeidung von Risikoverhalten

Die grundlegenden Ziele einer solchen Hilfe bestehen demnach darin, „Kernkompetenzen" beim Ratsuchenden zu wecken. Solche Kernkompetenzen sind: Selbstwahrnehmung, Einfühlungsvermögen, sinnvoller Umgang mit Stress, sinnvolles Kommunikationsverhalten und persönliche Standfestigkeit, Methoden der Informationsbeschaffung, kreatives Problemlösungsverhalten.

Gesundheitspädagogische Aspekte von „Beratung"

Ziele und Vorgehensweise der Gesprächsführung nach Rogers stimmen mit den Zielen einer gesundheitsförderlichen Kommunikation überein. Wesentlich sowohl für eine solche Gesprächsführung wie auch für die praktische Gesundheitspädagogik ist eine Fokussierung auf die zu beratende Person und deren Bedürfnisse und dann erst auf die zu vermittelnden Inhalte und Verhaltensweisen.

Es steht dahin, ob Kernkompetenzen über ökonomisierte Beratungssitzungen zu vermitteln sind. Beratung muss sich zentral an der Person des zu Beratenden orientieren, an Alter, Geschlecht, Herkunft, Bildungsstand, Traditionen. Daher können kaum Regeln für das Verhalten des professionell Beratenden aufgestellt werden.

Auch aus dem Beratungsansatz von Schleider (Schleider/Huse 2007) geben sich enge Verbindungen mit den Ansätzen der kritischen humanistischen Pädagogik (vgl. Heydorn 1991,) ohne dass diese Konzepte sich gegenseitig aufeinander beziehen würden.

Psychosozial ausgerichtete Beratungsmodelle, wie sie in der Industrie üblich sind, führen nachweislich nicht zu den beabsichtigten Kernkompetenzen beim Beratenen. Andererseits muss konstatiert werden, dass „sobald pädagogisch argumentiert wird, die betriebswirtschaftliche Logik aufgegeben werden muss" (Brunner 1990 nach Fischer 2011, 34). Vielmehr sollte es das Ziel sein, in der Beratung die Aspekte einer kritischen Pädagogik im Sinne eines förderlichen Gesundheitsgeschehens zu entwickeln.

7.4   Rhetorik

Rhetorik ist die Kunst der freien Rede (vgl. Ueding/Steinbrink 1986). Obwohl eine
Rede meist viele Zuhörer hat, wendet sie sich im Grunde doch an die einzelne
Person. Sie will diese überzeugen durch Information, beeinflussen durch Gefühle
oder an die Zuhörer appellierend zu Handlungen auffordern. Immer aber soll eine
Rede für den Inhalt einnehmen. In der gesundheitspädagogischen Arbeit spielt
Rhetorik eine große Rolle, wenn man für Projekte werben muss oder Spendengelder
einsammeln möchte.

> *„Tritt frisch auf, mach's Maul auf –*
> *und hör bald wieder auf."*
>
> (soll Martin Luther gesagt haben)

Die Aufmerksamkeit eines Menschen sinkt normalerweise nach rund 20 Minuten.
Daher gilt:

> *Man kann reden, was und wie man will,*
> *aber nicht länger als 20 Minuten!*

Aspekte einer guten Rede

Tab. 7.3   Vorüberlegungen

Zweck	Grundkonzept	Hilfsmittel
Information – wiss. Vortrag **Mitgefühl** – Geburtstagsrede/ Trauerrede **Politische Rede** – Agitation	**Gliederung** Einführung zentrale Aussage Zusammenfassung **Ablauf** nach Zeit geordnet oder nach Inhalt geordnet	Sprache laut, leise, beschwörend, Fremdwörter (?), Dialekt (?), Einfachheit, Zwischenfragen erlauben (?), Körpersprache, Blickkontakt, Bewegung, Übereinstimmung zwischen Körpersprache und Sprache, Nutzung Radio, Beamer, TV, Internet

Wortwahl: Neben dem Erscheinungsbild des Redners sind die folgenden Stilmittel
von Vorteil: kurze Sätze, treffende Begriffe, anschauliche und bildhafte Sprache,
nutzen von Verben anstelle von Substantiven, kein Amtsdeutsch, Sätze in aktiver
Form, Passiv meiden; meiden von Füllworten, Zielsichere Begriffe wählen; Ich-
Botschaften betonen.

Der Redner selbst ist sein bestes Medium!

Redetechnik: Fünf Schritte dienen der Vorbereitung einer Rede, fünf Schritte dem Aufbau einer Rede. Zu beachten ist, dass ein normaler Mensch nicht länger als 20 Minuten aufmerksam zuhören kann. Bei längeren Vorträgen sollte nach 20 Minuten das Medium oder das Thema gewechselt werden.

Vorbereitung einer Rede: Die Vorbereitung muss sorgfältig sein. In jedem Zuhörer-kreis gibt es immer einige Personen, die sachlich sehr versiert sind. Zunächst ist die Stoffsammlung wichtig, dann folgt die Anordnung der Gedanken in einer logischen Reihenfolge. Die sprachliche Ausgestaltung wäre der nächste Schritt. Die vorformulierte Rede sollte vorliegen, erst dann kommt die eigentliche freie Rede!

Tipps für eine erfolgreiche Rede

• Vor Beginn tief durchatmen!
• Aufrecht und standfest stehen!
• Blickkontakt mit den Zuhörern suchen und halten!
• Gesten und Mimik einbauen, Gefühle erkennen lassen!
• Betonen Sie Wichtiges!
• Achten Sie auf Stimmmodulation!
• Formulieren Sie kurz und einprägsam!
• Visualisieren Sie Ihre Ideen nur sparsam, aber treffend!
• Lesen Sie niemals Texte bei PowerPoint ab!
• Vermeiden Sie Allgemeinplätze, Modewörter!
• Beziehen Sie die Zuhörer mit ein!

Die Fünf-Satz-Rede

Meist steht nur wenig Zeit zur Verfügung. Der Redner muss daher in kürzester Zeit in der Lage sein, den Sachverhalt rasch „auf den Punkt" zu bringen. Dazu dient die „Fünf Minuten Rede":

• 1. Satz: Die eigene Meinung
• 2. Satz: Anlass (Argumente, die für diese Meinung sprechen)
• 3. Satz: Abwehr von Gegenargumenten
• 4. Satz: Fazit
• 5. Satz: Zusammenfassung

7.5   Vermittlungsgeschehen in Gruppen

Als Gruppe wird eine Anzahl von Menschen bezeichnet, die gemeinsame Ziele
haben und die sich gegenseitig beeinflussen (Wellhöfer 2001). Funktionierende
Gruppen zeichnen sich durch gegenseitige Hilfestellung, hohen Zusammenhalt,
eigene Normen des Zusammenlebens aus. Jede Gruppe hat einen Meinungsmacher.
Personen, die nicht zur Gruppe gehören, werden leicht als Sündenböcke ausge-
schlossen. Gruppen agieren als sich selbst organisierende Systeme. Meist bleiben
Gruppen auch nach Lösung der Aufgabe bestehen, sie suchen dann nach neuen Aufgaben. Inzwischen hat es sich als günstig herausgestellt, wenn auch Organisationen
durch geeignete Gruppenarbeit lernen, sich auf neue Produktionsverfahren und
Produkte einzustellen (Faßnacht/Kuhn/Schrapper 2010). Ob eine Gruppe sinnvoll
zusammenarbeitet, liegt nicht am Thema, sondern vielmehr an der Gruppenleitung
(König/Schattenhofer 2006). Daher stellt die Einübung von „sozialer Kompetenz"
ein wesentliches Ziel aller Bildungsbemühungen dar und ist wesentliche Aufgabe
im Gruppenprozess. Hier soll es um Gruppen gehen, die gemeinsam einen Sachverhalt erarbeiten und untereinander einen gesundheitsförderlichen Umgangsstil
pflegen wollen (Stahl 2012, 17).

Vorteile der Gruppe

Die Gruppe ist Informationsbörse: Viele Augen sehen mehr als zwei, eine Gruppe hat
grundsätzlich mehr Ideen, als eine Person je haben könnten, im Gespräch können
ungezwungen Inhalte offengelegt werden.

Die Gruppe ist ein Trainingsfeld: Auf dem Weg vom Nachdenken zum Handeln ist
die Gruppe ein ideales Übungsfeld. Die Gruppe federt eventuelle Misserfolge ab,
sie schafft Raum für einen neuen Versuch. Nur in der Gruppe ist soziales Handeln
möglich.

Die Gruppe ist Rettungsmannschaft: Zwar erfordert die Gruppe vom Einzelnen
Belastbarkeit und benötigt Anstrengungen, sie hilft aber auch dem Einzelnen bei
Fehlschlägen, baut wieder auf und macht neuen Mut. Gruppe bestätigt den eingeschlagenen Kurs und lässt die Richtigkeit der Maßnahme erleben. Zugleich wird
der Einfluss anderer Gruppen vermindert. Bei der Einrichtung von Gruppen ist
jedoch darauf zu achten, dass keine Einseitigkeiten und ideologische Enge entstehen. Wenn die Gruppenregel darin besteht, die Selbstkompetenz der einzelnen
Mitglieder zu stärken, besteht keine Gefahr.

Emotionaler Bezug: Jede Gruppe lebt von einem emotionalen Verständnis. Einige Methoden sind in der Lage, ein Gruppenerlebnis anzubahnen (Kasten 7.1).

Kasten 7.1   Einstieg in eine Gruppenarbeit

Partnerinterview: Zwei Teilnehmer/innen befragen sich gegenseitig, z. B. warum sie hier sind / welche Probleme sie zurzeit haben / was die Eltern so machen, / was der Ansprechpartner selber lernen will …

Methode 77: Kursleiter gibt Thema vor, Diskussion in Gruppen, dann Wechsel der Gruppenmitglieder in andere Gruppen.

Blitzlicht: Alle sitzen im Kreis, jeder sagt, was er erwartet, was er mitbringt (höchstens 2 Sätze). Jede Mitteilung bleibt ohne Kommentar. Ziel: Alle erfahren, wie engagiert jeder sein will, was er zu können glaubt, was das Thema ihm persönlich bedeutet.

Infospiel: In Kleingruppen darf jeder Teilnehmer würfeln und derjenige mit der höchsten Punktzahl darf jeden in der Kleingruppe fragen, indem er ein Fragekärtchen aufdeckt und fragt. Es müssen sinnvolle Fragen auf den Kärtchen vorbereitet werden.

Reporterspiel: In Kleingruppen wird je zu einem vorgegebenen Zeitungsbild eine Geschichte erfunden und dann für alle vorgetragen.

Brainstorming: Kursleiter gibt Fragestellungen vor, zu denen es keine eindeutige Lösung gibt (z. B. Energiesparen?). Das kann auch schon ein wahrscheinliches Problem in der Gruppe sein, dessen Lösung erst noch ansteht.

Wertesystem: Die Gruppe stärkt das Wertesystem bei allen Beteiligten. Diese Vorteile wirken sich dann in gesundheitlicher Hinsicht aus, wenn eine Stärkung der Selbst-, Sach- und Sozialkompetenz gemeinsames Ziel der Gruppenarbeit ist. Es gibt eine größere Vielfalt und Lebendigkeit im gegenseitigen Austausch. Die Gruppe dient als Helfer in unklaren Situationen. Durch die Beiträge der anderen und Fragen entsteht eine Vielfalt von Lernmöglichkeiten. Außerdem bestehen Möglichkeiten des Probehandelns im geschützten Raum der Gruppe. Gruppenmitglieder halten sich länger an gemeinsam beschlossene Regeln als andere Personen. Die Gruppe anerkennt die Leistung einzelner eher und wirkt verstärkend. Gemeinsame Beschlüsse werden länger eingehalten als Arbeitsanweisungen durch Vorgesetzte. Nachteile entstehen für einzelne Mitglieder dann, wenn die Gruppennormen nicht günstig sind. Oft findet auch eine zu starke Abgrenzung nach außen statt. Innerhalb der Gruppe entstehen unterschwellige Konflikte. Wenn zu viele Probleme unausgesprochen bleiben, entsteht eine gegenseitige Blockade. Die Gruppe zerfällt.

Kasten 7.2 Rollenspiel zum Verständnis von Gruppendynamik

Gruppendynamik: Mit diesem „Spiel" kann die Wirkung nicht unmittelbar wahrzunehmender Einflüsse in Gruppen verdeutlicht werden.

Vorgehen: Diese Übung braucht eine Leitung und mindestens 7-7 Mitspieler. Die restliche Gruppe übernimmt Beobachterfunktion. Die Spielleitung erklärt den (freiwillig) Teilnehmenden, dass sie ein „erlebnispädagogisches Projekt" auf dem Eiffelturm durchführen werden. Die Mitspieler werden nach und nach „mit dem „Hubschrauber" auf eine „Platte" gebracht (genügend große, markierte und freie Fläche auf dem Fußboden), die nur in der Mitte auf der Spitze des Eiffelturms befestigt ist. Aufgabe der Teilnehmenden sei es, sich ständig, wortlos auf der Platte zu bewegen. Die Personen dürfen sich nicht gegenseitig festhalten und wenn die jeweiligen Positionen die Platte nicht im Gleichgewicht halten, würde diese kippen und die sich darauf befindenden Personen würden abstürzen. Das „Projekt" beginnt mit zwei Personen. Nach und nach wird jeweils eine weitere Person vom Hubschrauber auf die Platte „gebracht". Die Mitspieler (die ersten beiden Personen ausgenommen) bekommen eine möglichst beiläufig wirkende und für die anderen nicht hörbare Instruktion: Sie sollen spontan auf die Platte (markierte Fläche) springen. Mindestens zwei Mitspieler (je nach Anzahl der Teilnehmenden) bekommen zusätzlich den Hinweis, dass sie einen unsichtbaren Fallschirm tragen und insofern nicht an die **allgemeine Aufgabe**, „für Gleichgewicht zu sorgen", gebunden sind. Kurz nachdem alle beteiligten Personen sich auf der Platte befinden, bricht die Leitung das ganze Spiel ab.

Auswertung: Teilnehmende und Beobachter werten den Ablauf aus: – Wie hat es sich ausgewirkt, dass einer nach dem anderen dazukam? , – Hätte es eigentlich „Abstürze" geben müssen? usw. **Material:** keines, Zeitbedarf bis 20 Min.

Aufgaben der Gruppenleitung

Auch für das „einfache" Gruppenmitglied sind grundlegende Kenntnisse über das Verhalten von Menschen in Gruppen von Vorteil. Dies gilt vor allem aber für die Gruppenleitung. Wie eine Gruppe entsteht, ist in Tab. 7.4 zusammengefasst (Langmaack/Braune-Krickau 2000).

Tab. 7.4 Phasen der Gruppenbildung

Gruppenarbeit	Lernablauf aus pädagogischer Sicht
1. Phase: Variationen: Hier verändern sich die Ziele, die jede Person mitbringt.	**Einstieg:** Kennenlernen der Personen, Herstellung eines emotionalen Bezugs
2. Phase: Schärfung: Gegenläufige Ziele werden offen und auch kontrovers diskutiert. Das Konfliktpotential wird transparent. Die Gruppe erarbeitet eine Konvention für die Kommunikation untereinander aus.	**Hinführung (Fokussierung):** Ausarbeitung des Problems, genaue Formulierung und Begründung

3. Phase: Entscheidung: Die Gruppe entscheidet sich für bestimmte Ziele. Kompromisse gehen in einen Gruppenvertrag ein. Ziele und Vorgehensweise werden festgelegt.	**Problemlösung:** Erarbeitung der Problemlösung, Formulierung der Lösung, Beschlussfassung
4. Phase: Realisation: Die Ziele und Vorgehensweisen werden umgesetzt. Die Tragfähigkeit der Gruppe zeigt sich.	**Festigung:** Umsetzung der Beschlüsse
5. Phase: Neuorganisation: Nach einer Phase der Beruhigung erfolgt eine Bilanzierung von Erfolg und Misserfolg. Nach einer Umbruchphase entstehen neue Vorhaben. Dann bleibt die Gruppe zusammen.	**Übertragung:** Die erlernten Inhalte und Methoden werden auf andere Probleme übertragen. (Transfer)

Erfassung von Rollenstrukturen: Strukturen in einer Gruppe lassen sich durch das Soziogramm erfassen. Mit Fragen wie: „Mit wem würden Sie am liebsten das Problem X lösen?" können alle Personen einer Gruppe genannt werden. Die am häufigsten gewählten Personen haben mit ziemlicher Sicherheit die Führungsposition in Bezug auf die Fragestellung inne.

Rollenverteilung: In einer harmonisch verlaufenden Gruppe ist die Rollenverteilung kein Problem. Erst wenn mehrere Personen um die versteckte Führung kämpfen, kann es zu ernsten Konflikten kommen. Hier muss die Gruppenleitung eingreifen. Ein Durchschauen der Rollenstrukturen ist für den Gruppenleiter von Vorteil. Das Eisberg-Modell (Abb. 7.2) kann helfen, störende Strukturen aufzudecken und im Gespräch aufzugreifen und eventuell zu lösen.

Störungen: Störungen „nehmen sich Vorrang" (vgl. auch Klein 2014). Bei wirklich ernsthaften Störungen ist es teilweise möglich, diese zu „vertagen" oder in den Pausen zu lösen. Mit Hilfe von TZI (vgl. S. ____) lassen sich Lösungen einvernehmlich erarbeiten. Ohne anerkannte Lösung ist die Arbeitsfähigkeit der ganzen Gruppe gefährdet. Störungen sind vielfältiger Art. Durch Teilnehmer selbst: Vielredner, Besserwisser, Schweiger, Miesmacher, Clowns, Konkurrenzverhalten, Konflikte, emotionale Widerstände gegenüber einzelnen Teilnehmern, gegenüber dem Dozenten. Störungen durch Rahmenbedingungen sind oft ebenso gravierend: Technikausfall, zu warme, zu kalte Räume, Zeitbegrenzungen, Pünktlichkeit, Teilnahmezwang. Störungen gelten oft als negativ. Sie können jedoch meist auch als Chance genutzt werden, das Gruppenklima durch Offenheit nachhaltig zu verbessern.

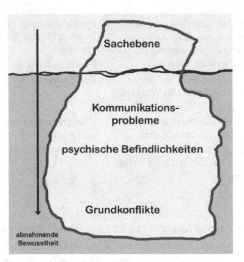

Abb. 7.2   Eisbergmodell zum Verständnis von Störungen im Gruppenprozess

Probleme für Gruppenleitungen

Oft kommt es auch zu Unmutsäußerungen über das Gruppenverfahren selbst: Eine Reflexion über den Zustand der Gruppe selbst (Meta-Kommunikation) wird abgelehnt, obwohl sie wichtig wäre. Die Gruppenarbeit selbst wird abgelehnt, weil sie zu viel Zeit kosten würde. Dann muss die Leitung selbst sagen, „was Sache ist". Dies auch dann, wenn die Gruppe eine solches Verhalten als „autoritäre Einmischung" eher ablehnt.

Zum Verständnis des Gruppengeschehens kann das Eisbergmodell (Abb. 7.2) beitragen. Zunächst ist die Sachebene für alle verständlich und bereitet die geringsten Schwierigkeiten. Die sozial-dynamische Ebene umfasst die Beziehungen, die einzelne Gruppenmitglieder untereinander aushandeln. Wer führt das große Wort, wer ist Meinungsführer? Wer widersetzt sich? Diese Beziehungen werden selten thematisiert. Dies kann zu ernsten Störungen führen (Gührs/Nowak 2008).

Die psychodynamische Ebene umfasst die unbewussten Motivationen. Diese können sehr unterschiedlich und störend sein. Die Motivationen (Was ist zu erwarten? Ist das geeignet? Lassen sich die Bedürfnisse erfüllen?) sollten besprochen werden. Dadurch vermindert sich unterschwelliger Ärger erheblich.

Ein schlechtes Gruppenklima ist kein Schicksal.
Es gibt Möglichkeiten der Steuerung!

Die Ebene der Kernkonflikte umfasst Konflikte, die für diese Gruppe typisch sind. Die Leitung muss allmählich herausfinden, welche besonderen Anliegen die Gruppe entwickelt. Die Schaffung einer von vornherein freundlichen Atmosphäre („Globe" im TZI) hilft. Dies gelingt durch eine Vorstellungsrunde, eine glaubhafte Moderation, Ernsthaftigkeit der Leitung, empathisches Verhalten, Benennen von Schwachpunkten in der Raumgestaltung, im Ablauf, im Verfahren, Flexibilität in der Themenführung, Eingehen auf Vorschläge. Innerhalb der Gruppe bieten sich folgende Vorgehensweisen an: Fühlen sich bei Konflikten alle Teilnehmer gestört? Wessen Arbeitsfähigkeit ist beeinträchtigt? Dazu sind Fragen zu stellen. Die Teilnehmer sollen in die Lösungsfindung mit einbezogen sein, Die Leitung sollte allerdings die „Zügel in der Hand" behalten.

Kasten 7.3 Abschluss einer Gruppenarbeit

Abschied: Kofferpacken

Absicht: Sich trennen können, auf Wiedersehen sagen.

Vorgehen: In der Mitte des Sitzkreises steht ein geöffneter Koffer (oder ein Pappkarton). Die Leitung fordert die Teilnehmerinnen und Teilnehmer nun auf, den Koffer zu packen. Eingepackt soll alles werden, was die Leitung und was die Teilnehmerinnen und Teilnehmer aus dem Seminar mitnehmen wollen (Erkenntnisse, Anregungen, Wünsche). Alles wird auf getrennte Kärtchen geschrieben und in den Koffer geworfen. Ist der Koffer „voll", kann ein Gespräch über Erlebnisse und Inhalte beginnen.

Material: Koffer, Zettel, Stifte. Zeit: etwa 30 Min.

Varianten: Zwei Koffer, einen für mitzunehmende Eindrücke, einen für Kritik.

Im Gruppengespräch sind die Regeln des TZI (S.....) besonders wichtig. Es ist nicht einfach, berechtigte Kritik in einer Weise mitzuteilen, welche die betroffene Person nicht verletzt. Es ist auch nicht einfach, Kritik anzunehmen. Das gilt für Kritik wie auch für Lob. Auch kritische Rückmeldungen liefern einen Beitrag zur persönlichen Selbsterfahrung. Sie müssen dann nicht kränkend wirken. Günstig erscheint, die Kritik an einer konkreten Situation festzumachen und dabei auch die eigenen Gefühle mitzuteilen. Die Reaktion auf eine Kritik ist dann wiederum eine Rückmeldung für den Kritiker. Er kann dann überprüfen, wie seine Darstellung angekommen ist.

Gruppendynamik und Gesundheitspädagogik

Die Ergebnisse der Gruppenleitung sollten verstärkt in die pädagogische Praxis übernommen werden. Die wesentlichen Merkmale gesundheitspädagogischen Arbeitens
lassen sich problemlos umsetzen. Sie fördern zunächst den emotionalen Umgang
und damit das Gefühl für Gesundheitsverhalten, dann aber auch den sachlichen
Umgang mit Problemen, z. B. im Bereich der betrieblichen Gesundheitsförderung
(vgl. S. 231). Eine Umsetzung ist jedoch nicht immer erwünscht. Denn ein in
pädagogischer Sicht günstiges Gruppenverhalten gefährdet Herrschaftssysteme
in Politik und Wirtschaft. Die Gruppe könnte zu anderen und vielleicht besseren
Lösungen kommen als vorgesehen. Dadurch geraten Hierarchieebenen in Gefahr.
Vorgesetzte fühlen sich oft in ihrer Kompetenz in Frage gestellt. Wie schwierig
die Umsetzung ist, zeigen die Dissonanzen innerhalb und zwischen den Parteien
oder die Schwierigkeiten von Bürgergruppen bei Entscheidungen von Stadtverwaltungen und Gemeinden. Solche Auseinandersetzungen belegen, dass das Einüben
von Gruppenverhalten ein gesundheitspädagogisches und politisches Ziel ersten
Ranges ist, z. B. bei der Verwirklichung der WHO-Forderungen.

7.6   „Themenzentrierten Kommunikation" TZI

*TZI heißt „Themenzentrierte Interaktion". Die Methode ist explizit für das Gespräch
mit Gruppen konzipiert und zielt nicht auf Psychotherapie, sondern auf lebendiges, umfassendes Lernen ab. TZI hat die Absicht, mit humanen Methoden eine
Bewusstseinsänderung anzubahnen und humane Zielsetzungen zu unterstützen.
Theoretischer Hintergrund ist die humanistische Psychologie. Die Methode hat sich
als Methode der Wahl in der therapeutischen Arbeit und im täglichen Leben herausgestellt (Langmaack 2001; Cohen 2009).*

Annahmen

Existentiell-anthropologische Grundlage: Der Mensch wird als eine psycho-biologi-
sche Einheit gesehen. Die Autonomie des Einzelnen ist umso größer, je mehr er sich
seiner Interdependenz mit allen und allem bewusst wird. Menschliche Erfahrung,
Verhalten und Kommunikation unterliegen interaktionellen und allgemeingültigen
Gesetzen. Gespräche sind keine isolierten Begebenheiten, sondern sie bedingen
einander in Vergangenheit, Gegenwart und Zukunft.

Philosophisch-ethische Grundlage: Das Humane ist an sich wertvoll. Inhumanes
bedroht die Wertestruktur. Ehrfurcht gebührt allem Lebendigen und seinem

Wachstum. Respekt vor dem Wachstum bedingt bewertende Entscheidungen, darum sind Gespräche so wichtig.

Pragmatisch-politische Grundlage: So genannte Freie Entscheidungen laufen innerhalb innerer und äußerer Grenzen ab. Die Freiheit zu entscheiden ist größer, wenn wir gesund, intelligent, materiell gesichert und geistig gereift sind.

Nach Cohn sind diese Grundlagen Richtschnur für die praktische Umsetzung in der Kommunikation. Auch die Regeln für die Gruppenleitung sind nur vor dem Hintergrund der TZI-Methode zu verstehen. Man kann die Grundlagen vergleichsweise einfach zusammenfassen:

Regeln

1. Regel: Sei Deine eigene Leitperson!
   Mit dieser Forderung meint Ruth Cohn, dass dem Teilnehmer dessen innere und äußere Wirklichkeit bewusst sein sollte. Er soll seine Sinne, seine Gefühle und seine gedanklichen Fähigkeiten benutzen und sich verantwortlich von der eigenen Perspektive her. Der Prozess bezieht sich auf körperliche Empfindungen, wechselnde Gefühle, tief verankerte Grundstimmungen, die Wahrnehmung der Gruppe, gedankliche Eingebungen wie Phantasien, Intuition, Urteile, Wertungen, Absichten. Dabei ist es wichtig, sich zu akzeptieren, was die Wünsche, sich selbst zu ändern, einschließt.

2. Regel: Störungen haben Vorrang!
   Störungen können alle inneren emotionalen Vorgänge und äußere Gegebenheiten sein, die mit dem Thema oder der Aufgabe konkurrieren: Gruppenmitglieder selbst, das Thema, Straßengeräusche, Nebengespräche, Lärm oder auch die eigene Befindlichkeit.
   Diese Störungen müssen vorrangig bearbeitet werden. Dabei besteht die Chance, schlechte Bedingungen und Zwänge, die sich innerhalb der Gruppe und/oder in den äußeren Verhältnissen auswirken, bewusst zu machen und gemeinsam nach Möglichkeiten zu suchen, sie zu verändern oder aufzulösen.

3. Strikte Beachtung der vier Faktoren im Gruppenprozess
   Jede Gruppeninteraktion enthält nach Ruth Cohn vier Faktoren (Abb. 7.3):
   • *Das Ich: Das sind die Person und ihre Anliegen.*
   • *Das Wir: Das ist die Gruppe und ihre Interessen.*
   • *Das Es: Das ist das Thema oder die gemeinsame Aufgabe.*

• *Der Globe: Das ist das Umfeld der Gruppe bzw. jedes Gruppenmitglieds, d. h.*
  deren situative, soziale, natürliche augenblickliche Umgebung.

Diese vier Faktoren werden als gleichgewichtige Teile des Prozesses gesehen. Sie
erhalten jedoch je nach aktueller Situation unterschiedliche Betonung in Intensität
und zeitlichem Umfang. Die Erarbeitung kreist um den Inhalt und beleuchtet ihn
von verschiedenen Seiten.

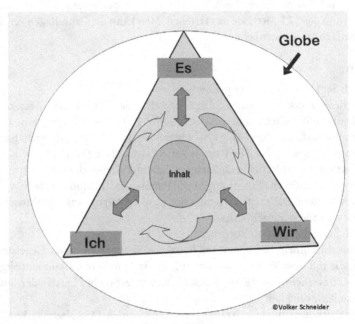

Abb. 7.3   Themenzentrierten Interaktion (= TZI)

Leitungsaufgaben in TZI

Eine TZI-Gruppenleitung versucht eine dynamische Balance herzustellen, die ein
kontinuierliches „Übergewicht" eines Faktors verhindert. In der TZI werden an
die Gruppenleitung hohe Anforderungen gestellt:

• Sie sollte einen hohen Grad an Bewusstheit haben und soll echt wirken.
• Sie sollte die Fähigkeit besitzen, eine Atmosphäre zu schaffen, die es Teilnehmern ermöglicht, „ihr eigener Chairman zu sein" und „Störungen" anzumelden.

- Sie sollte mit Störungen aller Art umgehen können.
- Sie sollte in der Lage sein, eine dynamische Balance im Gruppenprozess zu beobachten und aufrechtzuerhalten.

TZI-Gruppenleiter verstehen sich als ebenbürtige Partner der Gruppenmitglieder. Sie sehen sich als „Verwalter der Leitungsfunktion" insofern, als sie die Verantwortung für die Einhaltung der TZI-Regeln übernehmen. Die Gruppenleiter gehören grundsätzlich zu dem „Wir".

Hilfsregeln

Sprich immer mit „Ich" und nicht mit „Wir" oder mit „Man" oder „wie bekannt"!
Spreche immer für Dich selbst!
Sei authentisch und selektiv in Deiner Kommunikation!
Halte Dich mit Interpretationen so lange wie möglich zurück!
Sei zurückhaltend mit Verallgemeinerungen!
Wenn Du etwas über das Benehmen eines Anderen aussagst, sage auch was es Dir bedeutet und wie Du Dich dabei fühlst!
Seitengespräche haben Vorrang!
Nur einer zur gleichen Zeit!
Wenn mehrere gleichzeitig sprechen wollen, verständigt Euch in Stichworten, über was Ihr zu sprechen beabsichtigt!

Das TZI-Gruppenleitungsmodell ist urdemokratisch: Es wird nach einem echten Konsens gesucht, Minoritätsansichten sind ebenso wichtig wie die der Mehrheit. Die hierarchische Leiterposition wird durch eine funktionelle Gruppenleitung ersetzt. Auch bei der TZI kommt es auf die innere Haltung an. Sie kann nicht als Methode oder als Vermittlungstechnik angewendet werden, vielmehr erfordert TZI das Einlassen auf einen Entwicklungsprozess der eigenen Person.

Diese Regeln stellen eher einen Zugang zum Verhalten in TZI dar, die helfen können, eine „gesunde Kommunikation" herzustellen und aufrechtzuerhalten. Das TZI gilt sowohl für die Beratung von Einzelpersonen, das persönliche Gespräch, bei der Einrichtung von Gesundheitszirkeln in Betrieben oder in Settings. Die TZI-Methode hat auch besondere Vorteile bei der Moderation.

7.7 Moderation

Die Moderationsmethode ist seit einiger Zeit ein beliebtes Verfahren, zu Übereinkünften zu gelangen (Sperling 2011). In den Grundzügen besteht sie seit rund 50 Jahren. Man kann eine Moderation insofern gesundheitsfördernd gestalten, als sie eine persönliche Weiterentwicklung der Beteiligten ermöglicht, niemanden und niemandes Meinung diffamiert und insgesamt eine wohltuende Atmosphäre ermöglicht.

Beschreibung

Im Unterschied zur TZI, bei der es nur einen Initiator gibt, und im Unterschied zum Gespräch, bei dem es immer einen Experten gibt, besteht die Moderation in der Nutzung von Gruppenprozessen unter der Führung einer Person mit der Absicht, eine Entscheidung zu erzielen. Die Moderationsmethode wurde in verschiedenen Lehrbüchern (vgl. z. B. Hartmann/Rieger/Funk 2012) dargelegt.

In der Erwachsenenbildung oder in Betriebsgruppen wie in Schulkollegien hat der Leiter es mit Einzelpersonen zu tun, die durch die Moderation für die Bearbeitung eines Themas gewonnen werden sollen. Ziel der Moderation ist, einen sinnvollen Austausch von Argumenten zwischen Teilnehmerinnen und Teilnehmern zu organisieren und zu einer Lösung zu kommen. Verbunden mit den Sachentscheidungen ist dies ein Selbstlernprozess, der soziale Kompetenzen fördert und der eine Einübung in demokratische Konsensfindung darstellen kann.

Eine Moderation unterscheidet sich von der personzentrierten Gesundheitsförderung und der Gruppenarbeit dadurch, dass hier eine „Leitung" in Form eines Moderators vorhanden ist, der die Mitteilungen von Teilnehmern aufnimmt und eine gewisse Steuerung vornimmt. Kenntnisse und Einübung der TZI-Methode und Kenntnisse über mögliche Gruppenprozesse sind von extremem Vorteil.

Die Methode erscheint insgesamt als eine Mischung aus Planungs- und Visualisierungstechniken, aus Gruppendynamik und Gesprächsführung auf dem Hintergrund von Erkenntnissen aus Sozialpsychologie, Soziologie, Betriebs- und Organisationslehre und Erfahrungen der Humanistischen Psychologie.

Leiten und Moderieren

Entstehung und Erklärung der Moderationsmethode zeigen, dass ein wesentlicher Unterschied zwischen der Leitung und der Moderation einer Sitzung besteht. Der Moderator ist kein Leiter, sondern er hat gewissermaßen eine Hebammenfunktion: Er hilft der Gruppe, sich selbst zu verstehen, ihre Ziele und Wünsche zu formulieren, Lösungen zu erarbeiten und die Umsetzung sicherzustellen (Tab. 7.5). In der

Moderation rückt das „mitmenschliche Miteinander" in den Vordergrund. Es dient als Grundlage für Sachentscheidungen. Informationen werden nicht mehr als Einweg-Kommunikationen von oben weitergegeben, sondern von den Beteiligten durch Erfahrungsaustausch zusammengestellt und Entscheidungen gemeinsam gefällt.

Tab. 7.5   Leiten und Moderieren

Leiten	Moderieren
• Leiter/innen nehmen Stellung zu Inhalten.	• Moderator/innen nehmen keine Stellung zu Inhalten oder Problemen.
• Leiter/innen vertreten Vorgaben und Ziele. Leiter/innen geben gewöhnlich Arbeitsziele vor und delegieren Aufgaben.	• Moderatoren sind unparteiisch.
	• Moderatoren konzentrieren sich auf den Prozess, sie wählen im Voraus Methoden und Medien. Moderator/innen fördern die Gruppe, Ziele selbst zu erarbeiten.
• Leiter/innen versuchen, Störungen zu vermeiden, bzw. „tadeln" oft Störer und Vielredner.	• Sie visualisieren Vereinbarungen, Arbeitsschritte und später die Ergebnisse.
	• Sie sprechen Störungen an, indem sie ihre Wahrnehmung spiegeln und methodische Hilfe anbieten.
	• Moderator/innen nehmen die Menschen ernst und wert.
	• Moderatoren fragen: W-Fragen; Nachfragen, Umformulierungen.
	• Sie machen zwischendurch Zusammenfassungen.

Der Zeitbedarf einer Moderation muss nicht höher sein als bei einer Leitung! Die Trennung zwischen Leitung und Moderation lässt sich jedoch in der Praxis nicht immer aufrechterhalten. Hier kann nur geraten werden, dass „Leitung" bzw. „Moderation" so genau und konsequent durchgeführt werden sollte, wie es die Situation zulässt. Abweichungen sollten thematisiert werden. Eine erfolgreiche Moderation braucht zwei wesentliche Dinge: eine Gruppe, die inhaltlich eigenverantwortlich an einem Thema arbeiten will, und einen Moderator, der die Gruppe bei diesem Anliegen unterstützt. Entscheidend dabei sind die Haltung sowie das Auftreten des Moderators/der Moderatorin.

Anforderungen

Der Moderator ist nicht der „Experte", der weiß, was inhaltlich zählt. Der Moderator ist vielmehr ein Fachmann für das „Wie" der Kommunikation. Er hat allerdings auch die Aufgabe, die vereinbarten Ziele zu erreichen und zu einem Abschluss zu kommen. In der Moderation muss unbedingt ein „Klageton" vermieden werden, der oft lamentierend die Verantwortung auf andere Gruppenmitglieder oder auf

Außenstehende abschiebt. Jammern ist nicht hilfreich, unkollegiale Äußerungen hemmen eine Beschlussfindung, Humor und Lob können von Vorteil sein, nachweislich helfen unterstützende Äußerungen (Kauffeld 2012, 81-87). Die kommunikativen Fähigkeiten eines Moderators sind äußerst wichtig (vgl. Übersicht Kasten 7.9):

Kasten 7.4   Aufgaben einer Moderation

Ziele festlegen, Rednerliste führen und durchzusetzen, die eigenen Gefühle zeigen, Gefühle und Empfindungen ansprechen, Hintergründe und Zusammenhänge klären, Meinungs- und Interessenunterschiede neutral benennen, gute Verständigung unter den Beteiligten herstellen, zu einer möglichen Verständigung beitragen, stille Gesprächsteilnehmer aktivieren, „Vielredner" und „Clowns" bremsen, die Diskussion auf das Wesentliche konzentrieren, fördernde Rückmeldungen geben, für Konkretisierung und Verständlichkeit von Inhalten sorgen, Möglichkeit für eine gemeinsame Bilanz entwickeln, gemeinsame Ziele verfolgen, Zwischenergebnisse festhalten, Ergebnisse zusammenfassen, Beschlüsse herbeiführen, mit der Zeit „haushalten", Zeitabsprachen einhalten, die gesamte Organisation (Räume, Zeiten, Themen, Einladungen ...) leisten, die Dokumentation (Protokolle, Berichte, Evaluation) erstellen.

Diese Aufgabenliste zeigt, dass Moderation nicht so einfach ist, wie sie scheint. Eine gute Vorbereitung ist unerlässlich.

Regeln für den Moderator/die Moderatorin

* Rednerliste unbedingt einhalten!
* Seitengespräche aufgreifen und thematisieren: Seitengespräche haben „Vorrang", sie stören zwar, sind aber oft sachlich wichtig! Was ich sage, kommt von mir! Äußerungen wie „Ich denke ..." oder „Meiner Meinung nach ..." zeigen an, dass ich Verantwortung für meine Äußerungen übernehme.
* Fragen sollten mit einer Erklärung verbunden sein, was diese Frage für den Moderator bedeutet! Der Eindruck des „Ausfragens" entsteht auf diese Weise nicht.
* Die Aussagen anderer sind nicht zu interpretieren oder mit Wertungen zu versehen! Vermeidung von falschen Harmonien! Es ist wichtiger, dass der Moderator authentisch erscheint, als dass er faule Kompromisse vorschlägt.
* Rückmeldungen (Feedback) immer begründen und als Ich-Botschaft formulieren!

Prozessplanung

Der Moderator/die Moderatorin muss den Ablaufplan nicht fertig mitbringen. Er/ sie muss aber wahrscheinlich öfter auf die Einhaltung aufmerksam machen, wenn die Diskussion „versandet". Mit einem Ablaufplan geht die Verantwortung auf die Gruppe über und der Moderator/die Moderatorin ist nicht „an allem schuld".

Systematisches Vorgehen: Der Prozessplan wirkt wie ein „roter Faden". Er sollte an der Pinnwand für alle sichtbar sein. Ein Prozessplan kann aber bei Bedarf auch geändert werden.

Vorüberlegungen: Der Erfolg einer Moderation hängt ganz entscheidend von deren Vorbereitung ab. Nachstehende Aspekte sollten bedacht werden:

- Auftrag/Zielsetzung klären, eventuell Vorgespräche führen
- Analyse der Zielgruppe, ggf. Berufe, mögliche Vorerfahrungen ermitteln
- Planung der Vorgehensweise (Materialien vorbereiten)
- Rahmenbedingungen ermitteln: eine freundliche Atmosphäre schaffen, Organisation Dauer, Zeitabsprachen, Pausenregelung

Zielstrukturierung: Der Moderator sollte die Ziele nicht vorgeben, sondern eher durch offene Fragen herausfinden, welche Ziele in der Gruppe verfolgt werden und wie die Hierarchie der Ziele ist. Oft ergeben sich Überschneidungen. Klarheit über die Ziele führt zu einer höheren Motivation und zu höherer Effektivität. Einige allgemein gehaltene Ziele sollten durch Unterziele stärker konkretisiert werden: Grobziele in Feinziele unterteilen, die dann leichter zu bearbeiten sind.

Zeitplanung: Die richtigen Zeitabstände einzuplanen und auch einzuhalten, gilt als soziale Fähigkeiten. Jeder Teilnehmer muss selbst lernen, seinen Zeitbedarf zu steuern. Der Moderator sollte keinesfalls unterbrechen. Vielmehr sorgt er für Pausen im Zeitablauf. Dabei stellt er einen Ablaufplan günstig nach Uhrzeiten fest, nicht in Minuten.

Rückblende: Gegen Abschluss aber auch in Zwischenteilen sollte die Moderation in einer Rückschau den Stand der Arbeitsgruppe festhalten. Eine Zwischenschau muss angeregt werden, z. B. durch die Bemerkung: „Mir fällt auf, das die Argumente sich wiederholen", „Ich mache daher eine kurze Zusammenfassung!" Danach eine kleine Pause vorsehen.

Ergebnissicherung: Am Ende muss formuliert werden, was Ziel und Ergebnis war und ist. Hier sind konkrete Aussagen und Begründungen besonders wichtig. (Nicht: „Ich fand alles schön" oder „Es hat mir viel gebracht", sondern: „Ich fand besonders wohltuend, dass meine Beiträge gehört wurden und dass die Moderation das auch befördert hat".

Feedback: In der Bewertungsrunde sollte nach konkreten Beobachtungen und persönlichem Eindruck unterschieden werden. Aus allgemeinen Aussagen folgt kein neues Lernen. Zwei Fragen sind z. B. in einem Abschlussblitzlicht hilfreich: Was sollte in Zukunft besser gemacht werden? Welche Themen sollten vertieft werden? Welche Methoden wären besser?

Ablaufphasen

Es hat sich gezeigt, dass der gruppendynamische Prozess in vier oder fünf Stufen abläuft (Hartmann/Rieger/Funk 2012). Dieser Ablauf entspricht dem Lernvorgang eines Einzelmenschen und dem des natürlichen Lernverhaltens.

Orientierungsphase (forming): Die Mitglieder der Gruppe lernen sich kennen und tauschen erste Vorstellungen aus: Name, Arbeitsgebiet, Ziele in der Gruppe. Die Aufgabe der Moderation: Einleitung einer Vorstellungsrunde: Name, Arbeitsgebiet, Erwartungen, Zeit geben, fördern von Kontakten, eigene Kontaktaufnahme, Vorbildhaftigkeit, Wortwahl, Pünktlichkeit. Erste Spielregeln vorschlagen: Zielbesprechung, Einhaltung der vereinbarten Zeiten, Nutzung von Unterlagen, Visualisierungen.

Konfliktphase (storming): In der Gruppendiskussion werden die Meinungsunterschiede deutlicher. Aufgabe der Moderation: Jede Meinung neutral beachten, gleichwertige Behandlung. Metakommunikation: von Zeit zu Zeit eine Zusammenfassung machen. Wichtige Problempunkte für alle sichtbar notieren. Hier ist die Aufgabe des Moderators, Störungen unbedingt zu beachten. Killerphrasen wie „Das hatten wir schon" oder „Das geht wirklich nicht" absolut vermeiden.

Stabilitätsphase (norming): Das emotionale Verhältnis unter den Partnern klärt sich, die sachliche Problemlage wird deutlicher. Nun geht es um die Zielfindung. Aufgabe der Moderation: Spielregeln erneut reflektieren, ggf. ändern. In Zusammenfassungen auf das vereinbarte Ziel hinweisen (fokussieren).

Leistungsphase (performing): Das Ziel wird nun inhaltlich bearbeitet. Effektivität und Effizienz nehmen zu. Im Idealfall helfen sich die Mitglieder untereinander und schlagen Kompromisse vor. Aufgabe der Moderation: Verbesserung der Zusammenarbeit, Einrichtung von Arbeitsgruppen, formale Unterstützung, keine Teilnahme an der Problemlösung.

Trennungsphase (adjourning): Wenn die Probleme bearbeitet sind, eine Lösung gefunden wurde und nachdem ein Vergleich mit dem Ziel gemacht worden ist, können sich die Teilnehmer einvernehmlich trennen. Aufgabe der Moderation: Zusammenfassung, evtl. Fragebogen zur erlebten Gruppenarbeit, zum Verhalten des Moderators, der Moderatorin, Abschlussritual vorschlagen, festen Termin für den Abschluss festhalten, evtl. Planung einer neuen Arbeitsphase.

Abschlusstest

In Tab. 7.6a ist ein möglicher Selbsttest für die moderierende Person vorgestellt. Dazu kann eine Rückmeldung der Gruppe (Tab. 7.6b) sinnvoll sein.

Tab. 7.6a Selbstevaluation und Rückmeldung der Gruppe

Test für den Moderationserfolg:		
fördernd	Verhalten der Gruppe	hemmend
verträglich	Verhalten der Gruppe	feindlich
gut	Zusammenarbeit	schlecht
gut	Konfliktbewältigung	schlecht
moderierend	Leiterverhalten	dirigierend
Gesprächsklima	Leiter achtet mehr auf	Inhalte
Integration	Leiter achtet mehr auf	persönliche Absichten
Personen	Leiter achtet mehr auf	politische Hintergründe

Tab. 7.6b Selbstevaluation und Rückmeldung der Gruppe

Rückmeldung der Gruppe: Stimmungsbarometer

Absicht: Die Gruppenmitglieder erfahren voneinander, welche Gefühle sie während der Übungen entwickelt haben.

Material: Auf einem Papier wird eine Linie gezogen und eine Skala eingezeichnet. Die Möglichkeiten reichen von „sehr gut" bis „ganz schlecht", je nach Formulierung.

Tätigkeit: Die Teilnehmer haben die Möglichkeit, mit einem Stift ihre Stimmungslage anzuzeigen. Es darf nur eine Stelle markiert werden.

Ein großer Papierbogen erleichtert die Stellungnahme:

sehr gut   ganz schlecht

Sicherung: Das Ergebnis liegt für alle offen und wird anschließend besprochen.
Zeitbedarf: etwa 5 Min. zusätzlich die Besprechungszeit

7.8   Medien

Der Aufschwung von Medien und Mediennutzung hat zu einer Entwicklung der Medienwissenschaften geführt (vgl. ausführlich Winkler2008; Schröter 2014): Die Medienwissenschaft will sich mit allen Bereichen befassen, die eine Kommunikation bewirken.

> *„Ohne Medien gibt es keine Kommunikation.*
> *Ohne Kommunikation gibt es keine Gesellschaft,*
> *keine Kultur, keine Ökonomie."*
>
> (nach Schröter 2014, 7)

Dabei werden die bisher erreichten Ergebnisse aus der psychosozialen Forschung nicht herausgehoben, vielmehr scheint der Fokus heute auf den technischen Entwicklungen zu liegen und deren immensen Einfluss auf die Wahrnehmung von Realität in der Bevölkerung.

Die verschiedenen Medien haben unterschiedliche Wirkungen. Wichtig ist eine gute Abstimmung zwischen Absicht und Wahl des „Mediums". Danach haben die Medien Gespräch, Gruppenarbeit, Moderation bei Konfliktlösungen, Beschlussfassung und -einhaltung wahrscheinlich die höhere Effektivität, obwohl diese „Medien" sehr zeitaufwendig und personalintensiv sind. Die Zusammenstellung zeigt, wie weit der Begriff Medium heute ausgedehnt wird (vgl. Winkler 2008; Schellmann/Baumann/Gläser/Kegel 2013, 12-13, 37). Der Computer stellt alle Medienfunktionen in einem gleichgültigen Code weltumspannend dar. Seine technischen Möglichkeiten können sogar Wirklichkeiten vortäuschen, so dass das Medium selbst zur Wirklichkeit mutiert. Nur wenige „Medien" können danach mit einem durchschlagenden gesundheitsförderlichen Erfolg rechnen.

Zur Theorie der Medien

Die theoretischen Vorstellungen zu Medien sind sehr im Fluss. „Versucht man, auch internationale Forschungsbemühungen, Studien sowie Theorieentwicklungen mit zu berücksichtigen, ergibt sich ein thematisches Sammelsurium, das noch einer Systematisierung und Ordnung bedarf" (Schröter 2014, 494). Das Wort Medium erscheint im deutschen Sprachraum erstmals im 17. Jahrhundert. Medium bedeutet „Vermittler" zwischen Sache und Wahrnehmung. Medien meinen ein „Dazwischen" zwischen Sachverhalt und Verständnis (Schellmann/Baumann/ Gläser/Kegel 2013, 12).

Auch bildliche Medien bedingen und gestalten dasjenige mit, was sie übertragen. Im Medium liegt bereits eine Strukturierung und eine Interpretation des übermittelten Sachverhalts (Roesler/Stiegler 2005, 177). Dies kann insofern gefährlich sein, als darin eine versteckte Manipulation enthalten sein kann. Hier sollen solche Verfahren angeschlossen werden, die sich auf die bildliche Darstellung für den Partner förderlicher Verhaltensweisen beziehen und auf Methoden, die bei der Sachvermittlung sinnvoll helfen können.

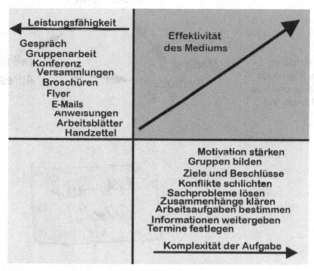

Abb. 7.4 Effektivität eines Mediums in Bezug auf die Aufgabe

Die Methoden der Gesprächsführung sind im vorausgehenden Abschnitt behandelt, zum einen, weil sie in der Gesundheitspädagogik einen großen Raum einnehmen, zum anderen, weil in ihnen ein pädagogischer Bezug aufleuchten soll, der auch für die Medien und die Methoden in Anspruch genommen wird.

Begriffsbestimmung

In diesem Zusammenhang lässt sich eine vereinfachte Begriffsbestimmung nutzen:

- Unter Medien sind zunächst alle technischen Geräte, die einen Sachinhalt „transportieren" sollen, zu verstehen. Solche Medien sind: Fernsehen, Radio, Computer, Tageslichtschreiber, Film, Flugblätter, Flyer, Fragebögen, Berichte, Reportagen.

- Zum anderen kann man unter Medien eine meist vereinfachende, verständliche, aber sachlich richtige Darstellung des Sachinhalts verstehen, also nicht die Technik meinen, sondern den Inhalt. Hier sind Medien Vermittler zwischen der Sache(Wirklichkeit) und dem Verständnis (der geistigen Vorstellung) davon.

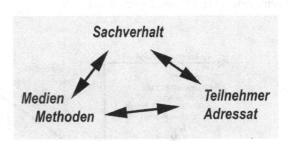

Abb. 7.5

Spannungsverhältnis
von Medien, Methoden,
Adressat, Sache und Ver-
mittler im Lernprozess

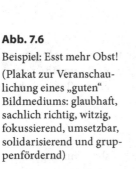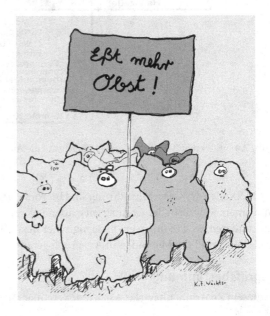

Abb. 7.6

Beispiel: Esst mehr Obst!

(Plakat zur Veranschau-
lichung eines „guten"
Bildmediums: glaubhaft,
sachlich richtig, witzig,
fokussierend, umsetzbar,
solidarisierend und grup-
penfördernd)

Grundsätzlich stehen Medien, Teilnehmer und Sachverhalt in einem Spannungsverhältnis. Es müssen alle Komponenten „passen" wie bei einer guten Kommunikation. Daher ist die richtige Auswahl schwierig und ein pädagogisches Problem ersten Ranges.

Ein Bild sagt mehr als tausend Worte!

Qualität von Medien

Wesentliches Kriterium für die Auswahl von Methoden und Medien sind das Auslösen und die Erhaltung der Lernfreude: Teilnehmer „bei der Stange" zu halten, auch in schwierigen Situationen, und dabei das Ziel – die Problemlösung – nicht aus den Augen zu verlieren. Medien und Methoden tragen außerdem zum lebendigen Lehren und Lernen bei. Dazu einige Vorüberlegungen zum Medieneinsatz: Sie sollten sorgsam ausgewählt und in den Lernprozess logisch und nachvollziehbar eingegliedert sein:

- Medien und Methoden sollen helfen, einen Zugang zur Sache zu finden.
- Medien und Methoden halten die Kommunikation aufrecht.
- Medien und Methoden sollen anregen, eigene Erfahrungen und Meinungen einzubringen.
- Medien und Methoden können neue Aspekte eines Sachverhalts eröffnen.
- Medien und Methoden können Gruppenprozesse fördern.
- Medien und Methoden nutzen bewusst den Zugang zu neuen Sachverhalten über die Sinne und über Gefühle.

Mit Hilfe eines einfachen Fragebogens kann man die Qualität von Medien abschätzen. Dies ist vor allem für die Gesundheitspädagogik von Wichtigkeit, da Medien auch die Situationen, in denen Gesundheitsverhalten stattfindet, vor Augen führen können.

Testfragen für ein gutes Medium

- Sind Zielgruppe und Ergebnis genau bestimmt?
- Wird die Sprache des Adressaten genutzt?
- Sind positive Gefühle möglich?
- Gibt es wenige, gut einprägsame Leitsätze?
- Ist die Botschaft sachlich richtig?
- Sind Sender und Botschaft glaubwürdig?
- Wird die Botschaft über mehrere Sinne vermittelt?
- Wird ein Trend genutzt?
- Sind die Inhalte auch umsetzbar?
- Nützt die Botschaft dem Adressaten?
- Wird Handlungskompetenz vermittelt?
- Ist eine Langzeitwirkung möglich?

Ansprüche an ein gutes Medium: Ein Medium wirkt motivierend, wenn es teilweise Unbekanntes darstellt, zu Fragen anregt, die Absicht zunächst unbekannt ist, nicht zu viele Informationen enthält, aber dennoch Grundeinsichten klar und deutlich möglich macht. Für Medien und Methoden gilt allgemein:

- Kognitive, emotionale und psychomotorischen Lernziele sollten in ausgewogenem Verhältnis stehen.
- Individuelle Lösungswege sollten möglich sein oder eine Anregung dazu enthalten.
- Die Lernwege sollten mit guten Gefühlen verbunden sein.
- Medien und Methoden sollen überraschende und neue Aspekte zeigen.

Beispiel

Abbildung Beeinflussung des Ernährungsverhaltens

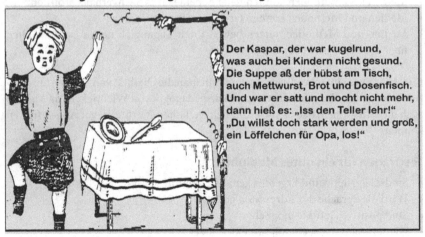

Abb. 7.7   Beispiel Ernährungsbeeinflussung.

Botschaft: sachlich richtig, pädagogisch fraglich (Gedicht für Grundschüler um 1990, unbekannter Verfasser, Bild verändert nach A. Hoffmann 1846)

Meist werden Bildmedien genutzt. Eine weniger günstige Alternative für Bilder sind Filme oder Powerpoint-Darstellungen. Bildmedien müssen übersichtlich sein, zum Mitdenken anregen und die Sache, wenn auch vereinfachend, zutreffend darstellen.

Dazu gehören in technischer Hinsicht: Schreibstifte, Papier für Notizen, Pinnwand mit Papierbögen für eine Visualisierung von Zielen, Problemen, Lösungen; kleine Kartonbögen, die gute alte Tafel, Fragebögen für die Evaluation über den Moderationsverlauf, Protokolle, Filme, Flipcharts

Beispiel

Modellexperiment zur Lungenfunktion

Kleine Experimente am eigenen Körper sind in der Gesundheitsförderung von Vorteil, weil man dann „am eigenen Körper" erfährt, wie er reagiert. Es gibt eine Unzahl von vergleichsweise einfachen Experimenten, die man einsetzen kann, um Sachverhalte zu veranschaulichen (z. B. Abb. 7.8).

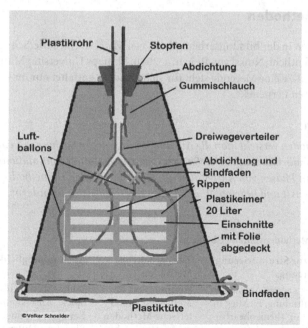

Abb. 7.8   Lungenfunktionsmodell zur Erläuterung von Ein- und Ausatmung:
Wenn man die Plastiktüte nach unten zieht, füllen sich die Luftballons (Einatmung).
Drückt man die Plastiktüte zurück, leeren sich die Luftballons (Ausatmung).
Luftballons = Lungenflügel, Eimer = Brustkorb
Einschnitte: Raum zwischen den Rippen
Plastiktüte = Zwerchfell, Plastikschlauch = Luftröhre

Andere, in der Gesundheitsförderung wichtige Versuche zum Verständnis des Blutzuckergehalts, des Herzschlags oder der Stressreaktion dienen der weiteren Veranschaulichung von Vorgängen, die man üblicherweise aus Lehrbüchern „erlesen" muss (Schneider 2011).

Personale Medien: Das wirksamste Medium ist der Vermittler selbst, sein Auftreten, seine Kleidung, seine Gesten. Es folgen die Eltern, die Vertrauenspersonen, erst dann der Auftritt eines Veranstalters und erst dann die eingesetzten technischen Medien. Hier haben die selbst angefertigten Medien die höchste Akzeptanz, auch dann, wenn sie nicht perfekt sind. Sie lassen die Ansicht des Herstellers erkennen und fordern zum Mitdenken auf.

7.9 Methoden

Zu Methoden in der Bildungsarbeit gibt es viel Material (Fiederle/Schneider 1994, nicht veröffentlicht; Nuissl von Rein u. a. 2000, Philipps Universität Marburg, nicht veröffentlicht). Keine Methode steht für sich, sondern entfaltet nur im Verbund mit anderen einen Lerneffekt.

Definition

Unter Methoden versteht man die Art und Weise, wie ein Sachverhalt einem Adressaten verständlich zu machen ist. Phasen stärkerer rezeptiver Informationsaufnahme wechseln mit Phasen von Aktivitäten ab. Für beide Phasen ist methodische Vielfalt gefragt, bewusst und begründet, um den Lernfortschritt zu befördern:

Tab. 7.7   Methodenvielfalt (Übersicht)

Methoden zur Strukturierung des Lernvorgangs	Zu erarbeitende Methoden	Auswahlmöglichkeiten
zum Kennenlernen/„Anwärmen", zur Themenfindung, Einstieg in das Thema, zur Themenbearbeitung, zur Themenvertiefung, zu Auswertung, Feedback, Abschluss	kommunikative Methoden, gestalterische Methoden, meditative Methoden, spielerische Methoden …	Bilder, Musik, Geschichten, Spiele, Anschauungsmaterial, Bewegungselemente, kreative Elemente, Hilfsmittel wie Filme, Dias, Folien, Internetbeiträge …

Aspekte der Methodenwahl

Hier sind die drei wichtigsten Kriterien für die Auswahl aufgeführt:

Zielabhängigkeit: Gute Methoden berücksichtigen kognitive Lernziele, emotionale Lernziele und psychomotorische Lernziele. Ausgewählten Methoden müssen für alle verständlich sein, motivieren, aktivieren, zum Interesse verleiten. Die natürlich recht unterschiedlichen Befindlichkeiten der Adressaten sollen durch die richtige Methode für das eine Thema interessiert werden. Daher dienen Methoden auch dazu, auf ein Thema „auszurichten", zu fokussieren.

Dozentenabhängigkeit: Die Methodenwahl ist vom jeweiligen Vermittler abhängig. Die Nutzung der Methoden muss authentisch sein und auch zum Vermittler „passen". Daher sind fremd erstellte Medien oder fertige Methodenvorschläge, zu denen die leitende Person nicht steht, immer problematisch.

Sachabhängigkeit: Die Wahl der Methode ist ferner abhängig vom Sachverhalt. Z. B lassen sich soziale Zusammenhänge recht gut mit Simulationen (Rollenspielen) veranschaulichen, naturwissenschaftliche Zusammenhänge mit Experimenten, technische Verfahren durch direktes Üben verständlich machen.

Das Beste an Methoden ist der Methodenwechsel!

Rollenspiele als Methode

Kommunikationsmethoden in Schule, Hochschule und im Berufsleben spielen eine entscheidende Rolle für das Zustandekommen von Gruppen, für das TZI oder die Moderation. Die Zusammenstellung ist nur eine Auswahl von Methoden, die sich in der eigenen Erfahrung positiv bewährt haben. Eine psychologische Interpretation durch die Leitung sollte unbedingt vermieden werden. Diese Methoden beziehen sich auf das Training von Achtsamkeit und ein Einüben des Verständnisses für Kommunikationsprozesse.

Kasten 7.5 Rollenspiele

Rollentausch zum Verständnis anderer Standpunkte
Absicht: Die Situation anderer kennen und verstehen lernen. Die Rolle des **Träumers** ist geeignet, auch kreative Momente in die Diskussion einzubringen. Die Rolle des **Realisten** berücksichtigt die äußeren Umstände und die praktischen Möglichkeiten. Die Rolle des **Qualitätsmanagers** (Kritikers) macht besonders auf Mängel und Widerstände bei der Umsetzung in die Realität aufmerksam. **Vorgehen:** Die Teilnehmenden schlüpfen

nacheinander in die drei verschiedene Rollen. Der Rollentausch erfolgt so lange, bis ein zufriedenstellendes Ergebnis für alle vorliegt. Das Ergebnis wird formuliert. **Material:** mehrere Stühle, Flipchart, Stifte. Jede Rolle hat einen besonderen Stuhl. **Zeitbedarf:** erheblich, unter Umständen ist eine Moderation notwendig.

Problemlösung in Kleingruppen (Fachausschussmethode)

Absicht: Lernen, in der Gruppe zu arbeiten, auf andere zu hören, Probleme gemeinschaftlich zu lösen, gemeinsame Lösungswege erarbeiten.

Vorgehen: Drei Teilnehmerinnen oder Teilnehmer arbeiten zusammen. Es entsteht eine Dynamik in einer Kleinstgruppe, die ständiges Anpassen erfordert.

Abwandlungen: Im Vorfeld wird abgesprochen, wer wann Gruppenleiter sein soll. Die Leitung kann wechseln, ebenso Protokollant und Berichterstattung.

Zeitbedarf: 20 Min. je Gruppe.

Fantasiereise zur Wahrnehmung eigener kreativen Möglichkeiten

Aufgabe: Die Teilnehmer erfahren Möglichkeiten ihrer Fantasie.

Vorgehen: Der Leiter erzählt ruhig und gut hörbar eine Geschichte, die einen Weg beschreibt und hört an einer bestimmten Stelle auf. Er fordert dazu auf, die Geschichte weiterzuspinnen. Die Fantasiereise kann durch eine kurze Entspannungsübung vorbereitet werden. Die Erlebnisse der Teilnehmer werden anschießend besprochen.

Weiterführung: Die Teilnehmenden tauschen sich in Kleingruppen aus, oder sie nehmen sich eine gemeinsame Visualisierung vor.

Material: Matten, evtl. auch Decken für die Fantasiereise

Zeitbedarf: ca. 5 Min. für die Entspannung, ca. 20 Min. für die Fantasiereise, ca. 20 Min. für die Aussprache.

Erfassung von Erwartungshaltungen:

Ablauf: Am Anfang oder Ende eines Kurses schreiben die Teilnehmer auf, was sie erwarten oder entsprechend, was sie gut und schlecht gefunden haben.

Auswertung: Die Karten werden gesammelt, an die Pinnwand geheftet und besprochen. **Beurteilung** der Methode: Eine sehr variable Methode für einen Einstieg in ein Sachproblem oder eine Rückmeldung nach dem Gespräch oder nach der Gruppenarbeit.

Stärkung von Resilienz

Tab. 7.8 Stärkung von Resilienz in Rollenspielen (Auswahl; vgl. Fröhlich-Gildhoff/ Rönnau-Böse 2015)

Programm	Zielgruppe	Beteiligte	Evaluation: Effekte
EFFEKT www.effekt-training.de	Kinder und Eltern	Erzieher/in	Positive Effekte bei Kindern
PRIK Ev FHS Freiburg www.resilienz-freiburg.de	Kinder in Kindertages-stätten	Kinder, Eltern Erzieher/in	Zunahme des Selbstwerts
Fit und stark für's Leben (Burow 1998)	Schulkinder	Lehrpersonen Eltern	Abnahme der Aggressi-vität und des depressiven Verhaltens, Zunahme der sozialen Kompetenz
PRIGS Grundschule stark machen	Grundschule	Lehrpersonen	Zunahme des Selbstver-trauens, des soziales Ver-haltens, der Intelligenz
Fit for life Jugert 2008	Jugendliche bis 18 Jahre	Schule, Jugendhilfe	Zunahme der sozialen Kompetenzen

Zusammenfassung

Alle Methoden der Kommunikation haben die Aufgabe, zwischen Sachverhalt und Verständnis (Struktur im Gehirn) zu vermitteln: Sie sollen einen Sachverhalt leichter verständlich machen, indem sie schon eine Struktur anbieten.

Bilder, Filme, Zeichnungen, Experimente sind die häufigsten Medien. Das beste Medium ist der Vermittler selbst, wenn er „echt" ist, Empathie zeigt und Sachkompetenz hat.

Die Auswahl von Medien und Methoden muss sorgsam im pädagogischen Sinne getroffen werden. Ein falsches Medium kann einen Sachverhalt „verdun-keln". Weder Methode noch Medium dürfen suggestiv eine verborgene Meinung anbieten. Die richtige Auswahl der Kommunikationsmöglichkeiten kann ein positives Erleben fördern und eine gesundheitlich förderliche Haltung beim Lernen einüben.

Weiterführende Literatur

Rogers, C. R. (2000): On becoming a person. – Deutsch (2000): Psychotherapie aus Sicht eines Therapeuten, Klett Cotta, Stuttgart;
Cohen, R. (2009): Von der Psychoanalyse zur themenzentrierten Interaktion – von der Behandlung einzelner zu einer Pädagogik für alle, 17. Auflage, Verlag Klett-Cotta, Stuttgart
Langmaack, B.(2001): Einführung in die Themenzentrierte Interaktion TZI – Leben rund ums Dreieck, Beltz Verlag, Weinheim
Fröhlich-Gildhoff, K. u. M. Rönnau-Böse (2015): Resilienz, Profile, utb, München Basel
Schröter, J. (2016): Handbuch Medienwissenschaft, Metzler, Stuttgart Weimar
Zur Unterrichtsgestaltung (2016-11-11):
z. B: DGE (Deutsche Gesellschaft für Ernährung) Internetrecherche // AID: Internetangebote // Schneider, V.: www. experimente-in-der-schule // BZgA: Unterlagen
Ladwig, A. u. N. Auferkorte-Michaelis (2012): Feedback-Methoden im Lehralltag © Team Hochschuldidaktik : https://www.uni-due.de/zfh/team.php

Projektentwicklung

In diesem Abschnitt geht es um die Planung, Organisation, Durchführung und Überprüfung von Projekten in der Gesundheitsförderung. Der hier vorgestellte Planungsablauf kann sich auf einzelne Unterrichtsstunden, auf Seminareinheiten an Hochschulen wie auch auf ganze mehrjährige Projekte beziehen.

8.1   Projektplanung

Projekte (oft auch Curricula genannt) sollten auf einer Theorie des Verhaltens beruhen, wie z. b. auf der Theorie von Ajzens oder der von Bandura (Nutbeam/ Harris 2001):) Die Entscheidung erfolgt am einfachsten auf Grund einer genauen Literaturrecherche und den eigenen Absichten.

Als Nächstes sind die Ziele genau zu formulieren, ebenso die Methoden und Medien. Dann folgt die Planung, wie man das Projekt überprüfen, die Ergebnisse festhalten und bewerten will. Es reicht nicht aus, die Besucherzahlen zu erfassen oder zu erfragen, wie die Maßnahme gefallen hat.

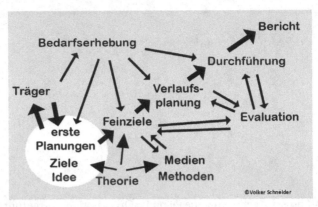

Abb. 8.1   Projektplanung

Rolle des Auftraggebers

Die meisten Projekte entstehen anlässlich von Aufträgen durch Institutionen oder Krankenkassen. Die Organisationen erteilen die Aufträge im Kontext ihrer politischen Erwartungen oder ihres sozialen Engagements, sie wollen ihre Erfahrungen und Wünsche berücksichtigt wissen. Manche Projekte dienen auch nur dazu, sich von der Konkurrenz anderer Gesundheitsanbieter wie Krankenkassen abzusetzen. Auf der anderen Seite gibt es Untersuchungen, die für eine bestimmte Theorie einen Praxisnachweis erbringen sollen. Eine zu bewertende Theorie steht dabei im Vordergrund. Solche oft nicht diskutierten Anforderungen können großen negativen Einfluss auf das Projekt gewinnen. Bis heute scheint es kein Projekt zu geben, das allen Kriterien voll genügt (vgl. dazu Göhner/Fuchs 2007, 2ff). Im Folgenden soll ein Planungsablauf vorgeschlagen werden, der sich in vielen Kleinprojekten bewährt hat.

Operationalisierte Zielformulierung

Ohne Zielvorstellung keine Planung. Das ist eigentlich selbstverständlich. Wenn man aber beobachtet, wie vorurteilslos manche Gesundheitsprojekte gestartet werden, muss man sich nicht wundern, wenn sie scheitern.

> *Wer nicht weiß, wohin er will, soll sich nicht wundern,*
> *wenn er nirgendwo ankommt.*

Die Projektziele müssen daher am Anfang aller Überlegungen stehen. Sie haben die Aufgabe, den Ausgangspunkt, den Zielort und den Weg dorthin zu bestimmen. Drei Arten von Lernzielen lassen sich unterscheiden:

Affektive Lernziele: Ziele, die sich an das Gefühlsleben wenden. Was soll der Teilnehmer erlebt haben? Welche Gefühle können sich bei bestimmten Übungen entwickeln? Z. B.: Der Teilnehmer soll sich interessiert und erfreut zeigen. Der Teilnehmer soll seine Gefühle ausdrücken, Gefühle bei anderen wahrnehmen können. Er soll stolz sein, wenn er z. B. eine Mahlzeit herstellen kann.

Psychomotorische Lernziele: Ziele, die sich an das Können und die Fertigkeiten wenden. Was sollen die Partner ausführen können? Was soll geübt werden? Z. B.: Ein „gesundes Müsli herstellen können. Nein sagen können, wenn eine Zigarette angeboten wird.

Kognitive Lernziele: Ziele, die sich an den Verstand und die Einsicht wenden: Was soll der Teilnehmer gelernt haben? Was soll er mehr wissen? z. B.: Fünf besonders gesunde Nahrungsmittel benennen können. Erklären können, wann Frischkost für den Menschen günstig oder ungünstig ist. Er soll drei von fünf Risikofaktoren bei Bewegungsmangel nennen können.

Nach aller Erfahrung bleiben die affektiven Lernziele am längsten haften. Affektive Lernziele sind solche Ziele, die sich nur über das unmittelbare Erleben einstellen. Sie bleiben als positive Gefühle oder negative Gefühle für immer mit der Tätigkeit verbunden!

Damit Ziele auch zu überprüfen sind, müssen sie so formuliert sein, dass man sie auch überprüfen kann (operationalisierte Lernziele). Ohne exakte Zielformulierung ist eine Evaluation nicht möglich und der Erfolg bleibt vage und nicht nachweisbar. Sehr viele Maßnahmen in der Gesundheitsförderung waren deswegen nicht zu bewerten, weil die Ziele nicht klar genug erarbeitet waren oder weil Träger und Projektleitung unterschiedliche Ziele verfolgten.

Bei Nichtraucherprogrammen ist es z. B. sinnvoll, als Ziel anzugeben: „Am Projektende sollen von 100 teilnehmenden Personen 50 Teilnehmer nicht mehr rauchen." Nicht aber: „Am Ende des Projekts sollen 100 Raucher das Rauchen eingestellt haben." Das wäre nicht realistisch. Aber auch nicht: „Von 100 angesprochenen Rauchern haben 95 immer mitgemacht."

Für die Projekte zur gesünderen Ernährung ergibt sich, dass man alle Projekte als fehlgeschlagen einstufen muss, wenn man das Erreichen des Idealgewichts als Maßstab nimmt. Die Folgerung kann nicht sein: Einstellung aller Ernährungsprogramme, weil nutzlos, sondern eine Zieländerung in den Projekten, wie z. B. „Üben des Einkaufsverhaltens", mehr Kochkurse für Männer, verständliche Informationen auf Verpackungen, sachliche Aufklärung durch die Nahrungsmittelindustrie, Rezepte für Berufstätige.

Ziele, die man nicht selbst erreichen will oder die gar nicht zu erreichen sind, sollte man sich auch nicht vornehmen. Es gibt genügend Beispiele, dass Gesundheitsmaßnahmen genau an solchen, sehr gut gemeinten aber unklaren oder unrealistischen Zielvorstellungen gescheitert sind!

Kasten 8.1   Beispiele operational formulierter Fragen

Nicht: *Die Teilnehmerin, der Teilnehmer soll erkennen, wie gut ihm das Laufen tut.*
Sondern: Die Teilnehmerinnen, die Teilnehmer sollen in einer 5-teiligen Skala von „gute Gefühle" bis „schlechte Gefühle" angeben, ob sie bestimmte Gefühle vor dem Laufen und nach dem Laufen haben, in Bezug auf Müdigkeit (von hoch bis gering), auf Wachsamkeit (von hoch bis gering), auf Gefühle (von gut bis eher schlecht).
Nicht: *Die Teilnehmerin, der Teilnehmer soll wissen, wie gut das Laufen tut.*
Sondern: Die Teilnehmer sollen in einer Skala von ja/teilweise/eher nicht/überhaupt nicht begründen können, ob ihnen das Laufen gefällt oder nicht.
Sondern: Die Teilnehmerin, der Teilnehmer soll in einem Schema des menschlichen Körpers die Bereiche angeben (zeichnen) können, die beim Laufen trainiert werden.
Nicht: *Die Teilnehmerin, der Teilnehmer soll 30 Min. ohne Unterbrechung laufen können.*
Sondern: Die Teilnehmerin, der Teilnehmer soll die Laufstrecke bei niedrigem Puls innerhalb von vier Wochen um 10 % erhöhen und sich dabei wohlfühlen.

Sachauswahl (Didaktische Analyse)

Wenn die Idee Gestalt angenommen hat und die Ziele der Maßnahme festliegen, sollte sie auf ihre Bedeutung abgeklopft werden. Wozu ist das gut? Kommt das an? Warum mache ich das?

Ein Fragenkatalog hilft, eine solche Sachanalyse durchzuführen (Klafki 2002). Nach einer solchen Überprüfung fallen begründet eine Reihe von möglichen Sachzusammenhängen aus, die für die vorliegende Situation oder für die Teilnehmer nicht „passend" erscheinen. Eine solche Analyse vereinfacht das mögliche und realistische Projektgeschehen erheblich (Kasten 8.2):

Kasten 8.2   Didaktische Analyse. Begründungen für die Auswahl von Inhalten, Methoden und Medien in Bezug auf die Zielgruppe.

„Didaktische Analyse" (Begründung der zu vermittelnden Inhalte):
Gegenwartsbedeutung? Hat das Thema praktische unmittelbare Bedeutung für den Teilnehmer? Ist es aktuell? Welche Rolle spielt es im täglichen Leben des Adressaten? Ist es überhaupt von Interesse? Was verbindet der Teilnehmer mit diesem Thema? Welche Vorinformationen und welche Einstellungen hat der Adressat?

Zukunftsbedeutung? Welche Rolle wird wahrscheinlich das Thema oder der Sachzusammenhang in der persönlichen Zukunft spielen? Hat er Einflussmöglichkeiten? Ist es sinnvoll, Zukunftsvisionen zu geben? In welchen größeren Sach- oder Sinnzusammenhang kann man den Sachverhalt stellen?

Exemplarität? Welche allgemeinen Fähigkeiten und Sachzusammenhänge sind an diesem speziellen Thema in besonderer Weise darstellbar? Wie hängt das Thema mit anderen Themen des Gesundheitsverhaltens der Gesundheitsförderung zusammen? Für welche allgemeineren Themen ist dieses spezielle Thema beispielhaft? Gibt es Zusammenhänge? Welche Grundprinzipien, welche Gesetze, welche Probleme lassen sich am konkreten Beispiel darstellen? Welche übergeordneten Zusammenhänge der Gesundheitsförderung sind für den Teilnehmer wichtig?

Zugänglichkeit? Wie kann man Neugier erzeugen? Wie kann das Thema ganz konkret für den Adressaten interessant gestaltet werden? Welche konkreten Ereignisse können genutzt werden? Wie kann der sachliche Inhalt sinnvoll gegliedert werden? Wie kann man auf den Bildungsstand der Adressaten sinnvoll eingehen? Mit welchen Beispielen kann man den Sachverhalt verständlich machen? Welche Medien und Methoden sind sinnvoll einzusetzen?

Die wirkliche Analyse geht aber weit über die Sachanalyse hinaus. Sie erstreckt sich auf die Situation der Adressaten, auf das soziale und gesellschaftliche Umfeld. Dazu gehören die äußeren Umstände, wie Einfluss der Eltern, der Wirtschaft und der Religionen. Eine genaue Analyse ist daher sehr zeitintensiv und trotzdem mit vielen Unwägbarkeiten behaftet.

Voraussetzungen

Der erste Schritt zur Projektentwicklung besteht in Überlegungen zu den Voraussetzungen des Arbeitens. Hat das Vorhaben Aussicht auf Erfolg? Welche Faktoren muss man beachten?

Dazu kann man theoretische Vorstellungen heranziehen, die eine Aussage darüber machen, wie Gesundheitsverhalten zustande kommt (vgl. S. 101).

Es ist günstig, schon jetzt einen Fragebogen zu entwerfen, der es ermöglicht, die Erreichung der Ziele auch zu dokumentieren. Man kann auch eine Übung ausdenken, die bei erfolgreicher Absolvierung das Erreichen der Ziele sichtbar macht, z.B.: Zubereitung einer gesunden Mahlzeit, oder einen Test auf den Kraftzuwachs der Hand. Es erscheint unabdingbar, in allen Maßnahmen schon in der Planung die Möglichkeiten der Überprüfung einzubeziehen und so konkret wie möglich zu formulieren.

Bei der Projektplanung spielen auch äußere Umstände wie Jahreszeiten, Räume, Geräte eine Rolle. Entscheidenden Einfluss nehmen die Teilnehmerinnen und Teilnehmer selbst, die Lehrpersonen und auch die Organisation. Lernziele sind auch vom Ist-Zustand aller Teilnehmenden in psychischer und körperlicher Hinsicht abhängig!

8.2   Evaluation

Unter Evaluation versteht man ein transparentes, begründetes und nachvollzieh-bares Überprüfungsverfahren (Bühner 2006; Klemperer 2015, 124ff). Oft ist auch die Bezeichnung Evidence in Gebrauch, etwa als „evidence based public health" (Gerhardus 2012, 29-31) formuliert. Evidenz ist erreicht, wenn eine Behandlungsme-thode z. B. aus der Medizin mit Hilfe eines allgemein anerkannten Prüfverfahrens bestätigt wird (Brägger/Posse 2007, 37ff; vgl. ausführlich Klemperer 2015, 129)

Forderungen

Schon 1988 hat die WHO eine Qualitätssicherung auch für die Gesundheitsförde-rung verlangt. Diese sei notwendig für politische Entscheidungen, für die Mittel-bereitstellung durch Kostenträger und die Bewertung für die Zukunft ähnlicher Projekte. Es wird gefordert:

- Evaluation sollte dazu dienen, eine „objektivierte Nutzerbewertung" (also die Bedeutung für den Angesprochenen) zu erfassen; Dabei sollten der wirkliche Bedarf und das Verhalten der Teilnehmer erfasst werden sowie die Zielvorstel-lungen des Geldgebers.
- Evaluation muss zukunftsweisend sein.
- Evaluation sollte die Effektivität nachweisen: Darunter versteht man den Ver-gleich zwischen den Zielen eines Projekts und dem tatsächlich erreichten Erfolg.
- Evaluation sollte den Nachweis der Effizienz erbringen. Unter Effizienz wird ein Vergleich von eingesetzten Geldmitteln und (zukünftigen) Einsparungen bei den Krankheitskosten verstanden.

Die Forderung nach Überprüfung stellt eine besondere Herausforderung für die Gesundheitspädagogik dar (Frauenknecht 2009, 227ff; vgl. auch Hafen 2015). In wissenschaftlicher Sicht ist sie unerlässlich, in der Praxis ist sie schwierig (Kliche 2009, 107ff). Für Gesundheitsmaßnahmen ist schon lange ein Qualitätsstandard (vgl. Bürlen/Armstrong/Bengel 1997) in Zusammenhang mit einer wissenschaftli-chen Evaluation gefordert. Die Verbände der Krankenkassen (IKK Bundesverband) haben solche Qualitätskriterien in ihrem „Leitfaden Prävention" angesprochen. Verschiedene Symposien haben versucht, zu mehr Qualitätsüberprüfung und zu

einer standardisierten Ausbildungsqualität zu gelangen. Es ist bisher bei Empfehlungen geblieben. Wissenschaftlich erhobene Daten sind selten zu erlangen
(Klotter 2009, 119). Eine alle genannten Aspekte umfassende Evaluation ist bis
heute nicht eingelöst (vgl. Göhner/Fuchs 2010, 3ff; Hoff/Klein 2015). Ein Grund
für den eklatanten Mangel an Evidenznachweisen liegt in der zu geringen Zahl
von theoriegeleiteten Evidenzstudien (Fuchs u.a. 2010, 105ff). Dies gilt für die
Suchtprophylaxe wie auch für viele Bereiche der medizinischen Rehabilitation, die
besonders kostenintensiv sind. Betriebe sind besonders an einer Effektivitätsmes-
sung interessiert (IGA Report 13, 2007).

Wissenschaftliche Umsetzung

Die Formen der Umsetzung von Evaluation in der Praxis erscheinen sehr unterschiedlich. In wissenschaftlicher Hinsicht lässt sich die Evaluationsforschung nach
folgenden Gesichtspunkten unterscheiden:

Theoriegeleitete Evaluation: Das Projekt und die Evaluation beziehen sich wesentlich
auf eine Theorie, die bestätigt oder widerlegt werden soll.

Anwenderorientierte Evaluation: Träger (Verbände, Kirchen, soziale Einrichtungen)
haben ein Interesse an bestimmten Effekten, z. B. geringerer Krankenstand, bessere
Produktivität, Imagevorsprung vor Konkurrenten. Solche externen Absichten
können ein Projekt zu Fall bringen, wenn nicht im Vorfeld Klarheit über Ziele
und Vorgehen besteht. Die Interessen von Auftraggebern sind oft verschleiert.
Wenn Krankenkassen Gesundheitsförderung anbieten wollen, aber eigentlich
nur einen Reklameeffekt für ihre Kasse erwarten. Sie werden dann den geringsten
möglichen Einsatz an Mitteln aufwenden, sich aber Gesundheitsförderung auf das
Firmenlogo schreiben. Der Projektleiter tut gut daran, sich über die Interessenlage
der Auftraggeber kundig zu machen. Ein solcher „Shareholder"-Einfluss schmälert
die wissenschaftliche Bedeutung sehr.

Qualität: Zentrale Frage bei Projektevaluationen ist die Qualität der Untersuchung.
Diese ist sehr schwer festzulegen (BZgA 1999, 24). Allgemein kann man die folgenden Aspekte von Qualität festhalten:

• Orientierung am Outcome
• Orientierung an der Qualitätserwartung des Auftraggebers
• Orientierung am Prozessverlauf des Projekts
• Orientierung an der Fehlervermeidung

Qualifikationssicherung: Die Bemühungen um eine Qualifikationssicherung im Bereich der Gesundheitsförderung erscheinen als ein langwieriger Prozess (Wulfhorst/Hurrelmann 2009, 237). Eine Professionalisierung der Forschungsansätze wird dringend angemahnt. Erforderlich für die wissenschaftliche Qualität sind die folgenden Punkte:

- Klarheit über das Vorgehen, das gewählte Arbeitsfeld und über die Ausgangsbedingungen
- Erstellung eines Forschungsplans
- Nutzung von Qualitätsmaßnahmen für das eigene Projekt

Mit einer solchen Vorgehensweise ließen sich die Maßnahmen in der Gesundheitsförderung auf eine bessere wissenschaftliche Grundlage stellen (Kliche 2009, 114).

Verantwortlichkeit: Der Einsatz der Projektmittel sollte verantwortlich gestaltet werden. So ist es nicht sinnvoll, Millionen für äußerst seltene Krebskrankheiten auszugeben, wenn es im Projekt um die Reduzierung von häufigem Lungenkrebs gehen soll. Es hat auch keinen Sinn, ohne wissenschaftlich fundierten Nachweis des Nutzens, bestimmte Medikamente zuzulassen. Der Experte oder Projektleiter, der das Projekt verantwortlich durchführt, muss bedenken, dass auch sein wissenschaftlicher Ruf zur Diskussion steht. Daher müssen Forschungsvorhaben ausführlich begründet sein.

Ergebnisse

Bisher liegen die folgenden Ergebnisse aus der Forschung vor:

Breitensport: Der Nachweis einer nachhaltigen Veränderung des Gesundheitszustands durch die Teilnahme am Breitensport ist nicht gelungen. Dieser Fehlschlag geht vermutlich auf ungenaue Projektanlagen zurück: Zu oft fehlen Daten zur Senkung von Fehlzeiten, zur Arbeitsproduktivität oder zur Zufriedenheit mit dem Arbeitsplatz.

Ernährungsverhalten: Eine umfassende Verbesserung des Ernährungsverhaltens war nicht nachweisbar. Vielmehr spricht die Zunahme des Übergewichts in der Bevölkerung eher für einen Fehlschlag der meisten Projekte. Positiv ließ sich nur der verstärkte Verzehr von Obst registrieren.

Herz-Kreislauf-Gefährdung: Projekte zur Senkung des Cholesterinspiegels, zur Blutdrucksenkung wie zu Einhaltung des Body-Mass-Indexes zeigten sich erfolglos.

Gesundheitszirkel: Die Einrichtung von Gesundheitszirkeln (AOK Gesundheits-zirkel) wurde durchgehend positiv bewertet. In einigen Betrieben sanken die Krankenstände von 10 auf 5 %. Diese positive Wirkung lässt sich jedoch nicht allein auf den Einfluss von Gesundheitszirkeln zurückführen. Die Nachhaltigkeit ist zu wenig erfasst (vgl. auch Stress-Betriebe; Übersicht: Gesundheitszirkel (2016-10-12).

Luftreinheit: Programme zur Rauchentwöhnung waren nicht erfolgreich, wohl aber Projekte zur Verbesserung der Raumluft und der Stadtluft. Es fehlen durch-schlagende Maßnahmen.

Persönliche Beteiligung: Die Belegschaften beteiligten sich nur in zu geringem Maße an den Gesundheitsprojekten. In Untersuchungen zur Akzeptanz ließ sich nachweisen, dass die Zustimmung von Gesundheitsförderung mit der Größe des Betriebes sinkt. In Betrieben ohne Präventionsangebote ist die Arbeitszufriedenheit nur halb so hoch. Dies gilt auch dann, wenn die Betriebsangehörigen gar nicht an Präventionsangeboten teilnehmen. In Bauberufen, Gesundheitsberufen und bei Hilfsarbeitern ist die Zustimmung deutlich geringer. Insgesamt beträgt die Teilnahme an Gesundheitsförderung aller Art nur etwa 2-3 % der Belegschaft. Bei Lehrern und Sozialarbeitern fehlen Angebote zur Gesundheitsförderung weitge-hend (Bödeker/Hüsing 2008). Dies obwohl bekannt ist, dass hier die Zahlen und Fehlzeiten im Zusammenhang mit Burnout besonders hoch sind.

Aufgrund dieser Ergebnisse müssten folgende Aspekte möglichst genau erfasst werden:

- *Rendite* (return of investment): Das Kosten-Nutzen Verhältnis bei Gesund-heitsprojekten müsste noch genauer untersucht werden.
- *Effektivität:* Das Verhältnis von Zielvorgaben und Zielerreichung müsste in vielen Untersuchungen besser erfasst werden.
- *Effizienz:* Das Verhältnis der Projektkosten zur Zielerreichung wird oft nicht thematisiert.

Evidenzbasierung in der Medizin

Zum Vergleich: Für die Medizin wurde vor rund 20 Jahren eine Evidenzbasierung eingeführt. Der Nachweis der besten Erfolgsaussichten einer Therapie oder eines Medikaments wird in einer Kommission für Gesundheit und Wirtschaftlichkeit erarbeitet (IQWiG, Evidenzbasierung 2012; vgl. Kemperer 2015, 129ff). In der Praxis der Medizin ist diese Forderung bisher nicht wirklich umgesetzt worden (Meyer 2012, 26-28). Z. B. hat sich die geforderte klare Unterscheidung von wirksamen und weniger wirksamen Medikamenten nicht durchgesetzt. Dies ist heftig kritisiert worden (Gerhardus 2012, 29-31).

Allein die Präventionsforschung konnte bei der Bekämpfung von Infektions-krankheiten und in der Kariesprophylaxe Effektivtät und Effizienz eindrücklich belegen.

8.3   Zur Evaluation von Gesundheitsverhalten

Eine grundsätzliche Kritik besteht darin, „dass ... Transfer von naturwissenschaftli-chen Methoden auf sozialwissenschaftliche Gegenstände problematisch ist" (Elkeles/ Broeskamp-Stone 2011, 73; Klotter 2011, 120). Angesichts des notwendigen syste-mischen Ansatzes sei ein Nachweis einer einfachen Ursache-Wirkungs-Beziehung sehr unwahrscheinlich. Gesundheitsförderung sei eine soziale Intervention mit vielen Variablen. Daher seien Erfolge kaum in monokausalen Bezügen zu erfassen. Eine Evidenzbasierung könne daher nicht mit den erarbeiteten psychologischen Methoden erfolgen. Demgegenüber sind genügend Evaluationsmethoden anzu-führen, mit deren Hilfe Projekte sinnvoll zu beurteilen sind (IGA Report 2007; Gerhardus u. a. 2010, 31). Weitere Schwierigkeiten sind:

* Die Qualitätskriterien sind für den Bereich Gesundheitsförderung nicht übergrei-fend festgelegt. Sie werden je nach Interessenlage der Träger sehr unterschiedlich gehandhabt. Dies erschwert einen wissenschaftlichen Vergleich außerordentlich.
* Die handelnden Forscher arbeiten noch zu häufig mit Organisationen und Betrieben, die ihre Ziele nicht wirklich offenlegen.
* Gesundheitsförderung spielt auch in den Gesundheitswissenschaften noch eine eher nebensächliche Rolle, obwohl alle Fachleute aus ökonomischen, ethischen und volkswirtschaftlichen Gründen auf stichhaltige Untersuchungen drängen.

Formen der Evaluation

Für die Ermittlung des Projekterfolgs unterscheidet man nach begleitender und abschließender Evaluation.

Begleitende Evaluation: Diese Evaluation begleitet ein Projekt von den Anfängen an. Dies hat den Vorteil, dass man bei Fehlentwicklungen und Schwierigkeiten die Projektdurchführung anpassen kann. Oft wird sie auch als „Prozessbewertung" verstanden. Es geht also um Fehlervermeidung schon während der Laufzeit. Dieses Verfahren lässt sich sinnvoll in Qualitätszirkeln verwirklichen, die oft auch die Bezeichnung Qualitätsentwicklung erhalten, um die Prozesshaftigkeit des Verfahrens zu betonen. Denn der Sinn von Qualitätszirkeln ist eine laufende Verbesserung der Umstände, der Angleichung der Ziele und der Erfassungsmethoden. Die zwischenzeitlichen Überprüfungen des Ist-Stands im Vergleich mit dem Soll-Stand erlauben eine realistische Erfassung der Qualitätsverbesserung.

Ergebnisorientierte Evaluation: Oft spricht man hier auch von Effektivität oder Outcome. Dazu muss man den Zustand der untersuchten Teilnehmer vor dem Projekt und nach der Projektdurchführung erfassen (Vor- und Nach-Test-Verfahren, Abb. 8.2).

Die Effektivität selbst muss aber genauer definiert werden, heute unterscheidet man sieben verschiedene Aspekte der Überprüfung, oft auch als „Outcome-Dimensionen" bezeichnet.

Da die Maßnahmen der Evaluation sehr eng mit den Zielen, die man sich zuvor gesetzt hat, zusammenhängen, sollte man die Aspekte der Evaluation mit den gesetzten Zielen in Übereinstimmung bringen. Dies gelingt nur mit operationalisierten Lernzielen. Darunter werden solche Lernziele verstanden, die auch überprüft werden können.

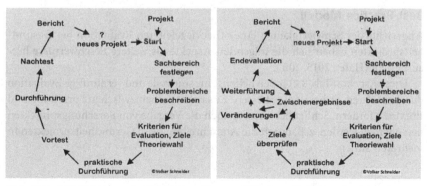

Abb. 8.2 Möglichkeiten der Evaluation: Vor- und Nachtest-Verfahren/begleitende Evaluation

Tab. 8.1   Outcome bei Gesundheitsmaßnahmen (nach Walter/Schwartz 2003, 205)

Dimensionen	
Gesundheits-zustand	Erkrankungshäufigkeit vor und nach der Maßnahme (z. B. Effektivität von Vorsorgemaßnahmen, Effektivität von Schutzimpfungen, Ernährungsumstellungen
Empowerment	Veränderungen im Gesundheitswissen, des Verhaltens, des Selbstwertgefühls, des sozialen Verhaltens
Umfeld	Veränderungen in der Arbeitswelt, in der Stadtplanung, bei den Wohnbedingungen, Verbesserung der Sozialdienste, von Umweltfaktoren wie Lärm, Staub oder Schadgase
Kosten	Verringerung der Fehlzeiten in Betrieben, Veränderungen im Schulbesuch, Verringerung der Fehltage oder Krankenhausaufenthalte
Zugangs-möglichkeiten	Veränderung in der Akzeptanz von Gesundheitsangeboten oder Vorsorgeuntersuchungen
Struktur-bildung	Weiterbildung von professionellen Gruppen, effektivere Aufgabenverteilung in Behörden und Verbänden, Einsatz von Selbsthilfegruppen
Marketing	Zufriedenheit der Zielgruppe oder mit den „Gesundheitsprodukten", Bekanntheitsgrad der Maßnahme

Best-Practice-Modell

Angesichts der Schwierigkeiten einer theoriegeleiteten Evaluation bei Gesundheitsprojekten haben sich die folgenden Aspekte als weitere Erschwernisse herausgestellt (Hafen 2015, 20ff).

Diese Aspekte (Tab. 8.2) sollen helfen, eine sinnvolle und vernünftige Evaluation durchzuführen. Dabei ist eine bessere Zusammenarbeit zwischen Forschung und Praxis zu fordern. Schließlich müsste auch die Vergabe von Forschungsprojekten neu überlegt werden, z. b. durch die Ausschreibung von Gesundheitsprojekten in mehreren Stufen.

Tab. 8.2 Schwierigkeiten bei Evaluationen (nach Klein/Hoff 2015, 20ff)

Grenzen der Evidenzbasierung		
Dimension	**Beschreibung**	**Lösungsmöglichkeiten**
Ökonomische Grenzen	Aufwand ist zu hoch.	Forschungsvorhaben ablehnen
Instrumentelle Grenzen	Datensammlungen sind für die Ermittlung eines Nutzens nicht ausreichend.	Notwendigkeit der Einbindung von Gesetzen, Prinzipien der Prävention und sozialen Normen
Erkenntnisgrenzen	Wirksamkeitsnachweis ist inhaltlich und methodisch begrenzt.	Nutzung von Risiko- oder Schutzfaktoren – Analyse, Erfassung von Verhaltensänderungen
Verdeckung von Wirkfaktoren	Wirksamkeit wird durch konkurrierende Verhaltensweisen verdeckt.	Qualitative Verfahren nutzen.
Ethische Grenzen	Werturteile	Möglichst erfassen!

Probleme der Evidenzbasierung		
Dimension	**Beschreibung**	**Lösungsmöglichkeiten**
Akquise	Bei fehlenden Ressourcen unrealistische Versprechungen	Realistische Ziele absprechen.
Begriffsdefinitionen	Falsche Erwartungen an das Projekt	Einheitliche Begrifflichkeiten vereinbaren.
K.-o.-Problematik	Beendigung eines Projekts bei unerwarteten Ergebnissen.	Ein fehlender Wirksamkeitsnachweis ist kein hinreichender Grund für eine Wirkungslosigkeit.
Selektionsprobleme	Nichtbeachtung von sozialen Gruppen bei großen Statistiken	Kleinere Stichproben und Nutzung alternativer Forschungsmethoden
Pauschalierungen	Noch fehlende Forschung bedeutet nicht Wirkungslosigkeit.	Nachweis für Wirkungen erbringen.

Angesichts der Schwierigkeiten von Evaluationen kann man sich auf ein Vorgehen verständigen, das als Best-Practice-Modell beschrieben ist. Für ein Projekt mit entsprechender Evaluation sollen die folgenden Gesichtspunkte nach diesem Ansatz maßgebend sein:

• Die wissenschaftliche Evaluation von Gesundheitsmaßnahmen begnügt sich mit einer „qualifizierten Qualitätssicherung". Qualifiziert heißt: Einbeziehung der Adressaten, Überprüfbarkeit der zuvor aufgestellten Ziele, Realitätsnähe und Praktikabilität. Diese ist weitgehend anerkannt.

- Am besten bewährt hat sich eine begleitende Evaluation. Sie ermöglicht eine laufende Kontrolle bei möglichst wenig Beeinflussung von außen.
- Vorhandenes Sachwissen, vorherrschende Werte, soziale Begleitumstände sind in Planung, in der Umsetzungsphase und in den Evaluationsmöglichkeiten ausgearbeitet und können extern beurteilt werden.
- Die Chancengleichheit ist angemessen berücksichtigt.
- Die Wissensinhalte entsprechen nachweislich dem Stand der Forschung.
- Soziale Bedingungen oder auch politische Begrenzungen sind berücksichtigt und in allen Phasen eingebunden.
- Einbeziehung der Adressaten bei der Entwicklung des Überprüfungsverfahrens. Dies hat den Vorteil, dass die Gesichtspunkte zum Tragen kommen, die für die Teilnehmer wichtig sind.
- Projektevaluationen mit den entsprechenden Berichten sollen die Ergebnisse so darstellen, dass ein Arbeitgeber oder Projektbefürworter sich ein Bild von dem Vorhaben machen kann.
- Die Projekte und Berichte sollen eine Anwendbarkeit in weiteren Projekten begründen.
- Die Beurteilung bezieht sich auf das Erreichen der Ziele und das Auftreten von negativen und positiven Begleiteffekten.

Das hier zusätzlich angesprochene Modell (Stark/Fuchs 2011) stellt fünf psychologische Faktoren auf, die zu untersuchen sind in der Absicht, einen nachhaltigen Erfolg zu messen:

- Vorliegen einer starken Zielmotivation (Intentionsstärke bei der betroffenen Person)
- hohe Selbstwertung für dieses Ziel (Selbstkonkordanz): Übereinstimmung der Ziele des Projekts mit den eigenen Wertvorstellungen
- realistische Vorstellungen zur Ausführung: Fragen der Machbarkeit im täglichen Leben
- wirksame Strategien bei der Person, die Gesundheitshandlung zu kontrollieren und gegenüber anderen Interessen und Ablenkungen durchzusetzen (volitionale Intentionsabschirmung)
- Wahrnehmung von positiven Effekten (Konsequenzerfahrung)

Die Evidenzprüfungen in dieser Art können nur eine Abschätzung darüber bieten, ob die Art und Weise der durchgeführten Intervention positive Effekte hat und ob diese Effekte eine gewisse Zeit andauern. Die Preisverleihungen an „Best-Practice-Projekte" erscheinen als ein praktikabler Ausweg, solange keine besseren Verfahren für die Evaluation erarbeitet sind.

8.4 Realisierung von Projekten

Die angeführten Überlegungen zeigen, dass man in der Öffentlichkeitsarbeit nicht voraussetzen darf, die eigenen Ideen wären nur interessant. Zwar werden Gesundheitsthemen als wichtig deklariert, das Interesse, konkret etwas dafür zu tun, ist jedoch nicht sonderlich ausgebildet. Für die Arbeit in der Gesundheitsförderung ist ein „langer Atem" notwendig, und die konsequente Einbeziehung der Adressaten!

Nur Du schaffst es, aber Du schaffst es nicht allein!

Grundlegende Methodik

Teilnehmerorientiertheit: Teilnehmerorientiertheit meint die Einbeziehung von Vorüberlegungen und Ansichten der möglichen Ansprechpartner. Nicht, um diese zu widerlegen oder zu bekämpfen, sondern um herauszufinden, welche Interessen der Partner an Ihrem Anliegen hat: Wie könnte er sich verhalten, unter Umständen verhalten müssen, da er ja auch anderen sozialen Einflüssen als der Gesundheitsförderung unterliegt. Nicht Sacherfordernisse stehen am Anfang, sondern die Interessenlage der Partner. Umgekehrt heißt das auch, dass man sich für seine Vorhaben die richtigen, d. h. die sachlich, sozial und gesellschaftlich motivierbaren Partner suchen muss. Bei der konkreten Vorbereitung einer Maßnahme, also bei der Vorbesprechung mit Führungskräften, soll man daher die folgenden Regeln beachten:

Transparenz: Legen Sie Ihre Ziele, Ihre Absichten und Motivationen offen dar. Stellen Sie das Verfahren Ihrer Maßnahme dar. Stellen Sie den möglichen Nutzen für Sie, aber auch den Nutzen für den Gesprächspartner heraus.

Lernzielpartizipation: Stellen Sie die Lernziele, die Sie erreichen wollen, nicht in endgültiger Form dar, so dass auch Ihr Partner Vorstellungen einbringen und verwirklichen kann. Letztendlich wird dadurch der Ansprechpartner einbezogen und motiviert. Das Projekt wird zu einer Gemeinschaftsarbeit.

Selbstbestimmung des Lernprozesses: Während der Unterredungen und Vorbesprechungen sollten Sie einen Prozess erlauben und anregen, der eine Weiterentwicklung des Projekts möglich macht. Erlauben Sie, dass Ihr Plan eine Eigendynamik entwickelt, an der Sie selbst zwar teilhaben, aber nicht mehr der „Boss" sind. Nur auf diese Weise sind Mitarbeiter überhaupt motiviert mitzumachen und Vorgesetzte motiviert, Ihnen ein Projekt zu überantworten.

Bedeutung der Gruppe: Kein Arzt und kein noch so geschickter Therapeut ist in der Lage, jemanden so zu aktivieren, wie dies eine Gruppe kann. Gerade auf dem Feld der primären Gesundheitsvorsorge ist der Gruppeneffekt von großem Nutzen. Die Vorteile einer Gruppe seien hier kurz zusammengefasst:

1. Die Gruppe ist Informationsbörse: Viele Augen sehen mehr als zwei, eine Gruppe hat grundsätzlich mehr Ideen, als Sie selbst je haben könnten, im Gespräch wird ungezwungen Sachkunde und Sozialkunde vermittelt.
2. Die Gruppe ist ein Trainingsfeld: Auf dem Weg vom Nachdenken zum Handeln ist die Gruppe ein ideales Übungsfeld. Die Gruppe federt eventuelle Misserfolge ab, sie schafft Raum für einen neuen Versuch. Nur in der Gruppe ist „soziales Handeln" möglich.
3. Die Gruppe ist Rettungsmannschaft: Zwar erfordert die Gruppe vom Einzelnen Belastbarkeit und benötigt Anstrengungen, sie hilft aber auch dem Einzelnen bei Fehlschlägen, baut wieder auf und macht neuen Mut. Die Gruppe bestätigt den eingeschlagenen Kurs und lässt die Richtigkeit der Maßnahme erleben. Zugleich wird der Einfluss anderer Gruppen vermindert. Bei der Einrichtung von Gruppen ist jedoch darauf zu achten, dass keine Einseitigkeiten und ideologische Enge entstehen. Wenn die Gruppenregel darin besteht, die Selbstkompetenz der einzelnen Mitglieder zu stärken, besteht keine Gefahr.
4. Die Gruppe stärkt das persönliche Wertesystem des Einzelnen und damit den Aufbau eines gesundheitsbezogenen Lebenskonzepts auch für die Führungskräfte. Diese Vorteile sind natürlich nur dann wirklich gesundheitliche Vorteile, wenn gesundheitliches Verhalten (Stärkung der Selbstkompetenz, Sachkompetenz und Sozialkompetenz) gemeinsames Ziel der Gruppe ist und von dieser auch angewendet wird.

In der Gruppendynamik spielen Gespräche auf der Grundlage der TZI eine sehr positive Rolle. Ebenso oft Moderationen. Es ist von Vorteil, wenn man als Antragsteller oder Mitarbeiter diese Methoden beherrscht (vgl. S. 170, 174).

Berücksichtigung von Widerständen

Unter Öffentlichkeit werden alle Personen, Ansprechpartner, Vorgesetzte, Mitarbeiter und Helfer zusammengefasst, die bei einem geplanten Projekt gefragt, eingeladen oder motiviert werden müssen. Dazu gehören die Presse, aber auch Ämter, Dienststellen, Geldgeber und Sponsoren.

Diese Einführung hat das Ziel, sich als Projektleitung über Widerstände Klarheit zu verschaffen. Die möglichen Widerstände können mit den geeigneten Methoden vermindert oder gar ausgeräumt werden. Der Umstand, dass Widerstände gegen Projekte meist unbewusst wirken, macht die Sachlage nicht einfacher. Es ist sicherlich sinnvoll, sich zuerst über die Widerstände zu informieren, die bei Gesundheitsfördermaßnahmen zu erwarten sind. Diese sind in den letzten Jahren sehr viel schwächer geworden, trotzdem bestehen sie nach wie vor:

Normenverhalten: Wir verhalten uns in Gesellschaft oft nach Normen, die vorgegeben scheinen und die meist nicht bewusst sind. Es erleichtert das Zusammenleben, wenn nicht immer alles hinterfragt werden muss. Als Beispiel für solche Normierungen sei die Kleidermode genannt. Sie wird gekauft und getragen, gleichgültig ob sie zu der Person passt, ob sie kleidsam oder gesund ist. Beim Gesundheitsverhalten gibt es einige Normen, die einem gesunden Verhalten entgegenstehen: Man denke an bestimmte Ess- und Trinksitten, denen man sich kaum entziehen kann, ohne gesellschaftlich „anzustoßen". Ferner gehört auch eine Bewunderung risikoreicher Sportarten zu den eher ungesunden Verhaltensmustern. Oft wird gesundes Verhalten auch als Marotte dargestellt. Veränderungen bei solchen Normen gelingen nur mit einem „langen Atem": In der Bevölkerung lässt sich inzwischen mehr Aufgeschlossenheit für ein sinnvolles Gesundheitsverhalten beobachten.

Gesundheit als Ware: Wenn Gesundheit gefährdet ist, holt man sich bei Experten und Medikamenten Hilfe. Der Gesundheitsmarkt macht sich dies zunutze, indem er Pillen und einzelne Verfahren anpreist, die Gesundheit bewirken sollen. Die Norm, sich Gesundheit kaufen zu können, ist irreführend. Die Erkenntnis, dass man „Gesundheit selber machen" muss und diese ihren Wert in sich selbst hat, kann sich wegen des gesellschaftlich herrschenden Vorurteils erst allmählich entwickeln.

Krankheit als Gewinn: Unsere Gesellschaft honoriert gesundes Verhalten so gut wie nicht. Vielmehr erhalten die Menschen bei Erkrankung erhebliche Zuwendungen finanzieller oder emotionaler Art. Untersuchungen weisen darauf hin, dass viele Menschen z. B. einer sozialen Vereinsamung erst dann erfolgreich und gesellschaftlich anerkannt entfliehen können, wenn sie sich „krank" schreiben lassen. Man hat von einem „Krankheitsgewinn" gesprochen. Die Gesundheitspädagogik muss aus einem „Krankheitsgewinn" einen emotional besetzten „Gesundheitsgewinn" erzeugen.

Experten: Im Gesundheitswesen machen sich selbsternannte Experten breit. Wissenschaftler widersprechen einander oder heben einzelne Faktoren als allein wichtig für die körperliche oder seelische Gesundheit heraus. Die oft widersprüchlichen Verlautbarungen haben beim Abnehmer eine verheerende Wirkung. Er glaubt auch wohlbegründeten Ratschlägen nicht. Im Grunde wird eine Entmündigung des Bürgers durch Informationsüberflutung hergestellt. Diese Entwicklung hat im Sport- und im Ernährungsbereich Glaubwürdigkeit gekostet. Es wird wesentliche Aufgabe der Gesundheitspädagogik sein, die Selbstkompetenz der Bürger sachlich und emotional auf dem Gebiet der persönlichen Gesundheit zu stärken.

Gesundheitsförderung als Erziehungsproblem: Auch wenn man das Wort „Erziehung" vermeidet, Gesundheitsförderung hat immer mit Beeinflussung von Außenstehenden zu tun. Erziehung wird in unserer Gesellschaft mit Schule verknüpft. Schule hat aber weithin einen eigenartigen falschen negativen Beigeschmack. Eine Übertragung dieser Voreingenommenheit auf Maßnahmen der Gesundheitsförderung führt leicht zur emotionalen Ablehnung. Die lerntheoretische Erkenntnis, dass der Mensch effektiv nur in Gemeinschaft und verbunden mit positiven Erlebnissen lernt, muss in den Projekten noch sehr viel besser umgesetzt werden.

Risikobereitschaft als personales Entwicklungsproblem: Wir Menschen erleben uns in unserer Person am intensivsten, wenn wir uns hervorgetan haben, wenn wir ein Risiko erfolgreich bestanden haben. Durch unsere Lebensumstände oft gelangweilt, erscheint riskantes Verhalten oft als der einzige Ausweg, sich wirklich zu erleben. Für viele Jugendliche erhält ihr Leben im Risikoverhalten seinen eigentlichen Sinn. Beobachtungen gehen aber leider eher dahin, dass menschlich verständliches Risikoverhalten fast nur durch Verhaltensweisen abgedeckt erscheinen, die gesundheitlich nicht förderlich sind, wie z. B. bestimmte extreme Sportarten, Drogen, Alkohol, Autobahnraserei. Die Gesundheitspädagogik sollte Risikoverhalten nicht schlechtmachen. Vielmehr wird es darum gehen, die Wünsche und Bedürfnisse auszuleben, ohne dass gesundheitsgefährdende Wagnisse eingegangen werden.

Vorplanung

In der Gesundheitsförderung spricht man von Interventionen, Maßnahmen, Vorhaben, Projekten, wenn man konkrete Realisierungen meint. Die Bezeichnungen werden nebeneinander gebraucht, je nach Vorliebe des jeweiligen Autors oder

der durchführenden Organisation. Bei Vorüberlegungen zu einem Projekt sind folgende Aspekte zu beachten:

Analyse der Zielgruppe: Es ist extrem wichtig, möglichst nur die Zielgruppe anzusprechen, die man auch erreichen will. Das bisher häufig angewandte Gießkannensystem war zu wenig effektiv. Die wesentlichen inhaltlichen und verhaltensbedingten Ziele sollten genau formuliert sein und zu der Zielgruppe passen. Normen, Vorstellungen und Werte der Zielgruppe sind sorgfältig zu recherchieren. Sprache und Medien sollen zur Zielgruppe passen. Anbiedern ist im gesundheitspädagogischen Sinn aber auch nicht vorteilhaft, wenn man glaubwürdig sein will.

Ziele: Die Ziele sollen positiv darauf hin formuliert werden, was zu erreichen ist, nicht darauf, was zu vermeiden wäre. Ziele sollen die vorhandenen Motivationen nutzen.

Motivation von Teilnehmerinnen und Teilnehmern: Man muss den Nutzen aufzeigen, den jemand hat, der im Projekt mitmacht. Jede betroffene Person schätzt Aufwand und möglichen Erfolg ab. Die Ziele sollten daher erreichbar sein und schnellen Erfolg erlebbar machen.

Anbieter des Projekts: Der Anbieter eines Projekts sollte seine Beweggründe transparent machen. Dies bringt Sicherheit und Glaubwürdigkeit.

Überprüfungsmöglichkeiten: Die Ziele sollten so formuliert sein, dass man das Erreichen auch überprüfen kann. Daher muss man die Überprüfbarkeit mit den Zielen zusammen vorab überlegen und die Art der Überprüfung für alle offenlegen. (z. B. kann man mit Kindern, die noch nicht schreiben können, keine Befragungen durchführen, sondern man muss passende Handlungen entwickeln. Dabei wird man bemerken, dass Kinder sehr viel mehr wissen, als sie sagen können. Das gilt auch für einige Erwachsenengruppen, wie z. B. Immigranten.

Umsetzung

Im Vorfeld eines Gesprächs oder eines Treffens bereitet man günstig Inhalte und Ziele vor, am besten mit einigen Teilnehmern, die auch später dabei sind.

Vorbereitung der Ziele: Der Leiter, die Leiterin formuliert die Ziele, die im Treffen erreicht werden sollen. Wichtige Regel ist: Sich nur ein Ziel vornehmen! Das Ziel wird als Wunsch oder als offene Frage formuliert. Das reizt zum Mitdenken und Mittun an.

Vorbereitung der Methoden: Die Dramaturgie des Treffens wird günstig nach folgenden Fragen festgelegt: Wie leite ich zum Thema hin? Wie stelle ich die Zusammenhänge dar? Wie kann ich die Teilnehmer integrieren? Wie soll der zeitliche Ablauf sein? Was soll im Bild (Medium) dargestellt werden?

Konkrete personelle Vorüberlegungen: Es ist wichtig, gleich zu Beginn die örtlich oder organisatorisch wichtigen Personen einzuladen und möglichst zu integrieren. In der Einladung sollten alle Eingeladenen angeführt werden: Dazu einige Fragen:

- Wer muss eingeladen werden? Wer ist vom Thema betroffen? Wer hat Sachverstand?
- Wer kann besonders zum Gruppenklima beitragen?
- Technische Vorüberlegungen: Zeitpunkte, Organisation und äußeren Umstände.
- Welcher Raum ist geeignet? Wichtig ist, dass sich alle sehen können, ein zu kleiner Raum ist günstiger als ein zu großer Saal. Lärm stört, örtliche und räumliche Abgeschiedenheit fördert das Anliegen.
- Welche Hilfsmittel sind zum guten Raumklima wichtig? Optische Hilfsmittel, angefangen vom Blumenstrauß bis zur Pinnwand und zum Beamer.

Die Einladung

Die erste Einladung hat die Aufgabe, alle Teilnehmer zu motivieren und von der Sache zu überzeugen. Sie soll daher kurz, persönlich gestaltet, übersichtlich sein. Die folgenden Informationen müssen in der Einladung, die am besten 14 Tage im Voraus erfolgt, gegeben werden:

- Namen aller eingeladenen Personen
- Tagesordnung mit Thema und Ziel
- Ablauf, Beginn und Dauer
- Ort
- Bitte um schriftliche oder telefonische Zu- oder Absage
- Unterschrift mit Adresse und Telefon

Die Ablaufplanung hat die Aufgabe, einen zumindest ungefähren Ablauf der Sitzung vorzustellen. Der Weg von der Idee zur Realisation wäre ein mögliches Vorgehen.

Das erste Treffen

Es hat die Aufgabe, die Teilnehmer zu motivieren und optimal einzubinden. Die zweite Aufgabe besteht darin, ein Ergebnis zu erzielen, das von allen Teilnehmern akzeptiert und getragen wird. Dazu sind folgende Aspekte günstig:

- klare Informationen über Ziele, Anliegen, Möglichkeiten
- Koordination mit anderen Projekten
- Ansprechen schon bestehender Probleme und möglicher Probleme

Mögliche Schwierigkeiten: Die folgenden Schwierigkeiten sollten im Vorfeld Beachtung finden:

- Terminprobleme bezüglich der günstigsten Tagungszeit
- Zu hoher Zeitbedarf bei der Meinungsbildung in den Kleingruppen oder in der Gesamtdiskussion. Durch Ausgrenzung von Nebenproblemen seitens des Moderators lässt sich etwas Zeit gewinnen.
- Gefahr der faulen Kompromisse. Es ist wichtig, dass alle Argumente auf den Tisch kommen und ein wirklich tragfähiger Kompromiss gefunden wird. Minderheiten sollten unbedingt durch den Moderator oder die Gruppe selbst eingebunden werden.
- Übernahme der Arbeit durch einige wenige Personen. Hier muss der Moderator durch persönliches Kennzeichnen der Aufgaben eine Verteilung vorschlagen.
- Müdigkeit der Teilnehmer. Der Moderator sollte Überforderung vermeiden und selbst auch Anregungen geben.
- Für alle Maßnahmen in der Öffentlichkeitsarbeit muss berücksichtigt werden, was auch die Selbsthilfegruppen zu ihrem Wahlspruch gemacht haben.

Kasten 8.3 Vorüberlegungen für ein Treffen

Checkliste für die Planung eines Treffens

1. **Was?** Welches Thema, welches Anliegen soll erwähnt, welches besprochen, welches soll bearbeitet werden? Eignet es sich zur Bearbeitung in der Gruppe?
2. **Wie?** Wie führe ich in das Problemfeld ein? (Rundschreiben, Rundtelefonat, Gespräche, konkrete Einführung im Treffen)
3. **Welche Ziele?** Welche Absichten habe ich, welche Absichten haben die Teilnehmer?
4. **Welche Zahlen?** Wie viele Teilnehmer sollen maximal teilnehmen?
5. **Welche Zeiten?** Wann soll das Treffen sein, wie lange darf es dauern?

6. **Welche Probleme?** Wie können die Probleme dargestellt werden? Durch mich, durch einen Teilnehmer, in Schaubildern oder in Texten? Welche Nebenprobleme können auftauchen?

7. **Wie ist das mögliche Ergebnis?** Welchen Wissensstand und welche Einstellungen haben die Teilnehmer?

8. **Wer** soll eingeladen werden, wer muss eingeladen werden, wer kann besonders viel beitragen? Wer unterstützt, wer ist ein möglicher Gegner mit welchen Argumenten?

9. **Wo** soll das Treffen stattfinden? Raumbedarf? Beleuchtung, technische Einrichtung? Wie soll die Sitzordnung sein (Tischkärtchen)? Telefonmöglichkeiten? Belastung durch Lärm, verkehrstechnische Anbindung, etc.?

10. **Ergebnissicherung?** Was muss protokolliert werden? Wer protokolliert? Wie geschieht die weitere Information an die Teilnehmer? Wie wird ausgewertet und wer wertet aus? Wer führt Beschlüsse aus?

Kasten 8.4   Geplanter Verlauf einer Sitzung (nicht länger als 2-3 Stunden)

Bis 10 Min.: Begrüßung, Vorstellung, Zielsetzungen, Anlass, Übersicht über den geplanten Verlauf.

20 Min.: genaue Einführung in das Thema.

20 Min.: Darstellung verschiedener Möglichkeiten, am besten in einer Diskussion.

20 Min.: Einigung über die Mitarbeit, Aufteilung in Kleingruppen.

40 Min.: Arbeit in Kleingruppen mit Arbeitsaufträgen: Wer soll mitarbeiten? Wer übernimmt welche Aufgaben? Wie soll die Aufgabe genau abgegrenzt werden? Wer soll koordinieren? Wie soll das Projekt insgesamt aussehen?

10 Min.: Was soll in den nächsten 4 Wochen geschehen? Wie werden die Aufgaben verteilt?

10 bis 40 Min.: Darstellung der Ergebnisse aus den Kleingruppen.

10 bis 20 Min.: Erläuterung der nächsten Schritte: Protokoll für alle Teilnehmer, spezielle Ansprechpartner nennen, Vereinbarung über Ort und Zeit des nächsten Treffens.

5 Min.: Verabschiedung und Abschluss.

Werbung

Steht das Konzept und sind die äußeren Bedingungen geklärt, kann die Veranstaltung genauer geplant, ausgeschrieben und Teilnehmer können geworben werden. Dies geschieht vorteilhaft nach dem AIDA-Prinzip:

Kasten 8.5 AIDA-Prinzip

> A = Attention: Aufmerksamkeit wecken!
> I = Interest: Neugier wecken!
> D = Desire: Nutzen darstellen!
> A = Action: Handlungsaufforderung!

Nach diesem Muster sollte man die Ausschreibung formulieren. Je klarer die Ausschreibung, desto eher werden sich wirklich interessierte Personen melden und desto klarer werden die Ziele sein. Es ist weiter wichtig, eine einfache, deutliche Sprache zu nutzen, die Adressaten gezielt anzusprechen und damit die Zielgruppe genau zu berücksichtigen. Es muss eine Übersicht enthalten sein sowie ein Versuch, die möglichen Adressaten einfühlend abzuholen. Wie das AIDA-Prinzip praktische Anwendung findet, kann man am besten aus Reklamespots oder Anzeigen für Heilmittel entnehmen.

Organisatorisches: Zum organisatorischen Ablauf macht man sich am besten eine Checkliste, die alle Eventualitäten enthält (wie z. B. Thema, Überschrift, Dauer, Ort, Ziele, Leitung, Kosten, Voraussetzungen, Teilnehmerzahl (begrenzt?), Inhalte, evtl. Arbeitsweise/Methoden, Zielgruppe, Anmeldemodus, evtl. Mitzubringendes, evtl. Wegbeschreibung und Information zum Veranstaltungsort, Benachrichtigungswege.

Ausgangslage für ein Projekt

Theoretische Grundlage definieren und begründen: Es geht zunächst darum zu ermitteln, was analysiert werden soll. Dann folgt einer Literaturrecherche.

Grundlage ist ein Theoriemodell, das die wesentlichen Dimensionen für eine Umsetzung formuliert. Es ist durchaus nicht selten, dass ein sachlich ungünstiges Theoriemodell gewählt wird. Eine Literaturrecherche ist unabdingbar.

Grundsätzlich kann man zwei Fehler machen:

1. Der Wirkmechanismus funktioniert nicht so, wie es die Programmtheorie vorsieht. Das wäre ein Fehler in der Anlage des Konzepts oder eine Unzulänglichkeit der theoretischen Annahme. In wissenschaftlicher Sicht ist dies ein zukunftsweisendes Ergebnis, da die Theorie verfeinert werden muss und zu neuen Gesichtspunkten führt.
2. Die Art und Weise der praktischen Umsetzung von Zielen im Projektablauf war nicht erfolgreich. Ziele und praktische Umsetzung passen nicht zusammen. Dies wäre ein Fehler in der Umsetzung. Solche Fehler kann man nur durch eine

begleitende Evaluation erkennen und minimieren. Solche „Fehler" können in wissenschaftlicher Hinsicht sehr nützlich sein, weisen sie doch darauf hin, dass man sich neue Methoden und neue Fragen überlegen muss.

Genaue Beschreibungen: Dazu gehören genaue Zielformulierungen, eine zeitlich genaue Planung und ein entsprechendes Vorgehen in einer bestimmten Abfolge der Schritte (vgl. König 2007, 6):

1. Ziele unter Beteiligung aller Betroffenen festlegen
2. Bedingungen überprüfen und sichern
3. Die Forschungsfragen genau festlegen und abgrenzen
4. Die Kriterien der Bewertung genau festlegen
5. Die Personen für die Überprüfung auswählen
6. Die Methoden der Überprüfung auswählen (Interview, Fragebogen, Verhaltensbeobachtungen)
7. Die passenden Methoden für die Überprüfung auswählen
8. Die Verwertung der Ergebnisse diskutieren, vorbereiten und die Ergebnisse sichern (Veröffentlichung in einer Zeitschrift, in einem Buch, im Internet)

Grundsätzliche Nachweisformen: Als dritter Abschnitt ist die genaue Beschreibung der Mittel erforderlich, mit denen man eine Überprüfung vornehmen will. Diese dient als Grundlage für die spätere Beurteilung.

Effektivität: Überlegungen zur Wirksamkeit: Projekte sollen einen messbaren Gesundheitserfolg mit sich bringen oder wenigstens eine erkennbare Änderung der Wertehaltung.

Effizienz: Die Kosten-Nutzen-Analyse soll nicht nur ein Mehr an Gesundheit für den Betroffenen mit sich bringen, sie soll Kosten des Gesundheitswesens senken.

Entwicklung des Testverfahrens (Fragebogen)

Hier sollen einige wenige Tipps gegeben werden, die bei der Erstellung von Fragebögen hilfreich sein können: Je nach Formulierung der Behauptung wird man andere Antworten erhalten. Die Formulierung muss also sehr sorgfältig überlegt und in einem Vortest überprüft werden. Es geht darum, dass man wirklich das fragt, was man wissen möchte und ob die Befragten auch verstehen, was der Frager meint. Lügen von Befragten sind relativ selten und lassen sich durch umgekehrte Fragestellung erkennen. Eine solche Form der Befragung liegt nahe, da man sehr genau eingrenzen kann, was man erfragen möchte, die Auswertung recht schnell geht und auch eine genaue Statistik möglich ist.

Frageformen (Items): Gute Fragen, oft Items genannt, sind einfach formuliert und eindeutig. Sie sind nur auf einen Sachverhalt gerichtet und bringen den Befragten nicht in Verlegenheit. Gute Fragen dürfen nicht suggestiv sein, sie dürfen Antworten nicht vorwegnehmen oder beeinflussen. Sie müssen von der Zielgruppe verstanden werden. Tipps zur Frageformulierung (Erstellung der Items):

- Verwendung von Begriffen, die in der Zielgruppe verstanden werden!
- Notwendige Begriffe erläutern!
- Kurze Fragen verwenden, hypothetische Fragen vermeiden!
- Doppelte Verneinungen meiden, suggestive Fragen vermeiden!
- Keine Fragen stellen, die die Adressaten nicht beantworten können!
- Keine Überschneidungen mit anderen Fragen!

Die Entwicklung eines Fragebogens ist also ein schwieriges Unternehmen! Zuerst sollte man sich das theoretische Konzept klarmachen, dann entscheiden, welche Indikatoren zur Bestätigung der Theorie dienen, dann sind die Ziele so zu formulieren, dass sie auch zu erreichen sind. Hat man die Items formuliert, testet man sie in einem Vortest auf Verständlichkeit und Eindeutigkeit. Eventuell müssen dann einige Items neu gefasst werden. An dieser Stelle sollte ein erfahrener Statistiker in Bezug auf Gesundheitspädagogik hinzugezogen werden.

Offene Fragen: Offene Fragen sind solche Fragen, bei denen es mehrere Antworten gibt. Solche Stellungnahmen sind aufschlussreich, aber sie haben Nachteile: Kinder und Erwachsene schreiben im Allgemeinen nicht gern, die Auswertung ist mühsam und selbst oft interpretierend.

Kasten 8.6 Beispiel für offene Fragen

Was halten Sie von der Rauchersteuer? Begründen Sie Ihre Meinung.

....

....

Multiple Choice: Man gibt eine begrenzte Auswahl von Antworten vor.

Tab. 8.3   Beispiel für Multiple Choice

	Kreuzen Sie die richtige Antwort an
Gesundheit und Krankheit sind Schicksal.	
Gesundheit liegt allein in den Genen.	
Die die richtige Ernährungsweise wirkt unterstützend.	
Lebenspartner und Freunde haben keinen Einfluss auf die persönliche Gesundheit.	

Rating-Skalen: Zu einem Item sind mehrere Stellungnahmen vorgesehen.

Tab. 8.4   Beispiele für Itemformulierungen (positiv und negativ formuliert)

Wie finden Sie die Behauptung? *Kreuzen Sie an.*	Stimmt total	Stimmt zum Teil	Stimmt nicht	Stimmt gar nicht	Möchte nicht antworten
Raucher leben kürzer, aber intensiver.					
Rauchen entspannt.					
Rauchen fördert die Lernleistung.					
Nikotin macht aufmerksam.					
Ich fühle mich beim Rauchen wohl.					

Bei der Verwendung von Ratingskalen gelten zwei Annahmen als getroffen: 1. Die vorgegebenen Stufen werden als gleich groß interpretiert. 2. Alle Adressaten verstehen die Skalenverankerung (Grenzen zwischen voller Zustimmung und totaler Ablehnung). Eine Überprüfung gelingt meist mit einer Neuformulierung des Items zum selben Inhalt, bei dem die Bewertungsmöglichkeiten vertauscht sind. Weitere Gesichtspunkte für die Erstellung von Ratingskalen sind:

- Stufen der Skala können auch durch Zahlen (oft Schulnoten) gebildet werden.
- Skalen können vom Nullpunkt ausgehen oder einen neutralen Mittelpunkt haben.
- Je mehr Stufen, umso höher muss die Differenzierungsfähigkeit der Adressaten sein.
- Im Extremfall gibt es keine Stufen (nur „sehr richtig" oder „ganz falsch").
- Ratingskalen sind sehr flexibel: Man kann nach Zustimmung, Gefühlen, eingeschätzten Fähigkeiten, Häufigkeiten fragen.

- Die Grenzen sollten angegeben werden: z. B. Noten von 1-6, wobei 1 = maximale Zustimmung und 6 = totale Ablehnung bedeutet.

- Es muss ermittelt werden, ob die Ratingskala das interne Bewertungsformat des Adressaten widerspiegelt, ob der Differenzierungsgrad optimal ist, ob die statistischen Auswertmöglichkeiten ausreichen.

Datenerhebung: Eine repräsentative Stichprobe sollte etwa 100 Teilnehmer umfassen, die Anzahl der Items sollte mindestens 20 betragen.

Auswertungsverfahren: Die Auswertung der Fragebögen gelingt bei bis zu 60 Fragebögen am schnellsten, wenn man mit einer Strichliste, praktisch „von Hand" auszählt und eine Grafik dazu anfertigt. Man kann aber auch die Interpretation in Worte fassen. Bei kleinen Gruppen ergeben sich „Trends". Genauere Angaben sind irreführend: Wenn z. B. von 15 Teilnehmern 10 angeben, die Maßnahme hat ihnen Freude gemacht, und Freude wäre ein Kriterium der Bewertung, würde eine Prozentangabe von 63 % eine Interpretation verfälschen. Sehr praktikabel ist eine qualitative Erhebungsmethode (Mayring 2003).

Operationalisierung: Zur Schätzung der Dimensionen werden Gruppen von Items (Fragen) erstellt, die jeweils nur eine Dimension erfassen.

Empirische Prüfung: Es wird statistisch überprüft, wie viele latente Merkmalsdimensionen notwendig sind, um die Informationsstruktur im Datensatz zu erklären (Faktorenanalyse). Jede Itemgruppe wird einer Item- und Skalenanalyse unterzogen: Es werden die Items mit hinreichender Trennschärfe und die Skalen mit hinreichender interner Konsistenz (Reliabilität) akzeptiert.

Logische Fehler: Die Bewertung durch die unbewusste Annahme der logischen Zusammengehörigkeit von Items verzerrt die Interpretation: Z. B. eine oft nicht bewusste Voreingenommenheit, nichtdeutsche oder arme Personen seien weniger intelligent, führt zu schlechteren Noten (implizite Persönlichkeitstheorie = Vorurteil).

Problem der Eindimensionalität: Inhaltlich wichtige Items müssen dann eliminiert werden, wenn sie mehrere Dimensionen enthalten.

Erfassung von Konstrukten: Messungen oder Schätzungen von Merkmalen haben meist ein Problem: Die zu untersuchenden Merkmale (oder Verhaltensänderungen) sind zumeist zwar „latent" vorhanden, d. h. nicht explizit zu messen. Man spricht dann von einem Konstrukt, das nicht direkt gemessen werden kann Es sind theoretisch angenommene Eigenschaften von Personen, die deren Denken, Fühlen oder Handeln beeinflussen. Die Lösung besteht darin, mehrere Indikatoren zu finden, die gültig, messbar sind und einen Hinweis auf das Konstrukt erlauben (vgl. als Beispiel Tab. 8.5).

Tab. 8.5   Erfasssung von Konstrukten aufgrund einer theoretischen Annahme, z. B. der Theorie des geplanten Verhaltens (nach Knoll/Scholz/Riekmann 2011, 37-39)

Fünf Portionen Obst oder Gemüse am Tag zu essen ist für mich							
schädlich							förderlich
angenehm							unangenehm
gut							schlecht
wertlos							wertvoll
erfreulich							unerfreulich

Indirekte Erfassung der Einstellung

Wenn ich fünf Portionen Obst oder Gemüse am Tag esse, schütze ich mich vor Krankheiten.						
sehr unwahrscheinlich						sehr wahrscheinlich

Bewertung der Verhaltenskonsequenz

Mich vor Krankheiten zu schützen ist						
extrem schlecht						extrem gut

Erfassung der subjektiven Norm

Die meisten Personen, die mir wichtig sind, finden,						
dass ich fünf Portionen Obst oder Gemüse am Tag essen sollte						dass ich das überhaupt nie brauche

Indirekte Erfassung der subjektiven Norm – Normative Überzeugungsstärke

Meine Familie findet,						
dass ich						dass ich nicht
fünf Portionen Obst oder Gemüse am Tag essen sollte						

Indirekte Erfassung der subjektiven Norm – Einwilligungsbereitschaft

Wie sehr sind Sie bereit, das zu tun, was Ihre Familie von Ihnen erwartet?						
überhaupt nicht						ganz extrem

Direkte Erfassung der wahrgenommenen Verhaltenskontrolle

Fünf Portionen Obst oder Gemüse am Tag zu essen ist für mich						
völlig unmöglich						sehr gut möglich

Indirekte Erfassung der wahrscheinlichen Verhaltenskontrolle – Kontrollüberzeugung

Da ich Gemüse nicht gerne mag, fällt es mir schwer, fünf Portionen täglich zu essen.

stimmt gar nicht							stimmt genau

Indirekte Erfassung der wahrscheinlichen Verhaltenskontrolle – Erschwerung durch die Kontrollfaktoren

Dass ich Gemüse nicht gerne mag, macht es

viel schwieriger							viel einfacher

für mich, fünf Portionen davon täglich zu essen.

Intention

Ich nehme mir vor, fünf Portionen Obst oder Gemüse am Tag zu essen.

stimmt überhaupt nicht							stimmt genau

Systematischer Fehler: Eine Vorinformation beeinflusst die Beurteilung von Testergebnissen. Es ist erwiesen: Wenn der Lehrer weiß, dass ein Schüler Sohn eines Anwalts ist, bekommt er bessere Noten.

Beobachtungsfehler: Man neigt dazu, eine Person dann schlechter zu beurteilen, wenn sie vorher besser war (Kontrasteffekt). Man schließt von einer Eigenschaft der Zielgruppe auf eine andere zu untersuchende Eigenschaft (Hofeffekt). Z. B. besteht die Tendenz bei Lehrpersonen, ordentliche Schülerinnen oder Schüler auch in fachlicher Hinsicht positiver einzuschätzen. Man gibt oft nach Tagesform „gute" oder „schlechte" Noten oder man beurteilt die eigenen Schüler/innen besser als die Schüler/innen anderer Lehrpersonen (Mildefehler).

Effekte bei den Teilnehmer/innen: Die Beobachteten passen ihr Verhalten und ihre Antworten an die vermuteten Erwartungen der Tester an (Nachfolgeeffekte). Die Teilnehmer/innen befinden sich in einer „künstlichen" Befragungssituation und antworten nicht realitätsgerecht.

Mehrere Items zum gleichen Sachinhalt: Man stellt mehrere Items zusammen, die denselben Sachverhalt abfragen. Einige sollten umgekehrt formuliert sein. (Item: ich rauche gerne – umgekehrte Formulierung: ich hasse Rauchen – in einer Ratingskala müssten die Antworten gegenläufig sein. In diesem Fall wird das Item verstanden und es wird ehrlich geantwortet.

Zuverlässigkeitsprüfung (Reliabilität): Es gibt zwei Möglichkeiten, die Zuverlässigkeit (Reliabilität) der Befragung abzuschätzen. Es geht darum zu erfassen, inwiefern die Items auch das wiedergeben, was man erfahren möchte.

Verbesserungsmöglichkeiten: Man kann Mittelwerte verwenden, man konstruiert mehrere Items (Fragen) zu einer Fragestellung (zu nur einem Aussagewert). Man erfragt das Urteil der Teilnehmer zu mehreren Items. Wenn extrem ungleiche Urteile bei Items, die nur einen Inhalt haben, gegeben werden, muss man die Antworten analysieren und neue Items formulieren. Man kann auch die Itemgruppe weiter unterteilen, um Subkomponenten herauszufinden. Oft hilft auch eine mündliche Befragung der Teilnehmer bei schwierigen Items weiter (Prozessevaluation). Die Antworttendenzen sollte man herausfiltern, z. B. ob Enthaltungen, Mittelwerte besonders häufig sind oder ob ein Trend bei Gruppen auftritt, der auf die Beantwortung von Erwartungshaltungen hinweist.

Beurteilungen durch Dritte (Experten): Mehrere Items werden durch mehrere Beurteiler bearbeitet und interpretiert. Kommen die Beurteiler zu identischen Schlüssen, ist ein hohes Maß an Zuverlässigkeit des Items gegeben. Dabei muss man sehr gut auf die soziale und berufliche Zugehörigkeit der Zielgruppe achten.

Der Projektbericht

Kosten, Anlage, Ziele, Ablauf des Projekts, Daten und Interpretation der Daten müssen nachvollziehbar dargestellt werden. Eine Auseinandersetzung mit anderen Forschungsergebnissen ist unabdingbar. Eine Veröffentlichung ist sinnvoll, damit die eigenen Ergebnisse mit anderen Forschungen verglichen werden können.

Tab. 8.6   Projektbericht

Seite 1	Titel der Arbeit, Laufzeiten des Projekts, Verfasser mit Adresse
Seite 2	Gliederung/Zusammenfassung
Seite 3ff	Vorwort: persönlicher Anlass, wissenschaftlicher Hintergrund Vorüberlegungen: pädagogische Grundlagen, sozialwissenschaftliche Grundlagen, lerntheoretische Grundlagen, wissenschaftliche Arbeiten, auf die man Bezug nimmt, verwendetes Konzept
bis Seite	Fragestellung: konkreter Bezug auf bisherige Forschungen Sachliche Begründung des Projekts (Anlass):
Seite 10-20ff	z. B. aufgetretene Risikofaktoren, Anliegen des Geldgebers Allgemeine Zielangaben (in operationalisierter Form): Grobziel, Feinziele kognitiver, affektiver und psychomotorischer Art, Begründung des Evaluationsverfahrens und Vorstellung der Erhebungsmethoden, Planung des zeitlichen Projektablaufs: Vorüberlegungen, Ort, Zeit, Umstände, Dauer, Zeiten der Überprüfung, Planungsschemata Protokoll des Projektablaufs Evaluationsergebnisse Auswertung und Bewertung des Projekts Literatur (nur verwendete Literatur und verwendete Unterlagen richtig zitiert!)
Abschluss-seite	Erklärung, dass Sie die Arbeit selbständig abgefasst und die benutzte Literatur kenntlich gemacht haben, Datum und Unterschrift
Anlage	Im Bedarfsfall in der Anlage: erarbeitete Medien, verwendete Broschüren, Originalfragebogen, Fotos, Berichte von Veranstaltern, Presse ...

8.5   Unterricht, Lehre, Fortbildung

Der oberste Grundsatz: Teilnehmerorientierung!

Teilnehmerorientierung

Teilnehmerorientierung bedeutet ein intensives Eingehen auf die Vorstellungen, Gedankengänge und Absichten der möglichen Ansprechpartner. Nicht, um diese möglichst zu widerlegen oder zu bekämpfen, sondern um herauszufinden, welche Interessen der Partner hat. Wo könnte für ihn der Vorteil liegen, sei dieser nun persönlicher oder beruflicher Art? Wie könnte er sich verhalten, unter Umständen verhalten müssen, da er ja auch anderen Einflüssen unterliegt? Das heißt, dass man zunächst in der Gesundheitsförderung nicht nach Sacherfordernissen vorgeht, sondern nach der Interessenlage der Partner. Umgekehrt heißt das auch, dass man sich für seine Vorhaben die richtigen, d. h. die sachlich und sozial glaubwürdigen, gesellschaftlich anerkannten und motivierbaren Partner suchen muss. Bei der konkreten Vorbereitung einer Maßnahme, also bei der Vorbesprechung mit Führungskräften, soll man daher die folgenden Regeln beachten:

Transparenz: Machen Sie Ihr Vorhaben, Ihre Idee transparent. Legen Sie Ihre Ziele offen dar, Ihre Absichten und Motivationen. Stellen Sie das Verfahren Ihrer Maßnahme dar. Stellen Sie den möglichen Nutzen für Sie, aber auch den Nutzen für den Gesprächspartner heraus.

Lernzielpartizipation: Beteiligen Sie auch in der Lehre oder im Unterricht die Adressaten an der Lernzielentwicklung. Die Partner oder Schüler lassen sich dadurch leichter einbinden. Besondere Wichtigkeit wird hierbei auf Rückfragen an die Teilnehmer gelegt.

Wichtig sind hierbei Rückfragen an die Teilnehmer (Feed-back-Methoden vgl. Ladwig/Auferkorte-Michaelis 2012)

Selbstbestimmung des Lernprozesses: Während der Unterredungen und Vorbesprechungen sollten Sie einen Prozess erlauben und anregen, der eine Weiterentwicklung Ihrer Ideen ermöglicht. Erlauben Sie, dass Ihr Plan eine Eigendynamik entwickelt, an der Sie selbst zwar teilhaben, aber nicht mehr der „Boss" sind. Nur auf diese Weise sind Mitarbeiter überhaupt motiviert, mitzumachen und Vorgesetzte motiviert, Ihnen das Projekt zu überantworten.

Bedeutung der Gruppe: Kein Arzt und kein noch so geschickter Therapeut ist in der Lage, jemanden so zu aktivieren, wie dies eine Gruppe kann. Gerade auf dem Feld der primären Gesundheitsvorsorge ist Gruppeneffekt von großem Nutzen. Man kann diesen Effekt nicht hoch genug einschätzen (vgl. S. __). Zugleich wird der Einfluss anderer Gruppen vermindert. Bei der Einrichtung von Gruppen ist jedoch darauf zu achten, dass keine Einseitigkeiten und ideologische Enge entstehen. Wenn die Gruppenregel darin besteht, die Selbstkompetenz der einzelnen Mitglieder zu stärken, besteht keine Gefahr.

Rhetorik: Die Regeln der Rhetorik gelten auch hier. Der Vortragende oder Leiter ist sich selbst das beste Medium.

Die Gruppe stärkt das persönliche Wertesystem des Einzelnen und damit den Aufbau eines gesundheitsbezogenen Lebenskonzepts auch für die Führungskräfte. Diese Vorteile sind natürlich nur dann wirklich gesundheitliche Vorteile, wenn gesundheitliches Verhalten (Stärkung der Selbstkompetenz, Sachkompetenz und Sozialkompetenz) gemeinsames Ziel der Gruppe ist und von dieser auch angewendet wird.

Auch in Projekten kommt es immer wieder zu Veranstaltungen, die Lehrinhalte zum Thema haben. Aus diesem Grund sind hier die praktischen Hilfen dargestellt (vgl. ausführlich Hasselhorn/Gold 2013).

Ablaufplanung

Trotz aller Teilnehmerorientierung muss die Lehrperson einen klaren Plan haben, was und wie sie den Sachverhalt vermitteln möchte.

Formalstufen: Die Denkschritte (Lernschritte) des Menschen verlaufen in bestimmten Bahnen (Formalstufen nach Herbarth/Roth und anderen), die man im Unterricht bewusst nachempfinden und durchführen kann, um ein „geordnetes Lernen" – das gleichzeitig ein menschengemäßes und „gesundes Lernen" ist – möglich zu machen. Diese Lernstufen oder Lernabläufe (Kasten 8.7) kann man auf ein ganzes Projekt übertragen, aber auch für jede Einheit zugrunde legen. Auf diese Weise finden sich die natürlichen Lernabläufe in der Planung wieder.

Kasten 8.7 Nutzung des menschlichen Lernablaufs (in einer Unterrichtsstunde, in einem Seminar, in einem ganzen Projekt)

Ablauf des Lernens („Formalstufen")

Einstieg (Motivation heute oft „warming up"): Wer ist schon für ein bestimmtes Thema motiviert? Der Leiter hat ganz andere Anliegen: Inhalte – bewusste oder unbewusste Absichten. Der Einstieg hat die Aufgabe, die Gruppe auf ein Thema hin zu „fokussieren" – gelingt dies nicht, gibt es keinen Grund, warum sich die Gruppe mit dem Thema überhaupt beschäftigen sollte! – Es ist die Kunst des Leiters, für das Thema emotional zu begeistern.

Hinführung (zum Problem): Kunst des Leiters, das Interesse der Teilnehmer auf das Sachproblem hin einzuengen und zu konkretisieren.

Problem: Kein Projekt ohne ein klar formuliertes Problem. Ohne eine Problemstellung als Diskrepanz zwischen Erwartung und Realität ist kein Lernen möglich! Optimal ist, wenn die Gruppe selbst oder jemand aus der Gruppe das Problem formuliert und sagt, warum er teilnehmen will und was er sich davon verspricht.

Lösung: Wenn die Gruppe selbst verschiedene Lösungswege erarbeitet, ist das optimal. Hier muss „Raum gegeben" werden für Diskussionen, Äußerungen über Vorerfahrungen, Erwartungen der Teilnehmer. Erst dann kann der Projektleiter aktiv auf mögliche Lösungswege einengen.

Festigung: Sie ist mit einer einvernehmlichen Lösung verbunden und oft mit einer abschließenden Beurteilung. Alle Teilnehmer stellen fest (evtl. durch Fragenbeantwortung, durch Blitzlicht), was sie nun Neues gelernt haben: Einfahren der Ernte in die Scheuer! Ein emotionales Erfolgserlebnis ist sicher, bewusst oder unbewusst.

Planungsmuster: Das hier entwickelte Schema für die Planung von Projekten, einzelnen Abschnitten in Projekten sowie für das gesamte Projekt hat sich bewährt. Gleichzeitig ist es nützlich für den Unterricht an Schulen und Hochschulen.

Kasten 8.8   Muster für Planungen Blatt 1

<u>**Blatt 1: Vorüberlegungen**</u>

Projektname: ....   **Datum**..............

Grobziel: ....
....

Soziale, psychologische und sachliche Begründungszusammenhänge:

Zum Inhalt (didaktische Analyse):

Zu den Teilnehmerinnen und Teilnehmern: Darstellung der sozialen Umstände und voraussichtlichen Motivationen der Teilnehmerinnen und Teilnehmer

Zu Methoden und Medien: Begründung für die getroffene Auswahl

Feinziele: Feinziele sind einzelne Ziele, die operationalisiert den Lernablauf vorwegnehmen. Meist kommt man mit 10 Feinzielen aus.

LZ 1:
LZ 2:
LZ 3:
.... etc.

Überprüfung: Überlegungen für eine sinnvolle und effektive Erfolgsmessung: z. B. Fragebogen, Ratespiel, Textbeurteilungen, Diskussionsergebnisse etc.

Kasten 8.9   Muster für Planungen: Blatt 2

Blatt 2: Ablaufplanung	Lernziel	Medien Methoden	Anmerkungen/ Protokollnotizen
Warming up Es dient zur Versammlung der Teilnehmer im Gruppenraum. Es geht um das „Ankommen" in der Gruppe.	LZ 1		
Hinführung Die Hinführung dient der Lenkung der Aufmerksamkeit auf das Thema: Fokussierung. Das Ziel der Einheit muss klar formuliert sein und die Zustimmung der Teilnehmer finden.	LZ 3		
Problem Kein Thema ist ohne Problem! Das dem gewählten Thema zugrunde liegende Problem wird herausgestellt und begründet. Warum soll ich das lernen? – Ohne Problemstellung gibt es keine Lösung und keinen Erfolg im Lernabschnitt.	Usf.		
Lösungen Oft sind die Teilnehmer selbst in der Lage, richtige Lösungen zu finden, zu formulieren und zu vertreten. Das ist für das Lerngeschehen wesentlich günstiger, als vorgefertigte Lösungen zu bieten. Sie zeigen auf diese Weise, dass sie motiviert und emotional eingebunden sind.			
Festigung Günstiger ist es, wenn Teilnehmer selbst formulieren, was „herausgekommen" ist. Man kann auch in einem Blitzlicht, einer Meinungsbildung, einem Test, einem Fragebogen die Festigung erreichen.			

Methoden, Medien, Verwendung von Kürzeln: z. B. EA = Einzelarbeit, EX = Experiment, LZ = Lernzirkel, GD = Gruppendiskussion, LV = Vortrag, R = Referat, PA = Partnerarbeit F = Folie Sch = Schaubild etc.

Beurteilung: Diese kann auch durch die Teilnehmerinnen und Teilnehmer selbst erfolgen. Alles sollte jedoch in einer Nachüberlegung (Protokoll) festgehalten werden mit dem Ziel, aus dem Geschehen zu lernen und Verbesserungen einzuplanen.
Anmerkung: Eine gute Planung zeichnet sich auch dadurch aus, dass der rote Faden verlassen werden kann. Es liegt am didaktischen Geschick, auf Sonderwege einzugehen und trotzdem später wieder auf den roten Faden zurückzukommen.

Kasten 8.10 Muster für Planungen: Blatt 3

Blatt 3:
Verwendete Medien, Texte etc.
z.B; Zeitschriftenbeiträge, Filme,
Dias

Die verwendeten Medien sind so
genau wie möglich aufgeführt, mit
Quellenangabe versehen.

Man bewertet, wie sie von Teilnehmerinnen und Teilnehmern
aufgenommen wurden, ob sie für
den Lernfortschritt günstig oder
eher ungünstig gewesen sind.

Z. B. Test über eine „gesunde Mal-
zeitenfolge" an einem Tag

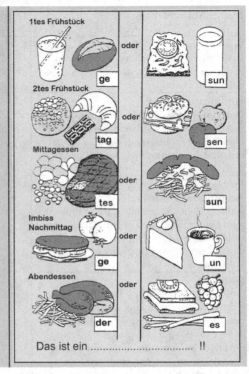

Protokollformen: Protokolle haben den Sinn, später die Abläufe nachzuvollziehen
und Schlussfolgerungen zu erlauben. Insofern sind sie für alle Arbeitsprozesse
unverzichtbar. Man unterscheidet verschiedene Protokollformen. Im Rahmen
der Lehre haben sich Verlaufsprotokolle in Stichwortform bewährt, die sich am
einfachsten an den Vorbereitungsblättern 1, 2 und 3 orientieren (8.13 Muster).

Zusammenfassung

Zu viele Projekte weisen noch keinen wissenschaftlichen Begründungszusammenhang auf oder sie folgen nicht klar wissenschaftlich gesicherten Evaluationsmethoden. Andererseits finden auch gut evaluierte Projekte bei anderen Trägern kaum Beachtung. Eine nur dreijährige Laufzeit von vergebenen Projekten wird als eher ungünstig angesehen. Das hier entwickelte Ablaufschema zur Planung und Durchführung von Projekten hat sich in vielen Vorhaben bewährt. Das Konzept folgt pädagogischen Erfahrungen und berücksichtigt die in der Psychologie erarbeiteten Evaluationsmethoden. Es beinhaltet die Offenlegung der theoretischen Grundlagen, der operationalisierten Ziele, des Evaluationsverfahrens, der Erfolgserwartungen und eine verstärkte Berücksichtigung des systemischen Ansatzes.

Weiterführende Literatur

Mayring (1994ff, neueste Auflagen): Qualitative Inhaltsanalyse, Deutscher Studienverlag.
Klafki, W. (2002): Die bildungstheoretische Didaktik im Rahmen kritisch-konstruktiver Erziehungswissenschaft. In: Gudjons/Teske/Winkel (Hrsg): Erziehungswissenschaftliche Theorien. Didaktische Theorien. 8. Auflage. Bergmann und Helbig, Hamburg.
Sockoll, I, I. Kramer u. W. Bödeker (2007): Wirksamkeit und Nutzen betrieblicher Gesundheitsförderung und Prävention. Zusammenstellung der wissenschaftlichen Evidenz 2000 bis 2006 IGA-Report 13
Nutbeam, D. u. E. Harris (2001): Theorien und Modelle der Gesundheitsförderung, Schweizer Stiftung für Gesundheitsförderung, deutsch: Verl. f. Gesförderung, Gamburg

Gesundheitsförderung im Setting 9

Die Maßnahmen der Gesundheitsförderung verlagern sich allmählich von der individuellen Gesundheitsförderung hin zu einer Gesundheitsförderung in sozialen Strukturen. Diese Strukturen werden Settings genannt. Die Weltgesundheitsorganisation hat erstmals diesen Ansatz vertreten. Betriebe bieten sich als Setting für Projekte und Untersuchungen an. Heute werden auch Schulen, Krankenhäuser, Gemeinden als Settings aufgefasst. Der Ansatz befindet sich in der Entwicklung.

9.1   Der Grundgedanke

Der Setting-Ansatz gilt als „Königsweg in der Gesundheitsförderung" (Klotter 2009, 90ff). Er ist aufgrund der Forderungen der WHO entstanden, dass die Menschen dort ihr Gesundheitsverhalten erwerben und ausleben, wo sie lieben, arbeiten, heranwachsen und wohnen (WHO Ottawa-Charta).

> *„Gesundheit wird von Menschen in ihrer alltäglichen Umwelt geschaffen und gelebt: dort wo sie spielen, lernen, arbeiten und lieben."*

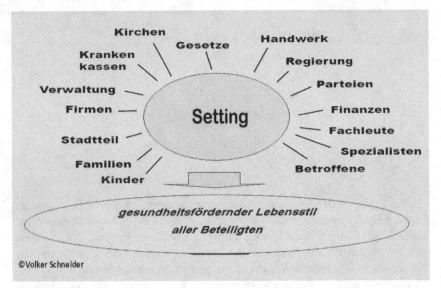

©Volker Schneider

Abb. 9.1   Setting-Schema

„Ziel der Gesundheitsförderung nach dem Setting-Ansatz ist es, unter aktiver Beteiligung der Betroffenen (Partizipation) die jeweiligen Gesundheitspotentiale und
-risiken im Lebensbereich zu ermitteln und einen Prozess geplanter organisatorischer
Veränderungen anzuregen und zu unterstützen. Dieser Prozess soll über die Schaffung gesundheitsgerechter Verhältnisse die gesundheitliche Situation der Betroffenen
nachhaltig verbessern"(GKV Spitzenverband 2010, 12).

Man kann unter einem Setting die soziale und auch physikalische Umgebung
verstehen, in der die Menschen ihr Gesundheitsverhalten lernen und ausüben,
wobei das persönliche Gesundheitsverhalten auch wieder auf die soziale und
physikalische Umgebung zurückwirkt. Die pädagogische Forderung nach mehr
Eigenverantwortung und nach sozial ausgerichteten Verhaltensweisen unterstützen
diesen Ansatz (vgl. Stark/Fuchs 2011, 17).

Die sozialen Orte sind sehr unterschiedlich, dementsprechend gibt es viele
Ausprägungen. Das kleinste Setting wäre die Familie und ihr Umfeld.

Inzwischen ist ein europäisches Netzwerk von solchen Aktivitäten entstanden. In einem Setting sind alle oder wenigstens die wichtigsten äußeren sozialen,
organisatorischen und ökonomischen Bedingungen berücksichtigt. Die Weiterentwicklungen im Setting sollen zu einem Zuwachs oder Erhalt der persönlichen
Gesundheit der einzelnen Mitglieder beitragen (Abb. 9.1).

9.2 Der Betrieb als Setting

Die Zunahme der Krankheitstage und die Kostensteigerungen der Betrieblichen Krankenkassen verursachen für Betriebe und Krankenkassen deutliche Kostensteigerungen. Schätzungen gehen davon aus, dass heute noch rund 43 Mrd Kosten allein durch Fehlzeiten entstehen (vgl. Kraus-Hoffmann 2011). Aus Kostendruck, aber auch aus Forderungen der Gewerkschaften entwickelte sich eine betriebliche Gesundheitsförderung, die über die bisherigen Anstrengungen der Betriebsärzte hinausgeht.

> *„Wenn man sie im Lichte ihrer Möglichkeiten betrachtet,*
> *sind die meisten Unternehmen bestenfalls Dilettanten,*
> *die ihr Potential nicht ausschöpfen ..."*
> (Arie de Geus nach Badura 2009, 101)

Zunächst war das Anliegen der betrieblichen Gesundheitsförderung, heute oft BGF abgekürzt, die Mitarbeitermotivation, die Mitarbeitergesundheit und die Betriebsabläufe zu optimieren und damit die Wertschöpfung in der Wissens- und Dienstleistungsgesellschaft zu erhöhen. Die bessere Qualität des Produkts sollte dazu führen, die Vorteile auf dem Markt zu erhalten (z. B. Slesina 1990; Hauser 2009; Faller 2010; Hahnzog 2014).Die Anstrengungen zur Förderung des Gesundheitsverhaltens sollten nach Kraus-Hoffmann zu einer „Kultur der Gesundheit" nicht nur in Betrieben, sondern im Öffentlichen Leben führen (Kraus-Hoffmann 2016,481)

Seit etwa 1990 lassen sich vielfältige Formen von „Gesundheitszirkeln" nachweisen. Die erfolgreichsten Modelle und die gemachten Erfahrungen sind im Handbuch für Betriebliche Gesundheitsförderung (Hahnzog 2014) zusammengestellt. Die Anstrengungen laufen unter den Bezeichnungen: Gesundheitszirkel, Qualitätsmanagement oder auch als Betriebliches Gesundheitsmanagement. Die Wirksamkeit wurde inzwischen nachgewiesen: weniger Krankentage, weniger Unfälle erhöhten die Produktivität. Wirtschaftlichen Einwände, die Settings würden sich für den Betrieb nicht lohnen, erscheinen weitgehend widerlegt (vgl. Klein 2014, 107ff).

Für Großbetriebe sind verschiedene Konzepte seit etwa 30 Jahren entwickelt, für Mittelständige Betriebe ist BFG noch nicht verbreitet, obwohl Krankentage bei ihnen besonders negativ für die Produktivität sind (Hahnzog 2014, IX).

Studien zeigen, dass jeder Euro, der in die BGF fließt, sich mit 5 Euro auszahlen würde. Ein „return of investment" wäre also sehr hoch. Der Ansatz der Gesundheitsförderung im Setting steht in enger Beziehung mit bundesweiten Anstrengungen (vgl. INQA = Initiative neue Qualität der Arbeit). Die bisherigen Vorschriften sind jedoch nicht ausreichend effektiv. Ausgangspunkt ist ein neues

Verständnis von Arbeitsschutz und Gesundheitsförderung. Neue Interventions-
typen sollen auf der Grundlage von besserer Kommunikation und Kooperation
erprobt werden: „Gemeinsam handeln – jeder in seiner Verantwortung" (Fischer
2010, 295; vgl. INQA 2016).

Probleme im Arbeitsleben

Schon seit 1866 gibt es erste Anstrengungen, einen Arbeitsschutz einzurichten.
Dieser Prozess ist bis 2015 keineswegs abgeschlossen (vgl. auch Rieger 2016, 22).

Neue Erkrankungsmuster wie betrieblicher Stress und Wirbelsäulenschäden sind
aufgekommen, sowie chronisch verlaufende Krankheiten (Herz-Kreislauf-Krankheiten, Magen-Darm-Erkrankungen). In Diskussion ist, wie Gesundheitssettings in
Betrieben mit solchen Gefährdungen umgehen werden. Grundsätzlich lassen sich
„ungesunde" Organisationen von „gesunden" unterscheiden (Badura/Hehlmann
2003; Bamberg 2011), wobei die Grenzen fließend sind. Die Gefährdungen sind
bekannt. So wird seit Jahren gefordert:

> „Der traditionelle Arbeitsschutz hat durch die Verringerung von Arbeitsunfällen und
> die Prävention von Berufskrankheiten entscheidend zur Verbesserung der Gesundheit
> am Arbeitsplatz beigetragen. Dennoch reichen seine Mittel offensichtlich nicht, um
> dem weiten Spektrum der Probleme zu begegnen. Unternehmen, die Gesundheit an
> ihren Arbeitsplätzen fördern, senken damit krankheitsbedingte Kosten und steigern
> ihre Produktivität. … BGF (= betriebliche Gesundheitsförderung) ist eine moderne
> Unternehmensstrategie und zielt darauf ab, Krankheiten am Arbeitsplatz vorzubeugen,
> … Gesundheitspotentiale zu stärken und das Wohlbefinden am Arbeitsplatz zu
> verbessern" (Luxemburger Deklaration 2007).

Kasten 9.1   Organisationsstrukturen (Betriebe, Schulen, Verwaltungen, Städten,
Kliniken)

„ungesunde" Organisationen	„gesunde" Organisationen
Paternalistischer Führungsstil, steile Hierar- chien, wenige gemeinsame Überzeugungen, geringes Zugehörigkeitsgefühl, Misstrauen, Konkurrenz- und Karrieredenken, unklare Entscheidungsprozesse, wenig Teilnahme- möglichkeiten, geringe Weiterbildungs- chancen, Zank zwischen den Abteilungen, Konflikte zwischen Leitung und Belegschaft.	Partnerschaftlicher Führungsstil, flache Hierarchien, viele gemeinsame Über- zeugungen, gemeinsame Werte, Vertrauen und gegenseitige Hilfe, Transparenz von Entscheidungen, Partizipationsmöglichkei- ten, Handlungsspielräume, gut entwickeltes Weiterbildungssystem, abteilungsübergrei- fende Zusammenarbeit, wenig Konflikte zwischen Vorgesetzten und Mitarbeitern.

Konflikte in Betrieben deuten ganz allgemein darauf hin, dass etwas nicht stimmt. Die Forschung hat gezeigt, dass etwa 50 % der Konflikte, die von den Betroffenen als Mobbing bezeichnet werden, von Vorgesetzten ausgehen (Meschkutat 2012, 2012-10-06). Der Stressbericht 2012 machte deutlich, dass die psychische Belastung in den letzten Jahren nicht geringer geworden ist. Als Belastungen werden angegeben: mehrere Aufgaben zur gleichen Zeit erledigen müssen, wenig Hilfestellung, Zeitdruck. Insbesondere beklagen rund 47 % der Beschäftigten, dass sie wohl nicht bis zum Rentenalter „durchhalten" würden. Arbeitshetze und Leistungsverdichtung würden zunehmen (Jena/DiPascale 2014, 37ff).

Es ergab sich aber auch, dass Hilfe durch Führungskräfte den Stress bei den Mitarbeitern vermindert (Krauss-Hoffmann 2012, 93). In diesem Zusammenhang sollten die Gesundheitskompetenzen von Führungskräften gefördert werden. Diese Forderungen stehen in engem Bezug zu gesundheitspädagogischen Verhaltensweisen, bei denen „gesunde Kommunikation" eine große Rolle spielt).

Heute agieren Krankenkassen mit Betrieben zusammen, um den Gesundheitszustand und das Gesundheitsverhalten der Betriebsangehörigen zu fördern (vgl. Potuschek/Karl 2014; GKV 2012). Als laufenden Maßnahmen sind vorgesehen:

• Verhütung von Muskel- und Skeletterkrankungen
• Verhütung von psychischen Erkrankungen
• Anregungen zu Steuergremien für Gesundheitsförderung (Gesundheitszirkel)
• Vereinbarkeit von Familien- und Erwerbsleben
• Förderung eines gesünderen Ernährungsverhaltens
• Förderung des Stressbewältigungsverhaltens
• Rauchfreiheit am Arbeitsplatz
• Nüchternheit am Arbeitsplatz

Zur Umsetzung sind Angebote für Firmen vorgesehen, die ein betriebliches Gesundheitsmanagement realistisch umsetzen wollen (vgl. Gesundheitsmanagement 2016). Die Gewerkschaften sind natürlich daran interessiert, betriebliches Gesundheitsmanagement in die Mitbestimmung aufzunehmen.

Gesundheitszirkel

Die Umsetzungen erfolgen sinnvoll in „Gesundheitszirkeln", die partizipativ alle Betroffenen einschließen sollen (vgl. Gesundheitszirkel Information 2016-12-10; AOK 2016; Übersicht: Gesundheitszirkel (2016-10-12). Es sind auch andere Bezeichnungen üblich. Die Gruppe erhält ein Vorschlagsrecht. Entscheiden soll aber das Management des Betriebes sein.

Der Gesundheitszirkel selbst besteht aus ausgewählten, aber unmittelbar betroffenen Mitarbeitern. Eine erste Arbeitsanweisung zur Einrichtung von Gesundheitszirkeln in Betrieben haben Schroer und Sochert vorgelegt (Schröer/Sochert 1991, vgl auch AOK 2012ff). Gesundheitszirkel thematisieren Wünsche und erarbeiten Verbesserungsvorschläge. Erfolgt eine Umsetzung, verspricht man sich ein besseres Betriebsklima und indirekt eine höhere Arbeitsmotivation mit der Folge einer höheren Produktivität. Der „Gesundheitszirkel" (oder wie auch immer benannt) erscheint als Keimzelle einer umfassenden betrieblichen Gesundheitsförderung (Abb. 9.2). Die Organisationskriterien eines Gesundheitszirkels gegenüber anderen Möglichkeiten der Entscheidungsfindung sind (vgl. auch Westermayer/Bähr 1993, 27):

- freiwillige, dabei regelmäßige Teilnahme in einer festen, gegenseitig bekannten Gruppe,
- Gleichrangigkeit aller Beteiligten,
- freie Themenwahl, aber auf das Thema konzentriert,
- Zielorientierung und durch Regeln geleitet,
- auf konkrete Umsetzung angelegt,
- mit Überprüfung der realisierten Vorschläge (Evaluation),
- mit Fallanalysen und entsprechender Dokumentation,
- unter strukturierender Hilfe und Unterstützung von speziell geschulten Personen,
- in einer offenen Atmosphäre unter Wahrung der Vertraulichkeit.

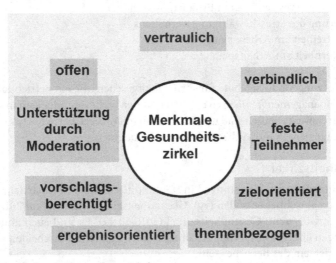

Abb. 9.2   Merkmale Gesundheitszirkel

Aufdeckung von Problemen: In den verschiedenen Gesundheitszirkeln eines Stahl-
werks ergaben sich die aufgezeigten Arbeitsprobleme (Westermayer/Bähr 1994, 33).
Sie zeigen Schwachstellen im Betriebsablauf auf, die über den üblichen Gesundheitsschutz des Betriebsarztes hinausgehen.

Gesundheitszirkel sollten aber nicht als „Reparaturkolonne" des Arbeitsschutzes
oder der Produktivität missbraucht werden oder als Mittel, den Krankenstand zu
senken.

Die Entscheidung bleibt beim Arbeitgeber, sodass der Gesundheitszirkel lediglich
eine sozialpartnerschaftliche Möglichkeit der betrieblichen Gesundheitsförderung
darstellt (Westermayer/Bähr 1994).

Dabei entscheidet die Einstellung der Betriebsleitung über den praktischen Erfolg.
Dies erscheint als Nachteil für die Glaubwürdigkeit eines Qualitätsmanagements. In
der praktischen Umsetzung zeigten sich die Teilnehmer allerdings oft als zu wenig
zielführend eingestellt und oft zu sehr am Vorteil der eigenen Abteilung orientiert
(Bahrs 2005, 256ff; Bahrs/Heim/Jung/Weiß 2006, 2012-02-09). Ein weiteres Problem
stellt das bisherige Fehlen von wissenschaftlich belastbaren Erfolgsnachweisen dar.
Dies liegt sicherlich auch an der Vielschichtigkeit des persönlichen Gesundheitsverhaltens und der Begrenztheit der Beobachtungsmöglichkeiten. Eine Veränderung
ist zudem nur selten auf eine Gesundheitsmaßnahme allein zurückzuführen.

Tab. 9.1 Belastungen am Arbeitsplatz (vgl. Luig 2014; IG Metall 2016; Lärmbelastung
2016-12-10)

Von Arbeitnehmern angegebene Belastungen		Gefährdungen am Arbeitsplatz aus medizinischer Sicht:
Nennungen	Anzahl	Mechanische Gefährdungen: Stoßen, Quet-schen, Kippen, Wegrollen, Herabfallen von
Unfallrisiko	134	Maschinenteilen **Elektrische Gefährdungen:**
Gestaltung von Arbeits-plätzen	123	elektrische Schläge, falsche Sicherungen
Fehlende berufliche Weiter-entwicklung	110	**Gefahrstoffe:** Einatmen, Verschlucken, Hautät-zungen, biologische Arbeitsstoffe: Infektionen über Blut oder Hautkontakt, Allergien
Absenkung der Arbeitszei-ten im Alter	93	**Thermische Gefährdungen:** Verbrennungen, Erfrierungen, Hautschäden; Lärm: körperliche und psychische Schäden
Zeit- oder Leistungsdruck		
Schwere körperliche Arbeit	79	**Vibrationen:** Gelenkschäden durch Schwin-gungen; **Strahlung:** Hautschäden, Augenschä-den; **Elektromagnetische Felder:** Mutationen, sterilisierende Wirkung
Staub, Dämpfe, Lärm	59	
Ärger mit Kollegen	50	
Stehen	26	

Weitere Gründe für Schwierigkeiten sind:

- Die Qualitätskriterien sind im Bereich der Settings nicht festgelegt. Sie werden je nach Interessenlage der Betriebe sehr unterschiedlich gehandhabt. Wissenschaftlichen Standards werden oft nicht eingehalten. Dies erschwert einen wissenschaftlichen Vergleich außerordentlich.
- Die handelnden Personen arbeiten noch zu selten im Verbund mit unterstützenden Organisationen oder anderen Betrieben.
- Gesundheitsförderung wird politisch und betrieblich bisher nicht wirklich anerkannt. Alle Fachleute drängen auf eine bessere gesellschaftliche Verankerung.
- Kurzfristig übersteigen die Kosten eines Gesundheitszirkels die betrieblichen Einsparungseffekte in der Produktion. Daher muss eher langfristig gedacht werden.
- Die Ziele der Betriebsleitung oder der Krankenkassen stimmen nicht mit den Zielen der Forscher/innen überein.

Im Rahmen der betrieblichen Gesundheitsvorsorge spielt das „biologische Monitoring" eine zunehmend wichtige Rolle. Nach der Gesetzgebung muss der Betriebsarzt auch die Gefahreneinschätzung vornehmen, die durch biologische Einflüsse wie schlechte Luft, Zugluft oder Schadgabe verursacht werden (vgl. Drechsler 2016, 233ff).

Vorteile von Gesundheitszirkeln: Von den Teilnehmern werden benannt: Stärkung des Gruppenerlebnisses, Verbesserung des Umgangs miteinander, Erreichung handfester Ergebnisse, Einsicht in die Vernetzung betrieblicher Entscheidungen, besseres Verständnis für Verfahrensnotwendigkeiten. Gesundheitszirkel tragen zu einem besseren gegenseitigen Verständnis in den Abteilungen bei. Das Grundvertrauen in die eigenen Möglichkeiten nimmt zu. Durch umgesetzte Veränderungen, die allen zugutekommen, zeigt sich das Selbstwertgefühl gestärkt, das Gruppenerlebnis verbessert, das gegenseitige Verständnis gefördert und insgesamt eine bessere Effizienz und Effektivität im konkreten Arbeitsbereich.

Eine Gruppenarbeit in diesem Sinne hat grundlegende Vorteile gegenüber dem Einzelkämpfertum, das letztlich zur Resignation und zum „Burnout" führen muss.

Gesundheitsmanagement

Die modernere umfassende Bezeichnung für Gesundheitsförderung ist „Betriebliches Gesundheitsmanagement": „Betriebliches Gesundheitsmanagement ist die systematische, zielorientierte und kontinuierliche Steuerung aller betrieblicher Prozesse – mit dem Ziel, Gesundheit, Leistung und Erfolg für den Betrieb und alle seine Beschäftigten zu erhalten und zu fördern" (PsyGA 2014; vgl. zusammenfassend Rieger/Hildenbrand/Nesseler/Leitzel/Nowak 2016). Das Modell bezieht sich allerdings nur auf den Betrieb selbst und berücksichtigt nur teilweise äußere Faktoren, wie gewerkschaftliche Entwicklungen, Umweltschutz oder soziale Umstände. Es geht eindeutig um die Erhaltung und Optimierung der Arbeitsfähigkeit. Die vorgesehenen Handlungsfelder sind:

- arbeitsbedingte Belastungen
- Betriebsverpflegung
- psychosoziale Gefährdungen
- Mitarbeiterführung
- Einrichtung von Gesundheitszirkeln
- Vereinbarkeit von Familie und Beruf
- Umgang mit Stressoren
- Suchtverhalten

In Betrieben findet heute in erster Linie eine Aufklärung bzw. Weiterbildung in Bezug auf Stressbewältigung oder Suchtverhalten statt. Insbesondere sollen Führungskräfte sensibilisiert werden (vgl. Krauss-Hoffmann 2011; PsyGA 2014). Ergänzend hat Krauss-Hoffmann die Vorbedingungen untersucht, die Berufseinsteiger von der Schule her mitbringen könnten. Er findet eine Wissensvermittlung in Bezug auf Risikofaktoren. Aber es sind deutliche Defizite in Bezug auf Ressourcenkenntnis und Gesundheitskompetenz zu verzeichnen (Krauss-Hoffmann 2011). Die Folgerung wäre, dass die Betriebe selbst zu einem besseren Gesundheitsverhalten anleiten und mehr Wert auf Möglichkeiten der Gesundheitsförderung legen sollten.

Die meisten Maßnahmen der Gesundheitsförderung in Betrieben laufen innerhalb von Kleingruppen (Abteilungen) ab. Im betrieblichen Gesundheitsmanagement sollen darüber hinaus übergeordnete Themen angegangen werden. Eine Gesamtschau fehlt bisher, vielmehr werden einzelne Probleme mehr oder weniger erfolgreich gelöst, während der Blick weniger auf die Vernetzung vieler Gesundheitsfaktoren in einem Betrieb gelenkt wird. Man kann die Aspekte in Form eines „Hauses der betrieblichen Gesundheitsförderung" (Abb. 9.3) darstellen. Hier sollen alle Bemühungen zusammenlaufen und miteinander vernetzt werden. Insgesamt soll eine win-win- Situation für Betrieb und Beschäftigte resultieren.

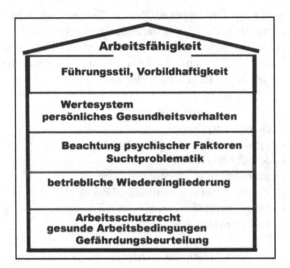

Abb. 9.3

Komponenten der Betriebliche Gesundheitsförderung (ergänzt nach BKK, PsyGA 2014, vgl. auch „Haus der Gesundheit" Internet)

Ergebnisse

Die bisherigen Untersuchungsergebnisse in Betrieben werden allgemein positiv bewertet. Beteiligte Betriebe haben mit Hilfe von Gesundheitszirkeln ein Netzwerk von Gesundheitsmaßnahmen entwickelt. Dieses reicht von gesunder Kantinenkost über bessere Arbeitsbedingungen und Rücksichtnahme auf Familiensituationen bis hin zu Beratung bei psychischen Problemen. Seminare zur gesunden Kost, zur Konfliktlösung, zum Umgang mit Mitarbeitern, zum Kommunikationstraining sind im Baukasten der BGF enthalten. Nicht zuletzt gibt es viele Sportangebote. Grundsätzlich kann dem Ansatz der Gesundheitszirkel nur dann Erfolg zugebilligt werden, wenn

- die Gesundheitswünsche zu konkretisieren sind,
- die Lösungen auch umzusetzen sind,
- eine Begleitung von fachfremden Moderatoren eingeplant ist,
- eine begleitende Evaluation auf wissenschaftlicher anerkannter Basis möglich ist,
- die jeweilige Konzeption auch auf andere Bereiche übertragbar erscheint,
- Nachhaltigkeit angestrebt wird,
- eine ausreichende Unterstützung durch den Betrieb selbst erfolgt.

Das Setting-Konzept muss in Bezug auf das Gesundheitsverhalten des Arbeitnehmers noch besser evaluiert werden, um eine höhere Anerkennung zu erreichen (Leurs

2005, 167-175). Eine motivierende Gesprächsführungstechnik erscheint hilfreich (vgl. S.___). Die meisten Fortschritte haben die wenigen wirklich interessierten Betriebe zu verzeichnen (Rieger/Hildenbrand/Nesserler/Letzel/Nowak 2016, 133).

Zum Bottom-up- und Top-down-Prozess

Die Methode des Gesundheitszirkels ist selbst schon als gesundheitspädagogisches Vorgehen anzusehen, ohne dass sich die Autoren auf pädagogische Einsichten berufen hätten: Gruppenprozesse werden positiv genutzt. Gesprächsführung (TZI) und oder Moderationsverfahren gelten als grundlegende Techniken, Gesundheitszirkel erfolgreicher zu „managen" (S. 170ff).

Da auch im Rahmen von Gleichgestellten die jeweiligen Qualitätszirkel der Selbstüberprüfung dienen, werden im englischen Sprachraum diese Gruppen auch „peer review groups" genannt (peer = durch Erfahrung und Stellung geeignete und beteiligte Personen, review = Rückbetrachtung des eigenen Handelns, group = Gruppe).

Ausgangspunkte der Arbeit von Qualitätszirkeln sind meist konkrete „Fälle", die exemplarisch bearbeitet werden und dadurch Handlungsmöglichkeiten für weitere Fälle eröffnen (exemplarisch heißt in der Pädagogik „als Beispiel für" neue Herausforderungen, d. h. ein konkretes Thema, dessen Lösung geeignet ist, auf andere Fälle übertragen zu werden). Die Gruppenarbeit liefert damit einen Beitrag zur Nachhaltigkeit für den betroffenen Arbeitsbereich selbst, aber auch für benachbarte Abteilungen.

Qualitätszirkel sind in ihrer Anlage eine gesundheitspädagogische Methode, sie können grundsätzlich zu einem allgemeinen Element in der Gesundheitsförderung werden. Sie erlauben nämlich, die wirklichen Bedürfnisse der Betroffenen genau herauszuarbeiten und zu konkreten Lösungen zu kommen. Oft ist eine Beteiligung von Moderatoren notwendig, oft auch die Mithilfe von externen Spezialisten (Bahrs/ Jung/Nave/Schmidt 2005, 256ff). Die Teilnehmer sind wahrscheinlich zu sehr selbst in ihre Anliegen verstrickt, als dass auf einen außenstehenden neutralen Moderator verzichtet werden könnte. Entscheidungsträger ist aber der Qualitätszirkel selbst. Im Gegensatz dazu herrscht in den Betrieben meist noch die Anweisungskette durch Fachleute vor (Top-down-Verfahren).

Kasten 9.2   Bottom-up- und Top-down-Prozesse

Zum „Top-down"-Prozess:
Aus pädagogischer Sicht muss der Eindruck vermieden werden, dass ein solcher Zirkel
„von oben" gesteuert wird. Solche in Betrieben als *„Top down"* bezeichneten Befehlsstränge
sind aus pädagogischer Sicht wenig effektiv, wenn es um nachhaltige Änderungen geht
(BKK 2014,66 und psyGA (2014-06-15)

Zum „Bottom-up"-Prozess:
Die direkte Beteiligung an Problemlösungen im *„Bottom-up"*-Verfahren erscheint deutlich weniger konfliktbehaftet. Aus pädagogischer Sicht sind die folgenden Effekte von
Gesundheitszirkeln im Bottom-up-Prozess zu sehen:
Auf persönlicher Ebene (Selbstkompetenz) erfolgt eine Entlastung und weniger Stress,
da nun alle verantwortlich sind. Die Wahrnehmung für Belange anderer Personen wird
gestärkt, eine größere Handlungskompetenz ergibt sich, das soziale Miteinander nimmt
zu. Die Kommunikationsfähigkeit nimmt zu, der Teamgeist wird gestärkt, die eigene
Tätigkeit wird von anderen wahrgenommen und anerkannt, gegenseitige Vorurteile
werden gemindert. Der Informationsfluss im Betrieb bzw. in der Arbeitsgruppe wird
gebessert, die Abgrenzung der Aufgaben erscheint transparent, die Zusammenarbeit
wird tendenziell gefördert (Stärkung der sozialen Kompetenz). In Bezug auf die Sachkompetenz kommt es zur Erweiterung des Blickwinkels. Damit verbunden ist eine
verbesserte Fähigkeit zur Lösung von Konflikten und Sachproblemen.

Eine stufenweise Näherung an einen Bottom-up-Prozess erscheint sinnvoll (Kasten
9.2). Grundsätzlich können Qualitätszirkel auch Standards für eine begleitende
Evaluation entwickeln (vgl. S. 201): Denn der Sinn eines Qualitätszirkels ist die
laufende Verbesserung der Umstände. Durch zwischenzeitliche Überprüfung des
Ist-Stands und durch den entsprechenden Bericht kann eine realistische Qualitätsverbesserung festgestellt werden. Die bisherige Vermittlungsmethode, nämlich die
Veröffentlichung von Best-Practice-Projekten erscheint nur als Zwischenlösung,
solange die Kriterien der Auswahl nicht wirklich bekannt sind und Überprüfungen fehlen. Aufgrund der abschließenden Dokumentation kann dann eine weitere
Maßnahme geplant und in Angriff genommen werden. Qualitätszirkel stellen damit
eine sinnvolle Methode für die Förderung des allgemeinen Gesundheitszustands
in Betrieben wie auch für die Förderung des persönlichen Gesundheitsverhaltens
dar. Hinderlich wirken oft Einsprüche der Institutionen, Evaluationen zu erlauben
und die Ergebnisse dann auch konkret umzusetzen und diese zu veröffentlichen.

Einrichtung von Gesundheitszirkeln

Gesundheitszirkel sind nicht von sich aus wirksam, auch sind sie eingebettet in
einen sozialen Kontext und in einen betrieblichen Ablauf (Bahrs 2005). Dieser

kann sehr hemmend, aber auch sehr förderlich sein (BKK Informationen). Daher sind zuerst die Verantwortlichen zu motivieren.

Tab. 9.2 Ablaufplan Gesundheitszirkel (nach Westermayer/Bähr 1994, 93ff)

Phase	Ziel
Einführung	Vertraut werden der Teilnehmer durch Rollenspiel, Verlassen eingefahrener Denk- und Verhaltensmuster
Orientierungsphase	Entwicklung von gegenseitiger Sensibilität, Sprechen und Zuhören lernen, konstruktiver Umgang mit Konflikten, aktives Zuhören, TZI
Projektphase	Verbindung der neu gelernten Methoden mit einem Problem im Betrieb: Veränderungsmöglichkeiten benennen, mögliche Widerstände formulieren, Motive erkennen, Arbeitsablauf vereinbaren
Implementierungsphase	Umsetzung der beschlossenen Problemlösungen, Arbeitsablauf bestätigen oder verändern, Erfahrungswissen einbringen
Auswertungsphase	Was hat sich bewährt, was lief nicht zufriedenstellend? Wie erfolgreich ist das Problem gelöst? Welchen Nutzen hat die Lösung erbracht? Welche Perspektiven ergeben sich für die Zukunft?

- *Möglichkeit 1:* Ein betroffener Betriebsangehöriger ergreift die Initiative und gründet einen Gesundheitszirkel.
- *Möglichkeit 2:* Die Betriebsleitung bestimmte einen Moderator oder eine Moderatorin für einen Gesundheitszirkel, ohne dessen Aufgaben festzulegen. Die Moderation sollte durch eine externe Person erfolgen.
- *Möglichkeit 3:* Ein Vorgesetzter regt die Bildung eines Qualitätszirkels an. Die Teilnehmer wählen einen Moderator oder eine Moderatorin zur Begleitung der weiteren Entwicklung.

Die Bildung eines Qualitätszirkels kann in einzelne Schritte aufgeteilt werden (Tab. 9.2). Dabei vollzieht sich die Einrichtung nach einem bestimmten Muster. Dieses Verfahren hat sich bewährt und ist Teil der Kommunikationsverfahren in der Gesundheitspädagogik (vgl. S. 245ff).

In der Auswertung kommt es nicht darauf an, ob eine Maßnahme „erfolgreich" war oder nicht – wichtiger für die weitere Entwicklung erscheinen die genaue Dokumentation und die anschließende sorgsame Bewertung. Denn nur diese kann die Möglichkeit für eine weiterführende verbessernde Maßnahme bieten.

9.3   Beispiel: Setting „Schule"

Die Gesundheitserziehung an Schulen im herkömmlichen Sinne war und ist nicht erfolgreich im erwarteten Sinne. Die Forderung ist, die moderne Gesundheitsförderung mit Schulentwicklung und Bildungsqualität zu verknüpfen (z. B. Paulus/Brückner 2000; vgl. auch Steen 2005,11ff; Ackermann /Conrad 2011; Dür/Felder-Puig 2011.

Zur schulischen Gesundheitserziehung

Auf die Notwendigkeit, von der herkömmlichen Gesundheits"erziehung" in einzelnen Fächern wie Biologie, Sport oder Hauswirtschaft zu einem Setting-Ansatz „Gesunde Schule" zu kommen, hat erstmals Paulus hingewiesen (vgl. Anschub). Im Setting Schule geht es nicht primär um die Unterrichtsgestaltung in einzelnen Fächern, sondern um eine Veränderung des gesamten „Betriebs" Schule, erkennbar in einer besonderen Schulkultur.

Inzwischen sind viele Bemühungen entstanden, die die Schule „verbessern" wollen. Z. B. ist eine neue Ansicht von Bildung im Gespräch, die Empfehlungen erstrecken sich auf Leistungssteigerung, positiven Umgang mit Vielfalt, Unterrichtsqualität und Lernen sowie Verantwortung lernen gegenüber sich selbst, den Mitschülern und den Lehrern (vgl. ausführlich Beutel/Hörmann/Schratz/Pant 2014). Eine Förderung von persönlicher Gesundheit und Gesundheit in der Gemeinschaft Schule wird nicht ausdrücklich thematisiert.

Beispiel

Der Effekt eines gesundheitsbezogenen Unterrichts und eines Angebots von gesunder Kost in der Schule wird sich erheblich reduzieren, wenn die Schülerinnen und Schüler im Umfeld der Schule süßes Backwerk kaufen können oder wenn sie gar kein oder das falsche Frühstück zu Hause erhalten. Ebenso spielt die Qualität und die Art und Weise der Schulverpflegung in Ganztagsschulen eine wesentliche Rolle.

Anforderungen: Die Entwicklung eines Lebensstils, der allgemein im Umfeld der Schule anerkannt ist und als „Schulkultur" nach außen sichtbar wird, ist auch mit Gesundheitsförderung zu verbinden (Anschub 2011). Lehrpersonen sind bewusst oder unbewusst entscheidende Vorbilder. Nicht, weil die Familie als kulturstiftender Faktor vielfach wegbricht, sondern weil die Schülerinnen und Schüler mindestens etwa sechs Stunden am Tag mit den Lehrpersonen zusammen sind und beide Seiten sich gegenseitig positiv oder negativ beeinflussen. Besonderes Augenmerk hat daher auch die Lehrergesundheit erhalten (Brägger/Bucher 2008; Bort 2012). Eine aktive Beteiligung von Eltern, Schülerinnen und Schülern, Lehrpersonen und Schulverwaltung erscheint unerlässlich. Damit schält sich ein „schulischer Gesundheitszirkel" heraus, der weit über die enge Schulorganisation hinausgreift.

Problemfelder: Man kann zwei Problemfelder bei der Realisation eines Schulsettings ausmachen: die mangelnde Ausbildung der Lehrpersonen im Umgang mit Kollegen, Schulverwaltungen und Eltern, und die durchweg fehlende Evaluationserfahrung bei Projekten (vgl. auch Brägger/Bucher 2009,309ff). Insgesamt kann man zu dem Schluss kommen, dass auch das Setting Konzept in Schulen bisher nicht so erfolgreich ist, wie erhofft (Leurs 2005).

Anlässe

Die Voraussetzungen für die Arbeit und das Lernen an Schulen haben sich in den letzten 40 Jahren deutlich verändert. Neue Belastungen sind aufgetreten. Aus epidemiologischen Gründen stehen heute in Bezug auf Schule die Ernährungssituation, zunehmendes Übergewicht bis hin zu Adipositas, verändertes Bewegungsverhalten, veränderte Nutzung von Informationsmöglichkeiten und psychische Erkrankungen bei Lehrpersonen im Vordergrund.

Hinzu kommt die Forderung der WHO: Gesundheitsförderung solle dort stattfinden, wo die Personen leben und arbeiten (WHO Ottawa-Charta). Schule ist eine bedeutende tägliche Lebenswelt für Schüler und Lehrpersonen. Schule ist ein einflussreicher Lern-, Lebens- und Erfahrungsraum – für Lehrpersonen und Lernende. Daher übt die Politik über die Schulverwaltungen und die Lehrpläne großen und bindenden Einfluss aus. Insgesamt bleibt aber angesichts der nachgewiesenen Risikofaktoren unverständlich, warum es rund 40 Jahre dauert, bis diese Forderung nach einem gesünderen Schulleben aufgegriffen wurde. Inzwischen versuchen Schulverwaltungen und ministeriell berufene Arbeitskreise Schritt für Schritt über Jahre hinweg, mit Empfehlungen für ein gesünderes Schulleben zu werben und dies „von oben nach unten" zu verwirklichen (vgl. Bodner 2014, 49; Gute Schule NRW). Die Umsetzung in die Schulwirklichkeit wird durch den jährlichen Schulpreis „GUTE SCHULE" honoriert. Was eine „gute Schule" ausmacht, wird anhand von 6 nachprüfbaren Güteklassen (Seydel 2005, 296) gemessen:

1. Im Zentrum steht der einzelne Schüler, der ernst genommen und individuell gefördert wird.
2. Die Basiskompetenzen sind gesichert: Ohne Lesen, Schreiben, Rechnen ist eine Teilnahme an Ausbildung und Kultur in unserer Gesellschaft nicht möglich.

3. Unterricht muss erziehen und Verstehen möglich machen. Die Schule hat die Aufgabe, die Schüler mit den Grundlagen der Kultur vertraut zu machen. „Bildung heißt Sinn- und Wertfragen zu stellen. Bildung heißt sich in der Demokratie bewähren."

4. Schule muss Freude an der Leistung vermitteln.

5. Schule stellt eine Gemeinschaft dar: „Eine gute Schule ist mehr als ein Lernort." Kinder und Jugendliche sollen die Erfahrung machen, dass sie wichtig sind und dass sie gebraucht werden. Selbstständigkeit, Solidarität und Hilfsbereitschaft soll von allen Beteiligten gelebt werden.

6. Schule ist selbst eine lernende Institution. Sie wird sich immer wieder verändern, dazu muss sie zeigen, dass sie selbst dazulernt. Selbstständigkeit erscheint wichtig. Schularbeit ist nie fertig.

„Eine gute Schule ist eine Schule, in der Kinder ihr
Potential entwickeln und mit Eltern und Lehrern in
partnerschaftlicher und professioneller und Weise
zusammen lernen und wachsen.

Neuentwicklung: Schule als Setting

Die sinnvolle Einrichtung verlangt ein stufenweises Vorgehen. Dazu ist ein schulisches Gesundheitsmanagement erforderlich, das alle Aspekte berücksichtigt: Einstellung der Schulleitung, rechtliche Möglichkeiten, Elternvertretung, Verständnis der Lehrpersonen untereinander, gemeinsame Überzeugungen, Befindlichkeiten von Lehrpersonen, Verhalten der Schüler bis hin zu Fragen der Unterrichtsqualität und des möglichen Schulerfolgs. Alle Aspekte beschreiben unerlässliche Faktoren, die zu einem Gelingen notwendig sind (Kasten 9.3) Das Setting Schule umfasst viele Aspekte, die am besten gemeinschaftlich bearbeitet werden könnten (vgl. Leistikow/Weger 2014):

- Arbeits- und Gesundheitsschutz: Rechtsgrundlagen, Notfallmanagement, Notfallpläne
- Hygiene: Seuchenschutz, Lufthygiene, Toilettensauberkeit, Erste-Hilfe-Raum Lebensmittelhygiene, Lehrerzimmer, Reinigungswesen, Händehygiene, Klassenzimmergestaltung
- Wahrnehmung der eigenen Befindlichkeit bei Lehrpersonen und Schulleitung: Kommunikationsverhalten, Gewaltprävention, Bewegungsangebote, Kooperationen mit außerschulischen Institutionen und Vereinen
- Viele Aspekte sind in Einzelmaßnahmen verwirklicht, ohne dass wirklich ein Setting entstanden wäre. Aber alle Aspekte sind mögliche Bestandteile eines Settings.

Kasten 9.3   Einrichtung eines Settings an Schulen in Anlehnung an das betriebliche
Gesundheitsmanagement

Ablaufschritte zur Einrichtung eines schulischen Gesundheitsmanagements

1. Entwicklung einer Vereinbarung zwischen Schulleitung, Verwaltung und Lehrerschaft
2. Einrichtung einer Arbeitsgruppe
3. Entwicklung von Zielen und Zuständigkeiten
4. Qualifizierung von Führungskräften
5. Zuweisung von Arbeitszeiten und Geldmitteln
6. schulinterne Aufklärung über das Vorhaben
7. Berichtspflicht
8. Durchführung der vorgesehenen Maßnahmen
9. Rückmeldung an die Schulleitung
10. Öffentlichkeitsarbeit

Teilaspekt: Gemeinschaftsessen im Setting Schule

Gerade bei Ganztagsschulen lassen sich anhand des Essensangebots und des Essverhaltens qualitative und quantitative Untersuchungen durchführen (vgl. Peinelt/ Wehmöller/Gräfe 2007; Seehaus/Gillenberg 2014, 151). Essverhalten ist hier auch als Teil einer umfassenden Bildung zu verstehen und entsprechend in den Schulalltag einzubinden. Dabei seien zwei Aufgaben des Mittagstisches erkennbar: Schulessen soll einerseits die Leistungsbereitschaft erhalten, zum Anderen zu Wohlbefinden und Stressabbau beitragen. Das Schulessen soll ernährungsphysiologisch einwandfrei sein. Die Lehrperson soll sich dieser drei Aufgaben stärker bewusst sein. Die Untersuchungen zeigen jedoch, dass sowohl die Lehrpersonen überfordert scheinen und die Schülerinnen und Schüler durch Verschenken und Austauschen von Nahrungsbestandteilen, vor allem Gemüse, die ernährungsphysiologischen Erfordernisse unterlaufen. Vielmehr diene das Mittagessen zum Ausbau sozialer Rollen. Der Gesundheitswert von Essen würde nicht wahrgenommen. Das beobachtete Verhalten „mag daran liegen, dass die Mahlzeit an sich nicht nur der reinen Nahrungsaufnahme dient, sondern immer auch ein soziales Ereignis ist" (Täubig 2016, 166). Gleichzeitig würde das Schulessen zum neuen Markt für Kommerz und Wissenschaft. Die Absicht, durch das „richtige" Schulessen die Defizite der Familien auszugleichen, sei deutlich ausgeprägt. Dadurch entstehe ein Druck, gesundheitspädagogisch tätig zu werden. In gesundheitspädagogischer Sicht werden hier Realisierungen geschildert, die pädagogisch nicht aufgearbeitet und nicht ausreichend untersucht seien. Die sich überlagernden bildungspolitischen und fachwissenschaftlichen Diskurse zur schulischen Verpflegung legen eine bestimmte

Gestaltungsform des Mittagessens nahe" (Täubig 2016, 174). Dabei ergeben sich drei Möglichkeiten, das Schulessen in das Setting Schule einzufügen:

Das geschlossene familienähnliche Setting: Hier findet das Essen in einem kleinen Kreis an kleinen Tischen statt mit einer Synchronisierung der Tätigkeiten unter zeitlichem Limit.

Das offene-kantinenähnliche Setting: Schülerinnen und Schüler übernehmen die Gestaltung ihres Mittagstisches. Pädagogen greifen nicht gestaltend ein. Es entsteht ein Raum für freundschaftliche Beziehungen. Grundschulschüler bevorzugen die familienähnliche Ordnung, die Älteren nutzen eher Freiräume.

Die Mahlzeit als Erziehungsort: Das Mehr an Betreuung soll Defizite der Familien bezüglich der Ernährungskultur ausgleichen. Damit entstehen neue Anforderungen auch an das Schulessen. Die schulische Mahlzeit verlangt nach einer engen Verknüpfung von Kultivierung, Erziehung und Ernährung in einer schulspezifischen Situation. Der Essende erfährt ein spezielles Verhältnis zu sich und anderen (Täubig 2016, 190ff).

Wie das geschieht, erscheint als wissenschaftlicher Auftrag einer gesundheitspädagogisch ausgerichteten, vernetzten Erziehungswirklichkeit, in die das Schulessen einzubinden wäre (vgl. Täubig 2016, 225). Essensforschung sollte als Kindheits- und Jugendforschung und als Körperforschung angegangen werden, ebenso aber auch als Organisationsforschung im Bereich des Settings Schule.

Damit wird unausgesprochen das Ziel einer gesundheitspädagogischen Ausrichtung auch der Schulmahlzeiten das Wort geredet. Die konkrete Erforschung steht jedoch noch aus.

Analyse eines Schulsettings

Es geht in der Arbeit von Bodner um eine Erfassung der „ganzheitlichen Vernetzung" von Gesundheitsaspekten im Schulleben. Damit ist die Hoffnung verbunden, ein erfolgreicheres Gesundheitsverhalten bei allen Beteiligten zu erreichen. Ziel ist, einen Beitrag zur Entwicklung einer „nachhaltigen Implementation von gesundheitsfördernden Elemente in die Schule zu leisten" (Bodner 2014).

Die *qualitative Inhaltsanalyse* der verschiedenen Gruppengespräche (vgl. Bodner 2014, 115ff) gelang mit dem Verfahren nach Mayring (2009). Die Akzeptanz von Neuerungen bei Lehrpersonen ist dann hoch, wenn Schülerinnen und Schüler daran Freude finden, sie sinkt, wenn die Eltern nicht mitmachen. Die Akzeptanz steigt, wenn die Schulleitung aktiv mitwirkt und sich die Mehrheit des Kollegiums mit den Vorhaben im Setting identifiziert. Desinteresse der Eltern stumpft ab. Fehlende Sachinformation wird als sehr hinderlich angesehen. Die wichtigste Motivation ist der Erfolg bei Schülerinnen, Schülern und Eltern.

Unzulängliche Schulorganisation wird als hemmend für die persönliche Einstellung beschrieben, ebenso die fehlende Zeit. Vorteile werden bei kleineren Schulen gesehen. Vielfach gelten Maßnahmen bei Lehrpersonen auch als Projekteritis, die abgelehnt wird. Qualitätszirkel (Arbeitsgruppen) gelten als hilfreich, wenn sie die Entscheidungen vorbereiten und begründen. Insgesamt wirken Schulkultur und Schulklima motivierend.

In diesem Zusammenhang spielt die Schulleitung eine entscheidende Rolle. Oft wird eine finanzielle Hilfe von außen angemahnt. Ein Austausch zwischen Schulen und Betrieben vor Ort wirkt für die Projekte belebend. Die Notwendigkeit, immer wieder Ehrenämter für schulische Tätigkeiten zu generieren, empfinden die Lehrpersonen oft als beschämend.

Die *quantitative Inhaltsanalyse* erfolgte mit standardisierten Fragebögen (Bodner 2014, 151ff). Es zeigte sich, dass Grundschulen sich innerhalb der Untersuchungsdauer von 4 Jahren deutlich besser in verschiedenen Kategorien entwickelt haben. Realschulen oder Gymnasien liegen unter dem Durchschnitt. Die analysierten Faktoren waren: Unterstützung durch Schulleitung, Verantwortlichkeit, Integration in den Schulalltag, Schulkultur, Teilnahme der Eltern. In der Gesamtauswertung lassen sich „drei Ebenen" (Bodner 2014, 196) unterscheiden:

Auf der *(1) individuellen Ebene* werden Fachwissen und Vermittlungskompetenz als zentral für die nachhaltige Gesundheitsförderarbeit angesehen. Dazu gehört auch unterrichtsbezogene Kreativität. Die in der Literatur erwähnte große Bedeutung von Empowerment auf die Nachhaltigkeit ließ sich nicht bestätigen (Empowerment ist der Fachausdruck für die Befähigung, mit neuen Entwicklungen umzugehen). Erfolg ist bei Lehrpersonen von großer Bedeutung, ebenso die persönliche Identifikation mit dem Beruf und die Unterstützung durch das Kollegium.

Bei den durch *(2) Schulfaktoren* bedingten Hinderungen stehen Zeitmangel und fehlende Personalstellen an erster Stelle. Verwaltungsarbeit und Organisation stellen Hemmfaktoren dar. Kleineren Schulen werden Vorteile zuerkannt. Eine „offene Schulkultur" wird als förderlich für die Nachhaltigkeit angesehen, ebenso ein Zugang von Junglehrern. Zeitlich begrenzte Projekte werden eher als kontraproduktiv beurteilt. Aufgrund der erhaltenen Ergebnisse kann von einer Nachhaltigkeit erst nach einer Laufzeit von 3 bis 4 Jahren gesprochen werden (Bodner 2014, 192). Jedoch lässt sich feststellen, dass im Setting-Ansatz eine Integration der Gesundheitsförderung in das Denken und Handeln von Schulen eingegangen ist:

Diese neuen Aktivitäten seien positiv für den Organisationszustand der Schulen. Feste Arbeitsgruppen, Gesundheitszirkel oder Steuergruppen wären dabei sehr hilfreich. Zudem sollten die schulischen Aktivitäten in der Öffentlichkeit kenntlich gemacht werden. Vereine und Elternschaften sollten sich verstärkt einbinden lassen.

(3) Faktoren aus dem schulischen Umfeld wie Fortbildungen, Coachings sollten in die tägliche Projektarbeit integriert werden. Auf diese Weise würden sich neue Ideen entwickeln. Ebenso gilt eine konstruktive Zusammenarbeit mit Zulieferbetrieben (wie Catering Services) als günstig. Die Lehrpersonen unterstellen einer gesetzlichen Verankerung (z. B. in Lehrplänen) einen positiven Effekt auf die gesellschaftliche Anerkennung neuer Formen.

Die Zusammenfassung dieser umfassenden Untersuchung ergibt, dass es im Projekt gute und erfolgversprechende Ansätze gibt, die ein Setting realisieren könnten. Die Betroffenen stellen aber auch gravierende Unzulänglichkeiten fest. Diese Analyse stellt die Schwierigkeiten des Setting-Ansatzes in festen gewohnten Strukturen insgesamt beispielhaft heraus.

9.4   Beispiel: Stadt und Gemeinde als Setting

Die wachsende Zahl von Fitnessstudios sollte belegen, dass nicht nur das Gesundheitsbewusstsein, sondern auch das Gesundheitsverhalten in unserer Bevölkerung zunimmt. Doch die Mehrheit und vor allem Gruppen, die besonders gefährdet erscheinen, nehmen an dieser Entwicklung nicht teil. Nur rund 4 % der Bevölkerung leben konsequent gesundheitsbewusst (Gesundheitsberichterstattung des Bundes 1999).

Einführung

Inzwischen sind Bemühungen im Gange, die Gemeindemitglieder in Gruppen zu organisieren, die sich um die gesundheitsförderliche Weiterentwicklung im Setting Stadtteil, Gemeinde oder in der ganzen Stadt beziehen (Stender/Bohme 2011, 236ff). Es wird von einer positiven Entwicklung gesprochen: Immer mehr Städte machen mit – allerdings spielt das Handlungsfeld Gesundheitsförderung insgesamt „noch immer eine unterordnete Rolle in der Programmumsetzung" und „das Handlungsfeld Gesundheit gehört damit bei den Handlungsfeldern integrierter Stadtteilentwicklung zu den Schlusslichtern" (Stender/Bohme 2011, 239). Meist geht es um sichere Radwege, Naherholungsgebiete, Autoverkehr, Lärmbelastung, Staubbelastung oder die Vermeidung von Vermüllung.

Bei den durchgeführten Projekten haben sich einige Faktoren als erfolgreich erwiesen:

- eine stadtteilbezogene Berichterstattung durch die Kommune,
- die Realisierung von Projekten, die durch eine Übereinkunft zwischen Bewohnern und Stadtverwaltung verbindlich beschlossen werden,
- eine ressortübergreifende Zusammenarbeit zwischen beteiligten Verwaltungsbereichen,
- der Ausbau gesundheitsbezogener Netzwerke zwischen einzelnen Bürgern,
- die Einrichtung von lokalen Koordinierungsstellen,
- stadtteilspezifische Projekte, die sich an den Problemen des Viertels orientieren.

Im Bereich „Gesunde Stadt" liegt noch viel Potential für Gesundheitsförderung, das nicht genutzt wird. Das Problem ist meist noch, dass Verwaltungen sich nicht als Beauftragte der Bürgerschaft verstehen und andere Schwerpunkte setzen als die Mehrheit der betroffenen Bürger. Dies gilt z. B. für Verkehrsführungen und Lärmbelastungen.

Hier setzen neue Forderungen an, die die Rollen des Öffentlichen Gesundheitsdienstes wieder sinnvoll stärken wollen.

Rolle des Öffentlichen Gesundheitsdienstes

Die Einrichtung eines Öffentlichen Gesundheitsdienstes (ÖGD) war die Antwort auf die Choleraepidemie in Hamburg 1892. Diese Epidemie wurde eindeutig von verdorbenem Trinkwasser hervorgerufen. Der Preußische Staat und anschließend das ganze Deutsche Reich führten daraufhin gesetzlich diese medizinische staatliche Überwachung ein.

Frühere Aufgaben: Die Aufgabe war (und ist), die Gesundheit aller Bürger zu gewährleisten. Es ging um Seuchenüberwachung, z. B. die Meldepflicht auftretender Infektionserkrankungen, Zahngesundheit, Impfpflicht. Vordringlich waren die Überwachung von Trinkwasser oder eine gewisse öffentliche Hygiene, wie das Spuckverbot in Klassenzimmern, auf Bahnhöfen, Sauberkeit in der Eisenbahn. Diese Gebote oder Verbote erstreckten sich meist auf die Verhinderung von Infektionserkrankungen.

Eine verheerende Rolle spielten die Gesetze des Dritten Reichs, so dass die Funktion des Öffentlichen Gesundheitsdienstes neu zu bestimmen war. Die organisatorische und inhaltliche Weiterentwicklung eines effektiven Gesundheitswesens in Deutschland nach dem 2. Weltkrieg wäre naheliegend gewesen. Da aber die meisten Mitarbeiter auch nach dem Krieg dem Gedankengut der NSDAP folgten,

änderte sich lange nichts. Zudem erscheint bis heute der öffentliche Gesundheitsdienst personell und in Bezug auf seine Aufgaben „ausgedünnt" (Szagun/Walter
2005; Teichelt-Bartel 2015, 5).

Neue Herausforderungen: Mit dem Vordringen der sozial bedingten chronischen
Erkrankungen müsse sich auch der Öffentliche Gesundheitsdienst weiterentwickeln
(vgl. umfassend Kuhn/Heyn 2015; vgl. Klemperer 2015, 18-37). Es reiche nicht mehr
aus, das frühere staatlich vertretene „paternalistisch-obrigkeitsstaatliche Rollen-
verständnis" zu pflegen. Das Verhältnis von Staat und Bürger hat sich verändert.

Kasten 9.4   Anforderungen und Aufgaben des neuen Öffentlichen Gesundheitsdienstes

Auszug aus dem Anforderungskatalog an einen neuen Öffentlichen Gesundheitsdienst
- Die Landkreise sollen für die öffentliche Gesundheit verantwortlich sein.
- Persönlicher Gesundheitsschutz, Abwehr von Infektionen und Umwelthygiene sind
  die wesentlichen Aufgaben.
- Mitwirkung bei der medizinischen Versorgung.
- Allgemeine Prävention und sozialpsychologischer Dienst sollen integriert werden.
- Planung und Steuerung bei bevölkerungsmedizinischen Aufgabenstellungen.
- Gutachterliche Tätigkeit und kommunale Gesundheitsberichterstellung.

Aufgaben eines „neuen" Öffentlichen Gesundheitsdienstes (WHO)
- Surveillance von Gesundheit und Wohlbefinden der Bürger
- Beobachtung von Gesundheitsgefahren und Notlagen
- Gesundheitsschutz in den Bereichen Umwelt, Arbeit und Nahrungsmittelsicherheit
- Gesundheitsförderung unter Berücksichtigung sozialer Bedingungen
- Früherkennung von möglichen Erkrankungen, Prävention
- Politikgestaltung im Hinblick auf Wohlbefinden und „mehr Gesundheit"
- Fachkundiges Personal in den Gesundheitsämtern
- Nachhaltige Organisationsstrukturen
- Soziale Mobilisierung für Gesundheitsfragen

In der Ottawa-Charta sind die neuen Prinzipien, auf die sich die Veröffentlichungen
zur Gesundheitsförderung durch den Öffentlichen Gesundheitsdienst beziehen,
genannt: Partizipation, Vernetzung, Berücksichtigung der sozialen und ökonomischen Rahmenbedingungen. Daraus sollte eine neue starke Praxisorientierung
resultieren: Die neuen Vorgehensweisen in der Prävention müssen „feinfühlig und

respektvoll" die unterschiedlichen kulturellen Bedürfnisse beachten. Eine professionelle Gesundheitsberichterstattung müsse hinzukommen. Diese notwendige Weiterentwicklung, die als *„new public health"* zusammengefasst werden kann, habe sich bis heute nicht realisiert (Kuhn 2015, 13). Vielmehr werden die Anforderungen durch Stellenabbau und Auslagerung von Aufgaben auf private Vereine zerstückelt (vgl. Kuhn/Heyn 2015, 61ff). Trotzdem hat das Regionalkomitee für die Region Europa 2012 die Aufgaben neu formuliert.

Insgesamt gehören neue Formen der konkreten Prävention und neue Ansätze der Gesundheitsförderung zu den Hauptaufgaben des „neuen" Öffentlichen Gesundheitsdienstes. In allen Verlautbarungen werden die Gesundheitsämter in die Pflicht genommen, sich weiter zu entwickeln und ihre gesellschaftliche Bedeutung wahrzunehmen (vgl. ausführlich: ÖGD, 2016-12-06). Inzwischen wurden auf kommunaler Ebene Gesundheitsprojekte in Angriff genommen oder verwirklicht, z. B. in Kassel (Heckenhahn/Müller 2015). An die Gesundheitsförderung in Settings, wie dies von der WHO gefordert wurde und aus psychologischen, ökonomischen und gesundheitspolitischen Gründen sinnvoll wäre, könne bisher nicht gedacht werden (vgl. Kuhn/Heyn 2015). Insgesamt befindet sich der neu sich entwickelnde Öffentliche Gesundheitsdienst auf einem notwendigen, aber noch lange nicht politisch anerkannten und rechtlich gefestigten Weg. Das neue Präventionsgesetz berücksichtigt diese Forderungen nur teilweise (PrävG 2015, Klemperer 2015, 210).

Die Ziele haben sich im Laufe der Zeit verändert: Während früher die körperliche Gesundheit im Vordergrund stand, tritt heute die seelische, soziale und geistige Gesunderhaltung als Aufgabe der Hygiene hinzu. Dies ist auf den Einfluss der Weltgesundheitsorganisation (WHO) zurückzuführen, die Gesundheit für unser Zeitalter neu definiert hat. Das übergeordnete Ziel muss sein, über die Abwehr schädlicher Einflüsse hinaus die Menschen so widerstandsfähig wie möglich gegen die Entstehung körperlicher, geistiger und seelischer Erkrankungen und gegen die Erschütterung der sozialen Struktur zu machen. Heute versteht man die folgenden Aufgaben als Aufgaben des Öffentlichen Gesundheitsdienstes, die oftmals auf verschiede Ämter verteilt sind:

- Verhütung und Bekämpfung übertragbarer Krankheiten
- Überwachung von Wasser, Boden und Luft
- Aufsicht über die Krankenhäuser und Praxiseinrichtungen im Gesundheitswesen
- Überwachung von Gemeinschaftseinrichtungen wie Schwimmbäder, Bahnhöfe, Spielplätze, Erholungsstätten
- Lebensmittelüberwachung und Überwachung von Nahrungsmittelbetrieben
- Schulgesundheitspflege (ärztlicher Dienst)
- Mutter-und-Kind-Beratung

- Sammlung und Auswertung von Daten, die für den gesundheitlichen Zustand der Bevölkerung von Bedeutung sind
- Unterstützung von Vereinen und Verbänden, die sich mit der Gesundheitsförderung befassen
- Aufklärung der Bevölkerung im Sinne einer gesunden Lebensführung

Zusammenfassung

Der Setting-Ansatz wurde erstmals 1948 in der Ottawa-Charta formuliert und als Zukunftskonzept der Gesundheitsförderung gefordert. Der Ansatz stimmt sehr gut mit pädagogischen und lernpsychologischen Erkenntnissen überein: direkte Beteiligung der Betroffenen, Kommunikation, soziale Nähe und vertraulicher Umgang, Nutzung des Bottom-up-Prozesses. Dies soll in Settings umgesetzt werden, welche sind: Betriebe, Krankenhäuser, Schulen, Stadtteile, Gemeinden.

Übergeordnete Organisationsstrukturen müssen die Vorhaben aktiv unterstützen. Die bisherigen Erfolgsmessungen sind noch nicht ausreichend. Maßnahmen in Betrieben reichen von abteilungsbezogenen Gesundheitszirkeln bis zu einer Organisationsentwicklung in ganzen Betrieben.

Das neue Präventionsgesetz wirkt unterstützend.

Weiterführende Literatur

AOK (2012): Der Gesundheitszirkel, www.aok-gesunde-unternehmen.de

INQA: (2016-10-25) http://www.inqa.de/DE/Startseite/start.html

Hahnzog, S. (Hrsg.) (2014): Betriebliche Gesundheitsförderung, Springer, Wiesbaden

Lestikow, S. u. T. Weger (2014): Praxishandbuch Gesundheit in der Schule, Verl. ProSchule, Bonn

Landesprogramm NRW: Bildung und Gesundheit, http://www.bug-nrw.de/index.html (2016-11-11): Bodner, A. (2014): Nachhaltige Entwicklung in der schulbasierten Prävention und Gesundheitsförderung, Diss, Universität Bayreuth

Seehaus, R. u. T. Gillenberg (2014): Nahrungsgaben als Bildungsgaben. Eine diskursanalytische Untersuchung zum Schulessen. In: Althans, Schmidt, Wulf, Nahrung als Bildung. Beltz Verlag, Weinheim Basel

Kuhn, J. u. M. Heyn (Hrsg.) (2015): Gesundheitsförderung durch den öffentlichen Gesundheitsdienst, Huber, Bern

Rieger/Hildenbrand/Nesseler/Leitzel/Nowak (Hrsg.) (2016): Prävention und Gesundheitsförderung an der Schnittstelle zwischen kurativer Medizin und Arbeitsmedizin. ecomed, Landsberg

Stress und Psychohygiene 10

Stress auslösende Situationen nehmen im täglichen Leben und in der Arbeitswelt zu. Sie führen häufig zu chronischen Erkrankungen. Daher spielt der richtige Umgang mit Stressauslösern (Stressoren) in der heutigen Gesundheitsförderung und in der Gesundheitspädagogik eine zunehmend größere Rolle.

Die angeborene Stressreaktion rettet uns oft genug das Leben! Wenn die Menschen in der Vorzeit einen Bären bemerkten und wir heute ein Auto, löst unser Gehirn unbewusst in Sekundenbruchteilen die Stressreaktion aus. Meist können wir dann der Gefahr ausweichen. Anthropologen halten Stress für einen Faktor, der die Menschwerdung beschleunigt hat.

Stress erlebt man dann unmittelbar, wenn man einen „kalten" oder „heißen" Schweißausbruch hat, das Herz bis zum Halse schlägt, die Knie weich werden, die Hände zittern, Magenschmerzen sich einstellen. Die begleitenden Gefühle sind Angst, Unsicherheit, Gefühl der Überforderung, Neigung zu emotionaler Entgleisung, Konzentrationsstörungen, Erinnerungsblockaden (vgl. Debus 1995).

Nachdem die körperlich extremen Belastungen im Berufsleben geringer geworden sind, nehmen die seelischen Belastungen in der Arbeitswelt eher noch zu. Stressbelastungen gelten neben einer falschen Ernährung und zu wenig Bewegung als „dritte Säule der Risikofaktoren".

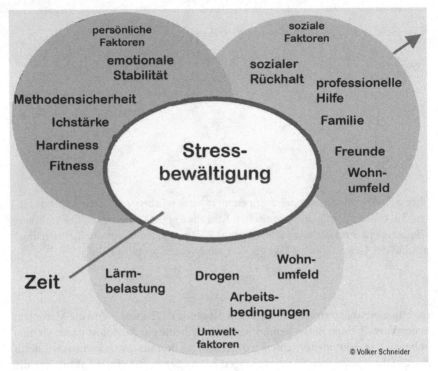

Abb. 10.1 Netzwerk der Stressoren (Stressauslöser)und Stressbewältigung in systemischer Sicht. Das Faktorengefüge ist zeit- und situationsabhängig.

Die genannten Faktoren im persönlichen Bereich sind Gesundheitsfaktoren, viele Risikofaktoren kommen aus der Umgebung, aber auch aus dem sozialen Umfeld.

Grundsätzlich kann man Psychohygiene heute als den Versuch ansehen, die sozialen Umstände und Umweltfaktoren so zu gestalten, dass sie mit den biologischen Möglichkeiten und individuellen Belastbarkeit eines Menschen in einen gewissen Einklang zu bringen sind.

Doch Stress ist auch positiv zu werten: „Etwas Stress", sprich etwas Aufregung, regt den Kreislauf und das Denken an. Milder Stress wirkt lebensverlängernd. Rundum beschäftigte Mitarbeiter fühlen sich glücklicher als unterforderte. Je besser aber der Mensch Stressbelastungen wahrnimmt, desto besser lässt sich übermäßiger Stress vermeiden.

10.1   Stressforschung

Als Stressoren bezeichnet man im weitesten Sinne zunächst alle Reize, die von außen auf den Körper einwirken und eine Stressreaktion auslösen (vgl. Vester 1998; Stressforschung; Eppel 2007). Heute zählt man neben Infektionen und Verletzungen auch „innere Auslöser" zu den Stressoren. Angstvorstellungen, Gedanken, Ängste, Freude lösen Stress aus. Auch kann eine Person Stressoren gleichsam „aus sich heraus" herstellen. Unverarbeitete Konflikte, Angst vor neuen Aufgaben, Niedergeschlagenheit, persönliche Misserfolgsgefühle, Unfälle, als ausweglos erlebte Situationen, Schicksalsschläge, der tägliche Ärger gelten als Stressauslöser für die Person selbst wie für das soziale Umfeld.

Zu viele und zu lang andauernde Stressoren führen zu seelischen und körperlichen Krankheiten. Diese reichen von Burnout bis hin zu Depressionen, Herz-Kreislauf-Erkrankungen oder Immundefiziten (Wolf 2006, 158ff).

Die Forschung ist diesbezüglich keineswegs abgeschlossen. Zwar ist der Ablauf der Stressreaktion bei allen Menschen gleich, doch reagieren Personen durchaus unterschiedlich auf die gleiche Belastung. Programme zur Minderung von schulischem Stress bei Kindern zeigten, dass eine Reduzierung des Stresserlebnisses und der körperlichen Stressreaktion möglich ist (Lohaus/Klein-Heßling 1998, 419). Ebenso weisen Untersuchungen bei Lehrpersonen darauf hin, dass durch geeignetes Training das Ausmaß der Stressreaktion gemindert werden kann (Bort 2012). Heute ist die folgende Vorstellung allgemein anerkannt: Die Stressreaktion bereitet den Körper auf eine kommende, als unmittelbar bevorstehend angenommene große Anstrengung vor. Man kann drei Forschungslinien unterscheiden, die aber zunehmend zu einer Theorie zusammengefasst werden:

Die biologische Stresstheorie

Die biologisch ausgerichtete Stressforschung hat sich auf die körperlich nachweisbaren Reaktionen bei Stressbelastung spezialisiert. Stress wird ausgelöst durch einen sogenannten Stressor (Abb. 10.2). Solche Stressoren, die zuerst an Ratten und dann beim Menschen im Berufsleben untersucht wurden, wirken als Auslöser. Diese Sicht der Stressreaktion als „Notfallreaktion" geht vor allem auf Selye zurück, der für seine Forschungen 1977 den Nobelpreis erhalten hat (Selye 1984).

Stress ist danach die unspezifische Antwort des Körpers auf jegliche äußere und innere Anforderung, die als Störung registriert wird. Diese Reaktion läuft bei allen höheren Lebewesen immer nach dem gleichen Muster ab (Abb. 10.2) und ist angeboren: Dabei unterscheidet man Alarmphase, Widerstandsphase oder Reaktion und Erschöpfungsphase.

Man kann bezüglich des Ablaufs noch genauer unterscheiden: Auf neurobiologischer Ebene findet zunächst eine erhöhte Aufmerksamkeit statt, auf der Gefühlsebene Angst oder Wut. Auf der neurophysiologischen Ebene werden bestimmte Hormone ausgeschüttet, die auf der körperlichen Ebene die Aktivierung des Kreislaufs und eine Energieversorgung bewirken. Die Heilung von Entzündungen verzögert sich zwischenzeitlich.

Der Ablauf der Stressreaktion macht auch deutlich, wie wichtig die Erholungsphase ist. In dieser Zeit regeneriert der Körper nicht nur, sondern er baut neue Kräfte auf, um zukünftigen Belastungen zu entsprechen. Diese vielfach nachgewiesene Leistungssteigerung wurde zuerst für das sportliche Training nachgewiesen (vgl. Grossmann et al. 2004, 35; Zatsiorsky/Kraemer 2016, 30). Man kann das Anpassungssyndrom auch auf die Stressbelastung übertragen.

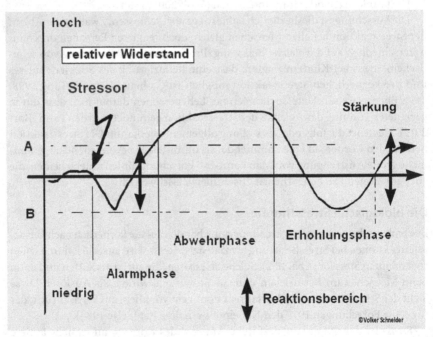

Abb. 10.2 Das Anpassungssyndrom

In der Alarmphase wird der Körper aktiviert und auf die Gegenwehr vorbereitet, in der Abwehrphase (auch Widerstandsphase oder Reaktionsphase) bringt der

Körper Höchstleistungen, um der Gefahr zu begegnen. In der Erholungsphase tritt eine Regeneration des Körpers ein. Dies kann im günstigen Fall – bei einer ausgewogenen Stressbelastung – zu einer Kräftigung des Stresssystems führen. Findet jedoch eine fortwährende Belastung oder eine zu schwere Belastung statt, kann das Regelsystem nicht mehr angemessen antworten.

Das kognitiv-transaktionale Stressmodell

In diesem Forschungsansatz geht es um Lernvorgänge, die das Ausmaß der Körperreaktion beeinflussen. „Stress ist das Ergebnis einer kognitiv-subjektiven Bewertung zwischen externen und internen Anforderungen und von der Person wahrgenommenen Möglichkeiten (Ressourcen) zur Bewältigung der Anforderung" (Lazarus 1966; Knoll/Scholz/Riekmann 2005, 98). Mit kognitiv ist die Bedeutungszuschreibung eines inneren oder äußeren Stressors durch das Bewusstsein gemeint, unter „transaktional" werden die Interpretationen im Denken, Handeln und Fühlen und die Verhaltensmuster verstanden. Das Ablaufschema ist zwar immer gleich, die Lernvorgänge können es aber in seiner Stärke verändern. Der Körper selbst antwortet auf verschiedene Stressoren unterschiedlich. Er kann bestimmte Stressoren (wie die Kälteempfindung) von anderen unterscheiden und wählt gleichsam automatisch die richtige Reaktion. Z.B bei Kältestress wird die Wärmeabgabe vermindert, die Haut wird blass. Z.B. bei Wassermangel beeinflussen bestimmte Hormone die Nierentätigkeit und es kommt zu einem Durstgefühl.

Diese Forschungsrichtung hat wesentlich dazu beigetragen, das enge Zusammenspiel von Emotionen, Denken, Lernen und körperlichen Vorgängen besser zu verstehen. Die beobachtete Stressreaktion kommt aus einer Wechselwirkung zwischen sozialem Umfeld und Lerngeschichte der Person zustande. Eine Person kann sich je nach Lerngeschichte aktiv problemorientiert verhalten (problemorientiertes Coping-Verhalten), sie kann aber auch ein ausweichendes Verhalten zeigen (palliatives Verhalten).

Stress als neurophysiologisches Reaktionsgeschehen

Das biologische und das kognitiv-transaktionale Stresskonzept wurden bis heute zum neurophysiologischen Aktivierungskonzept erweitert. Dieses fasst die bisherigen Forschungsergebnisse zusammen als Lernvorgänge, die im Stammhirn ablaufen und sowohl Großhirn, neurohormonale Steuerung wie nervöse Regelungen umfassen. Die in der Evolution sich entwickelnden Schutzsysteme werden oft in drei große Gruppen eingeteilt, obwohl sie nacheinander und miteinander ständig aktiv sind:

- Regelungssysteme, die die Organfunktionen sicherstellen, sodass eine optimale Leistungsfähigkeit erreicht wird (neuronale Ebene)
- Versorgungssysteme, die die notwendige Energie bereitstellen (Stoffwechseländerungen)
- Schutzsysteme, die die Stressreaktion dämpfen und die der Regeneration dienen (beruhigende Systeme)

Ein Stressor ist aus dieser Sicht ein äußerer oder innerer Auslöser, der diese drei Systeme aktiviert.

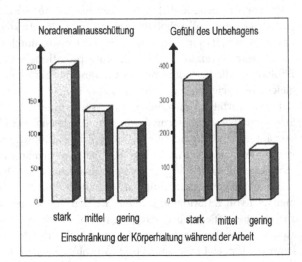

Abb. 10.3
Gefühl und Hormonkonzentration: Noradrenalin im Blut und Gefühl bei zunehmender Einschränkung der Körperhaltung (nach Schug 1994)

Eine direkte Erfassung der Körperreaktion bei einem Stressor kann durch die Veränderung des Herzschlags oder die Erfassung der Hormonkonzentrationen im Blut erfolgen. Eine indirekte, aber doch recht zutreffende Methode ist die Befragung über das Unwohlsein. Die neurobiologische Forschung hat die Zusammenhänge zwischen Gefühl und Hormonkonzentration vielfach bestätigt (Rensing 2006, 102ff).

Ein „zuträgliches" Maß an Stress wird als lebenswichtig angesehen, um die Regelungssysteme aktiv zu erhalten. Ein stressfreies Leben wäre nicht gesundheitsfördernd (vgl. Hüther 2006).

Falsch verarbeiteter Stress oder eine zeitlich lang andauernde Stressbelastung verursachen jedoch medizinisch feststellbare körperliche Erkrankungen. Dies gilt etwa für Lärm, der zu einer erhöhten Herzbelastung und zu mehr Herzinfarkten führt. Viele kleine Stressoren wirken wie eine große Belastung (Summeneffekt bei Belastungen). Menschen reagieren unterschiedlich auf Stressbelastungen. Man diskutiert, ob hier genetische Dispositionen vorliegen. Es ist aber auch denkbar, dass die Gehirnfunktionen sich je nach Anforderungen selbst in einer Weise „programmieren", die bei unterschiedlichen Personen unterschiedliche Reaktionsmuster) und damit unterschiedliche Reaktionsweisen auf dieselbe Anforderung zustande kommen lässt (epigenetische Veränderung). Stressoren wirken dann besonders heftig, wenn der Mensch glaubt, den Stressor nicht beeinflussen zu können. Es ist also nicht der eigentliche Stressor, sondern eher die Bewertung und die Art der Reaktion auf den Stressor, der die Erkrankung bewirkt. Körperliche Fitness und entsprechendes Training wird als lebenswichtig angesehen, da sich das Herz-Kreislauf-System sozusagen im Vorfeld selber stärkt. Dadurch entsteht zwar keine Stressorenresistenz, wohl aber eine bessere Belastbarkeit.

10.2 Stressoren aus der Arbeitswelt

Die meisten Bedrohungen für den Urmenschen, der in Höhlen oder in der Savanne lebte, kamen aus der Umgebung. Es galt rasch mit Flucht oder Angriff zu reagieren. Darauf ist das Stresssystem angelegt. Heute kommen die meisten Stressoren aus einer Umgebung, in der ein Mensch nicht mit dieser Reaktionsweise antworten sollte. Er kann sich in der heutigen Arbeitswelt kaum in biologischer Weise zur Wehr setzen. Inzwischen haben viele Betriebe die Bedeutung der Minderung von Stressoren (Verhältnisprävention) und eine bessere Stressbearbeitung (Verhaltensprävention) erkannt (vgl. ausführlich Stark/Maragkos 2014).

Betriebe

Risikofaktor Bildungsstand und Unzufriedenheit: Ein geringes Bildungsniveau verbunden mit geringer Arbeitszufriedenheit löst persönlichen Stress aus. Sehr hohe Anforderungen unter Zeitdruck verbunden mit fachlicher Unterforderung stellen ebenfalls erhebliche Stressfaktoren dar.

Risikofaktor Betriebsorganisation: Zu hohe Anforderungen, zu enge Zeitplanung, viele Vorgänge gleichzeitig erledigen zu müssen, mangelnde Berufserfahrung, falsches Arbeitstempo, unklare Aufträge, Widersprüche bei der Aufgabenverteilung, unklare Abgrenzung der Kompetenzen, unfreundliche Vorgesetzte, fehlerhaftes Material, falsches Werkzeug, unerwartete Unterbrechungen, schlechtes Betriebsklima,

Wechsel von Mitarbeitern, fehlende Informationen, Isolation, falsch eingerichteter Arbeitsplatz, gefährliche Situationen, einseitige Arbeit, Monotonie. Führungskräfte erhalten in diesem Bereich auch eine deutliche Mitverantwortung (vgl. Badura/ Helmann 2003; Badura 2012).

Im Bereich des unmittelbaren Arbeitsplatzes müssen Lärm, Kälte, einseitige Bewegungen beachtet werden. Solche Risikofaktoren lösen dann die Stressreaktion aus, wenn sie lang andauern und nicht abzustellen oder zu vermeiden sind.

Risikofaktor Lärm: Untersuchungen haben ergeben, dass nicht nur die körperlichen Funktionen unter starker Lärmbelästigung leiden, es fiel auch auf, dass Arbeiter, die ständig bei starkem Lärm arbeiten mussten, mehr gestörte zwischenmenschliche Beziehungen mit Kollegen und in der Familie aufwiesen als eine Vergleichsgruppe von Arbeitern mit geringer Lärmbelastung.

Nacht- und Schichtarbeit: Unter dem unregelmäßigen Lebensrhythmus leiden häufig die familiären Beziehungen. Außerdem wächst die Gefahr der sozialen Isolierung. Engagement in Vereinen oder Gruppen, regelmäßige Teilnahme an geselligen Veranstaltungen sind sehr erschwert.

Betriebsklima: Untersuchungen über den Zusammenhang der Zufriedenheit mit dem Betriebsklima und der Krankheitshäufigkeit von Arbeitnehmern stellten erwartungsgemäß fest, dass mit der Atmosphäre zufriedene Arbeitnehmer durchschnittlich weniger Mitarbeiter wegen Krankheit fehlen als unzufriedene. Dabei spielt der Führungsstil in einem Betrieb eine Rolle. Personen, die sich einem besonders autoritären Vorgesetzten anpassen müssen, fehlen häufiger.

Frauenspezifische Arbeitsbelastungen

Der Arbeitsplatz Haushalt ist als Stressfaktor nicht durch die eigentliche Tätigkeit, sondern durch die folgenden Umstände gekennzeichnet:

- Für die Arbeit im Haushalt und für die Kindererziehung fehlt die soziale Anerkennung.
- Die Anerkennung durch den Partner bleibt aus.
- Die Arbeit bleibt ohne Vergütung.
- Zu große Monotonie bei der Arbeit.
- Austauschmöglichkeit auf Augenhöhe ist nicht möglich.
- Ungeregelte Arbeitszeiten.

Unter den Arbeitsbedingungen leiden Frauen dann, wenn sie „Nurhausfrauen" sind. Sie reagieren oft mit psychosomatischen Störungen: Kopfschmerzen, Kreislaufschwäche, Nervosität, Rückenschmerzen. Begleiter sind oft Angst, depressive Neigungen. Dabei ist der eigentliche Stressfaktor ihre Isolation am Arbeitsplatz Wohnung. Berufstätige Frauen arbeiten aus finanziellen Gründen und nicht, um „sich selbst zu verwirklichen". Für fast alle berufstätigen Frauen gilt aber, dass sie einer Doppelbelastung ausgesetzt sind. Trotz Gleichberechtigung bleibt die Hausarbeit meist an den Frauen hängen. Oft liegt auch eine Dreifachbelastung vor, wenn Familienangehörige gepflegt werden müssen.

Untersuchungen zeigten jedoch, dass die seelische Belastung bei Nurhausfrauen am größten ist. Sie leiden unter mangelndem Selbstbewusstsein, fehlender Anerkennung. Verheiratete berufstätige Hausfrauen und Mütter sind trotz der Doppelbelastung durchschnittlich in guter gesundheitlicher Verfassung. Alleinstehende, kinderlose, berufstätige Frauen fühlen sich durchschnittlich wohler als Nurhausfrauen. Frauen kommen mit dem Alter besser zurecht, wenn sie schon in mittleren Jahren gelernt haben, Aufgaben außerhalb des Haushalts zu übernehmen.

10.3   Stressoren aus dem privaten Umfeld

Häufige Stressoren sind schlechte Wohnverhältnisse, Alkoholismus, Arbeitslosigkeit. Die daraus folgenden Stressauslöser gehören zu den stärksten im menschlichen Leben.

Partnerprobleme: Ganz allgemein entstehen viele „normale" Schwierigkeiten und Missverständnisse in Partnerschaften durch weit geringere Anlässe:

- die unausgesprochene Erwartung, dass ein Partner alle Grundbedürfnisse (auch die, die schon die Eltern nicht befriedigen konnten) befriedigt, und
- die irrige Auffassung, der/die andere müsse wissen, was man von ihm/ihr erwarte, da er/sie einen ja liebe. Abgesehen von der Frage, was unter „Liebe" zu verstehen sei, ist diese weder eine Garantie dafür, dass man alle Bedürfnisse des andern kennt, noch dafür, dass man in der Lage ist, die erkannten Bedürfnisse zu befriedigen.

Viele Paare sind zu Beginn ihrer Partnerschaft oft von den gegensätzlichen Eigenschaften des/der anderen Person fasziniert. Im späteren Zusammenleben wird dann die Andersartigkeit oft als belastend empfunden. Man muss sich dann „auf einander zuentwickeln".

Kinder sind diesen Spannungen meist hilflos ausgeliefert und können bleibende seelische Schäden davontragen, aber auch die erwachsenen Familienmitglieder sind oft so in ihre Konflikte verstrickt, dass sie keinen Ausweg finden. Als besonders stressig wird empfunden, wenn die Probleme nur unterschwellig spürbar sind: „Eine zunehmende Zahl von Ehepaaren versucht heute, die Familie in eine Art Sanatorium zu verwandeln, in dem Scheinfriede herrscht." Familien und Paare versuchen jedenfalls auf sehr unterschiedliche Weise mit diesen Belastungen umzugehen:

- Es wird nie gestritten. Alles wird „unter den Teppich" gekehrt.
- Die Streitpartner schätzen nicht wirklich ab, wie schlecht es dem anderen geht („Hab dich nicht so!").
- Inhalte werden versteckt mitgeteilt. Besser wäre es, so konkret und anschaulich wie möglich zu sprechen. Z. B.: „Ich war in der letzten Woche fünf Abende allein, das hat mich schon sehr geärgert." Oder: „Meine Arbeit ist zu wenig anerkannt."

Voraussetzung für eine konstruktive aggressive Auseinandersetzung ist, dass alle Partner negative Gefühle in Form von Ich-Botschaften äußern – und auch jeweils von anderen annehmen können. Allerdings sind mit einem Streit die zugrundeliegenden Konflikte selten gelöst – aber ein Streit kann den Boden zu einer rationalen Auseinandersetzung bereiten (vgl. Kommunikationsstrategien (S. 145ff).

Giftstress: Vielfach wird diskutiert, ob nicht auch Stoffe in Nahrungsmitteln oder aus der Luft wie Stressoren wirken. Zwar sind konkrete Giftwirkungen genau untersucht und Höchstmengen festgelegt. Auf geringste Stoffmengen kann der Körper aber durchaus mit der Aktivierung des Abwehrsystems reagieren. Eine zwar unterschwellige, aber ständige Überlastung dieses Systems würde die Fähigkeit senken, mit anderen Stressoren wie Krankheitskeimen umzugehen. Im früheren Ruhrgebiet wurde nachgewiesen, dass der Ruß Erkrankungen der Lunge begünstigt, wenn nicht auslöst.

Wohnbedingungen: Das soziale Gefüge, in dem sich eine Wohnung befindet, hat Einfluss auf die persönliche Gesundheit. Die psychosoziale Befindlichkeit von Familien, die z. B. in Hochhäusern von Trabantenstädten leben, ist nachweislich schlechter als die von Familien, die in kleineren Häusern in gewachsenen Wohngebieten leben. Enge und schlecht ausgestattete Wohnungen bilden häufig die Voraussetzungen für familiäre Probleme und unzureichende Möglichkeiten der Selbstentfaltung. Reifungsverzögerungen von Kindern aus schlechten Wohnverhältnissen sind nachgewiesen. Oft fehlen die von Pädagogen und Psychologen geforderten Rückzugsmöglichkeiten für jedes Familienmitglied, d. h. ein Raum oder ein Teil eines Raums, in dem es sich individuell entfalten und sich auch von den andern distanzieren kann.

Gesellschaftliche Bedingungen: Die bisher geschilderten Belastungen durch Umwelt, Arbeit und Familie haben ihre Ursachen sowohl in individuellen Entwicklungen als auch vor allem in gesellschaftlichen Bedingungen. Eine Bewältigung dieser Belastungen kann also nicht nur die Förderung der individuellen Gesundheit bzw. Belastbarkeit zur Steigerung des persönlichen Wohlbefindens zum Ziel haben. Eine politisch verursachte Verhältnisprävention muss hinzukommen. Gesundheitsprävention und Gesundheitserhaltung verlangen also eine doppelte Strategie:

- Stärkung der individuellen Belastbarkeit und Widerstandskräfte (Verhaltensprävention)
- Engagement in Gruppen oder Organisationen, die die Erhaltung oder Wiederherstellung bzw. Neuentwicklung eines gesünderen Lebensstils anstreben (Verhältnisprävention)

10.4 Netzwerk der Risikofaktoren

Von nicht abgebautem Stress spricht man, wenn die Erholungsphase fehlt oder die Stressoren zu rasch aufeinander folgen. Die Folgen sind erheblich: Denkblockaden, verminderte Immunabwehr, Nierenschäden, zeitweise Impotenz, bis hin zu Herzinfarkt, Depressionen, Schwindelgefühle, niedriger Blutdruck mit Neigung zum Kollaps, Magengeschwüre, Blasenerkrankungen. Der Körper reagiert mit Sicherheit, welche Organe betroffen sind, hängt vom individuellen Zustand der Person ab. Im Gefüge weiterer Lebensstilfaktoren wie Bewegungsmangel und Fehlernährung spielen die Stressoren eine weitere zentrale Rolle (Abb. 10.4).

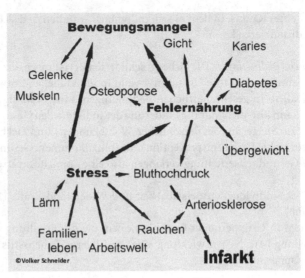

Abb. 10.4   Stress im Gefüge der wichtigsten Risikofaktoren

10.5   Burnout-Problematik

Als Burnout werden Krankheitsanzeichen beschrieben, die bis zur völligen Erschöpfung reichen und die in der deutschen Arbeitswelt immer mehr zunehmen. Es besteht ein Gefühl der absoluten Unlust und Arbeitsunfähigkeit. Burnout kann verstanden werden als eine Überstrapazierung der Regelungssysteme, die bei der Stressreaktion benötigt werden. Dabei ist strittig, ob Burnout lediglich als Alibi für schlechte Arbeitseinteilung herhalten muss oder ein ernst zu nehmendes Krankheitsbild auf dem Wege in eine Depression darstellt (Stark/Maragkos 2014, 201ff). Burnout wird nicht als Erkrankung gewertet. Das Phänomen soll jedoch mit der Erkrankung Depression in Zusammenhang stehen.

Kasten 10.1 Mögliche Burnout-Entwicklung

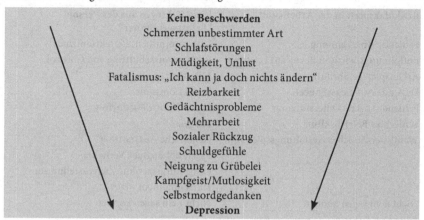

Keine Beschwerden
Schmerzen unbestimmter Art
Schlafstörungen
Müdigkeit, Unlust
Fatalismus: „Ich kann ja doch nichts ändern"
Reizbarkeit
Gedächtnisprobleme
Mehrarbeit
Sozialer Rückzug
Schuldgefühle
Neigung zu Grübelei
Kampfgeist/Mutlosigkeit
Selbstmordgedanken
Depression

Ein solcher Erschöpfungsprozess verläuft über mehrere Jahre, kann sich aber auch wieder weitgehend zurückentwickeln. Auslösende Ursachen wurden bisher nicht eindeutig nachgewiesen, wohl aber gibt es Risikofaktoren, die zu einer solchen Erschöpfung beitragen. Dabei kann man gut zwischen betrieblichen und persönlichen Risikofaktoren unterscheiden: „Pendeln, Überstunden und ständige Erreichbarkeit machen immer mehr Arbeitnehmer in Deutschland krank. Millionen Bundesbürger kennen laut einer Studie der Krankenkassen keine klaren Grenzen zwischen Job und Privatleben. Viele fühlen sich deshalb niedergeschlagen und unausgeglichen.

Die Zahl der psychischen Erkrankungen stieg seit 1994 um 120 %. „Wer Beruf und Freizeit oft nicht vereinbaren kann, klagt über mehr als doppelt so viele Symptome wie Erschöpfung, Niedergeschlagenheit oder Kopfschmerzen wie der Durchschnitt. Wer häufig Privates wegen des Jobs verschiebt, an Sonntagen arbeitet oder viele Überstunden macht, hat laut Report häufiger psychische Beschwerden" (WIDO Report 2012; Heinrich/Grünhagen/Köhler 2016).

Tab. 10.1   Risikofaktoren für Stressbelastung.

Risikofaktoren in der Arbeitswelt	Risikofaktoren aus der Person „Selbstverbrenner"
Fehlende Anerkennung	Ichbestimmtheit, Perfektionismus
Entlohnungsdefizit in Bezug auf Leistung	Erhöhte Ausschüttung von Cortisol
Arbeitsplatzgefährdung	Neigung zur Diabetes
Fehlende Aufstiegschancen	Perfektionismus
Fehlende soziale Unterstützung	Hohes Kontrollbedürfnis
Schlechtes Betriebsklima	Ehrgeiz
Wenig persönlicher Gestaltungsspielraum	Genetische Ausstattung
	Passiv abhängiges Verhalten
	Ohne Ehrgeiz, ohne Zielvorstellungen
	Harmoniesucht
Nicht nein sagen können	Nicht nein sagen können

Auf dem Hintergrund der genannten Risikofaktoren schälen sich bestimmte Gesundheitsfaktoren heraus (Tab. 10.2).

Tab. 10.2   Gesundheitsförderliche Faktoren

Gesundheitsfaktoren im betrieblichen Rahmen	Gesundheitsfaktoren im persönlichen Bereich
Gesundheitsmanagement, sinnvolle, offene Organisationsentwicklung	Möglichkeit, Arbeitsanforderungen und familiäre Erfordernisse offen abzustimmen
Selbstachtsamkeit	Selbstachtsamkeit
Offene Gesprächsbereitschaft von Seiten des Managements	Offene Gesprächsbereitschaft und Offenheit für Problemlösungsstrategien
Ermöglichung von Life-Work-Balance	gesunde Ernährung, ausreichend Schlaf
Vereinbarkeit von flexiblen Arbeitsanforderungen	Kein Nikotin, viel Bewegung, Pflege von Freundschaften, Stress- und Zeitmanagement

10.6 Stressbewältigung

Die Zeitschriften sind voll von Empfehlungen zur Stressbewältigung (vgl. dazu Stern 2010). Diese reichen von der Flucht in Wellnesshotels bis zu totaler Lebensumstellung und Berufswechsel. Mit den folgenden Arbeitshypothesen will man in der Forschung das Problem der extremen Arbeitsunlust besser erforschen und lösen.

Forschungsansätze

Nachfolgend finden sich einige Forschungsansätze kurz zusammengefasst, die in der Forschung eine Rolle spielen.

Der motivationstheoretische Ansatz: Die Arbeit muss geeignet sein, die Grundbedürfnisse zu befriedigen. Vor allem muss sie ermöglichen, „Defizitbedürfnisse" zu befriedigen, d. h. diejenigen Bedürfnisse, die ein Krankwerden verhindern. Es geht dabei um die Bedürfnis nach Sicherheit (Rechtsstaatlichkeit), Zuwendung, Anerkennung (soziale Sicherheit). Darüber hinaus sollte Arbeit auch die Selbstverwirklichung fördern. Arbeitende sollten Raum bekommen, die Talente und Fähigkeiten zu entfalten.

Der kompetenztheoretische Ansatz: Hier ist die Hauptforderung, dass die arbeitsbezogenen Anforderungen mit den individuellen Kompetenzen des/der Arbeitenden übereinstimmen sollten. Sowohl Überforderung als auch Unterforderung erzeugen Stress und stellen somit Auslöser für Burnout-Symptome dar.

Der passungstheoretische Ansatz: Dieser Ansatz vereint sozusagen die beiden vorher beschriebenen. Die zentrale Hypothese lautet, dass die Lebenswelt am gesündesten ist, in der eine „Person-Umwelt-Kongruenz" vorliegt: Es sollten angemessene Angebote für die individuelle Bedürfnisbefriedigung und ein angemessenes Verhältnis zu den Anforderungen bestehen.

Gesundheitsfaktoren im täglichen Leben

Man kann selbst sehr viel dazu beitragen, um der Burnout-Situation vorzubeugen.

Erkennungszeichen und Wahrnehmung:

Tab. 10.3   Stressanzeichen und Gesundheitsverhalten

Anzeichen	Gesundheitsfaktoren
Starkes Herzklopfen	Herz-Kreislauf-Training macht das Herz-Kreislauf-System stärker, so dass Belastungen weniger gefährlich sind. Alle Treppen laufen, möglichst viel gehen.
Arbeit bis zur Erschöpfung, sich „ausgebrannt" fühlen	Ausgewogenes Verhältnis zwischen Arbeit und Privatleben finden. Die Erwartungen an sich selbst senken.
Zu wenig oder zu viel Essen	Das Idealgewicht erreichen!
Nach der Arbeit nicht abschalten können,	Sich ein Hobby wählen und Zeiten dafür einplanen. Es muss keine körperliche Betätigung oder Sport sein.
Arbeitskollegen, andere Menschen, Verwandte beschweren sich.	Öfter lachen, öfter sich für die Mitmenschen interessieren, gute Beziehungen zu Arbeitskollegen herstellen, klare Aufgabenverteilung herstellen. Lernen, um Hilfe zu bitten, aus den eigenen Fehlern lernen, sich mehr vertrauen, evtl. professionelle Hilfe in Anspruch nehmen.

Verhaltensweisen

- bewusst seine Freizeit gestalten
- Pflege von Freundschaften
- Pflege der sozialen Verbindungen mit Humor, Distanz und Konsens
- Aufsuchen passender Zielgruppen
- Rückmeldungen geben und fordern
- Supervisionsangebote im Betrieb nutzen
- für Gerechtigkeit und Anerkennung sorgen
- sich in der Mitbestimmung engagieren
- sich in Berufsverbänden engagieren
- sich für die politische Entwicklung interessieren und Stellung nehmen

Stressreduzierung im Alltag

Stress kann man nicht grundsätzlich vermeiden. Das tägliche Leben ist voller Stressoren. Nur einige Verhaltensprogramme haben sich bei der Bewältigung bewährt.

Gesundheitsfaktor 1. Kurzprogramm: Man macht sich beim Auftreten eines Stressors einen klaren Plan, der die folgenden Phasen umfasst:

1. Phase: Körperlich abreagieren!
Kinder neigen dazu, den Stressor direkt zu bekämpfen, und richten sich sofort gegen die vermeintlich verursachenden Personen oder Dinge. Im Erwachsenenleben wäre ein solches Verhalten jedoch nicht vorteilhaft. Trotzdem sollte man sich bei Stress körperlich anstrengen. Die freigesetzten Zucker und Fettmengen werden so sinnvoll abgebaut. Dies gelingt z. B. durch sportliche Aktivitäten, Wandern, Zimmer aufräumen. Der Effekt ist eine starke Ermüdung, die zu einem Trainingseffekt führt.

2. Phase: Entdecken der Ursachen
Kann das eintreten, was ich befürchte? Wer kann mir helfen? Hier ist eine soziale effektive Vernetzung von Vorteil. Die Stressforschung hat mehrfach gezeigt, dass eine sichere soziale Einbindung gesundheitserhaltend wirkt. Man erhält den Mut zur neuen Aktivität.

3. Phase: Bewusstmachen, ob man stressgefährdet ist oder nicht
Diese Methode besteht in einer rationalen Selbstbeobachtung, bei der man entscheidende Stresssignale bewusst wahrnimmt und bewusst gegensteuern kann (Netzwerk BKK 2011).

Weiteres kurzzeitig entlastendes, aber nicht so günstiges Verhalten: Essen gehen, Kinobesuch, Tanzen, Ärger ablassen an toten Dingen. Auch Rauchen (Beruhigungsrauchen) oder Alkohol werden fälschlich zur Verminderung von Stress genutzt – allerdings ohne jeglichen Gesundheitswert.

Gesundheitsfaktor 2. Entspannung: Entspannungsverfahren lösen Verkrampfungen in der Muskulatur und entspannen damit indirekt, aber wirkungsvoll. Gedanken werden freier und der Geist für neue Dinge offener (vgl. z. B. Wagner/Link 2009). Entspannungsverfahren lösen keine Probleme, sondern machen rationale und effektive Lösungen möglich. Die Probleme selbst müssen dann mit Einfühlungsvermögen, Verstand und den richtigen Methoden gelöst werden. Die Entspannungstechniken sind erst teilweise wissenschaftlich erforscht.

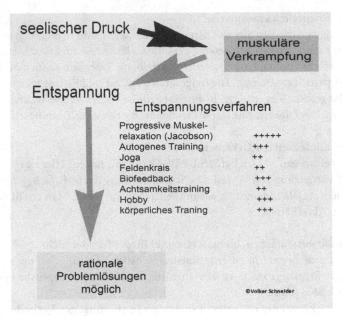

Abb. 10.4   Entspannungsverfahren und ihre medizinische Beurteilung (+-Zeichen =
Stand der wissenschaftlichen Absicherung).

Gesundheitsfaktor 3. Drogen? Vor allem Alkoholika sind in unserer Gesellschaft
anerkannte, aber untaugliche Mittel, um Stress abzubauen.

Drogenwirkungen führen jedoch oftmals in einen „Teufelskreis", eine wechselseitige Beeinflussung von Vorgängen, die zu einer Verstärkung des Ereignisses führen,
das man vermeiden möchte. Entsprechend stellt Entspannung durch Alkohol und
andere Drogen nur ein Ausweichmanöver dar. Das Unwohlsein durch verminderte
Leistung stellt sich unweigerlich wieder ein. Dabei sind als Drogen nicht nur chemische Substanzen zu verstehen, sondern auch Erfolgssucht und Arbeitssucht.
Stress und Stressbearbeitungstechniken spielen in diesem Eskalationskreis eine
wesentliche Rolle (vgl. dazu Stern 2010, 33 ff).

*Gesundheitsfaktor 4. Entlarvung: Wenn man die Absicht einer Anforderung durch-
schaut, hilft das sehr viel weiter: Was soll erreicht werden? Um besonderen intellektuellen Eindruck zu machen, nutzen Hochschullehrer zuweilen eine Sprache, von der
sie annehmen können, dass die Studierenden sie nicht verstehen. Jemand führt aus:
„Die überzeugende Dimension subterrarer Agrarprodukte ist nur zu perzipieren als*

reziprokes Verhältnis zur intellektuellen Potenz der Produzenten." Die Übersetzung lautet: Die dümmsten Bauern haben die dicksten Kartoffeln. – Dies ist eine oft ausgeübte Verfahrensweise, um intellektuelle Überlegenheit zu demonstrieren. Besonders im Arzt-Patienten-Verhältnis löst eine bewusst „wissenschaftliche" Ausdrucksweise Stress aus. Die fehlende Entlarvung verhindert das gegenseitige Verstehen, das doch eigentlich angestrebt wird.

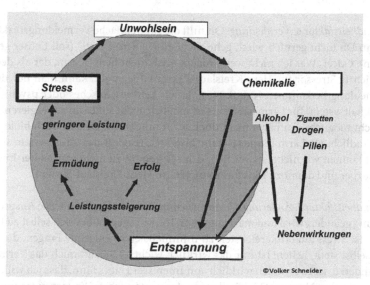

Abb. 10.5   Wirkung von Drogenkonsum (sich selbst verstärkende Reaktionsfolge „Teufelskreis")

Gesundheitsfaktor 5. Verhaltensänderung: Der Eindruck, zu wenig Zeit zu haben, gilt heute als ein Stressor ersten Ranges. Zeit kann man sich durch geschickte Planung verschaffen (Netzwerk 2011). Die folgenden Veränderungen im Tagesablauf wirken stressmindernd: Sport aller Art, der Freude macht, Austausch von Zärtlichkeit; mehr Sex, mehr soziale Nähe, mehr Gespräche, gemeinsame Unternehmungen, sich total verlieben. Dazu gehören auch Entspannungsverfahren, ein kreatives Hobby, richtige Ernährung, Ausdauersportarten mit Trainingseffekt.

Kasten 10.2   Die wichtigsten „Zeitfresser"

Ohne klare Ziele loslegen, keine Prioritäten haben, keine Tagespläne aufstellen, vieles auf
einmal tun, Unpünktlichkeit, Hast, Ungeduld, zu wenig Delegation an andere, zu viele
Unterbrechungen und Ablenkungen, Unfähigkeit, NEIN zu sagen, unvollständige, ver-
spätete Information, fehlende Selbstdisziplin, Aufgaben nicht zu Ende führen, unpräzise
Kommunikation, zu viele Aktennotizen, Unentschlossenheit, alle Fakten wissen und
bearbeiten wollen.

Gesundheitsfaktor 6. Vermeidung: Oft hilft die ganz einfache Vermeidungsreaktion:
„Wenn Du nicht gerufen wirst, gehe nicht zu Deinem Fürst!" (soll Luther gesagt
haben). Oder: „Was ich nicht weiß, macht mich nicht heiß." Lärm, der als der gefährlichste Stressor für Herz-Kreislauf-Erkrankungen gilt, kann man nur durch
Vermeidung beikommen (vgl. S. 342), da wir kein organisches oder psychisches
„Abschaltsystem" für Lärm haben. Es ist möglich, nicht auf Lärm zu reagieren, aber
es nicht möglich, den Lärm nicht doch wahrzunehmen: Dies ist auch biologisch
verständlich. Da Lärm immer Gefahr bedeutet, reagiert das Stresssystem sofort.
Meist können wir nicht ausweichen, d. h., es kommt zu nicht abgebauter Energie
im Körper und damit zu Einschränkungen im Herz-Kreislauf-System.

Gesundheitsfaktor 7. Änderung der Anspruchshaltung: Indem die interne Anspruchshaltung geändert wird und man mit mehr Toleranz gegenüber sich selbst zu leben
lernt, ist Stress am erfolgreichsten zu minimalisieren. Folgende Fragen, die man
sich selbst stellt, helfen: Ist mir das wirklich wichtig? Betrifft mich das Verhalten
des anderen, ist es für mich wirklich von Interesse? Hat es Sinn, dass ich will, dass
es mir auf den Nerv geht? Veränderung des persönlichen Wertesystems und der
persönlichen Anspruchshaltung in Richtung auf mehr Toleranz und Bescheidenheit
vermindert die Stressbelastung erheblich!

Allgemeines Verhalten zum Stressausgleich

*   Verzichten Sie auf Tätigkeiten, die nicht nötig sind!
*   Genießen Sie das Nichtstun! Erlauben Sie sich bewusst „Auszeiten"!
*   Wenn Sie das Gefühl der Überforderung haben, sprechen Sie darüber mit einer
    vertrauten Person und mit Ihrem Vorgesetzten!
*   Überprüfen Sie Ihr Ehrgeizverhalten! Man muss nicht überall mitwirken!
*   Tauschen Sie sich mit Freunden und Bekannten aus, mit Menschen, auf die Sie
    sich verlassen können!
*   Essen Sie bewusst und langsam!
*   Schlaf ist wichtig, ein Abendspaziergang oder ein Bad kann helfen!

- Tun Sie etwas für sich, belohnen Sie sich!
- Treiben Sie Sport und erlernen Sie Entspannungsübungen!

Zusammenfassung

Stress kann man grundsätzlich nicht vermeiden. Heute nehmen Stressoren aus der sozialen Umwelt, der physikalischen Umgebung, der Arbeitswelt zu. Die nervlichen Belastungen am Arbeitsplatz erscheinen heute als wesentliche Auslöser für Krankheiten. Für die Bewältigung von Stress sind Verfahren verbreitet, die als schädigend gelten müssen: Alkohol, Drogen oder bloßes Wellnessverhalten.

Der unmittelbare körperliche Abbau der in der Stressreaktion freigesetzten Energie und ein nachfolgender rationaler Umgang mit der stressauslösenden Situation sind gesundheitsfördernd.

Oft ist eine Lebensstiländerung sinnvoll. Eine Umgestaltung der heutigen Lebenswelt wird vielfach gefordert. Hier müssen Verhältnisprävention und Verhaltensprävention zusammenwirken.

Viele Betriebe haben die Notwendigkeit eines sinnvollen Umgangs mit Stressoren erkannt. Viele Einzelpersonen haben selbst schon gesunde Verhaltensweisen zum Umgang mit Stressoren entwickelt.

Weiterführende Literatur

Lazarus, R. S., und S. Folkmann (1981): Stress, Appraisal and coping. Springer
Selye, H. (1984): Stress – mein Leben, Fischer
Stress: Broschüren der Krankenkassen
Sportverbände: http://www.sportprogesundheit.de

Suchtprävention

Suchtverhalten spielt für den einzelnen Menschen wie auch für die gesamte Gesellschaft eine immer wichtigere Rolle. Nicht nur die gesundheitliche Schädigung Einzelner und deren Kosten sind erheblich, das ganze soziale Umfeld ist negativ betroffen. Es gibt Möglichkeiten, Suchtverhalten ganz zu vermeiden, das eigene Suchtverhalten in Grenzen zu halten und trotz der persönlichen und sozialen Gefährdung ein gesundes Leben zu führen. Die Methoden der Gesundheitspädagogik können dazu beitragen.

Sucht heißt immer dasselbe wollen,
gesund ist: an allen interessanten
Möglichkeiten des Lebens teilnehmen.

Problemen mit Hilfe von Chemikalien („Drogen" im Sprachgebrauch der Apotheker) zu begegnen, ist in unserer Gesellschaft eine verbreitete Handlungsweise. Die „Suchtproblematik" hat einen großen Anteil an der Gesundheitsförderung in Primärprävention, Sekundärprävention und Tertiärprävention. In allen Städten und Betrieben gibt es Suchtberatung oder Programme zur Suchtprävention(vgl. Wienemann 2010, 210). Immer wieder findet man Warnungen vor Drogenkonsum. Die Erfolge werden unterschiedlich, aber meist sehr gering eingeschätzt. Übereinstimmung herrscht darin, dass der Wunsch nach Suchtverhalten nicht zu heilen ist. Wohl lassen sich Verhaltensweisen erlernen, um mit Suchtgefährdungen gut umzugehen und nahezu gesund zu leben (vgl. ausführlich Arnold/Schille 2002; Barsch 2008).

11.1   Grundlagen

Im Mittelalter wurden Krankheiten als Sucht bezeichnet. Dieser Zusammenhang ist in der Umgangssprache noch in den Bezeichnungen Wassersucht, Schwindsucht oder Fallsucht zu erkennen. Heute versteht man unter Sucht eine gesellschaftlich als nicht „normal" angesehene Verhaltensweise. Süchte lassen sich durch chemische Substanzen verstärken oder auslösen. Diese Stoffe verändern Gehirnstrukturen so, dass ein ständiges Verlangen entsteht. Meidet man solche Substanzen, entsteht auch keine Sucht.

Zur Begriffsbestimmung

Wenn das auf den Stoff bezogene Verhalten zur Gewohnheit wird und dann zwanghaft zum Konsumzwang führt, treten bei Nichtkonsum Entzugserscheinungen („Schussgeilheit") auf. Andere Verhaltensweisen sind nicht stoffabhängig, wie Arbeitssucht, Sexsucht, Spielsucht oder eine ausgiebige Internetnutzung (vgl. auch Wikipedia 2016). Anstelle von „Abhängigkeit" spricht man auch von „Gebrauch", um den fließend zunehmenden Krankheitscharakter beschreiben zu können.

Unerlaubter Gebrauch ist die Nutzung einer Chemikalie oder die Ausübung einer Verhaltensweise, die von der Gesellschaft nicht toleriert wird (z. B. Kampftrinken, Autorennen).

Gefährlicher Gebrauch stellt ein Verhalten dar, das mit großer Wahrscheinlichkeit körperlich, seelisch oder sozial schädliche Folgen hat.

Dysfunktionaler Gebrauch ist dann gegeben, wenn psychische Steuerungen ausfallen (Trunksucht), der Stoffwechsel krankhaft verändert ist oder sozialen Anforderungen (z. B. Sicherheit im Straßenverkehr) nicht mehr Folge geleistet werden kann.

Schädlicher Gebrauch verursacht bereits deutliche medizinisch oder sozial erkennbar schädliche Folgen (z. B. Leberschäden, Denkstörungen, Aggressivität, Zellvergiftungen in verschiedenen Organen).

Eine solche nicht übliche Entwicklung des Drogenkonsums nennt man Drogenkarriere (Fengler 2002; Wienemann 2010). Sie verläuft oft über mehrere Jahre. Sie könnte an jeder Stelle abgebrochen werden, wenn der Wille und die psychische Kraft zu einer „Umkehr" vorhanden sind.

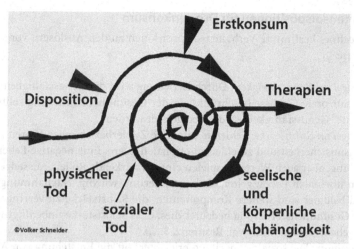

Abb. 11.1 „Drogenkarriere"

Humanbiologischer Hintergrund

Schon das Wort Sehn„sucht" veranschaulicht, dass der Mensch über seine augenblicklichen Lebensumstände hinausstrebt. Die Gefahr, „süchtig" zu werden, ist Teil der menschlichen Existenz. Besondere, von der Gesellschaft als „nicht normal" angesehene Verhaltensweisen werden oft so lange toleriert, wie der Betroffene noch arbeitsfähig, nicht kriminell oder sonst übermäßig auffällig wird.

Nach dem 2. Weltkrieg entwickelten sich verschiedene Wellen von Werthaltungen: Es gab die Fresswelle, die Möbelwelle, die Autowelle, insgesamt eine Haben-Orientierung. Das Ergebnis von unbefriedigten Sehnsüchten ist ein Konsumrausch. (Der Drogengefährdete versteht nur sehr schwer, dass er im „Konsumrausch der Gesellschaft" auf den Rausch der Drogen verzichten sollte). Aus dieser Sichtweise hat unsere Gesellschaft das Drogenproblem, das sie verdient (Herha 1986, 67ff). Suchtverhalten ist im Grunde ein psycho-soziales Problem, die trainierten Verhaltensweisen und die psychoaktiven Substanzen kommen verstärkend hinzu.

Verhaltensdispositionen für Drogenkonsum

Man rechnet bestimmte Verhaltensdispositionen zu den Auslösern von Sucht-verhalten:

- *Mangel an Genussfähigkeit:* Durch Erziehung wird die Genussfähigkeit zu oft auf nur orale Genüsse beschränkt. In der Gesundheitsförderung sollte eine „breite" Genussfähigkeit wieder neu gelernt werden.
- *Mangel an Selbststärke:* Fehlende intensive Zweierbeziehungen führen zu Ge-fühlsunsicherheit und zu einer emotionalen Leere. Eine negative Lebensein-stellung, aber auch Werbung spielen eine verstärkende Rolle. „Aussteiger" aus dem normalen Leben gelten als bewunderungswürdig. Nachahmungstrieb und Neugier sind weitere Komponenten, die Selbststärke zu verringern. In der Gesundheitsförderung bedeutet dies, dass Selbststärke unbedingt wieder aufgebaut werden muss (vgl. Resilienz, S....).
- *Umgebung:* Die soziale Umgebung erleichtert oft die Entstehung von Abhän-gigkeitsverhalten. Permissives Verhalten gegenüber Alkoholkonsum oder Pil-lengebrauch ist verbreitet. Zwischen persönlichen Wünschen und Wirklichkeit entstehen „Erlebnislücken". Die heutige Werbung unterstützt diese Leere einerseits und verspricht andererseits, dieses Erlebnisdefizit durch Konsum ausgleichen zu können (z. B. Einkaufsverhalten, Steigerung des Sozialprestiges).

Diese drei Faktoren bereiten die Grundlage für einen Erstkonsum. Unmittelbare Anlässe sind oft Langeweile, Neugier, Wissensdrang, Wunsch nach Anerkennung innerhalb der Gruppe, aber auch Umbruchsituationen im Lebenslauf. Oft ist auch der Wunsch nach extensiver Selbsterkenntnis, Bewusstseinserweiterung, aber auch Protest gegen die erlebte Lebenswirklichkeit zusätzliche Motivation.

Als Risikofaktoren gelten in der Jugend: Vernachlässigung und/oder Verwöh-nung, mangelnde Einübung von Grenzen. In der Pubertät scheint eine besondere Gefährdung vorzuliegen. Bei Erwachsenen sind Risikofaktoren: Verlust des Ar-beitsplatzes, Verlust des Familienzusammenhalts oder Tod eines engen Vertrauten.

Es ist durchaus menschlich, wenn man in Situationen, die man als unausweichlich und bedrohlich empfindet, Ausflüchte sucht. Dass eine Chemikalie oder etwa das Stürzen in die Arbeit keine wirkliche Hilfe ist, merkt man manchmal erst zu spät.

Der einmalige Gebrauch kann je nach Disposition zu weiterem Konsum führen, einige Stoffdrogen programmieren die Gefühlswelt – das Belohnungszentrum des Gehirns – derartig um, dass eine Stoffabhängigkeit schon nach erstem Konsum erfolgt. Aufgrund von Entzugsqualen kommt es zu Konsumzwang und evtl. zu einer Beschaffungskriminalität. Damit beginnt der soziale Tod, lange bevor eine körperliche Beeinträchtigung erkennbar wird. Einige irrige Meinungen (Kasten

11.1) über Stoffdrogen sind in der Bevölkerung verbreitet, während nichtstoffliche Süchte wie die Arbeitssucht erst seit kurzem thematisiert werden.

Kasten 11.1 Meinungen zu Drogen

Drogen erhöhen die Kreativität: Dies stimmt nicht, wie Versuche und Beobachtungen von kreativ arbeitenden Personen zeigen.

Anerkennung in der Gruppe: Dies stimmt zum Teil, für viele Jugendliche wird die soziale Zugehörigkeit durch Mutproben wie Kampftrinken mühsam erarbeitet.

Drogen vermindern die Probleme: Stimmt nur solange die Droge wirkt, danach wirken die zusätzlichen Probleme umso stärker.

Solidarität in der Gemeinschaft: Wesentliches Kennzeichen von sozialen Gruppen ist die gegenseitige Hilfsbereitschaft. Diese fällt in der Drogenszene vollständig weg. Alle Abhängigkeiten machen einsam, weil sie einseitig sind.

Gesundheit: Jede Abhängigkeit, auch die nichtstofflichen Verhaltensweisen, macht über kurz oder lang seelisch und schließlich auch körperlich krank.

Drogenkonsum und Gesellschaft: Die Gesellschaft ist gegenüber Drogenkonsum nicht konsequent: Einige Drogen wie Arbeitssucht, Alkohol, Kaffee werden geduldet, andere hart bestraft, obwohl sie weniger krankmachend sind, wie Cannabis-Konsum.

11.2 Einzelne Suchtformen

Stoffunabhängige Suchtformen

Esssucht: Das Denken kreist ständig um Essbares. Leider wird alle aufgenommene Nahrungsenergie als Fett gespeichert. Daher spricht man auch oft von Fettsucht.

Magersucht: In dieser Verhaltensentwicklung kreist das Denken ebenfalls um das Essen, aber hier wird Nahrungsaufnahme als eklig und abstoßend empfunden.

Spielsucht: Nicht wenige Menschen fühlen sich durch Automaten und Glücksspiel magisch angezogen. Das kann so weit führen, dass jemand sein ganzes Hab und Gut verspielt.

Konsumsucht: Zuweilen kauft man Dinge, die man gar nicht nötig hätte, allein um der Freude am Einkaufen zu genügen. Die Möglichkeit, Kredite zu bekommen, und moderate Abzahlungsmöglichkeiten wirken unterstützend, so dass viele Familien überschuldet sind.

Arbeitssucht: Im Arbeitsleben gibt es Belastungen, die gesundheitsgefährdend sind. Arbeitssucht wird gesellschaftlich nicht als Krankheit wahrgenommen, selbst dann nicht, wenn ein körperlicher Zusammenbruch droht.

Geltungssucht: In der Öffentlichkeit geht es oft um Anerkennung und Macht. Ob das Machtstreben selbst auch gesundheitsfördernd sein kann, sei dahingestellt. Das Streben, der Erste in einer Rangordnung zu sein, ist ein menschliches Bedürfnis, das zur vollständigen Selbstausbeutung führen kann. Wenn sich aber die Geltungssucht z. B. in Autorennen in Städten breitmacht, kann es gefährlich werden.

Weitere Suchtformen kommen hinzu (DGPPN 2016-12-14) wie pathologisches Glücksspiel, exzessive Computernutzung oder pathologische Kaufsucht.

Stoffabhängige Süchte

Nachfolgend seien nur einige Suchtstoffe ausgewählt. Die meisten Schäden verursachen Nikotin, Alkohol, Medikamente.

Nikotin: Nikotin verändert die Gehirnfunktionen. In sehr geringen Mengen wirkt es anregend, ca. 1g reines Nikotin in der Blutbahn wirkt tödlich. Sein Konsum über die Zigarette ist vergleichsweise weniger gefährlich, da nur sehr wenig Nikotin aufgenommen wird. Die gleichzeitig aufgenommenen Teerstoffe und Rauchpartikel sind viel besorgniserregender. Sie bleiben dauerhaft in der Lunge haften und führen sehr oft zu nicht heilbarem Lungenkrebs (Übersicht bei Lampert 2014). Man spricht von „Nikotin in der Zigarette als idealer Droge". Nikotin macht süchtig, wird aber in etwa 20 Min. im Körperstoffwechsel wieder abgebaut. Dadurch entsteht der Wunsch nach einer neuen Zigarette. Vielfach wird daran gearbeitet, das Suchtverhalten zu tolerieren, aber die Schadstoffe zu vermeiden. Dies wird z. B. durch Nikotinpflaster versucht.

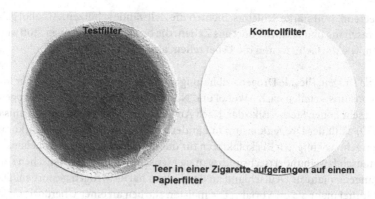

Abb. 11.2 Teer-Rauch einer Zigarette, aufgefangen auf Filtrierpapier im Vergleich mit einer gleich großen Luftprobe

Medikamente: Alle Chemikalien, die als Medikamente wirken, haben auch Nebenwirkungen. Dazu zählen Schlafmittel und Beruhigungsmittel in besonderem Maße: Sie führen zu einem abhängigem Verhalten. Zur Diskussion steht, ob 1,3 oder bis zu 2,3 Millionen Bundesbürger tablettenabhängig sind (Suchtbericht 2016). Die betroffenen Personen halten sie geheim, streiten ab oder bagatellisieren die Abhängigkeit, die zu weiteren Folgeerkrankungen führt.

Alkohol: Alkoholkonsum verursacht bei weitem die meisten chronischen Erkrankungen und Todesfälle. Im Jahr 2013 gab es rund 395.000 stationäre Behandlungsfälle aufgrund einer alkoholbedingten Erkrankung, von diesen Fällen waren knapp drei Viertel männlich. Seit dem Jahr 2000 hat die Zahl der alkoholbedingten Erkrankungen um 21,5 % zugenommen. Die volkswirtschaftlichen Kosten des Alkoholkonsums betragen rund 26,7 Milliarden Euro im Jahr, davon sind 7,4 Milliarden Euro direkte Kosten für das Gesundheitssystem. Laut Todesursachenstatistik starben im Jahr 2013 rund 15.000 Menschen an ausschließlich alkoholbedingten Krankheiten, drei Viertel der Verstorbenen waren Männer. Das durchschnittliche Sterbealter lag im Jahr 2013 bei alkoholbedingten Krankheiten mit rund 61 Jahren knapp 17 Jahre unterhalb des durchschnittlichen Sterbealters. Alkohol ist ein starkes Gift für alle Zellen des Körpers: 70 %.ger Alkohol vernichtet alles Leben. Daher wird Alkohol auch zur Desinfektion verwendet. Dass Alkohol nicht rasch tödlich wirkt, liegt an der Vielzahl der menschlichen Zellen, an der Größe unseres Körpers und an der vergleichsweise moderaten Zufuhr im Vergleich zum Körpergewicht. In Mund und Speiseröhre, im Magen und Darm wirkt Alkohol nur deswegen nicht sofort verheerend, weil starke Schleimschichten die Zellwände schützen. Alkohol gelangt sehr rasch ins Blut lässt von dort aus Zellen, die besonders intensiven Stoffwechsel haben, wie die Gehirn- und die Leberzellen, absterben.

Illegale Drogen: Illegale Drogen – abhängig von der Regelmäßigkeit und der Menge des Konsums – stellen nach Alkohol und Nikotin die dritte Gruppe der Drogen mit einem sehr hohen Sterberisiko dar. Nach Angaben der Weltgesundheitsorganisation (WHO) zählt der Drogenkonsum in Ländern mit einem hohen Volkseinkommen zu den zehn wichtigsten Risikofaktoren für durch Krankheit verlorene Lebensjahre. „Eintausendzweihundertsechsundzwanzig Menschen! – So viele Menschen sind im vergangenen Jahr in Deutschland an den Folgen harter Drogen gestorben. Das ist ein Fünftel mehr als im Vorjahr. Die meisten starben an einer Überdosis Opiaten, vor allem Heroin – teilweise in Kombination mit anderen Substanzen. Die Zahl derer, die durch die synthetische Droge Crystal Meth ums Leben kamen, stieg im Vergleich zum Vorjahr um ein Viertel. 2015 ist das vierte Jahr in Folge, in dem die Zahl der Drogentoten nach einer langen Zeit des Rückgangs wieder zugenommen hat" (ZEITwissen 2016). Aber nach wie vor sterben sehr viel mehr Menschen an den erlaubten Drogen Alkohol und den Nikotin-Begleitstoffen.

11.3   Suchtprävention

Nicht aller Stoffkonsum oder extensive Verhaltensmuster führen zu krankhaftem Suchtverhalten. Offensichtlich gibt es in unserer Bevölkerung verbreitet auch andere Möglichkeiten, mit möglichen Abhängigkeiten umzugehen, sie gar nicht erst entstehen zu lassen oder die gesellschaftlichen Nachteile zu verhindern.

Die beste „Therapie" sind ständige gute Beziehungen und eine verständnisvolle mitmenschliche Kommunikation!

Primärprävention und Gesundheitsförderung

Als bester Schutz gilt die Förderung der Ich-Stärke, entsprechend den Ergebnissen der Hardiness-Forschung (vgl. S. 83). Als optimale Vorbeugungsmaßnahmen gelten die folgenden „Tipps", nicht nur für Gefährdete (vgl. Kaufmann 2000):

- Wenn du nicht weißt, was zu tun ist, frage mehrere Personen deines Vertrauens oder suche eine Beratungsstelle auf. Frage aber niemals eine Chemikalie!

- Wenn andere dich zu einem Verhalten drängen, überlege dir, was sie eigentlich wollen und ob du das auch willst. Frage dich: Warum sollte ich das tun?
- Suche bei Problemen selbst nach einer Lösung oder verschiebe die Lösung auf später! Suche immer ein Gespräch!
- Fertige Lösungen gibt es nicht, man muss für sich selbst den optimalen Weg finden!

Hilfen von Bezugspersonen: Im Vorfeld von Gefährdungen – und hier ist jeder Mensch gefährdet – ist eine Gesprächsführung nach gesundheitspädagogischen Gesichtspunkten (z. B. TZI-Methode, S. 170) besonders geeignet. Wesentlich sind Einstellung und Verhalten von Eltern und Bezugspersonen, die von sich aus die Initiative ergreifen (vgl. auch Wille 1997):

- *Beschaffung von fundierten Informationen über die Wirkung von Drogen*
- *durch Verständnis, Trost und Rat „Nestwärme" ermöglichen*
- *berechtigter Kritik Folge leisten, keine Ausreden!*
- *Pflege von Freundschaften, auch die Freundschaften der Kinder und deren Bezugspersonen*
- *Vorbildhaftigkeit leben bezüglich Alkohol, Rauchen, Pillennutzung, Stressumgang, Problemen, Umgang mit Problemen*
- *Abbau des Wunderglaubens an Medikamente und Chemikalien*

Eine paternalistischen Haltung (Ich weiß, was gut für dich ist), eine Drohung mit Krankheit, die Darstellung von Risiken oder die Warnung vor Giftigkeit haben sich in der Vergangenheit nicht als effektiv erwiesen. Diese Beeinflussung ist als Risikopädagogik bekannt. Ebenso werden die ethische Forderung nach Abstinenz oder eine deutliche Erschwerung der Verfügbarkeit teilweise nicht als ausreichend zielführende Einflussversuche angesehen (vgl. Barsch 2008, 156). Eine handliche Übersicht über Schutzmaßnahmen aus Sicht von Erwachsenen gegen Sucht und Drogen hat Wille erstellt. Wesentliche positive Einflussfaktoren sind: den Gesprächsfaden nicht abreißen lassen, empathisches Einfühlungsvermögen, Stärkung der Abwehrhaltung gegen Gruppendruck, Formen des Neinsagens kennenlernen (Wille 1997, 82ff), Techniken der Selbstentwicklung üben.

Gruppenbezogene Prävention: Ein umfassendes Präventionskonzept hat z. B. das Ministerium für Arbeit, Gesundheit und Familie in Baden-Württemberg (Landesregierung BW 1991) vorgelegt. Inwieweit es Erfolg hatte, ist nicht evaluiert. Die moderneren Verfahrensweisen der zielgruppenspezifischen Ansprache und Einflussnahmen durch die BZgA jedenfalls scheinen sich erfolgversprechend auszuwirken.

Sie werden auch begleitend evaluiert. Solche Projekte sind: „Kinder stark machen"
oder „Kenne Dein Limit" (Suchtvorbeugung BZgA) mit umfassenden Angeboten.

Organisierte Hilfe in Betrieben: In Betrieben spielt Trunkenheit oder Drogenkonsum
eine besonders gravierende Rolle. Betriebliche Suchtprävention ist seit rund 100
Jahren verankert, mit durchaus kritisch gesehenen Erfolgen. Trotzdem muss man
die betriebliche Suchtprävention als den besten Weg einschätzen, den Drogen- und
Tablettenkonsum insgesamt zu mindern (Wienemann 2010, 2010ff). Die Maßnahmen sind vielfältig und müssen sozial akzeptiert und arbeitsrechtlich verankert
sein. Im Einzelnen ergeben sich die folgenden Anliegen:

- Abbau der suchtfördernden Arbeitsbedingungen
- Förderung der persönlichen Verantwortlichkeit
- Aufklärung über Wirkungen und körperliche, soziale und ökonomische Schäden
- Stärkung persönlicher Ressourcen (z. B. Resilienztraining (vgl. S. 83)
- langfristige Veränderungen des riskanten Konsumverhaltens
- Vorschrift nach „Punktnüchternheit" – am Arbeitsplatz, beim Autofahren
- Einschränkungen und Verbote (Rauchverbot in Kantinen, Arbeitsräumen)

All dies soll ein Arbeitskreis Suchtprävention planen und verwirklichen. Dabei
sollen mehrere Maßnahmen zusammenwirken.

Kasten 11.2   Suchtprävention in Betrieben: Netzwerk der primären, sekundären und
tertiären Maßnahmen (vgl. auch Deutsche Hauptstelle für Suchtgefahren
2006; Wienemann 2010, 210)

Qualitätssicherung: Koordination der Maßnahmen, Dokumentation, Einrichtung von
Beratungs- und Hilfsmöglichkeiten, Beteiligung nichtbetrieblicher Institutionen
Beratung: Besuch und langfristige Einflussnahme durch Beratungsstellen, Hilfe bei
Suchtgefährdung, Fallbegleitung und Therapien, Beratung von Familienangehörigen
Interventionen: Führen von Mitarbeitergesprächen, Aufklärung und Qualifizierung von
Vorgesetzten, Vorbildfunktion, Unterstützung bei Krisen
Vorbeugende Aktionen: Informationen, Stärkung von Ressourcen, Verbesserungen im
Arbeitsablauf

Universale und selektive Suchtprävention

Universale Maßnahmen richten sich an Personengruppen, die ein erhöhtes Such-
trisiko aufweisen wie Schulklassen, Elterngruppen, Personen im Handlungsfeld
Freizeit und Mediennutzung.

Auf Alkoholmissbrauch bezogene Projekte an Schulen haben einige Erfolge
erzielt. Insgesamt wird auch bei Jugendlichen weniger geraucht. Die Veränderungen des Schulklimas sind positiv einzuschätzen. Prävention im Freizeitbereich
wie in Sportvereinen oder Partysettings (Fanmeilen) findet praktisch nicht statt.
Der Medienmissbrauch lässt sich durch entsprechende Präventionsprogramme an
Schulen geringfügig senken.

In der selektiven Suchtprävention wendet man sich an ausgewählte Gruppen mit
einem hohen Suchtpotential. Die Auswertung der Literaturdaten zeigt:

- Eine Suchtprävention bei erstgebärenden Müttern und deren Partnern durch
  Hebammen zeigt Wirkung.
- Suchtprävention lässt sich durch Förderung der Lebenskompetenz an Schulen
  umsetzen.
- Für den Bereich Freizeit sind breitgestreute Mentorenprogramme und der Einsatz
  von „Fallmanagern" als nützlich gefordert.
- Eine passende Suchtaufklärung erscheint neuerdings auch für Studierende
  notwendig.

Gesellschaftliche Unterstützung

Die gesellschaftlichen Reaktionen auf Suchtverhalten sind unterschiedlich: Alkoholkonsum wird geduldet, obwohl die meisten individuellen, sozialen und
wirtschaftlichen Schäden durch Alkohol verursacht werden. Arbeitssucht ist
gesellschaftlich höchst geschätzt. Computerabhängigkeit wird inzwischen wahrgenommen und besonders für Kinder als schädlich beschrieben. Andere Süchte sind
kriminalisiert. Dies deutet auf eine unklare Haltung gegenüber Abhängigkeiten
in der Gesellschaft hin, die bisher weder politisch noch rechtlich gelöst erscheint
(Alternativer Suchtbericht 2016).

Therapieerfolge

Daten der Rentenversicherung geben an, dass bei stationär behandelten Alkohol-
kranken eine 50 %.ge Hilfe möglich ist. Bei Drogenerkrankungen bleibt eine Therapie bei ca. 30 % der teilnehmenden Personen wirkungslos, weitere 30 % werden
rückfällig. Der feste Wille eines Betroffenen, eine Therapie wirklich anzunehmen,
gilt als entscheidender Auslöser für den Erfolg. „Erfolgt nach einer Entgiftungs-

behandlung keine psychotherapeutische und rehabilitative Maßnahme, ist die Prognose für stabile Abstinenz ... ausgesprochen ungünstig" (Fengler 2002, 23).

Die Therapie besteht grundsätzlich darin, neue Möglichkeiten der Lebensgestaltung aufzuzeigen und diese emotional positiv zu besetzen. Methodische Gesundheitsfaktoren wie TZI, Gesprächsführung oder sachliche Aufklärung sind wesentliches Rüstzeug. In solchen Therapien kommen die Erkenntnisse der Gesundheitspädagogik zur Anwendung.

Eine Ermittlung von Erfolgsquoten in der Suchtberatung und in der Suchttherapie gilt als methodisch schwierig. Ziel vieler Therapien ist inzwischen, nicht die Sucht zu eliminieren, sondern einen sozial verträglichen Umgang mit der eigenen Sucht zu erreichen. Verschiedene Therapieformen stehen in Diskussion. Einige Formen wollen eine möglichst intensive Wahrnehmung von Sucht und eine Vernetzung mit dem sozialen Umfeld ermöglichen. Andere wollen zu einem kontrollierten Umgang mit der entsprechenden stofflichen oder nichtstofflichen Droge anleiten (vgl. Ansatz von Barsch 2008). Solche Therapien erfolgen in Tagesangeboten, damit keine soziale Ächtung und kein Verlust des Arbeitsplatzes während der Therapie erfolgt und sich Betroffene somit leichter wieder integrieren können.

11.4   Pädagogische Aspekte der Suchtprävention

Die bisherige Forschung bezieht sich meist auf Statistiken zum Suchtverhalten: Man stellt die Zunahme oder Abnahme des Konsums der einschlägigen Drogen durch Befragung von Personen und Statistiken der Bundeskriminalämter oder der Bundeszentrale für Gesundheit fest.

Für die Suchtprophylaxe und für die tertiäre Suchtprävention gibt es bisher keine einheitliche Grundlage. Die verschiedenen Paradigmen führten nicht zu einer einheitlichen Sichtweise in der Gesellschaft.

Es gilt, auf rationaler Grundlage anhand der bio-psychischen Ursachen Konzepte des Umgangs zu entwickeln und dafür entsprechende Evaluierungsverfahren zu etablieren (vgl. Hoff/Klein 2015). Das Lebensweisenmodell gilt hier als möglicherweise erfolgversprechender Ansatz (vgl. S. 66). Mit ihm ist allerdings eine erhöhte Verantwortlichkeit für den Einzelnen verbunden. Selbstverantwortung und soziale Verantwortlichkeit werden zunehmend eingefordert werden. Insgesamt wäre aufgrund neuer Forschungen eine effektivere Gesundheitsförderung zu entwickeln: „... für eine evidenzbasierte Suchtprävention unabdingbar ist, Theorien ganz im Sinne Luhmanns, also in systemischem Sinne, (vgl. S. 111) und methodenkonsequent zueinander in Bezug zu setzen" (Hafen 2015, 48).

Eine „evidenzbasierte Suchtprävention" wiederum „entspricht der gewissenhaften, vernünftigen und systematischen Nutzung der gegenwärtig bestmöglichen theoretischen und empirisch ermittelten wissenschaftlichen Erkenntnisse als auch des Praxiswissens sowie des Wissens der Zielgruppen für die Planung, Implementierung, Evaluation, Verbreitung und Weiterentwicklung von verhältnis- und verhaltensbezogenen Maßnahmen" (Hoff/Klein 2015, 12). Unausgesprochen und ohne Bezug wird der hier vertretene Ansatz einer modernen zielgerichteten Gesundheitspädagogik aufgenommen. Besonders für Führungspersonen in Betrieben würde sich eine Ausbildung in einer pädagogisch ausgerichteten Gesprächsführung empfehlen.

Suchtprävention als systemische Aufgabe: Das persönliche Suchtverhalten spielt sich in einem komplizierten Wirkungsfeld ab (Drogenbericht Bundesregierung 2016). Aufgrund dieses Wirkungsgefüges (Abb. 11.3) von Schutzfaktoren, Gesundheitsfaktoren und Risikofaktoren zeigt sich der enorme Einfluss der sozialen Umstände. Entsprechend müssen die Projekte gestaltet sein. Glaubwürdigkeit der vermittelnden Personen, Glaube an die Wirksamkeit der Maßnahme, Unterstützung durch Peergruppen, gutes Arbeitsklima in Schulen, Unterstützung durch Eltern, gute Finanzierung, überzeugende Regelungen erscheinen unerlässlich für den Erfolg solcher Projekte.

„Drogenmündigkeit" – ein pädagogischer Ansatz: Da die bisherigen Strategien nicht erfolgreich seien, fordert Barsch eine Erziehung zur Drogenmündigkeit: „Mit dem Begriff der Drogenmündigkeit wird ein Komplex von Kenntnissen, Fähigkeiten, praktischen Fertigkeiten, Einstellungen, Bereitschaft, Gefühlen, Phantasien, landläufigen Interpretationen, Weltanschauungen, Formen des Umgangs mit Zwängen, Willensbildung u.ä. zusammengefasst, der Menschen befähigt, sich eigenständig in vielfältigen Alltagssituationen zu orientieren und zu geglückten Formen des Umgangs mit psychoaktiven Substanzen zu finden" (Barsch 2008, 281). In ihren Ausführungen nimmt sie Aspekte der Hardiness-Forschung auf, ohne auf deren Ergebnisse einzugehen. Ihre Anregungen können als Aufruf verstanden werden, mehr gesundheitspädagogische Gesichtspunkte in die Suchtprävention aufzunehmen.

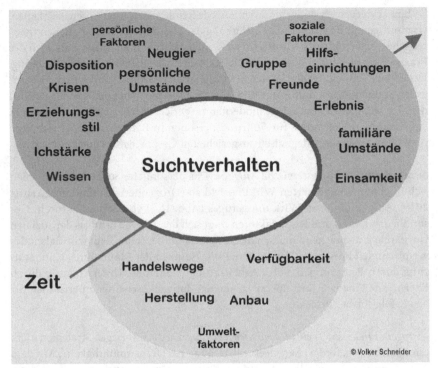

Abb. 11.3   Suchtverhalten in systemischer Sicht. Das Faktorengefüge ist zeit- und situationsabhängig.

Die folgenden Kernkompetenzen seien zu fördern (Barsch 2008, 295ff): Drogen-kenntnisse, Bewusstheit über eigene Motivationen und Motivationen anderer, Kritikfähigkeit, Risikomanagement und Genießen lernen ohne Schadfolgen. Drei Beispiele für die Förderung von Ichstärke und Selbstkompetenz (vgl. z. B. Kaufmann 2001) seien angeführt:

Kasten 11.3 Blitzlicht

Absicht: Bewusstmachen augenblicklicher Gefühle, Wahrnehmung anderer Personen
Ablauf: Die Gruppe sitzt im Kreis, jeder kann jeden sehen. Jede Person sagt in zwei Sätzen, wie es ihr gerade geht. Keine Kommentare.
Kritik: Die Übung kann schwierig verlaufen.

Kasten 11.4 Sammlung von Beobachtungen zum Suchtverhalten

Absicht: Kennenlernen vieler Fakten zum Suchtverhalten.
Ablauf: Auf einen Bogen werden drei Aspekte aufgeschrieben: Suchtprävention wäre: …
Die Ergebnisse werden vorgelesen und diskutiert, Nachfragen ist erlaubt, Diskussion nicht!

Kasten 11.5 Beurteilung von Organisationen (Schule, Betrieb, Familie, Freizeiteinrichtungen)

Ablauf: „Die … kann zur Sucht anleiten, aber auch davor schützen. Wann bieten die gewählte Einrichtung Risikoverhalten oder Schutz vor Drogen an?

Gewählte Einrichtung (z. B. Schule): …	
Risiko	Schutz

Die Gruppe diskutiert die Frage: Was können wir tun, damit junge Menschen besser geschützt sind?

Für die Anerkennung und Beherzigung solcher Kernkompetenzen bedarf es sicherlich der pädagogischen Begleitung mit Vertrauenspersonen und der Stärkung der sozialen Lebensumstände. Der gesundheitspädagogische Ansatz erscheint hier unausgesprochen verfolgt. Genauere Evaluationen bezüglich des Ziels „Drogenmündigkeit" fehlen bisher. Man kann aber davon ausgehen, dass die meisten Menschen einen Kompromiss finden, mit dem sie selbst und die Gesellschaft leben können.

Zusammenfassung

Die Gesellschaft verhält sich gegenüber Drogen und Suchtverhalten zwiespältig. Die Folgeerkrankungen durch Abhängigkeiten sind in persönlicher, sozialer und ökonomischer Hinsicht mit hohen Kosten verbunden. Bis heute gelten die Maßnahmen der Suchtprävention wie auch die in der Tertiärprävention als nicht sehr erfolgreich. Zu vermuten ist, dass die Therapiekosten noch höher wären, würde keine Suchtvorbeugung im privaten Umfeld und im öffentlichen Bereich stattfinden. Eine wissenschaftlich fundierte Evaluation wird eingefordert. Diese kann als Grundlage für eine erfolgreichere Suchtprävention unter pädagogischen und systemischen Gesichtspunkten dienen.

Weiterführende Literatur

Arnold, H. u. H. J. Schille (2002): Praxishandbuch Drogen und Drogenprävention, Juventa Verlag, München;
Fengler, J. (2002): Handbuch der Suchtbehandlung, ecomed Landsberg/Lech
Suchtbericht: Bundesregierung (2016): Internet
Suchtbericht: Alternativer Suchtbericht (2016): Internet
Wienemann, E. (2010): Betriebliche Suchtprävention. Gesundheitsförderung und Lösungsorientierte Intervention. In: Faller, G. (Hrsg.): Lehrbuch betrieblicher Gesundheitspolitik, Huber, Hogrefe Bern

Bewegung 12

Der Mensch ist aufgrund seiner Evolution ein Lebewesen, das auf Bewegung angelegt ist. Neue Forschungen zeigen, welch große Rolle Bewegung und Beweglichkeit für die körperliche und seelische Gesundheit spielen. Hier geht es um eine Einführung in die biologischen, sozialen und gesundheitlichen Grundlagen eines modernen gesundheitsfördernden Bewegungsverhaltens im täglichen Leben.

12.1 Vorbemerkung

Jede Bewegung findet in einer Auseinandersetzung des Körpers, des Empfindens, der Wahrnehmung mit äußeren Umständen statt. So kann man von einem Regelkreis zwischen Organismus und sozialer Umgebung sprechen (Scheid/Prol 2011, 43ff). Dabei fließen Wahrnehmung und Bewegung ineinander. Im Experiment lässt sich nachweisen: Jemand, der sich selbst bewegt, findet sich in einem Raum auch später wieder zurecht, jemand, der im Rollstuhl passiv herumgefahren wird, kann sich später nicht im selben Raum orientieren. Daraus folgt: Bewegungslernen verlangt nicht nur die Ausbildung des motorischen Ablaufs, sondern ebenso die sensorischen, kognitiven und emotionalen Fähigkeiten des Lernenden. Bewegungslernen und auch sportliches Lernen sind daher als unerlässliche Bestandteile von Bildung (vgl. ausführlich Scheid/Prohl 2014, 70ff) anzusehen:

Bewegst Du Dich, dann pflegst Du Dich!

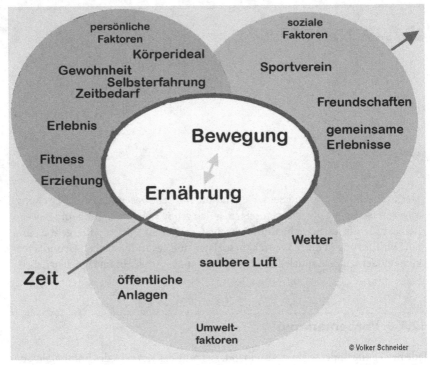

persönliche
Faktoren
Körperideal
Gewohnheit
Selbsterfahrung
Zeitbedarf

soziale
Faktoren
Sportverein

Freundschaften

Erlebnis

Fitness

Erziehung

Bewegung

gemeinsame
Erlebnisse

Ernährung

Zeit

öffentliche
Anlagen

saubere Luft

Wetter

Umwelt-
faktoren

© Volker Schneider

Abb. 12.1   Mögliche Einflussfaktoren auf das Bewegungsverhalten
Das Faktorengefüge ist zeit- und situationsabhängig.

Viele der in Abb. 12.1 genannten Aspekte spielen für ein gesundes Bewegungsverhalten eine große, wenn auch sehr unterschiedliche Rolle. Der vermutlich stärkste
Hinderungsfaktor scheint der empfundene oder erzwungene Zeitmangel zu sein.

Der Wunsch nach Bewegung ist angeboren, er wird jedoch durch Leistungsan-
forderungen, Zeitmangel, Arbeits- und Lebensumstände heute eher eingeschränkt
als gefördert.

Unsere Gesellschaft hält vielfältige Möglichkeiten bereit, das Bewegungsbedürfnis
zu erhalten und altersgemäß zu realisieren. – Trotzdem bewegen sich die meisten
Personen zu wenig und wenn, dann unter Umständen falsch und nicht körpergerecht.
Die Gelegenheiten zu mehr Bewegung reichen von Spielplätzen über Bolzplätze
bis hin zu Sportanlagen und Sportwettkämpfen oder Sportfesten. Maßnahmen
der Tertiärprävention sind immer auch mit Bewegungsanforderungen verbunden.

12.2 Bewegungsmangel als Risiko

Die meisten Menschen rechnen „sich bewegen können" zu den Grundmerkmalen von Gesundheit. Dies gilt für körperliche wie auch geistige Beweglichkeit. Bewegungseinschränkungen müssen als schwerwiegende Einbußen an Lebensqualität angesehen werden (vgl. Rütten u. a. 2005). Auch in der Frage nach dem Wohlergehen wird auf diesen Umstand angespielt:

Wie geht's, wie steht's? ist nicht nur eine höfliche Frage, sondern trifft das Gesundheitsverständnis als Bewegungsfähigkeit an einem zentralen Punkt.

Wer rastet, rostet!

Die Fülle von Zeitschriften und die vielen Fitness- und Entspannungsstudios mögen ein Zeichen dafür sein, dass viel gegen Bewegungsmangel in Deutschland angeboten wird. Die statistischen Daten sprechen allerdings dagegen: Der herrschende Lebensstil mit viel Sitzen in der Schule oder vor dem Fernseher führt schon im Kindesalter zu Mängeln im Bewegungsapparat (KIGGS 2007), die Rückenleiden nehmen zu, wie auch im Verein mit der Bewegungsarmut das Übergewicht. Frauen verbringen pro Tag 6,7 und Männer 7,1 Stunden im Sitzen, bei rund 8 Stunden Schlaf kommt man zu dem Schluss, dass rund die Hälfte des Tages von 24 Stunden ohne ausreichende körperliche Aktivität verbracht wird. Für eine anstrengende Tätigkeit wurden nur rund 4 Stunden pro Tag ermittelt. Der Anteil der Sportmuffel nahm in den Jahren von 1990 bis heute zu. Die körperlichen Belastungen am Arbeitsplatz nehmen eher noch durch falsches Sitzen zu (Luig 2014, 189.)

Wenn man von „sportlicher Betätigung" verlangt, dass man ins Schwitzen kommt, können 1998 nur rund 13 % der Bevölkerung als sportlich aktiv bezeichnet werden (Mensink 2003, 6). Zivilisation und technische Entwicklungen am Arbeitsplatz reduzieren dazu zunehmend die körperlichen Anforderungen. Während über lange Zeiträume hinweg 99 % der Produktion durch Muskelaktivität des Arbeiters geleistet wurden, umfasst diese heute maschinenbedingt gerade noch rund 1 %. Bewegungsmangel erhöht die Gefahr für extremes Übergewicht, für Gelenk- und Wirbelsäulenschäden und langfristig für Herz-Kreislauf-Schäden. Motorische Entwicklungsstörungen führen zu einem geringeren Selbstwertgefühl.

Ein sicherer Nachweis, dass sportliche Betätigung zu „mehr Gesundheit" führt, kann bis heute nicht erbracht werden. Allerdings „übt Sport bei Befragten ohne chronische Beschwerden in allen Statusgruppen eine positiven Einfluss auf die Selbsteinschätzung der Gesundheit aus" (Lampert 2003, 8), unabhängig davon, wie krank der Betroffene im medizinischen Sinne ist. Der Risikofaktor „Bewegungsarmut" ist für die Entstehung von Herz-Kreislauf-Krankheiten nachgewiesen. In der Nachsorge sinkt durch moderates Bewegungstraining das relative Risiko der kardialen Mortalität deutlich (Schlicht 2003, 17). Breitensport ist ferner wahrscheinlich ein Schutzfaktor gegen Brustkrebs, kolonrektalen Krebs und Diabetes.

12.3 Biologische Grundlagen

Aus anthropologischer Sicht ist der Mensch ein „Langsamläufer" – sehr ausdauernd, aber nicht schnell. Organausstattung und Stoffwechsel sind auf diese Aufgaben im Überlebenstraining ausgelegt.

„Fisch muss schwimmen, Vogel muss fliegen, Mensch muss laufen."

Emil Zatopek, berühmter Marathonläufer

Man nimmt an, dass die Vorfahren der heutigen Menschen als Bewohner der Savanne über Millionen Jahre hinweg zur Sicherung ihrer Existenz fast täglich 8-12 km (Frauen) bzw. 25-30 km (Männer) schnell gehend oder langsam laufend zurückgelegt haben. Die Jagd auf sehr schnelle Tiere wie Antilopen war dennoch erfolgreich: Man verfolgte das Tier solange, bis es erschöpft zu einer leichten Beute wurde. Füße, Beine, Muskeln, Herz-Kreislauf-System, Ableitung der Wärme durch Schweißdrüsen, Ortfindungsvermögen, Hören und Sehen sind auf diese Strapazen und auf das Verfolgen optimal ausgelegt. Aufgrund der gefundenen Skelette ist sich die Evolutionsforschung sicher, dass sich der moderne Mensch seit rund 40.000 Jahren nicht mehr wesentlich bezüglich Skelett, Herz-Kreislauf-System und Muskelausstattung verändert hat.

Aber wie alle Funktionen müssen auch diese Anlagen täglich optimiert werden. Schon vierzehn Tage im Krankenbett vermindern Muskelmasse und die Fähigkeiten des Gleichgewichtssinns. Entsprechend wächst die Verletzungsgefahr. Im Sprichwort sind solche Erfahrungen festgehalten: Wer rastet, rostet. Oder: Sich bewegen bringt Segen.

Bewegung als Gesundheitsfaktor

Sportarten mit moderater Bewegung gelten heute aus wissenschaftlicher Sicht als gesundheitsfördernd. Dies gilt vor allem in der Nachsorge. Sport senkt die Rückenschmerzen, erhöht die Knochendichte, verhindert Muskelschwund, wirkt Depressionen und Demenz entgegen, senkt das Risiko bei Herz-Kreislauf-Erkrankungen, vermindert Rückfälle nach Darmkrebs, mindert die Folgeschäden bei Rheuma, mindert die Folgeschäden bei Zuckerkrankheit. Im gesundheitlichen Sinne kann ein Bewegungsprogramm nur dann schädlich werden, wenn es einseitig, unter falschem Ehrgeiz und zwanghaft erfolgt. Daher gilt die Forderung: „Sport ohne Spaß macht weder glücklich noch fit" (Stern 1997, 158). Man kann die folgenden Fähigkeiten trainieren:

Ausdauer: Wandern, Joggen, Fahrradfahren steigert die Ausdauer. Ein richtiges Ausdauertraining ist dann gegeben, wenn man sich während des Trainings noch gut unterhalten kann. Dies gewährleistet eine ausreichende Sauerstoffversorgung der Muskulatur (aerobe Atmung).

Beweglichkeit: Auch die Gelenke müssen gesund erhalten werden. Die Beweglichkeit ist durch den Aufbau der verschiedenen Gelenke begrenzt. Entsprechende Übungen müssen immer bis zur Grenze der Beweglichkeit gehen, andernfalls stellt sich das Gelenk auf den kleineren Umfang der Beweglichkeit ein. Um eine Überdehnung zu vermeiden, sollte man sich auf die folgenden Bewegungsarten beschränken: Yoga, bestimmte einfache Gymnastikformen, Falltraining, richtige Techniken beim Bücken, Heben, Sitzen, Tragen von Lasten.

Koordination: Hier sind Fähigkeiten des Gehirns gefordert. Koordination umschreibt die Leistungen des Gehirns, Bewegungen effektiv auszuführen. Die Bewegungsprogramme müssen oft mühsam erlernt werden, z. B. Laufen, Radfahren, Schwimmen, Schreiben, Instrument spielen. Das Kleinhirn speichert diese Bewegungsabläufe, so dass diese „automatisch" ablaufen können.

Use it or lose it!

Kraft: Auch Muskeln müssen gefordert werden. Das empfohlene Krafttraining ist ein Training mit Hanteln von 2 kg Gewicht (2 große Sprudelflaschen mit Wasser gefüllt). Für den Gesundheitssport reicht das aus. Extremes Training führt zu einem extremen Zuwachs an Muskulatur (Abb. 12.2).

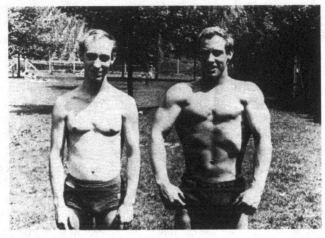

eineiige Zwillinge
Herzkreislauftraining
größeres Herz,
gesteigerte Sauerstoffaufnahme

Krafttraining
9kg mehr Muskulatur

Freiburger Forum 1996,23

Abb. 12.2 Effekte von Training
Die Probanden sind eineiige Zwillinge, beide Sportstudenten.
Sie haben freiwillig verschiedene Trainingsformen unter medizinischer Aufsicht gewählt:
Der Zwilling links Herz-Kreislauf-Training, rechts: Herz-Kreislauf-Training und Muskeltraining. Leider ist nur das Muskeltraining nach außen hin als „erotische Komponente" sichtbar.

Nach starken muskulären Anstrengungen haben sich Entspannungsmethoden und Massage bewährt. Sie fördern die Durchblutung der Muskeln und unterstützen damit die Regeneration und den Aufbau von mehr Fitness.

Gesundheitssport

Nicht jede Sportart ist gesundheitsfördernd (vgl. Stern 1997). Unter Gesundheitssport versteht man alle Betätigungen, die geplant, strukturiert und auf die Förderung von gesundheitlichen Aspekten ausgelegt sind (Brehm 2005). Die Bezeichnung „Gesundheitssport" wird insofern kritisiert, als damit der Sport, der ja eine freudvolle Betätigung sein soll, für Gesundheit instrumentalisiert und damit ohne Spaß bleibt (gesunde Bewegung 2016).

Die Unterscheidung zwischen körperlicher Aktivität und gesundheitsförderlicher Aktivität ist insofern wichtig, als einseitige Tätigkeiten, die beim Arbeitsprozess eingehalten werden müssen, zwar diese Bewegungsmöglichkeiten trainieren, aber insgesamt nicht zu einem ausgeglichenen Muskel- und Knochentraining beitragen.

Die Ansicht, „dass körperliche Aktivität – einschließlich sportlicher Aktivität – zu den zentralen Faktoren der Erhaltung sowie der Wiederherstellung der physischen und psychosozialen Gesundheit gehört" (Brehm 2005, 243, vgl. auch: Gesunde Bewegung), ist sehr verbreitet. Gesundheitssport in Turn- und Sportverbänden wird als wesentlicher Beitrag zur Förderung von Gesundheit propagiert (Tiemann 2005, 267ff). Allerdings kann Sport sowohl Schutzfaktor als auch Risikofaktor sein. Entscheidend sind Sportart und Intensität. Insgesamt erreichen nur rund 10 % der Bevölkerung einen medizinisch empfohlenen Aktivierungsgrad in ihrer Bewegung. Die sportliche Betätigung nimmt mit zunehmendem Alter deutlich ab: 20-Jährige üben zu rund 20 % einen Sport aus, 65-Jährige nur zu 7 % (Mensink, 2003, 5).

Für eine Zunahme der Gesundheit durch Sport fehlen bisher die Evidenznachweise (Brehm 2005, 259, Fuchs 2009, 105ff). Sportliche Betätigung verhindert Fettleibigkeit, aber nur dann, wenn diese mit weniger Kost verbunden ist. Professionell angebotene Rückenschulungen haben sich bei Schmerzzuständen in der Form einer „multifaktoriellen Schulung" als effektiv erwiesen (Niesten-Dietrich 1998, 75ff). Aus diesen Daten wird gefolgert, dass die einfachen linear-kausal aufgebauten Rückenschulprogramme überarbeitet werden sollten. Viele Autoren weisen zu Recht darauf hin, dass im Bereich Gesundheitssport eine Evaluation sehr schwierig ist, da die Einflüsse anderer Lebensstilbedingungen sehr schwer auszugrenzen sind.

Kasten 12.1 Ziele des Gesundheitssports

Ziele des Gesundheitssports	Empfehlung für die Gesundheitsförderung
• Stärkung der psychischen Gesundheitsressourcen	• „moderate Bewegung"
• mehr Wohlbefinden	• dreimal pro Woche 30 Min. aerobes Ausdauertraining
• Senkung von Stresseinflüssen durch bessere Steuerung des Kreislaufs	• dreimal pro Woche 20 Min. Krafttraining
• Erhalt der Bewegungsfähigkeit	• Jeden Tag etwa 30-60 Min. gehen (3.000 Schritte)
	„Das richtige Maß ist schnell erreicht."

Aerobe Ausdauer: Sie wird trainiert, wenn wenigstens ein Sechstel der Muskelmasse beansprucht wird. Günstige Bewegungsarten sind Nordic Walking, Jogging, Inline Skating, Radfahren, Schwimmen, Skilanglauf oder einfach nur ausdauerndes Wandern. Hausarbeit und Einkaufen gehen reichen nicht aus. Schutz vor Überlastung ist dann gewährleistet, wenn man sich während der Tätigkeit noch gut unterhalten kann. Begleitende Pulsmessungen dienen der besseren Überwachung. Ein moderates Ausdauertraining führt insgesamt zu einer geringeren Ermüdung, zu einer Stärkung der Belastungsfähigkeit und zu mehr Stressbewältigungskompetenz. Verspannungszustände treten seltener auf. Man kann seine „Fitness" mit Hilfe des Rouffiertests (Kasten 12.2) überprüfen.

Fitness und Beweglichkeit: Hier sind nur beispielhaft einige Möglichkeiten der Selbstüberprüfung aufgenommen (vgl. ausführlicher Tschirner 2003).

Kasten 12.2   Fitness-Test nach Ruffier – Überprüfung der aeroben Fitness.

Pulsmessung: Man kann eine elektronische Uhr nutzen, aber auch am Handgelenk 15 Sek. lang den Pulsschlag messen und diesen Wert mit 4 multiplizieren. Dann erhält man die Pulsfrequenz (Pulsschläge pro Minute) Test:

- Man misst nach 1 Min. Ruhe beim Sitzen oder Liegen den Puls: Anfangspuls, Ruhepuls
- Dann werden 30 Kniebeugen in 45 Sekunden durchgeführt.
- Sofort anschließend misst man die Pulsfrequenz im Sitzen.
- Dann misst man erneut nach genau 1 Min. den Puls.

Anfangspuls Ruhepuls (Puls 1)	Puls sofort nach Kniebeugen (Puls 2)	Puls nach 1 Min. Ruhe im Sitzen (Puls 3)

Rechnung	Erreichter Wert?	Wert	Bewertung
Puls 1 + Puls 2 + Puls 3 – 200		0-2	sehr gut
		3-4	gut
10		5-10	ausreichend
		10-15	unzureichend

Koordinationstraining: Gut koordinierte Bewegungen sind ökonomisch, harmonisch und präzise. Die Bewegungskoordination setzt sich zusammen aus sieben verschiedenen Aspekten: Gleichgewichtsfähigkeit, räumliche Orientierungs-, Rhythmus-, Reaktions-, Kopplungs-, Umstellungs-, und Differenzierungsfähigkeit. Bewegungskoordination ist eine Leistung des Gehirns und kann gut trainiert werden. Als besonders für Koordination geeignete Sportarten gelten Federball, Tischtennis, Tennis, Minigolf oder Golf, Tanzen, bei älteren Menschen ein Training für rasche Koordination beim Fallen.

Test: Beweglichkeit

Tab. 12.1   Test Beweglichkeit (ausführlich bei Albrecht/Meyer 2014, 13ff)

Rumpfbeugen	Seitenneigung Rumpf
Aufrecht auf dem Boden sitzen, die Beine sind gestreckt auf dem Boden, die Füße sind zum Körper hin angezogen. Sie reichen mit den Fingern	Auf einem Hocker sitzen, Füße stehen etwa hüftbreit auseinander. Der Oberkörper bleibt aufrecht, kann sich zur Seite hin neigen. Sie erreichen mit ausgestrecktem Arm und Hand
bis zum Knie – schlecht bis zum Knöchel – geht so bis zu den Zehen – sehr gut	bis zum Unterschenkel – schlecht bis zu den Knöcheln – mittel bis zum Boden ohne sich vorzubeugen – gut
Drehung	**Rückneigung**
Aufrecht auf einem Stuhl sitzen, Beine schulterbreit auseinander, die Arme sind auf der Brust verschränkt. Nun drehen Sie die Schulter langsam nach rechts und dann nach links. Vergleich mit der Zeigerstellung einer Uhr:	Aufrecht stehen, Beine schulterbreit auseinander, Arme vor der Brust gekreuzt, die Hände ruhen auf den Schultern. Nun so weit wie möglich nach hinten beugen, ohne das Becken zu verschieben.
„5 Min."-Drehung – schlecht „5-10 Min."-Drehung – geht so „10 Min."-Drehung – gut	fast nicht nach hinten beugen – schlecht nach hinten beugen bis Nase nach schräg oben zeigt – mittel Nase zeigt fast senkrecht nach oben – gut

Arbeitsplatzgestaltung

Die Einrichtung eines für die Person optimalen Arbeitsplatzes ist extrem wichtig. In Betrieben werden oft schon beträchtliche Anstrengungen unternommen, um „richtig" zu sitzen und mehr Bewegungsmöglichkeiten zu schaffen.

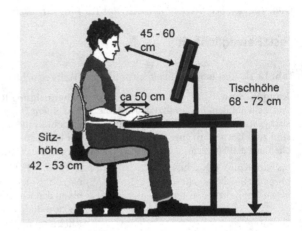

Abb. 12.3

Arbeitsplatzgestaltung
(richtig sitzen; vgl. auch
Internet: Arbeitsplatz
2016-11-25)

Integration in den Tagesablauf: Folgende Situationen bieten sich an, um mehr Bewegung in den Arbeitsalltag zu integrieren:

- Mit dem Auto weiter weg vom Zielort parken!
- Fahrrad benutzen!
- Ein bis zwei Haltestellen früher aus- und später einsteigen!
- In der Straßenbahn stehen statt sitzen!
- Telefonieren und Postauswertung im Stehen erledigen!
- Besprechungen im Stehen oder Gehen!
- Bewusste Bewegungspausen im beruflichen Ablauf. In der Mittagspause sich bewegen, Aktivierungsprogramme für den Arbeitsplatz nutzen (vgl. Tschirner 2014)!

Gesundheitswert von Entspannung

Jede Bewegung kostet Energie. In den Entspannungsphasen regeneriert sich der Kreislauf und trainiert gleichzeitig die zuvor geforderten Bewegungsanforderungen. Der Körper ist diesen „Ruhephasen" so aktiv wie in Zeiten der nach außen sichtbaren Aktivität. Die beste Entspannung erfolgt natürlich durch Schlaf nach anstrengender Tätigkeit. Oft muss die Entspannungsfähigkeit mit Anleitung aber gesondert erlernt werden, besonders von solchen Personen, die ständig „unter Strom" stehen. Unterstützende Methoden sind Entspannung nach Jacobson, Autogenes Training, Yoga, Psychohygienetraining.

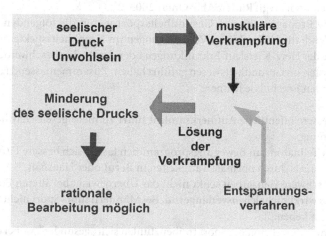

Abb. 12.4 Entspannung und Problemlösung

Professionelle Entspannungsverfahren dienen dazu, eine seelische Spannung zu lösen und die entsprechende Muskelverkrampfung zu lockern (Abb. 12.4). Man muss selbst herausfinden, welche Methode für einen selbst erfolgreich ist. Entspannungsmethoden lösen nicht psychische oder körperliche Probleme, sondern schaffen Raum für eine intellektuell gesteuerte nachhaltige Lösung. Einige, wie das Psychohygienetraining nach Dr. Lindemann oder die Methode nach Jacobson (vgl z. B. Hainbuch 2004), sind medizinisch als erfolgreich belegt. Für Autogenes Training oder Yoga sind die Ergebnisse nicht eindeutig. Ein intensiv verfolgtes Hobby gilt ebenfalls als entspannend. Demgegenüber sind Wellnessangebote – z. B. durch Hotels – kaum evaluiert. Wenn sie nicht der Anlass für die Lösung psychischer Probleme sind, bleibt Wellness in körperlicher und psychischer Hinsicht nicht nachhaltig.

12.4   Erfolge bei Bewegungsprogrammen

Während sich die Sportmedizin vornehmlich mit der Optimierung von Bewegungs-
abläufen, Verletzungen und der Rehabilitation befasst und den Hochleistungssport
betreut, hat die Sportwissenschaft sich auch den gesundheitlichen Aspekten der
Bewegung verschrieben. Hier unterscheidet man oft zwischen Breitensport und
Gesundheitssport (vgl. Rütten/Abu-Omar 2003, 2).

Für die Propagierung von Gesundheitssport waren die folgenden Aspekte
entscheidend: die beobachteten Veränderungen im Krankheitsspektrum wie die
Zunahme der Herz-Kreislauf-Erkrankungen oder der Rückenbeschwerden, die zu
neuen Kosten im Gesundheitswesen geführt haben. Zusammenfassend lassen sich
die folgenden Ergebnisse nennen:

- Die bessere öffentliche Aufmerksamkeit führt zu mehr gesellschaftlicher An-
  erkennung.
- Durch Teilnahme an Bewegungsprogrammen lassen sich bessere Fitnesswerte
  erreichen als durch normale Tätigkeiten in Beruf oder Haushalt.
- Selbst schwere Hausarbeit senkt nicht das Übergewicht bei älteren Frauen.
- Fitness wirkt nicht lebensverlängernd. Bei Männern führt Sport nicht zu einem
  längeren Leben.
- Personen, die regelmäßig Sport treiben, fühlen sich „gesünder", wobei die mess-
  bare Fitness nicht mit dem Gesundheitsgefühl korrespondiert.
- Nach Erkrankungen am Herz-Kreislauf-System führt eine anschließende „milde
  Betätigung" zu positiven, lebensverlängernden Effekten.
- Rückenschulprogramme zeigen keine nachhaltigen Effekte.
- Menschen fällt es schwer, Vorsätze in die Tat umzusetzen.

Insgesamt fehlen noch Evaluationen vor allem im Bereich des nachhaltigen Gesundheitssports (vgl. Fuchs 2006). Drei Grundvoraussetzungen sollten beim
Gesundheitssport erfüllt sein:

- Die Aktivität muss erkennbar eine muskuläre Stärkung des Körpers bewirken.
- Die Einstellung der Person muss positiv getönt sein.
- Die Betätigung muss sich in Beruf und sonstige Lebensführung gut integrieren
  lassen.

Fehlt eine dieser Bedingungen, ist Gesundheitssport zur Gesundheitsförderung
nicht nachhaltig. Bislang durchgeführte Wirkungsanalysen haben ergeben, dass
besonders Personen mit geschwächten Ressourcen und gesundheitlichen Proble-

men schnell von solchen einfachen Maßnahmen wie Treppengehen oder Strecken unter 5 km mit dem Fahrrad fahren profitieren. Eine weitergehende Verhaltensänderung ist jedoch nur sehr schwer zu erreichen (vgl. Höner 2007). Inzwischen wurden Projekte vorgestellt, die nachweislich zu einem längerfristigen Ausüben von Breitensport beitragen (Fuchs/Göhner/Seelig 2011). Diese Projekte fußen auf einer zugrunde liegenden Theorie, auf einem standardisierten Durchführungsplan und auf einer umfassenden Evaluation. Eine zusätzlich erforderliche Motivation soll gewährleisten, das Bewegungsprogramm zeitlich zu stabilisieren. Die Beibehaltung erscheint „im Wesentlichen von fünf psychologischen Faktoren abhängig" (Göhner/Fuchs 2007, 10):

- starke Zielorientierung
- hohe Übereinstimmung der Ziele mit persönlichen Wertvorstellungen
- realistische Umsetzungsmöglichkeiten im täglichen Leben
- Fähigkeit zur Abschirmung der Intention gegenüber anderen Umständen
- Erleben von positiven Konsequenzen

Zusammenfassung

Sport und auch Gesundheitssport wirken nicht lebensverlängernd. Mäßig betriebener Gesundheitsport sorgt für ein besseres Lebensgefühl. Die sportliche Betätigung muss Freude machen. Empfohlen werden Sportarten, die die Ausdauer fördern. An erster Stelle steht Wandern, Schwimmen, Tanzen.

Untersuchungen zeigen, dass trotz der vielen Anstrengungen im Gesundheitssport der Prozentsatz der gesund Trainierenden in Deutschland zu wünschen übrig lässt. Neue Motivationskonzepte sollen Bewegungsverhalten nachhaltig fördern und verbreiten.

Einen positiven Effekt für die Gesundheit zeigen nur Bewegungsprogramme, die nach Herz-Kreislauf-Erkrankungen eingesetzt werden.

Weiterführende Literatur

Brehm, W. (2005): Gesundheitssport – Kernziele, Programme, Evidenzen. In: Kirch/Badura: Prävention, Springer
Scheid,V. u. R. Prohl (Hrsg) (2011): Sportdidaktik, Limpert Verlag, Wiebelsheim
Bewegungspraxis: z.B. Angebote der VHS, von Trainingsinstituten, Internetangebote
Tschirner, T. (2015): Das 8 Minuten-muskel-workout ohne Geräte, GU, München

Wander Verband e.V.: http://www.wanderverband.de/conpresso/kontakt/index.php
Sportbund (2016-11-23): https://www.dosb.de/

Gesunde Ernährungsweise **13**

Die falsche Ernährungsweise kann krank machen, die richtige Ernährungsweise kann wesentlich zu einem gesunden Leben beitragen. Hier soll nicht auf die einzelnen Ernährungslehren eingegangen werden, wohl aber auf die biologische Ausstattung des Menschen, auf die zuträglichen Lebensmittel und auf eine angemessene Ernährungsweise. Gerade über Ernährung muss viel Wissen vorhanden sein, um sich rücksichtsvoll gegenüber seinem Körper verhalten zu können.

Der wichtigste Gesundheitsfaktor im täglichen Leben:
das richtige Ernährungsverhalten!

13.1 Zur Ernährungssituation

Heute erscheint Ernährung so günstig und einfach wie nie zuvor. Der Einkauf der richtigen Zutaten war nie leichter als heute. Selber kochen ist entspannend. Essen in Gemeinschaft ist ein wesentlicher Beitrag zu einem sozial befriedigenden Leben. Die selbst zubereiteten Mahlzeiten sind insgesamt deutlich billiger als Fertigessen.

Trotzdem wächst die Zahl der Übergewichtigen, auch das Übergewicht bei Kindern steigt an. Die heutige weit verbreitete Ernährungsweise gilt daher eher als Risikofaktor.

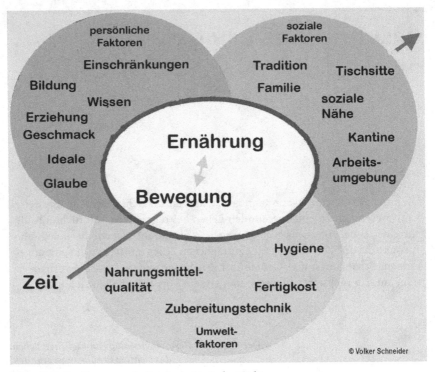

Abb. 13.1 Ernährungsverhalten in systemischer Sicht

Die Faktoren aus allen drei Bereichen können zu Risikofaktoren wie auch zu Gesundheitsfaktoren werden. Das Faktorengefüge ist zeit- und situationsabhängig.

Im Beziehungsgefüge einer „gesunden" Ernährung" (Abb. 13.1) fällt auf, dass fast alle Faktoren der Gesundheit zuträglich oder abträglich sein können. Es kommt also sehr auf die Gewichtung von möglichen Gesundheitsfaktoren an. Glaubensvorschriften oder Gewohnheiten spielen eine positive oder auch negative Rolle. Die sozialen Einflüsse sind erheblich. Aber auch Bequemlichkeit und Geschmacksverstärker in Nahrungsmitteln wirken sich negativ aus. Insgesamt findet Ernährung in einem komplexen Gefüge von Bedingungen im heutigen Lebensstil statt. Dieses ist nicht leicht zu durchdringen (Abb. 13.1).

13.2 Risikofaktoren

Der Anstieg der Lebenserwartung wurde zunächst mit der Verbesserung des Lebensmittelangebots und verbesserter Haushaltshygiene verbunden. Allerdings hat sich das Ernährungsverhalten in der Bundesrepublik seit 1948 wesentlich auch zum Negativen verändert.

Ernährungsweise, Bildungsstand und Krankheit

Etwa 16 Millionen der Deutschen sind übergewichtig mit einem BMI über 30. Das ist jeder vierte Bundesbürger. Rund 15 % gelten als „fettleibig" mit einem BMI um 40. Schon Übergewicht allein ist ein Risikofaktor (DGE 2012): Rund 60 Begleiterkrankungen, die mit Übergewicht einhergehen, sind aufgelistet, z. B. Diabetes, Gelenkschäden und Herz-Kreislauf-Erkrankungen.

Tab. 13.1 Übergewicht und Bildungsstand (Nationale Verzehrstudie II 2015)

	Abschluss Volksschule	Abschluss Realschule	Abschluss Hochschule
Frauen	36	28	21
Fettleibig	30	17	10
Männer	48	46	42
Fettleibig	27	19	13

Eine Metaanalyse bei etwa 900.000 Probanden hat gezeigt, dass ein geringes Übergewicht nicht zu einer geringeren Lebenserwartung führt, wohl aber ein Risiko für Krebserkrankungen darstellt. Adipositas (Fettsucht mit sehr hohem Übergewicht) ist hingegen mit vielen Folgeerkrankungen und mit einer um 8 bis 10 Jahre verkürzten Lebenszeit (vgl. z. B. Hauner 2009, 639) verbunden. 2015 waren etwa 25 % der Deutschen übergewichtig und etwa 15 % zeigten Adipositas (Adipositas IGES Versorgungsreport 2015). Die durch Adipositas verursachten Krankheiten belaufen sich im Jahr 2015 auf 28 Millionen Personen und die vorzeitigen Todesfälle auf 200.000. Es geschehe in Bezug auf Therapie viel zu wenig. Die herkömmliche Krankenversorgung habe kläglich versagt.

Tab. 13.2 Krankheit und Ernährungsverhalten

Erkrankung	Risikofaktor	Gesundheitsfaktor
Karies	zu viel Süßzucker	Zähneputzen, weniger Süßigkeiten, (Zucker in Obst schadet nicht)
Diabetes	zu viele Süßspeisen für lange Zeit, erbliche Veranlagung	Süßspeisen meiden, versteckte Zucker meiden
Arteriosklerose	geringe Kalziumzufuhr, zu wenig Bewegung	Milch und Milchprodukte, viel Gemüse und Obst, viel Bewegung
Gicht	zu viele Fleischwaren	Fleischwaren sehr mäßig konsumieren
Blutfettwerte	zu viele Fette	weniger tierische Fette, mehr Olivenöl
Verdauungsbeschwerden	Rauchen, Stress	mehr Flüssigkeit, mehr Bewegung, mehr Ballaststoffe (in Gemüsen)
Verstopfung	zu wenig trinken	2-3 Liter Wasser/Tag
Krebsarten	zu wenige Ballaststoffe	mehr Gemüse, mehr Ballaststoffe
Unverträglichkeit, Durchfall, Erbrechen	Ernährungsumstellung	Gewöhnung an verträglichere Kost
Allergie gegen Nahrungsmittel	bestimmter Inhaltsstoff	strikte Vermeidung der allergenen Stoffe

Die Risikofaktoren durch Fehlernährung in der Reihenfolge ihres Auftretens sind:

- Übergewicht (Adipositas) mit möglichen Folgeerkrankungen Bewegungsvermeidung, Diabetes, Herz-Kreislauf-Erkrankungen, Dickdarmkrebs
- falsche und einseitige Ernährungsweise (zu viel, zu süß, zu fett)
- Krankheiten rund um den Teller: Karies, Diabetes, Arteriosklerose, Blutfettwerte, Übergewicht, Gicht, Karies, Paradontose, Verdauungsbeschwerden, Verstopfung. Hier ist allerdings das Ernährungsverhalten nur ein Faktor unter mehreren.
- Lebensmittelvergiftungen (z. B. durch Giftstoffe in Pflanzen wie Solanin oder durch Bakterien und Salmonellen)
- Umweltgifte im Trinkwasser oder in der Nahrung (wie Antibiotika, Pestizide)
- Allergien gegen bestimmte Inhaltsstoffe in den Nahrungsmitteln (z. B. Glutenallergie oder Fischallergie)

Insgesamt muss man die bisherige Aufklärung über „gesunde Ernährungsweise" als fehlgeschlagen einstufen. Denn das Übergewicht nimmt weiter zu. Mit den bisherigen Bemühungen für eine ausgewogene Ernährung bei Schulkindern (vgl. z. B. Optimix 2006) kann man sich nicht zufrieden geben. Mit der Zunahme von

Übergewicht im Kindesalter (KIGGS 2007) werden auch die Folgeerkrankungen wie Krebs, Diabetes, Gelenkerkrankungen in einigen Jahren deutlich zunehmen. Weitere Erkrankungen müssen auch als wenigstens teilweise ernährungsbedingt eingestuft werden. Hinzu kommen Nahrungsmittelunverträglichkeiten und Nahrungsmittelallergien. Man kann sich nur durch Vermeidung solcher gefährdender Inhaltsstoffe in Lebensmitteln helfen (Ammon/Bräunig 2011).

Die Behandlungskosten in der Folge von Ernährungsfehlern und Magen-Darm-Erkrankungen sind sehr hoch: „Von 20 Euro, die im Gesundheitswesen ausgegeben werden, wird heute bereits 1 Euro vom Fett und seinen Folgen aufgezehrt. Allein im Jahr 2010 summierte sich das auf über 13 Milliarden Euro – etwa so viel wie die Jahresausgaben des Landes Rheinland-Pfalz. Und die Steigerungsrate der medizinischen Kosten bleibt steil: 2020 sollen es schon fast 26 Milliarden Euro jährlich werden" (Stern 2011, 109).

Test: Körpergewicht

Man kann das medizinisch wünschenswerte Körpergewicht leicht selbst überprüfen:

Kasten 13.1   Gewichtsmessung (vgl. Abb. 13.2 zur Feststellung des BMI)

Methode 1: Bauchumfang: Körpergröße geteilt durch den Bauchumfang. Der Wert sollte unter 0,5 liegen. Das Verhältnis zwischen Bauchumfang und Körpergröße (Waist to Height Ratio) gilt nach neuesten Forschungen als aussagekräftigste Methode zur Bestimmung von Übergewicht und den daraus resultierenden Gesundheitsgefahren.

Methode 2: Ermittlung des BMI (Body-Mass-Index) als etwas genauere Methode:

Body-Mass-Index BMI	Alter	BMI-Werte
$$BMI = \frac{Gewicht\ in\ kg}{Körpergröße \times Körpergröße}$$	19-24	20-25
	25-34 35-44	21-26
	45-54 55-64	22-27
Ein BMI über 30 gilt als Adipositas in allen Alters-	65	23-28
stufen, ein BMI von etwa 20 bis 22 gilt als Zeichen		24-29
von ausgewogener Ernährung		29

Methode 3: Genaue Ermittlung des Fettanteils im Körper mit entsprechenden Geräten durch den Arzt

Bei Männern ist die Gefahr einer Herz-Kreislauf-Erkrankung gering erhöht, wenn der Bauchumfang über 94 cm ist, ab 102 cm deutlich erhöht. Für Frauen gilt aus heutiger Sicht: 80 cm und 88 cm. Dies gilt auch, wenn der BMI noch im Normbereich liegt (vgl. Herzstiftung: Herz heute 2016, 40).

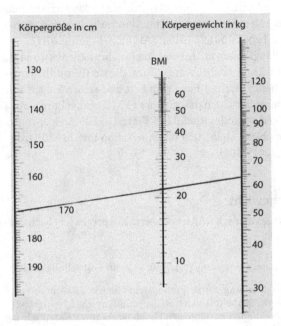

Abb. 13.2 Nomogramm für die Bestimmung des Body-Mass-Index (vgl. Schlieper 2010, 17)

Normalgewicht: BMI 18-24, Adipositas: ab BMI 30 z. B.: die Körpergröße sei 170 cm, das Körpergewicht 69 kg, dann ist der BMI 21

Bei Multipler Sklerose: Durch eine fettreiche Kost verspricht man sich eine Verzögerung des Krankheitsverlaufs, die durch Verminderung der freien Radikale zu begründen wäre. Dies ist nicht nachgewiesen.

Bei Krebs: Es sind keine Umstellungen der Ernährungsweise nachgewiesen, die bei bestehendem Krebs einen Heileffekt hätten. Allerdings trägt die heutige falsche Ernährungsweise zu etwa 30 % der Krebsfälle bei (Sukopp/Wittig 1998).

Hilft richtiges Essverhalten heilen?

Die wesentliche Aufgabe der Ernährung ist es, die Lebensfähigkeit der Zellen und des gesamten Körpers aufrechtzuerhalten. Medizinisch sind einige Ernährungsweisen als besonders gesundheitsfördernd nachgewiesen.

Bei Bluthochdruck: Viel Bewegung, kein Stress, Körpergewicht senken, sowie geringer Kochsalzkonsum wirken senkend auf den Blutdruck. Alkohol in geringen Mengen hat keinen Einfluss, wohl aber eine Alkoholmenge, die über 1 Glas Bier täglich hinausgeht.

Bei Diabetes: Durch Reduzierung des Zuckerkonsums kann man Diabetes hinauszögern. Im Essen sollten Kohlenhydrate nur zu 50 % enthalten sein, Fett zu nicht mehr als 35 %. Süßzucker sollte nur in geringen Mengen Verwendung finden.

Primärprävention: Für einen gesundheitlichen Effekt in der Primärprävention bestehen keine Forschungsergebnisse. Das empfohlene Ernährungsverhalten verhindert Übergewicht und trägt dadurch wesentlich dazu bei, Folgeerkrankungen zu vermeiden. Abwechslungsreiche Kost verhindert Vitaminmangel und entsprechende Erkrankungen.

13.3 Probleme in der Ernährungserziehung

Wir sind von Natur aus „Allesfresser". Dies ist für eine Art, deren Evolution in der Savanne oder Steppe ihren Anfang nahm, auch verständlich. Es gibt wenig Nahrung, sie muss mühsam erworben werden, eine Vorratshaltung ist nicht möglich.

Biologische Grundlagen

Der Mensch ist daher so „angelegt", dass er riesige Mengen von Nahrung auf einmal aufnehmen kann. Die überschüssige Energie landet als Reserve im Körperfett. Durch lange Zeiten eines knappen Angebots kommt es nicht zu Übergewicht. Denn der Mensch musste in der Steppe täglich rund 20 km laufen, um überhaupt wieder etwas Nahrung zu finden. In den heutigen Zeiten des Überangebots im Nahrungsmittelgeschäft üben diese erblichen Anlagen eine negative Wirkung aus. Der Energiebedarf sinkt im Laufe des Lebens erheblich: So fällt der Grundumsatz zwischen 35 und 60 Jahren um etwa 50 % ab. Wenn man daher aus Gewohnheit mit zunehmendem Alter die Mengen zu sich nimmt, die man mit 35 Jahren gegessen hat, ist es kein Wunder, wenn man mit 60 deutliches Übergewicht aufweist (vgl. Schlieper 2010, 16).

Ernährungsgewohnheiten

Risikofaktor Süßspeisen: Die Vorliebe für süße Nahrungsmittel ist leider angeboren. Da süß schmeckende Zucker in Früchten nur in geringen Mengen vorhanden sind, spielt der Zuckergehalt bei vegetarischer Ernährung so gut wie keine Rolle. Diabetes ist dann weitgehend unbekannt. Die Nahrungsmittelindustrie trainiert jedoch über „versteckte" Zucker schon frühzeitig das angeborene Verhalten weiter. Diese Konditionierung erscheint besonders perfide, als versteckte Zucker nicht klar deklariert werden müssen.

Light-Produkte: Light-Produkte helfen nicht beim Abnehmen und sind nicht gesünder als andere Nahrungsmittel.

Risikofaktor Fett: Im künstlich zugesetzten Fett kommen die Geschmacksstoffe besser zur Geltung. Daher schmecken fetthaltige Nahrungsmittel „besser", wenn man zusätzlich Geschmacksstoffe ergänzt.

Fettarme Ernährung: Fettarme Ernährung schützt nicht vor Herzkrankheiten und auch nicht vor Übergewicht. Durch fettarme Kost steigt der Hunger nach Zuckerkonsum. Dies führt wiederum zu mehr Fettreserven. Bei durchschnittlicher Arbeitsbelastung sind rund 40 g Fette pro Tag notwendig und ausreichend. In Deutschland werden aber rund 160 g Fett pro Tag und Person konsumiert.

Einfluss der sozialen Gruppe: In der Pubertät werden die Altersgenossen Leitbilder für die Ernährung: Man isst, was „in ist" und von der Gruppe toleriert wird. Man erlernt, was schmeckt und was nicht. Gewohnheiten bilden sich heraus.

Belohnungsverhalten: „Gut Essen" gilt auch als Belohnung nach überstandenen Stresssituationen. Erst im Erwachsenenalter setzt eine rationalere Einstellung gegenüber dem eigenen Ernährungsverhalten ein. Gesellschaftliche Anerkennung wirkt unterstützend, ist aber offensichtlich nicht sehr wirkungsvoll. Wir lernen das falsche Belohnungsverhalten.

Einfluss der Ernährungswissenschaften

Zu viele verschiedene „Ernährungslehren" wechseln einander ab, einige sind auch ideologisch eingefärbt. Einige Behauptungen zur Ernährung halten sich hartnäckig, z. B. jene zum „Wohlfühlgewicht", das individuell recht unterschiedlich ausfalle (vgl. z. B. Burger Lieferservice 2012-12-15), oder die Behauptung, wer mehr arbeite, müsse auch mehr Fleisch essen. Veränderte Aussagen der Ernährungswissenschaftler sind jedoch nicht als „Unwissen" zu betrachten, sondern eher als der Versuch, jeweils aktuelle wissenschaftliche Daten in praktisches Handeln zu übersetzen. Die Empfehlungen der deutschen Gesellschaft für Ernährung (DGE 2006, DGE 2012) sind eine sinnvolle Richtschnur. In den letzten Jahren waren in der wissenschaftlichen Diskussion:

Rohkost: Nachweislich ist Rohkost nicht „gesünder" als gekochtes Essen. Einige Nahrungsmittel wie Tomaten oder Kartoffeln sind gekocht aber wesentlich bekömmlicher. Dies gilt auch für Zucchini und Brokkoli. Heute finden sich deutlich mehr frische Salate im Nahrungsmittelangebot.

Entschlackung: Es gibt keine Schlacken (= Ablagerungen) im Darm und im Körper. Entschlackung ist also sinnlos. Eine Verengung der Arterien durch Ablagerungen an den Wänden ist allerdings häufig. Diese lassen sich durch Ernährungsumstellungen nicht auflösen. Diese Wandverengungen nehmen mit zunehmendem Alter zu und sind nur durch sinnvollen Sport aufzuhalten.

Übersäuerung: Der pH-Wert als Maß für den Säuregehalt im Blut liegt zwischen 7,3 und 7,45. Eine krankhafte Übersäuerung des Blutes auf einen pH Wert unter 7 (Acitose) ist durch Ernährung sehr unwahrscheinlich.

Krebs: Rund 30 % aller Krebsfälle werden mit Ernährung in Verbindung gebracht (Sukopp/Wittig 1998, 87). Rohes Fleisch und geräucherte Wurstsorten, hoher Alkoholkonsum erhöhen das Risiko für Dickdarmkrebs erheblich.

Kochsalz: Die Meinung, dass viel Kochsalz den Blutdruck erhöhe, gilt nur für Personen, die sowieso schon erhöhten Blutdruck haben. Wenn der Salzkonsum von 12 Gramm pro Tag auf 6 Gramm gesenkt würde, gäbe es statistisch gesehen rund 24 % weniger Schlaganfälle. Dies allein wäre eine ungeheure Kostenersparnis für die Krankenkassen.

Cholesterin: Seit Jahren hat man zu zwei Eiern pro Woche geraten, um den Cholesterinspiegel zu senken oder niedrig zu halten. Man hat inzwischen gefunden: Cholesterin aus der Nahrung hat kaum Einfluss auf den Cholesteringehalt des Blutes. Cholesterinhaltige Lebensmittel erhöhen das Risiko von Herz-Kreislauf-Erkrankungen nicht.

Getränke: Ein Erwachsener sollte 1,5 Liter Flüssigkeit (in Form von Wasser oder Früchtetee) zu sich nehmen. Zu wenig Flüssigkeit schadet dem Wasserhaushalt im Körper und senkt die Gehirnleistung deutlich. Zu viel Wasser wird problemlos ausgeschieden.

Risikofaktor Übergewicht: Übergewicht ist der wichtigste Risikofaktor (Adiopositas: IGES Versorgungsreport 2016): In weiteren wissenschaftlichen Untersuchungen wurde gefunden:

- Je ärmer jemand ist, umso übergewichtiger ist er auch. Der früher so genannte „Wohlstandsbauch" ist eher ein Zeichen für finanzielle Armut.
- Selber kochen ist deutlich billiger als Fertignahrung, trotzdem nimmt der Konsum an Fertiggerichten deutlich zu.
- Gesunde Kost ist nicht teurer als herkömmliche Kost.
- Fettes Essen schmeckt besser. Kinder werden auf bestimmte Geschmacksqualitäten durch Fertiggerichte „programmiert". Gleichzeitig sind Fett- und Zuckergehalt in Fertigkost verschleiert („versteckte Fette" und „versteckter Zucker").
- Die Notwendigkeit, Nahrungsmittel in einem einfachen System (wie z. B. dem Ampelsystem für Gesundheit mit grün, gelb, rot) sachlich zutreffend kenntlich zu machen, wurde bisher von der EU abgelehnt.
- Die Meinung, die Dicken seien selbst schuld, weil sie zu viel zu sich nehmen, ist in dieser Form nicht zutreffend. Vielmehr scheint das eigentliche Problem zu sein, dass sie nicht gelernt haben, wie man Verzicht übt. Auch verzichten können muss schon in der Kindheit mühsam gelernt werden. Die Ernährungsindustrie tut alles, um das Nichtverzichten zu verharmlosen oder als überflüssig darzustellen. Hier wird die eigentliche Erziehungsaufgabe im Bereich des Ernährungsverhaltens gesehen.

Dabei war immer unbestritten: Die richtige und bedarfsgerechte Ernährungsweise ist der bei weitem wichtigste Beitrag zur persönlichen Gesundheit. Heute geht es in der Verhaltensänderung nicht mehr nur um Aufklärung über gesundes Essverhalten – die meisten Menschen wissen, was gesund wäre oder nicht. Es geht vielmehr um eine verbindliche Informationspolitik in Form von sinnvollen und verbindlichen Deklarierungsvorschriften und um eine sachgerechte Ernährungsförderung.

Ernährungsvorstellungen in der Bevölkerung

In der Bevölkerung herrschen verschiedene Ansichten über „Gesunde Ernährung" diese sind teilweise schlichtweg falsch.

Tab. 13.3   Ansichten über Ernährung

Behauptung	Fakten	Begründung
Butter, Sahne oder sonstiges Fett sind schädlich.	falsch	Es kommt auf die Mengen an. 10 g Butter und 20 g Olivenöl pro Tag reichen aus.
Fünfmal Obst oder Gemüse pro Tag sind gesund.	stimmt	Gekochtes Obst oder Gemüse sind nicht weniger gesund als Rohkost.
Nahrung sollte man mit Vitaminen anreichern.	falsch	Bei abwechslungsreicher Ernährung sind Zusatzstoffe nicht notwendig.
In der normalen Nahrung ist zu wenig Jod.	stimmt	Durch jodiertes Speisesalz bekommt man die ausreichende Menge.
Die Ernährung mit wenig Fleisch ist gesünder.	stimmt	Fleisch enthält zu viele „versteckte Fette". Geflügelfleisch ist fettarm.
Genveränderte Nahrungsmittel sind schädlich.	falsch	Die aufgenommenen Gene werden wie alle Nahrungsmittel vollständig zerlegt. Jede einzelne Zelle baut die von ihr benötigten Stoffe selbst wieder auf.
Drei Liter Flüssigkeit pro Tag sind notwendig	falsch	Alte Menschen müssen rund 2 Liter Wasser oder Früchtetee trinken, auch wenn sie keinen Durst haben.
Milchzucker ist ungesund	stimmt zum Teil	Aber: Etwa 20 % der Bevölkerung in Europa können keinen Milchzucker abbauen. Man muss sich mit Joghurt oder Sauermilchprodukten helfen.
Lebensmittel enthalten meist zu viel Giftstoffe.	falsch	Die Gefahr, an Umweltgiften zu erkranken, ist gering.
Produkte aus Vollkorn sind gesünder.	stimmt	Das Verdauungssystem des Menschen ist auf stärkehaltige Früchte und Kartoffeln abgestimmt.
In Deutschland ist das Essen billig.	falsch	In der BRD ist das Essen rund 10 % teurer als in anderen Ländern.
„Biolebensmittel" sind gesünder	?	nicht nachgewiesen
Das beste Gemüse kommt nicht nach Deutschland.	falsch	Meist gibt es sehr gute Qualität auch in Supermärkten.
Entschlackung ist wichtig.	falsch	Der Körper enthält keine „Schlacken". Alles wird verwertet oder ausgeschieden.
Light-Produkte helfen beim Abnehmen	falsch	Gemüse und fettarme Kost sind billiger und effektiver.
Selbst kochen ist zu teuer.	falsch	Selbst die billigste Pizza ist rund doppelt so teuer wie die Zutaten für eine selbstgemachte Pizza.
Auf der Verpackung stehen alle wichtigen Daten.	falsch	Die Hinweise sind oft unverständlich und zu wenig aussagekräftig.

Behauptung	Fakten	Begründung
Biolebensmittel sind klimagünstig produziert.	stimmt	Insgesamt entstehen rund 20 % weniger Klimagase durch biologisches Kostverhalten. Aber: Rindfleisch aus Biohaltung ist genauso klimaschädigend wie herkömmliche Haltung.
Ökologische Nahrungsmittel sind gesünder	stimmt zum Teil	Die vielen Biozertifikate verwirren. Der Gesundheitswert ist nicht ausreichend gut zu erkennen.

13.4 Merkmale einer „gesunden Kost"

Risikofaktoren müssen weder zur Krankheit führen noch ist eine gesündere Ernährungsweise eine Garantie für ein gesundes Leben. Das, was man zu sich nimmt und wie man dies tut, ist allerdings die wichtigste Voraussetzung für körperliche Gesundheit.

Kasten 13.2   Definition „Gesunde Kost" (nach Leitzmann 2003, www.dge.de und www. ugb.de; vgl. auch Elmadfa/Leitzmann 2005, 746ff)

Eine gesunde Kost besteht in einer Ernährungsweise, die ernährungsphysiologisch wertvolle Lebensmittel nutzt: Vollgetreide, Brot, Kartoffeln, Reis, Gemüsen aller Art, Obst aller Art, sowie Milch und Milchprodukte. Deutlich reduziert sind: Fleisch, Fleischwaren, Eier und Edelkäsesorten. Die Hälfte der täglich notwendigen Nahrung besteht aus Salaten oder gekochtem Gemüse. Übertriebene Verpackungen, lange Vertriebswege und aufwendige Zubereitungsformen werden vermieden. Die Verteilung der täglich erforderlichen Nahrungsmittelmengen erfolgt auf 5 bis 6 Mahlzeiten pro Tag. Energieaufnahme und Energiebedarf stehen dabei in Übereinstimmung. Aus Gründen der Nachhaltigkeit soll man regionale und ökologisch hergestellte Nahrungsmittel schmackhaft und abwechslungsreich zubereiten. Der Verarbeitungsgrad sollte möglichst gering sein.

Durch viele Untersuchungen angeregt, lassen sich die folgenden Ziele für gesunde Kost angeben:

- Erhaltung des Normalgewichts
- Optimierung der täglichen Ernährungsweise nach dem Bedarf
- gezielte Beeinflussung der Stoffwechselvorgänge
- optimale Ausscheidung der Endprodukte
- günstige Beeinflussung der Herzarbeit, der Blutgefäße und Kapillaren

Dazu passen die folgenden Empfehlungen:

- Öfter Überprüfung des eigenen Körpergewichts!
- Viel Bewegung!
- Gemüse und Obst mit der Regel: „Nimm eine Handvoll fünfmal am Tag"!
- Vielseitig essen!
- Reichlich Flüssigkeit (Test: so viel Urinabgabe wie Getränkeaufnahme)!
- Schmackhafte und schonende Zubereitung der Lebensmittel!
- Sich Zeit nehmen und das Essen genießen!
- Reichlich Getreideprodukte und Kartoffeln!
- Täglich Milch und Milchprodukte, ein- bis zweimal in der Woche Fisch!
- Fleisch, Wurstwaren und Eier meiden!
- Weniger Fette!
- Zucker und Salz in Maßen!
- Maßhalten bei Kaffee, Bier oder Wein!

Inzwischen wird eine Strafsteuer für zuckerhaltige Zusätze in Lebensmitteln diskutiert, um durch höhere Kosten den Konsum bestimmter gesundheitlich schädigender Nahrungsmittel zu begrenzen. „Damit die Folgekosten für das Gesundheitswesen nicht völlig aus dem Ruder laufen, sollte der Staat regulierend eingreifen, wie es die Weltgesundheitsorganisation fordert". Eine Steuer für gesundheitsschädigende Lebensmittel sei da ein effektiver Weg (Zuckersteuer Pressemitteilung 2012).

13.5 Ernährungswissen: Lebensmittelgruppen

Lebensmittelgruppe: Kohlenhydrate (Stärke/Zucker)

1. Getreide, Brot, Brei, Müsli, Mehlsorten

Früchte bestimmter Grassorten (Getreidearten) sind aufgrund des hohen Stärkegehalts die wichtigsten Energieträger der Menschheit. Dazu enthalten sie in den Schalen viel Ballaststoffe (Zellulose). Die Getreidearten sind Weizen, Roggen, Gerste, Hafer, Mais, Reis.

Das Mehl aus Weizen wird durch Mahlen hergestellt, es kommt dabei darauf an, dass beim Mahlvorgang möglichst wenig Hitze entsteht.

Handelsübliche Mehltypen:

- Typ 1700 – sehr günstiges „Graumehl".
- Typ 505 – günstig, weil Ballaststoffe noch enthalten sind.
- Typ 405 – im gesundheitlichen Sinne nicht so wertvolles „Weißmehl".

Optimal wäre es, die Körner selbst zu mahlen. Dazu genügt die billigste Getreidemühle mit einem Stahlwerk, das leicht zu reinigen ist. Empfehlungen sind:

Haferflocken optimal und sehr schmackhaft selbst quetschen.

Frischkornkost, z. B. Müsli, nur aus nicht erhitztem Vollgetreide wie Hafer möglichst selbst herstellen (Fertigprodukte enthalten oft sehr viel Zucker).

Mehlspeisen aus erhitztem Vollgetreidemehl herstellen. Vollkornbrote bevorzugen. Diese haben eine graue Farbe. Gebäck aus Vollkorn bevorzugen. Brote mit „Zuckercouleur" (braune Färbung) eher meiden. (Hier wird der Eindruck des Vollkorns durch gebräunten Zucker hervorgerufen).

Produkte aus Weißmehl oder Auszugsmehl eher meiden. Dazu gehören Weißbrot, polierter Reis, Kuchen, Teilchen aus Weißmehl, Toastbrot.

Brot kann jedoch auch krank machen. Das im Weizen enthaltene Eiweiß Gluten kann Allergien auslösen: Zöliakie = Glutenunverträglichkeit. Der Ausweg besteht in Brot ohne Gluten.

2. Kartoffeln

Ohne die Einführung der Kartoffel aus Südamerika und die ständige Neuzüchtung ertragreicher und virenresistenter Sorten wäre eine Energieversorgung in Mitteleuropa nicht möglich. Die Kartoffel enthält relativ viel Wasser und ist für Deutschland ein wichtiger Vitamin-C-Träger. Alle Kartoffeln müssen gekocht werden, damit die Zellwände aufplatzen und die Stärke freigeben. Grüne Teile enthalten das sehr giftige Solanin.

Lebensmittelgruppe: Gemüse/Obst/Hülsenfrüchte

Rund 50 % (Gewichtsprozente) der Nahrung sollen täglich aus dieser Gruppe stammen. Der Gesundheitswert ist vielfach nachgewiesen.

Effekte

- Durch den hohen Wassergehalt des Gemüses bzw. des Obstes wird die Verdauung deutlich erleichtert.

- Der hohe Ballaststoffgehalt (Zellulose der Zellwände und der Stengel) regt die Verdauung an und verkürzt die Verweildauer der Nahrung im Darm wesentlich. Man nimmt an, dass darauf ein wesentlicher Schutz vor Darmkrebs beruht, da wesentlich weniger Gärprozesse durch die Schnelle der Verdauung ablaufen.
- Die in Gemüsesorten enthaltenen Vitamine – vor allen Vitamin C – unterstützen das Immunsystem.
- Der Gehalt an Salzen wie Kalzium-, Natrium-, Eisensalzen sowie Nitrate, Phosphate und Chloride sind für viele Funktionen im Körper notwendig. Kalziumsalze sind notwendig für den Knochenaufbau und -erhalt, Eisensalze für die Blutbildung, Natrium- und Kaliumsalze für die Nervenleitung und den Erhalt des osmotischen Drucks in Blut und Gewebsflüssigkeit. Nitrate für den Aufbau von Eiweiß, Phosphate für den Aufbau von Erbsubstanz. Chloride sind wichtig für das Salzgleichgewicht in Blut und Lymphen und für die Herstellung der lebenswichtigen Magensäure.
- Viele Salze sind auch als Hilfs-(Ko)-Faktoren bei der Enzymwirkung und damit für den Ablauf des Stoffwechsels unerlässlich, wie z. B. Eisen im Hämoglobin für die Sauerstoffaufnahme ins Blut.
- Bei der Gesunderhaltung durch gesunde Kost spielt auch die Verweildauer der Nahrung im Darm eine große Rolle. Pauschal lässt sich feststellen: Je länger die Verweildauer, umso eher treten Darmbeschwerden auf.

Kasten 13.3 Selbsttest

Selbsttest zur Bestimmung der Verweildauer der Nahrungsbestandteile im Darm: Man isst etwa 100 g gekochte Rote Beete oder frische Heidelbeeren möglichst rasch ohne zusätzliche Nahrung und hält die Zeit fest, bis sich der Kot rot färbt. Der Sollwert ist 20 bis 25 Stunden (Rote Beete und Heidelbeeren enthalten einen blau-roten Farbstoff, der ungiftig und unverdaulich ist).

Lebensmittelgruppe: Milch/Milchprodukte

Empfehlungen

- Man benötigt etwa 0,5 Liter Milch am Tag, entsprechend 0,5 Liter Milchprodukte wie Joghurt.
- Gesäuerte Milch ist zu bevorzugen.
- Der billigste Käse ist der aus ernährungsphysiologischer Sicht gesündeste.
- Vorzugsmilch ist gesünder als Frischmilch, Frischmilch ist gesünder als H-Milch.

Positive Wirkungen: Der Kalziumgehalt in Milch und Sauermilchprodukten ist die wichtigste Quelle für den Knochenaufbau. Vitamin A ist Vorstufe zum Aufbau von Sehpurpur im Auge.

Gefahrenpunkt: Bei rund 2 % der Bevölkerung in Mitteleuropa fehlt ein Enzym, das die Laktose in der Milch abbauen kann. Bei diesen Personen führt der Milchgenuss zu Durchfall. Man hilft sich durch konsequente Nutzung von Joghurt und anderen Sauermilchprodukten. In diesen Produkten haben die Milchbakterien die Laktose für ihren Stoffwechsel verbraucht. Der Kalziumgehalt verändert sich nicht.

Lebensmittelgruppe: Eier/Fisch/Fleisch

Empfehlungen

- 1 bis 2 Eier pro Woche reichen aus, 4 Eier schaden nicht.
- Eine Fischmahlzeit pro Woche mit etwa 150 g Fisch. Meeresfisch enthält weniger Schadstoffe, da sich diese im Meer vieltausendfach verdünnen.
- Eine Fleischmahlzeit pro Woche mit etwa 150 g Fleisch. Je weniger Fettanteile im Fleisch, als umso gesünder ist es zu werten. Das bedeutet: Je teurer das Fleisch, umso höher ist der Gesundheitswert.
- Mischungen mit Nüssen, Hülsenfrüchten und Kartoffeln haben einen höheren Gesundheitswert, da sie viel Eiweiß, aber weniger Fette enthalten.
- Positive Wirkungen: unerlässliche Versorgung mit Aminosäuren, aus denen der Körper die eigenen Eiweiße aufbaut.

Gefahren: Tierische Eiweiße sind immer begleitet von Purinen. Diese Stoffe werden im Stoffwechsel zu Harnstoff umgebaut. Der Harnstoff wird normalerweise durch die Nieren ausgeschieden. Wenn die Ausscheidungsgeschwindigkeit nicht ausreicht, wird Harnsäure zuerst in den Gelenken abgeschieden: Es entsteht die sehr schmerzhafte Gicht. Die Gichtgefahr und versteckte Fettanteile im Fleisch begründen die Empfehlung, den Fleisch- und Wurstkonsum einzuschränken.

Gesichtspunkt der ökologischen Verantwortung: Auf 1 Hektar Ackerland können so viele Kartoffeln wachsen, um 21 Menschen ein Jahr lang zu ernähren. Auf 1 Hektar Ackerland Kartoffeln können auch Schweine ernährt werden, von deren Fleisch nur ein Mensch ein Jahr lang leben könnte. Eine Umstellung auf mehr pflanzliche Kost wäre ein erheblicher Beitrag zur ausreichenden Ernährung aller Menschen auf der Erde.

Lebensmittelgruppe: Fette/Öle

Empfehlungen

* Optimal sind 40 g Fett pro Tag, die Hälfte als Butter, die andere Hälfte als Olivenöl oder andere Öle mit hohem Anteil an ungesättigten Fettsäuren. (Der Fettverzehr in Deutschland ist mit rund 130 g pro Person unnötig hoch).
* Versteckte Fette meiden! Sie sind enthalten in Wurstwaren, Edelkäsesorten, Hartkäsesorten, Soßen aller Art, fettem Fleisch, Chips oder Erdnüssen.

Günstige Wirkungen: Fette lösen die fettlöslichen Vitamine beim Dünsten von Gemüsesorten und die Geschmacksstoffe. Deshalb wird oft mit zu viel Fett gekocht. Pflanzliche Öle enthalten vergleichsweise viele ernährungsbedingt vorteilhafte ungesättigte Fettsäuren und kein Cholesterin.

Schädliche Wirkungen: Alle nicht für den Aufbau von Körpersubstanz benötigten Fette werden als Fettdepot sozusagen zur Sicherheit abgelagert. Das wichtigste Fettdepot im Unterhautgewebe beträgt im Normalfall bei einem Körpergewicht von 70 kg rund 20 kg – deutlich mehr als die Knochenmasse eines Menschen.

Lebensmittelgruppe: Getränke

Biologische Notwendigkeit: etwa 1,5 bis 2 Liter pro Tag.

Empfehlungen

* Wasser, Mineralwasser oder Früchtetees trinken.
* Leitungswasser ist wesentlich weniger mit Keimen belastet als Mineralwasser.
* Milch ist kein Getränk, ebenso wenig wie Bier, da der Kaloriengehalt zu hoch ist.
* Obst- und Gemüsesäfte als ernährungstechnisch „veredelte" Produkte eher meiden. Handelsformen für Getränke:
  * „Obstsaft" = 100 % Saft aus dem betreffenden Obst
  * „Nektar" = max. 50 % Obstsaft
  * „Fruchtsaftgetränk" = 3 bis 30 % Anteile Frucht
  * „Limonaden" = max. 3 % Obstsaft

Trinkplan: Die meisten Menschen schaffen es nicht, wirklich 1,5 Liter zu trinken. Vielleicht hilft ein Trinkplan: Morgens, ca. 7.00 Uhr 300 ml Tee, Milchkaffee, Kakao – zweites Frühstück 400 ml Wasser, Buttermilch – Mittag 350 ml Suppe,

Brühe, Saftschorle – Nachmittag 300 ml Tee, Milchkaffee, Saft, Wasser – Abend 350 ml Früchtetee

Lebensmittelgruppe: Gewürze

Biologische Bedeutung: Geschmacks- und Geruchsstoffe bewirken den Wiedererkennungswert der Nahrung und entscheiden über die Annahme eines Gerichts (außer dem Hunger).
Gewürze enthalten heilende Substanzen, Vitamine und Mineralien.

Empfehlungen

- Kochsalz meiden
- süß schmeckende Zucker als Gewürz verwenden, ebenso Honig
- Zuckerprodukte wie Melasse, Ahornsirup, Malzextrakte meiden
- Kräuter möglichst frisch verwenden. Auf dem Fensterbrett lassen sie sich ziehen: Basilikum, Schnittlauch, Kresse, Dill, Kerbel.
- Kräuter zerhacken, nicht zerquetschen
- gehackte Kräuter können mit etwas Wasser haltbar eingefroren werden

Lebensmittelgruppe: Rohrzucker/Glucose/Zuckerersatzstoffe

Gefahrenmomente: Der Mensch ist erblich auf süß schmeckende Nahrung programmiert. Da in der Natur Süßzucker sehr selten ist, war das in früheren Zeiten kein Problem. Erst mit der Einführung des Rohrzuckers und des Rübenzuckers wurde Zucker so billig, dass er heute als Füllstoff in anderen Lebensmitteln (versteckte Zucker) genutzt werden kann. Zucker in Speisen ist Ursache für Karies, Verstopfung, Fettsucht, Arteriosklerose, Altersdiabetes.

Gesundheitsfaktoren

- versteckte Zucker meiden
- alle süßen Speisen meiden
- süß schmeckende Zuckerersatzstoffe meiden

Technik des Umlernens: Nach etwa 6 Wochen ohne Süßzucker schmecken alle wirklich süßen Nahrungsmittel wie Tortenstücke widerlich süß: Das Gehirn hat erfolgreich „umgelernt"!

Problem: Auch in Obst ist Glucose enthalten. Da aber im Obst auch Obstsäuren und das sehr sauer schmeckende Vitamin C enthalten sind, setzt die Speichelbildung rasch ein und die Zucker werden im Mund schon so weit verdünnt, dass sie keinen Schaden mehr anrichten können.

Tab. 13.4 Info 1: Versteckte Zucker/versteckte Fette

In Genussmitteln	sind enthalten: Würfelzucker	In Lebensmitteln	sind versteckt:
50 g Gummibärchen	13 Stück	Hähnchen (100 g)	35 g Fett
Dose Cola	12 Stück	Hamburger (105 g)	12 g
Dose Limo	12 Stück	Currywurst (150 g)	33 g
4 Lakritzrollen	10 Stück	Pommes frites (100 g)	13 g
8 Kaugummi	7 Stück	Milchshake (200 ml)	4 g
150 ml Götterspeise	7 Stück	Donut (1 Stück)	18 g
1 Milchschnitte	5 Stück	Croissant (1 Stück)	21 g
1 Müsliriegel	4 Stück	Vollmilchschokolade (100 g)	54 g

13.6 Ernährungswissen: Energiebedarf

Energie wird in Joule (gesprochen „juuul") gemessen. Oft wird in der Ernährungslehre noch die alte Bezeichnung Kalorien genutzt (1 Kilojoule = 1.000 Joule; 4,2 kJ entsprechen 1 kcal).

Zur Ermittlung des Energiegehalts eines Nahrungsmittels wird eine genau abgewogene Menge des wasserfrei getrockneten Lebensmittels in eine Schale gefüllt und in reiner Sauerstoffatmosphäre durch elektrische Zündung vollständig zu Wasser und Kohlenstoffdioxid verbrannt. Kohlenstoffdioxid erzeugt als Gas einen erheblichen Überdruck. Deswegen muss die Verbrennung in einem Gefäß mit einem starken Stahlmantel erfolgen („Bombe"). Die entstandene Wärme wird mit der Zeit an eine bestimmte Wassermenge abgegeben, die die Bombe umgibt. Das Wasser erwärmt sich und die Temperaturerhöhung wird gemessen, dabei ist 1 Kalorie die Energiemenge, die in 1 Gramm Wasser um 1 Grad erwärmt.

Tab. 13.5   Info 2: Nahrungsmittel und Energiegehalt

Nahrungsmittel	Energiegehalt in kj
Stearinsäure	40
Ölsäure	39
Linolensäure	38,7
Butterfett	38,5
Olivenöl	39,3
pflanzl. Fette allgemein	39,8
1 g Nahrungsmittelfette	37
1 g Kohlenhydrate	17
1 g Eiweiße	17
Wasser	0
Mineralstoffe	0

Man kann auf diese Weise im Kalorimeter die einzelnen Nahrungsmittel in Bezug auf ihren Energiegehalt ermitteln, aber auch Kombinationen von Speisen. Heute muss eine Umrechnung von Kalorien in Joule (als das wissenschaftliche Maß für Energie) erfolgen.

Energiebedarf und Energiezufuhr: Der Energiebedarf eines Menschen wird vereinfacht errechnet aus Grundumsatz und Leistungsumsatz. Dabei wird als Grundumsatz der Energiebedarf bezeichnet, der zum bloßen Überleben ohne Arbeit in Ruhe notwendig ist. Der Leistungsumsatz ist demnach der Energiebedarf, der bei einzelnen Leistungen oder Tätigkeiten erbracht wird (vgl. Tab. 13.6: Info 3).

Tab. 13.6   Info 3: Aufgenommene Energie in Form von Fett und Zucker und
Energieabgabe durch körperliche Arbeit

Nahrungsmittel	Energieabgabe durch
100 g Vollmilchschokolade	1 Std. und 10 Min. Treppensteigen
1 Bratwurst	1 Std. und 10 Min. Tennisspielen
1 Stück Sahnetorte	1 Std. und 25 Min. Fenster putzen
1 Glas Bier	25 Min. Tanzen
1 Glas Weinbrand	2 Std. 40 Min. Karten spielen
1 Apfel	45 Min. Radfahren
1 Apfelsine	40 Min. Abwaschen
1 Stück Würfelzucker	40 Min. Schreiben

Im Fettgewebe wird die meiste Energie (vgl. Info 2-3) gespeichert. Im Blut ist nur wenig Energie in Form von Glucose enthalten. Das Gehirn braucht aber sehr viel Energie. Es arbeitet ständig. Die Versorgung des Gehirns und der Muskeln mit Blutzucker (Glucose) übernimmt ein sehr ausgeklügeltes Steuerungssystem. Dieses muss auch den Abtransport der in der Verdauung anfallenden großen Zuckermengen übernehmen.

Eine ständige Überforderung dieses ständig aktiven hormonellen Regelwerks führt zum Ausfall der Zellen, die das notwendige Hormon *Insulin* produzieren. Arbeiten diese Zellen nicht, kommt es zu den verschiedenen Formen der Diabetes.

Tab. 13.7 Info 4: Energiereserven des Menschen von 70 kg Gewicht

im Blut (Blutzucker)	13 kJ
im Blut (Fette)	10 kJ
in der Leber	95 kJ
im Gehirn (als Glucose)	2 kJ
in denMuskeln (als Zucker)	600 kJ
in den Muskeln (als Fette)	100 kJ
als Eiweiß	5.800 kJ
im Fettgewebe(rund 20 kg)	rund 440.000 kJ

Berechnungen zum täglichen Energiebedarf: Die hier vorgeschlagene Berechnung kann nur ein Beispiel dafür sein, wie sich der Energiebedarf pro Tag errechnen lässt. Dieser setzt sich zusammen aus dem Grundumsatz, der den Energiebedarf bei völliger Untätigkeit umfasst, aber die Arbeit des Gehirns einschließt. Der Freizeitumsatz erfasst den Energiebedarf der täglichen Handlungen (Grundumsatz und Freizeitumsatz wurden der Einfachheit halber zusammengezogen). Der Leistungsumsatz bezieht sich auf einzelne Tätigkeiten.

Kasten 13.4   Schema zur überschlägigen Errechnung des täglichen Energiebedarfs
eines Menschen

Grundumsatz in Altersabhängigkeit (gemessen in Ruhe, ohne Tätigkeit, 12 Stunden ohne Nahrung, bei 20 Grad)	25 Jahre 10.050 kJ 45 Jahre 9.200 kJ 65 Jahre 8.350 kJ
Leistungsumsätze	
schlafen	20 kJ/Std.
sitzen	24 kJ/Std.
essen am Tisch	60 kJ/Std.
Auto fahren	200 kJ/Std.
bügeln	300 kJ/Std.
spazieren gehen	800 kJ/Std.
Rad fahren (15 km/h)	800 kJ/Std.
Treppen steigen	1.900 kJ/Std.
Fenster putzen	1.000 kJ/Std.
sitzende Tätigkeit (Büro)	1.200 kJ/Std.
stärkere Muskelarbeit (tanzen, bedienen, Haushaltsarbeit)	10.000 kJ/Std.
Schwerarbeit (Ballett, boxen, turnen)	13.000 kJ/Std.
Berechnung des Grundumsatzes (Umsatz ohne Tätigkeiten, mit Verdauungstätigkeit)	--------------------------
Der Leistungsumsatz setzt sich zusammen aus der Art der Tätigkeiten und der Zeit des Ausübens (Minuten oder Stunden am Tag)	--------------------------
Errechneter Energiebedarf in kJ pro Tag	--------------------------

13.7   Ernährungsverhalten

Schon Grundschüler können recht genau darüber Auskunft geben, was zu einer
gesunden Ernährungsweise gehört (Bajurath/Schneider 2002). Das oft beobachtete
Phänomen, dass das Verhalten meist nicht mit dem Wissen übereinstimmt – oft
als „kognitive Diskrepanz" bezeichnet – konnte hier als Diskrepanz zwischen dem
Wissen der Grundschüler und dem Angebot durch Schulen und Eltern nachgewiesen werden: Von den Eltern wurden die falschen Pausenbrote angeboten, in
den Pausen vom Schulträger oder von nahegelegenen Verkaufsständen allzu oft
noch Nahrungsmittel verkauft, die nicht als gesundheitsfördernd gelten können.

Alle Menschen haben gemeinsam, dass sie essen –
wenige wissen, was sie essen –
noch weniger wissen, was sie essen sollten.

Zunächst stellt ein umfangreiches Ernährungswissen die Grundlage dar. Die Broschüren der Krankenkassen fokussieren darum auf die Vermittlung von Ernährungswissen (vgl. z. B. BKK 2000ff). Die vielen angebotenen Lebensmittel enthalten die vom Menschen benötigten Nährstoffe meist nur unvollständig, die in Nährstoffgruppen übersichtlich zusammengefasst werden (Tab. 13.8). Dabei tragen Wasser und Ballaststoffe nicht zur Ernährung im energetischen Sinne bei, sind aber trotzdem hier aufgeführt, da sie wichtig für eine gesunde Ernährung sind. Man kann also durch geschickte Mischung der Lebensmittel zu einer ausgewogenen Ernährung gelangen. Ernährungsergänzungsmittel sind nicht notwendig. Dies gilt auch für fleischlose Kostformen wie bei den Vegetariern.

Tab. 13.8 Lebensmittel und Nährstoffgruppe

Lebensmittel	Nährstoffgruppe
Gemüse, Obst, Kartoffeln	Vitamine
Gemüse aller Art, Obst, Kartoffeln, Milch, Bananen, Tee	Spurenelemente
Kartoffeln, Fleisch, Eier, Käse, Milchprodukte	Eiweiß
Milch, Käse, Fleisch, Speiseöl, Butter, Margarine	Fette
Ungesüßte Tees, Leitungswasser, Mineralwasser	Wasser
Reis, Spaghetti, Brot, Haferflocken, Mais, Hirse, Amaranth, Kartoffeln	Kohlenhydrate
Gemüse aller Art, Vollkornprodukte, Obst mit Schale	Ballaststoffe (unverdauliche Stoffe), wichtig als Füllstoffe im Darm

Ernährung fängt beim Einkauf an!

Sinnvolle Einkaufsregeln sind:

- Speisen nach dem jahreszeitlichen Angebot an Nahrungsmitteln ausrichten.
- Nie hungrig einkaufen gehen.
- Einkaufen nur mit einem Bedarfszettel.
- Auswahl der Lebensmittel nach dem Gesundheitswert, nicht nach dem Aussehen.
- Lebensmittel mit vielen Ballaststoffen aussuchen.
- Lebensmittel nach Frische auswählen.

- Verpackungen grundsätzlich vermeiden.
- Gemüse sofort aus den Verpackungen nehmen und luftig kühlen.

Nahrungsmittelzubereitung

Viele Infektionen werden durch verdorbene oder mit Bakterien belastete Nahrungsmittel ausgelöst, daher ist Hygiene eine weitere Vorbedingung für gesunde Ernährung:

- Vor jeder Nahrungsmittelzubereitung Ringe, Uhren ablegen und Hände waschen!
- Zweckmäßige Arbeitskleidung nutzen (Großmutters Schürze)!
- Arbeitsgeräte sofort nach Gebrauch reinigen!
- Bei Durchfall, Fieber, Hauterkrankungen lieber einmal nicht kochen!
- Niemals auf Nahrungsmittel niesen!
- Frisch gegarte Speisen entweder bis zum Verbrauch warm halten oder sofort möglichst rasch auf Kühlschranktemperatur bringen, vor dem Verzehr wieder erhitzen!
- Leicht verderbliche Lebensmittel (meist Süßspeisen) konsequent kühl halten!
- Bestrahlte Lebensmittel sind unbedenklich!
- Tiefkühlkost ist unbedenklich, sollte aber rasch aufgetaut und rasch verbraucht werden!

Umgang mit Nahrungsmitteln

1. Bei Salaten oder Gemüse die äußeren Blätter oder Schalen nicht verwenden.
2. Obst, wenn nötig, schälen.
3. Lebensmittel, wenn nötig, vor dem Zerkleinern waschen.
4. Lebensmittel nicht im Wasser liegen lassen.
5. In möglichst wenig Wasser dünsten.
6. Blattgemüse immer blanchieren (= kurz in kochendes Wasser geben).
7. Gemüse am Stück möglichst nur kurz erhitzen („al dente" kochen, damit bleibt das Innere fest und wohlschmeckend) .
8. Hülsenfrüchte (Erbsen, Bohnen) und Kartoffeln immer ausgiebig kochen, bis sie weich werden.
9. Kochwasser wegen der Nitrate nicht weiter verwenden!
10. Warmhalten oder Aufwärmen möglichst vermeiden.
11. Braten oder Grillen meiden.
12. Gepökelte Nahrungsmittel (wie Kasseler) niemals braten (Gefahr durch entstehende krebserregende Notrosamine).

13. Lebensmittel schonend konservieren. Gute Konservierungsmöglichkeiten sind Einkochen, Pökeln, Marmeladen mit 50 % Zucker.

Vorratshaltung

Schimmelbildung ist verbreitet. Besonders der Schwarzschimmel, der erst weiß aussieht und dann einen schwarzen Belag bildet, ist extrem giftig. Eine nahrungsmittelgerechte Vorratshaltung ist daher unerlässlich.

- *Brot:* Aufbewahrung: 1. in Papier gewickelt in Steingutgefäß mit Deckel, 2. Brotdose, 3. Kühlschrank.
- *Gemüse, Obst:* Avocado, Zitrone, Tomaten, Bananen, Knoblauch: nicht in den Kühlschrank.
- *Kartoffeln, Zwiebeln, Tomaten:* kühl, trocken, dunkel lagern.
- *Kekse und Gebäck:* in dicht schließender Dose aufbewahren.
- *Knäckebrot:* in dicht schließende Dosen geben, nicht in den Brotkorb.
- *Nudeln, Reis, Müsli, Mehl:* in dicht schließenden Gefäßen aufbewahren.
- *Tee:* in dicht schließenden Gefäßen aufbewahren.
- *Kaffee:* dicht schließende Gefäße nutzen, nach 2 Wochen Geschmacksveränderungen.
- *Wein:* liegend, kühl lagern, die meisten Keller sind zu warm.
- *Essig:* kühl lagern.
- *Öle:* kühl lagern, innerhalb 8 Wochen verbrauchen, nicht im Kühlschrank aufbewahren.
- *Salz, Zucker:* sehr lange haltbar in verschlossenen Gefäßen.
- *Gewürze:* in dunkle, dicht schließende Gefäße geben, auf Schimmelbildung achten! *Basilikum:* als frische Pflanze kaufen und wachsen lassen, nicht kühlen, nicht in die Sonne stellen.
- *Konserven:* mehrere Jahre Aufbewahrung sind möglich, Reste aus geöffneten Dosen umfüllen und möglichst rasch verbrauchen. Vorsicht: Wenn der Deckel sich wölbt, sind tödliche Botulismuskeime vorhanden. *Sofort in den Abfall geben.*
- *Exotische Früchte:* nicht kühlen, da leicht verderblich.
- *Gemüse:* kühl lagern, auch außerhalb des Kühlschranks.
- *Ahornsirup, Honig:* lange haltbar, auch angebrochen.
- *Bier:* dunkel und stehend lagern.

Kasten 13.5   Kühlschrank

8 Grad plus ist ausreichend!	Zubereitete Speisen immer abdecken – Obst nach unten legen – Joghurt, Quark, Sahne, Frischkäse 4 Tage haltbar – Wurst, Fleisch getrennt lagern, 4 Tage haltbar – Gemüse in sauberen großen Plastikschalen in untersten Bereich legen;

Nahrungsmittelzubereitung

Man kann die Methoden und ihren Gesundheitswert in einer Tabelle zusammenstellen. Einige verbreitete Zubereitungsformen sind extrem gesundheitsschädigend.

Tab. 13.9   Garverfahren und Gesundheitswert

Kochmethoden	Gesundheitswert	Effekte/Begründung
Dampfkochtopf	+ +	sterilisierend, vitaminschonend, geringe Garzeiten
Kochen in wenig gesalztem Wasser	+ + +	Kartoffeln, Bohnen, Erbsen werden nur durch kochen verdaulich.
Garziehen im Wasserbad	+ + +	Reis, Fisch, Klöße
Garen im Wasserdampf	+ + + +	Fisch, Gemüse. Der Eigengeschmack bleibt erhalten.
dünsten	+ + + + +	Fisch in Alufolie, Gemüse im Wasserdampf
braten	– – –	Fleisch, Kartoffelpuffer
backen	– –	Kuchen, Aufläufe
frittieren	– – – – –	Chips, Pommes frites – zu viel Fett!
grillen	+ –	Fleisch, Gemüse – wegen krebsauslösender Röststoffe bei zu langem Grillen
Mikrowelle	+ + +	nicht schädlich
gefrieren, auftauen	+ + + +	Tiefkühlkost bei schonendem Auftauen und sofortiger Verwendung

Verhalten während der Mahlzeiten

Es ist wichtig, sich beim Essen Zeit zu nehmen. Die Verdauung selbst ist ein sehr energieintensiver Vorgang und funktioniert am besten in stressfreien Zeiten und in Ruhephasen. Günstiger als drei Mahlzeiten sind sechs Mahlzeiten über den Tag verteilt – aber mit insgesamt dem gleichen Kaloriengehalt!

13.8 Didaktische Überlegungen

Insgesamt ist die Ernährungserziehung bisher fast gänzlich fehlgeschlagen. Neuerdings bestehen Überlegungen, das Ernährungsverhalten der Übergewichtigen als therapiebedürftig einzustufen. Es müssten dazu aber anerkannte Therapien bestehen, die wirken. Dazu müsste Übergewichtigkeit als Krankheit eingestuft und in die gesetzliche Krankenversorgung integriert werden. Therapievorschläge sind vorhanden, die Kosten dafür würden erheblich sein: mit 1,5 Milliarden Euro jährlich wäre zu rechnen (DAK Versorgungsreport Adipositas 2016). Vorbeugende Ernährungsförderung wird nicht thematisiert. Sie wird in vielen Projekten angeboten, deren Wirkungen recht kurzfristig sind. Hier wird trotzdem dafür plädiert, durch die folgenden Maßnahmen im Bereich der Primärprävention zu versuchen, den Einstieg in die Fettleibigkeit zu verhindern und wenigstens zu verzögern.

Lebensmittelkennzeichnungen

Vor etwa 20 Jahren noch wurde von den Personen verlangt, die Kaloriengehalte der einzelnen Nahrungsmittel zu bestimmen und danach das Koch- und Ernährungsverhalten zu gestalten. Dieser Weg hat sich als praktisch unmöglich und daher didaktisch als wenig geschickt herausgestellt. Untersuchungen zeigen, dass aus den Verpackungsgrößen der Energiegehalt nur durch umständliche Berechnungen zu ermitteln wäre, die beim normalen Einkaufsgeschehen nicht möglich sind und wohl auch nicht sein sollen. Besonders fetthaltige oder versteckte Zucker in Nahrungsmitteln werden als solche nicht ausreichend deklariert und folglich auch nicht erkannt.

Motivationsförderung

Eine Motivation für gesundes Kochen ist vergleichsweise leicht zu bewirken. Aktive Mitarbeit und das Gefühl für Gemeinsamkeit sind starke Motivationen. Kinder kochen gerne, wenn sie selbst aktiv werden können. Doch nur rund 20 % der Schülerinnen und Schüler lernen in Schulküchen. Leider wird nicht erfasst, welche Gerichte sie herstellen und ob sie den Gesundheitswert z. B. für ihr späteres Berufsleben überschauen. Jungen kochen, um fit zu bleiben, und Mädchen wegen einer guten Figur. Daten zum Wissenserwerb oder zur Geschmacksentwicklung liegen nicht vor. Grundsätzlich gilt aus pädagogischer Sicht: nichts vorschreiben, nicht drohen. Das wirkt eher kontraproduktiv. Vielmehr sollte die eigene Entscheidung möglich sein: erst riechen, dann schmecken und dann entscheiden, ob die Speise gegessen wird oder nicht. Geschmack wird erlernt und die Geschmacksempfindungen können sich ändern, auch je nach sozialer Gruppenzugehörigkeit.

Medien

Bisher zielte die praktizierte Ernährungsbeeinflussung in erster Linie auf Wissensvermittlung. Eine Erziehung zur bewussten Einteilung der Nahrungsmittel wird
in den Schulen erst seit kurzem praktiziert (vgl. z. B. AID Verbraucherschutz 2016;
Schneider 2013ff). Günstig erscheint, die vielen Nahrungsmittel nach Gruppen und
deren Gesundheitswert zu ordnen. Die folgenden Möglichkeiten bieten eine rasche
Einteilung, die man auch beim Einkauf nutzen könnte.

Nahrungspyramide: (vgl. AID 2011, Optimix 2016; Reformhaus 2008; Die deutsche
Gesellschaft für Ernährung hat eine dreidimensionale Lebensmittelpyramide als
didaktisches Hilfsmittel entwickelt (Abb. 13.3). Diese kommt zunehmend in der
schulischen Ernährungserziehung zur Anwendung, erscheint jedoch recht kom-
pliziert (DGE 2006). Außerdem wirkt die sehr unterschiedliche Gestaltung eher
verwirrend auf den Nutzer.

Ernährungskreis: Der didaktische Versuch, die Kostmengen in einem Kuchenmodell
anschaulich zu machen (Abb. 13.3), enthält Besonderheiten, die eine einfache Hand-
habung erschweren. So wird Milch meist zu den Getränken gerechnet, muss aber
als „energiereiche Kost" gelten. Dasselbe gilt für Bier. Außerdem sind die Mengen
nicht ersichtlich. Der Ernährungskreis hat den Vorteil, dass man das empfohlene
Verhältnis der einzelnen Nahrungsmittelgruppen pro Tag sofort erkennt. Z. B.
kann man sofort ablesen, dass Gemüsemengen fast so groß sind wie die Mengen an
stärkehaltigen Nahrungsmitteln. Leider erscheint Zucker nicht. Süßzucker gehört
mit Sicherheit in die Spalte der Fette oder in eine besondere Abteilung, wenn man
die „erlaubten" Mengen darstellen will.

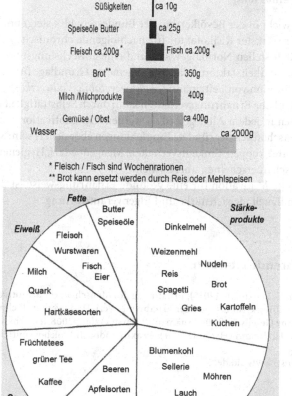

Abb. 13.3 Pyramidenmodell und Kuchenmodell zur Einteilung der Nahrungsmittel für die tägliche Kost

Zusammenfassung

Das Übergewicht in der Bevölkerung der Bundesrepublik steigt an. Übergewicht allein gilt als stärkster Risikofaktor für nachfolgende chronische Erkrankungen. Demgegenüber stellen Normalgewicht und eine abwechslungsreiche Ernährung eindeutig Gesundheitsfaktoren dar. Als allgemeine Grundlage für „gesunde Kost" kann die Definition von Leitzmann („*Laktovegetabile Vollwertkost"*) dienen.

Das persönliche Ernährungsverhalten kann durch Selbsttätigkeit und Gemeinschaftserleben in jedem Alter gefördert werden. Die Motivation muss allerdings durch wissenschaftlich begründete Empfehlungen abgesichert sein: Sachwissen zu Nahrungsmittelgruppen, Einkaufsverhalten, Mengenbedarf, Hygieneverhalten und Vorratswirtschaft erscheinen unerlässlich.

Die stärkste Motivation für eine gesunde Ernährungsweise ist die Förderung der Selbständigkeit, der Ichstärke und Eigenverantwortung.

Weiterführende Literatur

Elmadfa, I. u. C. Leitzmann (2015): Ernährung des Menschen; UTB, Stuttgart
Schlieper, C. (2010): Grundfragen der Ernährung, Verl. Handwerk u. Technik, Hamburg
DGE (Deutsche Gesellschaft für Ernährung) (Hrsg.) (2004-2008-ff): Ernährungsberichte
Pfaff, S. u. R. Hoffmann (Hrsg.) (2010ff): Praxishandbuch Biolebensmittel, Behrs Verlag, Hamburg
AID Infodienst: www.aid.de,

Hygiene und Umweltschutz 14

Das richtige Hygieneverhalten ist grundlegend für die körperliche und seelische Gesundheit des Menschen. Man unterscheidet persönliche Hygiene und öffentliche Hygiene, gewährleistet durch staatliche Einrichtungen. Umweltschutz kommt hinzu – Umweltschutz ist auch Menschenschutz. In der Gesundheitsförderung und in der Gesundheitspädagogik spielt eine Erziehung zum Hygieneverhalten bisher nicht die ihr zukommende Rolle.

Hygieneverhalten ist dem Menschen – im Gegensatz zu vielen höheren Tieren – nicht angeboren. Er muss das Hygieneverhalten mühsam erlernen. Falsches Hygieneverhalten ist die entscheidende Ursache für Infektionserkrankungen (Gärtner/Reploh 1969).

Mehr Krankheiten lassen sich durch Vorsorge verhindern als durch Therapien heilen!

14.1 Hygiene

Maßnahmen zur Hygiene sind so alt wie die Menschheit. Die ersten umfassenden schriftlichen Unterlagen zum gesunden Leben finden sich im alten Testament in den Lebens- und Nahrungsvorschriften. Es gab zu Zeiten der römischen Herrschaft große Anstrengungen zur Trinkwasserversorgung und zur Badekultur sowie zur Entsorgung des Abwassers. Das Hygienesystem des römischen Reichs verlor sich in den Wirren der Völkerwanderungszeit. Spuren der Badekultur kann man noch in den mittelalterlichen Badestuben erkennen. Diese gerieten in Verruf, als die Syphilis sich verbreitete.

Seit dem Hochmittelalter entwickelten sich Lehren zur Gesunderhaltung (Schipperges 1985). Aber erst seit etwa 1850 war es möglich, wissenschaftlich begründete Aussagen zur Hygiene zu entwickeln. Max von Pettenkofer gilt als der Begründer der modernen wissenschaftlich fundierten Hygiene. Er erhielt 1865 die erste Professur für dieses Fachgebiet, das bis heute ein wesentliches Teilgebiet der Medizin ist.

„Die Kunst zu heilen kann viele Leiden lindern –
doch schöner ist die Kunst, die es versteht,
die Krankheit am Entstehen zu hindern."
(Pettenkofer)

„Hygiene ist vorbeugende Arbeit für die Gesunderhaltung der einzelnen Menschen und Völker. Sie ist bestrebt, körperliche Erkrankungen und alle geistigen, seelischen und sozialen Störungen fernzuhalten. Ihr Ziel muss es sein, über die Abwehr schädlicher Einflüsse hinaus den Menschen und die menschliche Gesellschaft so widerstandsfähig wie möglich gegen die Entstehung körperlicher, geistiger und seelischer Erkrankungen und gegen die Erschütterungen der sozialen Struktur zu machen." „Die Hygiene versucht, Krankheiten zu verhüten, sowie das Wohlbefinden und die Leistungsfähigkeit aller zu erhalten bzw. zu steigern." (Borneff 1974)

Im Gefüge des Gesundheitsverhaltens spielt die Hygiene (griechisch: hygieinos = gesund) auch heute noch oder wieder eine bedeutende Rolle (Schell 1995). Die Sexualhygiene stellte ein Tabuthema dar, bis AIDS einen Wechsel notwendig machte (vgl. Hoffmann 2010, 151ff u. 164ff). Hygienefragen werden heute wieder im Schulunterricht aufgegriffen (Biermann/Lutz 1986, Etschenberg 2010). Teile des Umweltschutzes wurden schon früh in die Diskussion über die menschliche Gesundheit aufgenommen (Landesregierung BW 1991. Hygienefragen haben ansgesichts neuer Infektionserkrankungen (Hellenbrand 2003), resistenter Keime gegen die üblichen Antibiotika und die Verbreitung von Infektionen z.B. durch den Tourismus neue elementare Bedeutung erlangt (Reiter/Rasch 2002). Den positiven Effekt von Vorsorge und Schutzmaßnahmen zeigt eine Untersuchung über die Sterbefälle in Deutschland (Abb. 14.1).

Abb. 14.1

Sterberate Lungentuberkulose durch Vorsorge

Hygienemaßnahmen senkten die Sterberate extrem, lange bevor Arzneimittel zur Verfügung standen. Die Lungentuberkulose kommt heute wieder häufiger vor.

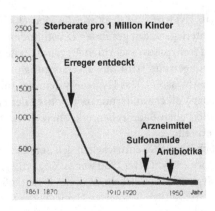

Die immer wieder neuen Infektionserkrankungen zeigen, dass die Medizin diese keineswegs vollständig besiegt hat. Vielfach aber reichen vergleichsweise einfache Vorsorgemaßnahmen aus. Die persönliche Hygiene wird ihre herausragende Bedeutung in der Gesundheitsförderung daher behalten.

14.2 Aspekte der Verhältnisprävention

Seit 1850 gab es in Deutschland starke politische Bestrebungen, eine staatlich geordnete Vorbeugung einzurichten. Dies führte 1872 zur Gründung des Kaiserlichen Gesundheitsamts in
Berlin als wissenschaftliche Institution. Die staatliche Gesundheitsüberwachung durch den Öffentlichen Gesundheitsdienst (ÖGD) war sehr erfolgreich: die Tuberkulose ließ sich durch das Verbot des Spuckens in Bahnhöfen und öffentlichen Plätzen, sowie durch die Isolierung im Krankheitsfall in Lungenheilstätten erheblich einschränken.
Nach dem zweiten Weltkrieg kam es zu Einschränkungen im Öffentlichen Gesundheitsdienst. Aber durch die Diskussion über ein neues Gesundheitsreformgesetz gibt es seit 2015 wieder eine neue Diskussion um den Ausbau des Öffentlichen Gesundheitsdienstes.

Öffentlicher Gesundheitsdienst (ÖGD)

Kasten 14.1 ÖGD (Öffentlichen Gesundheitsdienst) – Für und Wider

Argumente gegen einen Ausbau des Öffentlichen Gesundheitsdienstes (ÖGD): Der ÖGD sei zu teuer und müsse und könne auch weiter eingeschränkt werden. Die Verantwortung für die eigene Gesundheit läge bei der freien Person, die entsprechend privat vorsorgen müsste.

Argumente für einen Ausbau des öffentlichen Gesundheitsschutzes: Die Probleme des Umweltschutzes können durch Einzelne nicht bearbeitet werden. Dies müssen staatliche Institutionen leisten. Die Entstehung der Zivilisationserkrankungen können durch die gesetzlichen Krankenversicherungen nicht gelöst werden. Lebensmittelüberwachung, allgemeine Vorsorge, die Minderung von sozialen Problemen können nicht von privater Seite gelöst werden. Einrichtungen des ÖGD müssten daher insgesamt noch ausgebaut werden. Der Gesundheitsdienst sollte daher mit Sozialarbeitern, Pädagogen und Psychologen aufgestockt werden.

Weil die Behandlungskosten ständig steigen und weil Vorsorge in jedem Fall kostengünstiger ist, würden die Vorteile eines neuen ÖGD noch deutlicher werden.

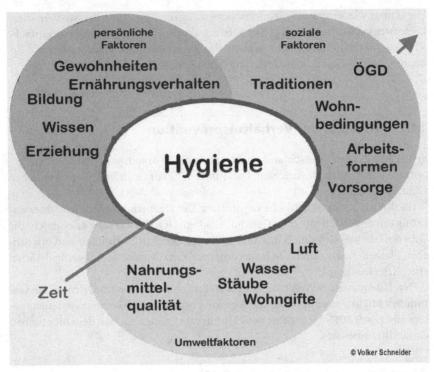

Abb. 14.2   Bedingungsgefüge für Hygiene und Umweltschutz
*(Aus jedem Bereich können Risikofaktoren oder Gesundheitsfaktoren entstehen. Bildung,
Wissen und entsprechendes Verhalten sind entscheidende Gesundheitsfaktoren.)* Das Fakto-
rengefüge ist zeit- und situationsabhängig.

Beispiel

Impfpflicht: Schutzimpfungen sind bis heute äußerst erfolgreiche Maßnahmen.
„Impfen gehört zu den gesundheitspolitisch und ökonomisch wirksamsten
medizinischen Maßnahmen" (Kling/Kabelitz 2011; vgl. STIKO 2011).
    Die Entwicklung von Impfstoffen beruhte weitgehend auf Empirie. Heute
gibt es erstmals Möglichkeiten, Impfstoffe auf der Grundlage der modernen
Gentechnik und der Immunologie weiterzuentwickeln. Dies erscheint notwendig,
da immer noch bestimmte Krankheiten einer Vorsorge trotzen. Außerdem ist
die Durchimpfungsrate bei bestimmten Erkrankungen nicht ausreichend. Unter
dieser Rate versteht man einen bestimmten Prozentsatz geimpfter Personen in

der Gesamtbevölkerung (Gesundheitsberichterstattung des Bundes). Die heutige Situation gibt (Tab. 14.1) wieder.

Tab. 14.1 Impfstoffe (Kling/Kabelitz 2011; vgl auch Stiko 2014)

Standardimpfungen	Keine Impfstoffe verfügbar
Masern (Masernvirus)	Tuberkulose (Mycobaterium tuberculosis)
Mumps (Mumpsvirus)	Erkrankungen pro Jahr 14 Mio.
Röteln (Rötelvirus)	
Windpocken, Gürtelrose (Varizellenvirus)	Malaria tropica (Plasmodium falciparum)
Grippe (Influenzavirus)	Erkrankungen pro Jahr 1 Mio.
Hepatitis B (Hepatitis-B-Virus)	
Tetanus (Clostridium-Tetanus-Bakterien)	AIDS (HIV-Virus)
Diphtherie (Coryne-Bakterien)	Erkrankungen pro Jahr 1,8 Mio.
Keuchhusten (Bordetella-Bakterien)	
Bakterielle Hirnhautentzündung (Pneumo-kokken, Menigokokken, Hepatitis Influenza)	Denguefieber (Denguevirus) Erkrankungen pro Jahr 50 Mio.

Von einer Seuche spricht man erst dann, wenn rund 20 % der Bevölkerung befallen sind. Das Bundesseuchengesetz will Entstehung und Verbreitung solcher Krankheiten verhindern. Aus dem Gesetz zur Verhütung und Bekämpfung übertragbarer Krankheiten beim Menschen (Bundesseuchengesetz , Umweltschutz 2014).

Kasten 14.2 Auszug aus dem Seuchengesetz BRD

Meldepflicht

§ 3: (1) Meldepflichtig ist jeder Fall einer Erkrankung, des Verdachts einer Erkrankung und eines Todes an: Aussatz, Botulismus, Cholera, Kinderlähmung, Pocken, Pest, Ruhr, Tuberkulose, Tollwut, Typhus, Diphtherie, Hepatitis, Malaria, Scharlach, Tetanus, Keuchhusten, Masern ...

§ 4: (1) Zur Meldung sind verpflichtet: 1. der behandelnde Arzt, jede sonstige mit der Behandlung oder Pflege berufsmäßig befasste Person, die Hebamme, das Familienhaupt, ... der leitende Arzt ...

§ 5: Die Meldung ist dem für den Aufenthalt des Betroffenen zuständigen Gesundheitsamt unverzüglich, spätestens innerhalb 24 Stunden nach erlangter Kenntnis zu erstatten.

Umweltschutz: Luft

Die Reinhaltung der Luft ist ein gesundheitliches Anliegen ersten Ranges (z. B. Luftbelastung 2016). Die Internationale Energieagentur schätzt, dass jährlich 6,5 Millionen Menschen durch Feinstaub in der Luft sterben. Besonders schädlich sind in Deutschland die Verbrennung von Holz in privaten Öfen, Abgase von Kohlekraftwerken und der Bremsabrieb von Autos.

Der Mensch kann fünf Wochen ohne Nahrung leben,
fünf Tage ohne Wasser,
aber nicht fünf Minuten ohne Luft.

Sommersmog: Ozon ist ein Gas, das in großen Höhen aus Sauerstoff unter der Einwirkung von energiereicher Strahlung entsteht. Es verhindert, dass zu viel UV-Strahlung auf die Erdoberfläche gelangt. Hier ist das Gas sehr nützlich. Heute ist die Schutzschicht in einigen Bereichen der höheren Luftschichten verdünnt (man spricht fälschlich vom Ozonloch). Hauptursachen für diese Abnahme sind die chlorhaltigen Chemikalien aus industriellen Anwendungen (Fluorchlorkohlenwasserstoffe als Kältemittel in Kühlschränken), die in die hohen Schichten der Atmosphäre aufsteigt und die Bildung von neuem Ozon verzögern. Dadurch kommt mehr UV Strahlung in Bodennähe und es entsteht dort mehr Ozon. Ozon ist für Mensch, Tier und Pflanze giftig. Es schränkt die normalen Funktionen von Lungen und Blättern ein. Da im Sommer bei uns die Sonne stärker scheint, spricht man von Sommersmog. Hilfe ist nur durch Vermeidung möglich.

Tab. 14.2   Gefährdung durch Ozon (O_3) (ppm = pars per million = 1 Teilchen Ozon auf eine Million anderer Luftteilchen)

Ozon in Bodennähe	Folgen für den Menschen
30 ppm	Man riecht es, aber gewöhnt sich rasch an den Geruch.
ab 100 ppm	Kopfschmerzen
ab 160 ppm	Lungenschädigung beim Menschen, Abwehr von Lungenerkrankungen sinkt im Tierversuch.
ab 200 ppm	Konzentration an weißen Blutkörperchen steigt.
ab 400 ppm	Husten, Brustschmerzen

Wintersmog: Als Smog bezeichnet man eine Mischung verschiedener Schadgase, Staubpartikel mit Feuchtigkeit (smog = smoke (Rauch) und fog (Nebel)). Diese Kombination ist besonders schädigend für die Lungen, aber auch für die Fotosynthese in Blättern. Die auslösende Substanz ist der Schwefel, der in Kohle vorkommt und zu Schwefeldioxid verbrennt. Mit den Wasserteilchen der Luft entsteht Schwefelsäure. Diese wirkt auf Haut und Lungengewebe stark ätzend. Smog trat früher durch den normalen Kohlehausbrand auf, da Kohle besonders viel Schwefel enthält. Die Belastungen gingen von rund 200 ppm (11.465) auf ca. 30 ppm (um 114.145) durch Gesetzgebung und entsprechende Auflagen an die Industrie deutlich zurück. Ähnliche Umweltschutzbestimmungen gelten auch für Chlor und andere Gase.

Staub: Die Staubbelastung wird unabhängig von Größe und chemischer Zusammensetzung der festen Teilchen gemessen. Ursachen sind in erster Linie Abrieb von Autoreifen oder Bremsen und Aufwirbelung von Bodenteilchen. In Industriegebieten nahm die Staubbelastung durch Auflagen deutlich ab, durch den Autoverkehr in Städten jedoch deutlich zu. Besonders Feinstäube gelten als Krebsverursacher, weil an den Oberflächen Giftstoffe haften. Die Teilchen sind so fein, dass sie bis in die Blutbahn gelangen. Oft sind allerdings die Luftbelastungen durch Staub in Wohnungen etwa doppelt so hoch wie in der Außenluft (AeFU Schweiz 1997; Schneider 2010).

Industriegase: Wir nutzen täglich eine Vielzahl von Substanzen, die unser Leben einfacher und bequemer machen. Viele dieser von der Industrie zum Gebrauch hergestellten Stoffe oder auch Zwischenprodukte sind in den Boden oder in die Luft gelangt, werden über die Welt verteilt und gelangen in Trinkwasser, Nahrungsmittel und Luft.

UV-Strahlung: Als Folge der geringeren Ozonkonzentration in den obersten Luftschichten gelangen mehr UV-Strahlen auf die bodennahen Luftschichten. Für den Menschen nimmt zunächst die Gefahr von Sonnenbrand und Hautkrebs deutlich zu. Ertragseinbußen durch UV-Licht und durch Ozon sind bei wichtigen Nutzpflanzen nachgewiesen.

Tab. 14.3 UV-Strahlung und Gesundheit

Risikofaktor für	Gesundheitsfaktoren
Sonnenbrand	Verzicht auf Sonnenbaden
Hautkrebs	Nutzung von wirkungsvollen Schutzcremes
Augenschäden	Nutzung von Sonnenbrillen mit hohem Schutzfaktor vor UV- Strahlung

Belastung durch Kohlenstoffdioxid: In schlecht gelüfteten Räumen reichert sich das ausgeatmete Kohlenstoffdioxid an. Ein zu hoher Kohlenstoffdioxidgehalt macht müde und senkt die Lernleistung (Schneider 2010).

Umweltschutz Lärm: Man misst den Lärm als Schalldruck in Dezibel (nach dem Physiker Bel) mit der Bezeichnung dB (A). Dabei bedeutet (A) die Angleichung an die Besonderheiten des menschlichen Gehörs. Die Zunahme des Schalldrucks um 3 dB(A) entspricht einer subjektiv wahrgenommenen Lärmverdopplung. Durch Straßenverkehr und Luftverkehr sind die Menschen einem Lärm über 60 dB (A) tagsüber ausgesetzt (Statistisches Bundesamt 2015, 138; Lärmschutz Bund 2016-12-08). Unabhängig davon, ob jemand eine Musik schön oder nicht schön findet, wirkt Lärm auf das Stresszentrum extrem schädigend. Inzwischen gilt Lärm als ein Risikofaktor ersten Ranges.

In einer Untersuchung zum Arbeitslärm erlitten Lärm ausgesetzte Personen doppelt so häufig Herzinfarkte als die Kontrollgruppe. Bei lärmbedingten Schlafstörungen ist das Risiko, einen Herzinfarkt zu erleiden, um 40 % erhöht (vgl. Bundesregierung 2016: Umwelt und Gesundheit).

Die statistisch gesehen vergleichsweise geringe Erhöhung des Infarktrisikos durch Lärm ist jedoch von erheblicher volksgesundheitlicher Bedeutung, weil dies sehr viele Menschen betrifft. Jedenfalls, so folgern die Forscher aus vergleichenden Studien, ist der Verkehrslärm heute deutlich gefährlicher für das Herz-Kreislauf-System als die Kraftfahrzeugabgase. Eine rechtliche Grundlage, die eine medizinisch schon lange bekannte und eindeutige Sachlage berücksichtigt, erscheint unzureichend.

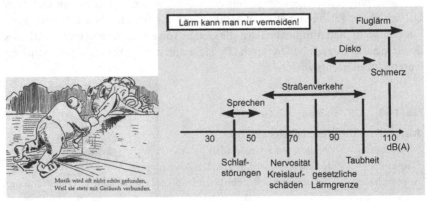

Abb. 14.3   Musik und Lärm (Busch 1954, 360): Lärm löst immer die Stressreaktion aus.

Kasten 14.3 Gesetzliche Regelungen (vgl. Lärm 2016)

Gesetzliche Regelungen: Die Summe aller Verkehrsgeräusche oder Betriebsgeräusche darf in Wohngebieten am Tag zwischen 6 und 22 Uhr 50-55 dB(A), bei Nacht zwischen 22 und 6 Uhr morgens 40 und 45 dB(A) nicht überschreiten.

Für Industriegebiete gelten die Werte: am Tag 55-60 d(B)A und in der Nacht 45-50 dB(A).

In Neubaugebieten (Verkehrslärmschutzverordnung) gelten am Tag 50 dB(A), bei Nacht 40 dB(A). Bei Bundesstraßen einiger Länder gelten am Tag 70 dB(A), bei Nacht 60 dB(A).

Eine Zunahme um 3 dB (A) wird vom Menschen als Verdopplung des Lärms wahrgenommen.

14.3 Aspekte der privaten Hygiene

Die öffentliche Hygiene muss von privater Hygiene begleitet sein. Körper-, Wohnungs- und Kleidungshygiene sind fast gänzlich der Privatperson überlassen. Beobachtungen des täglichen Lebens zeigen, dass die Bedeutung von Hygiene im Wissen und Verhalten der Bevölkerung keineswegs Allgemeingut ist (vgl. Etschenberg 2010). Viele Mitbürger verstehen unter Hygiene einfach nur „Sauberkeit" – wobei im persönlichen Bereich eben auch giftige Chemikalien zum Zuge kommen. Andernfalls würden die Haushaltsreiniger ja auch nicht wirken.

Eine sinnvolle Verhaltensprävention ist weiterhin Aufgabe der Gesundheitsförderung und Gegenstand der Gesundheitspädagogik.

Körperhygiene

Hautpflege: Ein Sprichwort sagt: „Schönheit kommt von innen." Damit ist nicht nur die psychische Ausgeglichenheit gemeint, sondern ganz schlicht der Stoffwechsel. Die Durchblutung der Haut bewirkt eine bessere Versorgung und eine bessere Regeneration.

Die Haut ist unser größtes Körperorgan mit vielen Aufgaben: möglichst weitgehende Abdichtung des Körpers gegen Schadstoffe, Parasiten und Verletzungen, Abgabe überschüssiger Körperwärme aus dem Innern durch Schwitzen, Abdichtung gegen Wasserverlust, Wundverschluss. Zur Aufnahme von äußeren Reizen hat die Haut verschiedene Sinneseinrichtungen wie Tastsinn, Schmerzsinn, Drucksinn und zwei Temperatursinne: Kälte- und Wärmesinn.

Gesunde Haut erscheint für andere Menschen schön. Das Beste für die Haut ist eine gesunde Ernährung, viel Schlaf, viel frische Luft, wenig Sonne und ein seelisches Gleichgewicht. Aber Waschen ist auch nötig!

Dusche: Bei gesunder Haut evtl. täglich, bei empfindlicher Haut 1- bis 2-mal in der Woche.

Bad: Ein Bad dient der Entspannung und dem Wohlbefinden, der Reinigungseffekt ist eher gering.

Intimpflege: Besondere Mittel zur Reinigung und Pflege der Geschlechtsorgane werden ärztlich eher abgelehnt, milde Waschmittel mit pH 5-6 und Wasser genügen. Zur Intimpflege gehört die Reinigung aller Köperfalten wie Brust-, Nabel-, Gesäß- und Genitalfalten. Jungen müssen lernen, die Vorhaut zurückzuschieben und zu waschen. Temperatur des Wassers: nicht über 36 Grad Celsius, da zu heißes Wasser die Haut aufquellen lässt.

Desodorants: eher überflüssig, zumal sie das Waschen nicht ersetzen können.

Antitranspirants: Mittel, die Schwitzen verhindern sollen. Diese sind schädlich: Schwitzen als Wärmeabfuhr aus dem Körper ist lebenswichtig!

Dekorative Kosmetik: Bei Lippenstiften und Puder oder anderen Mitteln sollte man nur Produkte verwenden, bei denen die Inhaltsstoffe angegeben sind. Alle Kosmetika enthalten Konservierungsstoffe, um Bakterienwachstum zu verhindern. Diese Stoffe sind natürlich auch für den Menschen schädigend.

Haare: Haare sind besonders gefährdet. Parasiten können sich einnisten, Schmutzpartikel bleiben hängen, sie wirken oft fettig. Unsaubere Haare wirken abstoßend. Gesundes, glänzendes Haar wirkt anziehend! Die Bekämpfung von Kopfläusen gehört in die Hand des Arztes. Auf keinen Fall darf man Insektizide verwenden! Juckt die Kopfhaut plötzlich, könnten Läuse die Verursacher sein. Die Laus lebt vom menschlichen Blut – daher das Jucken durch die kleinen Wunden.

Kasten 14.4   Haarpflege

> **Tipps zur richtigen Haarpflege**
>
> Je milder das Haarwaschmittel, umso gesünder. Was für Babys gut ist, kann Erwachsenen nicht schaden! Die Mittel lassen sich mit Wasser verdünnen. Die Waschmittel sollten sofort gründlich ausgewaschen werden: Alle Tenside greifen die Haut an. In der Woche reichen zwei Haarwäschen aus. Dabei sind die Haare nicht durch Rubbeln mit einem Handtuch zu trocknen. Man schlägt sie in ein trockenes Tuch ein oder trocknet sie mit einem Föhn bei geringer Temperatur.

Zahnpflege: Zähne sind ein echter Problembereich (Schütte/Walter 2005; Gebert/ Makuch/Reschke 2009): Weil im Mund sehr hartes Material – die Zähne – und sehr weiche Oberflächen – die Mundschleimhaut – zusammenstoßen, gibt es oft Lücken. Hier nisten sich Bakterien ein. Wir brauchen die Zähne zum Zerkleinern der Nahrung. Zahnpflege ist daher unmittelbar gesundheitsfördernd. Blitzende Zähne werden als schön empfunden (Oesterreicher/Ziller 2005; Schenk/Knopf 2007; Bundesverband der Zahnärzte BRD: Mundgesundheit).

Die Hygienetechniken sind weitgehend bekannt und werden zunehmend auch angewendet. Dies lässt sich durch den Rückgang der Karies (Kasten 14.5) und schulzahnärztliche Untersuchungen nachweisen. Gerade bei der Zahngesundheit hat die dem öffentlichen Gesundheitswesen zuzuordnende schulische Gebissuntersuchung erheblichen positiven Einfluss (BZÄK 2016). Der private Zahnschutz gelingt weitgehend auf dreifache Weise:

- Einüben der Zahnputzregeln in der frühen Kindheit
- eine alle Schülerinnen und Schüler erfassende Zahnprophylaxe in der Schule
- Betonung des ästhetische Aspekts

Kasten 14.5 Zahnpflege

Tipps zur richtigen Zahnpflege:

Karies und Parodontose lassen sich durch persönliche Hygiene vermeiden und zumindest aufhalten:

3-mal täglich nach den Hauptmahlzeiten etwa drei Minuten lang die Zähne putzen, alle 14 Tage den Zahnputzkopf wechseln. Immer „von ROT nach WEISS" putzen, das heißt vom Zahnfleisch zu den Zähnen hin, besser noch ist die Rotationsmethode: in kleinen Kreisen das Zahnfleisch massieren und nach WEISS hin ausbürsten. Halbjährliche Untersuchung durch den Zahnarzt.

Wohnhygiene

Die Haushalte in Deutschland sind – gemessen an dem Verbrauch von Reinigungsmitteln – die „saubersten Haushalte Europas". Sprüche wie: „Lassen Sie ihre Kinder nicht auf Viren krabbeln" oder „porentief rein" schüren die Angst vor Krankheitskeimen und fördern den – unnötigen – Verbrauch chemischer Reinigungsmitteln. Man kann die Sauberkeit auch übertreiben: Porentief rein ist nicht immer gesund. Durch übermäßigen Gebrauch von Reinigungsmitteln züchtet man resistente Bakterien geradezu heran.

Raumluft: Da die Außenluft meist halb so stark belastet ist wie die Raumluft, kann man sich sinnvoll mit *„Stoßlüftung"* helfen. Darunter versteht man 3- bis 4-mal am Tag für 5 bis 10 Minuten mit offenem Fenster lüften. Ständiges Lüften ist nicht effektiver und der Wärmeverlust ist höher. Am besten ist: 5 Minuten durchlüften. Kühle Räume soll man bei hohen Außentemperaturen nicht lüften, da sich Kondenswasser bildet.

Tab. 14.4   Haushaltshygiene

Wäsche	Überdosierung von Waschmitteln erhöht nicht den Wascheffekt! – Problemstellen vorher mit Gallseife einreiben. Weichspüler sparsam verwenden.
Sanitär-bereich	Allzweckreiniger auf Seifenbasis, Schmierseife und evtl. Scheuerpulver nutzen. Verstopfte Abflüsse mit Rohrreinigungsspirale oder Saugglocke durchgängig machen. Chemische Abflussreiniger sind sehr giftig.
Geschirr-spülen	Moderne Geschirrspülmaschinen reinigen mit weniger Wasser und sind daher billiger als der Abwasch von Hand, statt Klarspüler ein Glas 3 %.gen Haushaltsessig verwenden.
Körper-pflege	Pflegemittel mit ph 5-6 bevorzugen, Seife nur für starke Verschmutzungen nutzen, auch einmal nur mit Wasser duschen!
Wohnung	Zu hohe Luftfeuchtigkeit birgt Gefahr für Pilzentwicklung in feuchten Nischen. Zu geringe Luftfeuchtigkeit begünstigt Erkältungskrankheiten. Die Luftfeuchtigkeit sollte immer zwischen 40 % und 60 % relativer Luftfeuchtigkeit liegen. **Raumtemperaturen:** Bad: 24° C, Wohnen: 14-20° C, Küche: ca.18° C, Schlafraum: 16° C, Treppenbereich: 15° C
Staub	Öfter mit Staubsauger saugen, Bettwäsche häufig wechseln, alle zwei Jahre zur Reinigung geben. Teppiche einmal pro Jahr gründlich reinigen lassen!
Zigaretten-rauch	Der Rauch von Zigaretten oder Zigarren enthält rund 200 verschiedene Substanzen, von denen einige sehr giftig sind. Verschmutzung und Verfärbung durch Zigarettenrauch ist besonders schwer zu entfernen.

Haushaltsreiniger: Die gängigen Haushaltsreiniger sind gesundheitlich kritisch zu werten und größtenteils gar nicht notwendig!

Tab. 14.5 Empfehlungen zur Wohnhygiene

statt	besser
Chlorhaltige Abflussreiniger	Saugglocke, Drahtspirale
Backofenspray	Einweichen und Scheuermittel
Desinfektionsmittel	Keines
Einweggeschirr	Omas Porzellan
Fleckenentfernungsmittel	Kernseife, Gallseife
Insektenspray	Fliegengitter, Fliegenklatsche, duftende bzw. klebende Papierstreifen
Klarspüler	Glas 30%ige Essiglösung
Teppichreiniger	Seife, evtl. Waschbenzin
Weichspüler	Nicht notwendig

Gifte im Haushalt: Alle Desinfektionsmittel sind starke Gifte. Trotz einer wirkungsvollen Umweltschutzgesetzgebung sind einige Giftstoffe wie Insektizide oder neuerdings auch Pestizide ins Grundwasser gelangt und über diesen Umweg im Trinkwasser weit verbreitet. Die meisten Haushaltsgifte gelangen aber über die Atemluft in den Menschen. Eine Abwehr ist für den Einzelnen nicht möglich. Hier helfen Vorschriften und deren Überwachung für die Hersteller von Produkten des täglichen Lebens. Umweltskandale zeigen jedoch immer wieder, dass erhebliche Interessengegensätze bestehen.

Tab. 14.6 Schwermetalle und Organische Gifte

Substanz	Enthalten in	Dringt ein in	Langfristige Schäden
Arsen	Farben, Lacke	Haut, Haare	Leberschäden, Hautkrebs, Nervenschäden
Chlorphenol-derivate	Lösungsmittel, Pestizide	Leber	Immunsystem und Haut (Chlorakne).
DDT (verboten)	Insektenmitteln	Fettgewebe, Muttermilch	Muskelschäden, Krebs?
Quecksilber	Leuchtstoffröhren	Nerven, Gehirn	Gehirnfunktion
Benzol	Farben, Lacke	Lunge	Atemschäden, Krebs
Tenside	Putzmittel	Haut	Allergien, Ekzeme
Antibiotika	Arzneimittel	Blut	Resistente Krankheitskeime

Der beste Schutz besteht in der Vermeidung. Effektive persönliche Schutzmaßnahmen sind etwa bei der Kleidung Naturfasern ohne chemische Appreturen,
Ökowaschmittel, beim Einkauf das Vermeiden von Verpackungen aus Kunststoffen
und bedruckten Verpackungen. Für die Reinigung Essigwasser, Kernseifenlösungen
und Scheuerpulver bevorzugen! Desinfektionsmittel meiden.

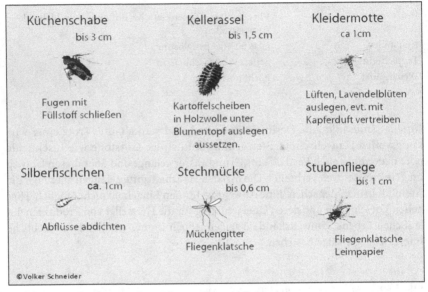

Abb. 14.4   Schädlinge in der Wohnung (Auswahl)

Schädlinge in der Wohnung: Auftauchende Schädlinge in der Wohnung werden meist
von außen eingeschleppt. Die Insekten sind nicht unbedingt schädlich. Sie können
aber Krankheitskeime verbreiten. Man sollte nun nicht gleich die chemische Keule
schwingen: Insektensprays sind auch für den Menschen schädlich. Besser sind alte
Hausmittel oder neue Folien, an denen die Insekten haften bleiben. In schwierigen
Fällen muss ein örtlicher Kammerjäger gefragt werden.

Tab. 14.7 Vorbeugung gegen Schädlinge

Schädlich	Effektives Gesundheitsverhalten
• „Tütenwirtschaft" • Nahrungsmittel feucht/warm aufbewahren • offene Behälter • Durcheinander im Vorrat	• gut schließende Behälter aus Glas oder Plastik • Fugen mit mineralischen Füllstoffen abdichten • glatte Wände (Kacheln) • in Speisekammern keine Fußleisten! • Regale und Schränke bodenfrei aufstellen • Nahrungsmittel kühl und trocken aufbewahren • Vorräte niemals länger als ein Jahr aufbewahren, kontrollieren! • Textilien regelmäßig bürsten oder saugen. • für längere Zeit: Textilien reinigen lassen, bügeln (Hitze tötet Schädlingseier ab) und in dicht schließenden Behältern aufbewahren

Lebensmittelhygiene

Viele Giftstoffe gelangen über das Trinkwasser oder die Nahrung in unseren Körper. Den gleichen Weg nutzen viele Krankheitskeime. Deswegen ist die Lebensmittelhygiene von größter Bedeutung für die Gesundheit des Menschen. Die am weitest verbreiteten Giftstoffe sind Blei und Cadmium sowie Insektizide.

Meist aber sind Lebewesen verantwortlich für die Erkrankungen durch Nahrungsmittel: Durch Verunreinigungen mit Keimen entstehen die so genannten „Lebensmittelvergiftungen". Pro Jahr zählt man in Deutschland etwa 45.000 bekannt gewordene Fälle. Man schätzt, dass die Zahl 10-fach höher liegt, weil viele Lebensmittelvergiftungen durch lebende Keime nicht erkannt werden. Allgemein gilt: kein Lebensmittel ohne Mikroorganismen. Die meisten Mikroorganismen sind harmlos, es kommen aber immer wieder Todesfälle durch bestimmte Bakterien vor.

Der beste Schutz ist eine möglichst geringe Ausgangsbelastung. Diese wird erreicht durch:

- Waschen bzw. Schälen von Obst und Gemüse
- bei Blattgemüse *„Blanchieren"* (= Blätter für ca. 5 Min. in kochendes gesalzenes Wasser legen, aufkochen)
- *Dünsten* (kochen im Wasserdampf für ca. 10 Min.)
- bei Milch *Pasteurisieren* (im Haushalt aufkochen)
- Aufbewahrung im Kühlschrank bei ca. 8° C
- *Einfrieren* bei Fleisch und Fleischprodukten
- *chemische Methoden: Einsalzen* (Pöckeln bei Fleisch), *Säuern* (bei Weißkohl oder Rotkohl) oder *Trocknen* (bei Trockenfisch, Rosinen) oder auch *Zuckern* bei Marmeladen und Gelees.

Tab. 14.8   Bakterien in Lebensmitteln

Erreger	Befallenes Lebensmittel	Inkuba-tionszeit	Krankheits-dauer	Symptome
Salmonellen	Fleisch, Geflügel, Eier und Eiererzeugnisse, Speiseeis	bis 3 Tage	einige Tage	Durchfall, Fieber, Erbrechen
Staphylococcus aureus	Fleisch, Geflügel, Milch Puddings	bis 7 Stunden	1-2 Tage	Durchfall, Bauchkrämpfe
Bacillus cereus	Getreideerzeugnisse, Eierspeisen, Puddings	bis 16 Stunden	1 Tag	wässriger Durchfall, Erbrechen
Botulismus-bakterien	*Ist bei Konserven der Deckel nach außen durchgedrückt: Alles sofort vernichten!*	2 Stunden bis 6 Tage	bis zu 8 Monaten	Übelkeit, Atemlähmung, *Lebensgefahr!*
Clostridium perfringens	Geflügelgerichte mit aufgewärmtem Fleisch.	24 Stunden	1-2 Tage	Durchfall

Nahrungsmittelzubereitung und Hygiene: Die wichtigsten Hygieneregeln sind:

- Frischgemüse, Fleischprodukte ohne Verpackung und Milchprodukte in der Verpackung möglichst rasch nach Einkauf getrennt im Kühlschrank aufbewahren,
- vor jeder Nahrungsmittelzubereitung Hände sorgfältig waschen,
- Reinigen von Nahrungsmitteln und Zubereitung anderer Nahrungsmittel nicht gleichzeitig durchführen,
- rohe und gekochte Lebensmittel nicht gleichzeitig auf demselben Küchentisch zubereiten,
- bereits gegarte Lebensmittel, die aufbewahrt werden sollen, besonders rasch kühlen,
- Auftauwasser abschütten und niemals mit anderen Lebensmitteln in Berührung bringen,
- Arbeitsgeräte wählen, die leicht zu reinigen sind, oft reinigen,
- saubere Kleidung tragen (frische Schürzen),
- fertig gegarte Lebensmittel nicht abkühlen lassen,
- Abfälle möglichst rasch in die Abfalltonne mit dichtem Deckel geben, so dass keine Insekten hinein- und herauskommen können.

Zusammenfassung

Sehr viele Erkrankungen entstehen aufgrund nicht ausreichender Hygiene. Hygieneverhalten ist dem Menschen nicht angeboren, es muss erlernt werden.

Öffentliche Hygienemaßnahmen und dazu passendes persönliches Verhalten sind sehr effektiv, wenn sie zusammenwirken. Auch der Umweltschutz liefert einen wesentlichen Beitrag: Gute Luft, gutes Wasser, giftfreie Nahrungsmittel sind wesentliche Gesundheitsfaktoren.

Ein weiterer Ausbau des Öffentlichen Gesundheitsdienstes (ÖGD) und des Umweltschutzes erscheint notwendig, um eine effektivere Gesundheitsförderung durch Hygiene zu erreichen.

Weiterführende Literatur

Leistikow/Weger (2014): Praxishandbuch Gesundheit in der Schule, S. 414, Verl. Pro Schule
Häusliche Gesundheit: http://www.gesundzuhause.de/ (2016-06-15)
Umweltbundesamt: https://www.umweltbundesamt.de/themen/luft/luftschadstoffe/feinstaub
Bundesgesundheitsblatt – Gesundheitsforsch -Gesundheitsschutz 2008: Kohlendioxid 51:1358-13614 (2016-12-12) .
BZÄK (2016): Institut der Deutschen Zahnärzte im Auftrag der Bundeszahnärztekammer und Kassenzahnärztlichen Bundesvereinigung: Fünfte Deutsche Mundgesundheitsstudie (DMS V) – Kurzfassung, Berlin/Köln
Veröffentlichungen im Umweltschutz: (Umweltschutz Internet)

Ausblick

Die dargestellten Inhalte und Probleme der Umsetzung gesundheitsfördernden Verhaltens machen deutlich, dass noch ein weiter Weg zu gehen ist. Inzwischen wird zunehmend der individuelle und soziale Gesundheitszustand erfasst und auf politischer Ebene diskutiert. Prävention im weitesten Sinne und Gesundheitsförderung haben eine enorme gesellschaftliche Bedeutung erlangt.

Ein Blick in die gesundheitliche Realität in Deutschland zeigt: Die Forderungen der Weltgesundheitsorganisation sind in einem derart reichen Land wie Deutschland längst nicht umgesetzt. Positiv muss man jedoch anerkennen, dass viele Organisationen wie Betriebe, Schulen oder auch ganze Gemeinden sich an den Vorschlägen der WHO orientieren und erste kleine Schritte gehen. Damit wird eine umsetzbare und realitätsnahe Gesundheitsförderung betrieben, wenn auch nicht immer mit den von den Kommunikationswissenschaften erarbeiteten Methoden. Und auch nicht immer mit der Zustimmung der unmittelbar Betroffenen.

In unserer Gesellschaft scheinen jedoch auf einigen Gebieten die Anliegen der Gesundheitsförderung angekommen zu sein. Dies gilt in Bezug auf Lärm, Staub oder Schadgase. Andere Bereiche wie die Kostenentwicklung im Gesundheitswesen stoßen auf Unverständnis. Die Politik erscheint eher noch zögerlich, obwohl sie durch realitätsnahe Gesetzgebung und Überwachung unterstützend und effektiv wirken könnte. Die rechtlichen Grundlagen erscheinen in Bezug auf den Gesundheitserhalt der Bevölkerung eher noch unzureichend. Zu viele gegenläufige Interessen, die auf den schnellen geschäftlichen Vorteil zielen, spielen eine negative Rolle.

Ein wachsendes Bewusstsein in der Bevölkerung, für das individuelle Gesundheitsverhalten auch selbst verantwortlich zu sein, lässt sich zwar beobachten, hat aber noch kein wünschenswertes Ausmaß erreicht. Dies gilt für das Ernährungsverhalten, das Bewegungsverhalten und den Konsum von Suchtstoffen gleichermaßen.

Daher will dieses Buch nicht nur informieren und einen Überblick bieten, es will auch für die weitere Entwicklung der Gesundheitswissenschaften und die Gesundheitspädagogik in Theorie und Praxis werben. Eine weitere Professionalisierung in Bezug auf die gesundheitspädagogische Ausbildung in den Gesundheitsberufen scheint unabdingbar. Die eingerichteten Studiengänge stellen eine hoffnungsvolle Entwicklung dar, wenn sie die gesundheitsfördernden Kommunikationsmöglichkeiten und ein gesundes Lernen fordern und voranbringen. Dies sollte mit einem profunden Sachwissen verknüpft sein.

Tabellen, Abbildungen, Kästen

Tabellen

Abbildungen

Kästen

Wichtige Begriffe in der Gesundheitspädagogik

Auswahlliteratur

A

Abelson, P. u. a. (2003). Returns on investment in public health: An epidemiological and economic analysis. Australian Government, Department of Health and Ageing.

Ackermann, G., & Conrad, C. (2011). Wirkungsorientierte Gesundheitsförderung in der Schule. In W. Dür & R. Felder-Puig, Lehrbuch schulische Gesundheitsförderung (S. 277-290). Bern: Haupt.

AeFU Schweiz (Hrsg.) (1997). Luftverschmutzung und Gesundheit. AeFU Schweiz Schweizerische Gesellschaft für Prävention und Gesundheitswesen.

Adipositas (2016). IGES Versorgungsreport (2016). http://www.iges.com/kunden/gesundheit/forschungsergebnisse/2016/gesundheitsoekonomie/index_ger.html.

AOK (2012). Der Gesundheitszirkel. www.aok-gesunde-unternehmen.de. Zugegriffen: 07.03.2012. Neueste Broschüren zu: Der Gesundheitszirkel. http://www.aok-business.de/gesundheit/fachbegriffe-im-ueberblick/

AID Verbraucherschutz (2012). Infodienst Verbraucherschutz, Ernährung, Landwirtschaft e.V. Friedrich Ebertstraße 3, 53117 Bonn.

AID (2007). Gemüse: Nimm 5 am Tag. AID Infodienst: www.aid.de . Gesundes Essen für Kitas: www.fitkid-aktion.de. Zugegriffen 22.05.2007. Gesundes Essen für Kitas: www.fitkid-aktion.de. Zugegriffen 05.05.2017

AID Ernährungspyramide: Ernährungspyramide z. B. www.ernaehrung.de/tipps/vollwertig/vollwert12.php. Zugegrifen 05.05.2017

Altgeld, T., & Kolip, P. (2004).Konzepte und Strategien der Gesundheitsförderung. In Hurrelmann, Klotz & Haisch, Lehrbuch Prävention und Gesundheitsförderung. Bern: Hans Huber.

Altgeld, T., & Kolip, P. (2006). Geschlechtergerechte Gesundheitsförderung und Prävention. In P. Kolip & T. Altgeld (Hrsg.), Geschlechtergerechte Gesundheitsförderung und Prävention. Theoretische Grundlagen und Modelle guter Praxis (S. 15-25). Weinheim: Juventa.

Amman, G., & Wipplinger, R. (1998). Gesundheitsförderung. Zürich: dgut.

Annandale, E. (1999). Egalitärer Feminismus und Frauengesundheit. In E. Brähler & H. Felder (Hrsg.), Weiblichkeit, Männlichkeit und Gesundheit. Wiesbaden: Westdeutscher Verlag.

Anschub (2011). Bilanz und Perspektive von Anschub.de Zugegriffen 20.11.2008. Verein Anschub.de Programm für die gute gesunde Schule e.V. (Hrsg.).Carl-Bertelsmann-Straße 256 33311 Gütersloh

Albrecht, K., & Meyer S. (2014). Stretching und Beweglichkeit. Stuttgart: Haug.

AOK (2012ff): Der Gesundheitszirkel, http://www.aok-business.de/gesundheit.

Arie de Geus nach B. Badura In: Brägger, G„ N. Posse u. G. Israel (2008): Bildung und Gesundheit, Opus NRW / Netzwerk Schweiz / Hessen. Bern: hep

Arnold, H., & Schille, H. J. (2002). Praxishandbuch Drogen und Drogenprävention. München: Juventa.

B

Badura, B. (2012). Gesundheit im Job – auch eine Führungsverantwortung. In Gesund im Job Markt 1. Essen, info-markt1-verlag.

Badura, B., & Hehlmann, T. (2003). Betriebliche Gesundheitspolitik. Heidelberg: Springer.

Badura, B., & Kneesebeck, O. von der (2012). Soziologische Grundlagen der Gesundheitswissenschaften. In Hurrelmann, Laaser & Razum (Hrsg.), Handbuch der Gesundheitswissenschaften. Weinheim & Basel: Belz.

Bahrs, O., Heim, S., Jung, B., & Weiß, M. (2005). Qualitätszirkel in Gesundheitsförderung und Prävention. Vgl. auch: http://www.gemeko.de/files/QZ-in-GF-brosch_druckvers_Jan08. pdf. Zugegriffen 09.02.2012, Universität Göttingen in Zusammenarbeit mit BZgA.

Bajorath, T., & Schneider, V. (2002). Zum Ernährungsverhalten von Grundschülerinnen. Schulen-Wort-Zahl 46, 56-60.

Bamberg, E., Ducki, A., & Metz, A. M. (Hrsg.) (2011). Gesundheitsförderung und Gesundheitsmanagement in der Arbeitswelt. Göttingen, Bern & Wien: Hogrefe.

Barsch, G. (2008). Lehrbuch Suchtprävention von der Drogennaivität zur Drogenmündigkeit. Geesthacht: Neuland.

Bauch, J. (2004). Gesundheitserziehung als doppelte Umweltorientierung. Public Health 12, 87-92.

Bauer, J. (2013): Arbeit. München: Blessing.

Bellwinkel, M., & Schröer, A. (2005). Mehr Gesundheit für alle – ein Programm zur Reduzierung sozial bedingter Ungleichheit von Gesundheitschancen durch Prävention in Lebenswelten. In W. Kirch & B. Badura (Hrsg.), Prävention. Wiesbaden: Springer.

Bengel, J., Strittmatter, R., & Willmann, H. (Hrsg.) (1998). Was erhält Menschen gesund? Köln: BZgA.

Bengel, J., Meinders-Lücking, F., & Rottmann, N. (2009). Schutzfaktoren bei Kindern und Jugendlichen. Stand der Forschung zu psychosozialen Schutzfaktoren für Gesundheit. Köln.

Beutel, Höhmann, Schratz, & Pant (Hrsg.) (2016). Handbuch gute Schule – sechs Qualitätsbereiche für eine zukunftsweisende Praxis. Seelze: Friedrich Verlag.

Berghaus, M. (2003). Luhmann, leicht gemacht – Eine Einführung in die Systemtheorie. Köln, Weimar & Wien: UTB.

Bernet, Fr. (2012). Wie sieht die Pädagogik von morgen aus? – Das flow Prinzip als Grundlage einer ressourcenorientierten Erziehung. Marburg: Tectum Verlag.

Bildung und Gesundheit: Opus NRW www.bug-nrw.de. Zugegriffen 05.05.2017.

Biermann, B., & Lutz, W. (1986). Gesundheit und Umwelt des Menschen. Hannover: Schrödel Schulbuchverlag.

Blättner, B. (1999). Gesundheitsförderung und Gesundheitsbildung. Prävention 3, 84-86.

Blättner, B., & Waller H. (2011). Gesundheitswissenschaften. Stuttgart: Kohlhammer.

Bock-Rosenthal, E. (2004). Grundlagen der Gruppensoziologie. In B. Biermann u. a., Soziologie. Studienbuch für soziale Berufe (S. 371-404). München: Reinhardt UTB.

Bodner, A. (2014). Nachhaltige Entwicklung in der schulbasierten Prävention und Gesundheitsförderung. Dissertation, Universität Bayreuth.

Bödeker, W., & Hüsing, T. (2008). Einschätzungen der Erwerbsbevölkerung zum Stellenwert der Arbeit, zur Verbreitung und Akzeptanz von betrieblicher Prävention und zur krankheitsbedingten Beeinträchtigung der Arbeit – 2007 In IGA-Barometer. https://www.iga-info.de/ Zugegriffen 30.10.2008. Und: https://www.iga-info.de/veroeffentlichungen/.../barometer-4-welle-pm-1. Zugegriffen 05.08.2017

Bönsch, M. (2006). Allgemeine Didaktik. Stuttgart: Kohlhammer.

Born, P. (1999). Geschlechtsstereotype und psychische Gesundheit. In E. Brähler & H. Felder (Hrsg.), Weiblichkeit, Männlichkeit und Gesundheit Opladen. Wiesbaden: Westdeutscher Verlag.

Borneff, J. (1974). Hygiene. Thieme.

Bort, C. (2012). Supervision und Coaching in der Lehrerbildung. Dissertation, Päd. Hochschule Freiburg.

Brägger, G., Posse N., & Israel, G. (2008). Bildung und Gesundheit. Bern: hep der Bildungsverlag.

Brägger, G., & Bucher, B. (2008). Ressourcenorientierte Personalentwicklung. In G. Brägger, N. Posse & G. Israel, Bildung und Gesundheit, Opus NRW / Netzwerk Schweiz / Hessen (S. 305ff). Bern: hep verlag ag.

Brägger, G., & Posse, N. (2009). Instrumente für die Qualitätsentwicklung und Evaluation in Schulen IQES. Band 1: Schritte zur guten gesunden Schule. Bern: hep. verlag

Brähler, E., & Felder, H. (Hrsg.) (1999). Weiblichkeit, Männlichkeit und Gesundheit. Westdeutscher Verlag.

Brähler, E., Kiess, J., Schubert, C., & Kiess W. (Hrsg.) (2012). Gesund und gebildet. Göttingen. Vandenhoeck & Rupprecht.

Brehm, W. (2005). Gesundheitssport – Kernziele, Programme, Evidenzen. In W. Kirch & B. Badura (Hrsg.): Prävention.

Breitensport (2016). https://de.wikipedia.org/wiki/Breitensport und www.hofmann-verlag.de/index.php/sportunterricht. Vgl. auch: http://www.mentalhealthpromotion.net/?i=promenpol.de.toolkit.762. Zugegriffen 05.05.2017.

Broskamp-Stone, C., Conrad, A., Geiger, I., Kickbusch, R., Krech, A. Schreiber, LE., Schlosser, W., Schmidt, A. Trojahn, & Yoder, W. (1997). Die Jakarta Erklärung zur Gesundheitsförderung für das 21. Jahrhundert. Copyright WHO.

Broschüren der Krankenkassen. vgl. Internet.

Brunner, E.L. u.a. (1990): Theorie und Praxis von Beratung. Freiburg: Lambertus.

Burger Lieferservice (2016). www.lieferando.de/burger/bestellen. Zugegriffen 05.05.3017

Bürlen-Armstrong, B., & Bengel J. (1997). Qualitätsstandards in Prävention und Gesundheitsförderung. Präv 2, 42-46.

Bühner, M. (2006). Einführung in die Test- und Fragebogenkonstruktion. München: Pearson.

Bünger, C, Euler, P., Gruschka, A., & Pongartz, L. A. (Hrsg.) (2009). Heydorn lesen! Herausforderungen kritischer Bildungstheorie. Paderborn: Schöningh.

Bundesministerium für Ernährung, Landwirtschaft und Verbraucherschutz (Hrsg.) (2006). Optimix – Empfehlungen für die Ernährung von Kindern und Jugendlichen. Auch: www.bfr.bund.de/.../iss_damit_du_gross_wirst_das_optimix_ernaehrungskonzept.pd Zugegriffen 05.04.2017.

Bundesregierung (2016). Suchtbericht. Internet.

Bundesregierung (2016). Alternativer Suchtbericht. Internet.

Bundesseuchengesetz (1978). Gesetz zur Verhütung und Bekämpfung übertragbarer Krankheiten beim Menschen. München: Maiß.

Bundesverband der Zahnärzte BRD (2016). Mundgesundheit, Übersicht. https://www.bzaek.de/fileadmin/PDFs/dms/Zusammenfassung_DMS_V.pdf Zugegriffen 08.11.2016.

Burn-out (2016). https://de.wikipedia.org/wiki/Burn-out. Und: www.hilfe-bei-burnout.de/allgemeines/burnout-symptome. Zugegriffen 05.05.2017.

Busch, W. (1954). Humoristischer Hausschatz: Der Maulwurf, 25. Auflage. München: Bassermannsche Verlagsbuchhandlung.

BZgA (2016). Bundesvereinigung für Gesundheit: Übersicht: www.bvgesundheit.de. Zugegriffen 08.11.2016.

BZgA (1999). Evaluation – ein Instrument zur Qualitätssicherung in der Gesundheitsförderung. Köln: BZgA.

BZgA (2005). Qualitätszirkel in der Gesundheitsförderung und Prävention Handbuch. Köln: BZgA.

BZgA (2011). Medien: Impfungen http://www.bzga.de/bot_Seite4060.html – www.impfen-info.de. Zugegriffen 13.10.2016.

BZgA (2011) (Hrsg.). Leitbegriffe der Gesundheitsförderung und Prävention. Köln: BZgA.

BZgA. Unterlagen für die Unterrichtsgestaltung. Köln: BZgA.

BZÄK (2016). Institut der Deutschen Zahnärzteim Auftrag von Bundeszahnärztekammer und Kassenzahnärztlicher Bundesvereinigung: Fünfte Deutsche Mundgesundheitsstudie (DMS V) – Kurzfassung. Berlin, Köln.

C

Cassens, M. (2015). Einführung in die Gesundheitspädagogik (S. 23-58). Budrich, Opladen & Toronto: utb.

Christen, P., & Wynsch E. (2013). Geschlechtersensibel handeln. Dr. med. Mabuse 203, 58-60

Cicchetti, D., & Rogosch, F. A. (2012). Gene by Environment interaction and resilience: Effects of child maltreatment and serotonin, corticotropin releasing hormone, dopamine, and oxytocin genes. Development and Psychopathology, 24, 411-427.

Cohen, R. (2009): Von der Psychoanalyse zur themenzentrierten Interaktion – von der Behandlung einzelner zu einer Pädagogik für alle, 16. Auflage. Verlag Klett-Cotta.

Comenius, J. A. (2008). didaktika magna Große Didaktik: Die vollständige Kunst, alle Menschen alles zu lehren. Flittner, A. (Hrsg.). Klett-Cotta. (Originalausgabe 1657)

Comenius, J. A. (2011). Magna Didacta. https://de.wikipedia.org/wiki/Johann_Amos_Comenius Zugegriffen 29.11.2011. Und: https://de.wikipedia.org/wiki/Didactica_magna Zugegriffen 04.04.2017.

Czickszentmihalyi, M. (2008). Das flow Erlebnis, jenseits von Angst und Langeweile: im Tun aufgehen, 10. Auflage. Stuttgart: Klett-Cotta.

D

DAK (2006). Gesundheitsreport 2006. www.dak.de/dak/download/Gesundheitsreport_2006-1117002.pdf.

DAK (2012). Gesundheitsreport 2012. www.lpk-bw.de/archiv/news2012/pdf/120227_dak_gesundheitsreport_2012.pdf.

Debus, G. u. a. (1995). Biophysiologie von Stress und emotionale Reaktionen. Hogrefe.

Deutsche Gesellschaft für Ernährung (Hrsg.) (2004-2008). Ernährungsberichte.

Deutsche Unescokommission (2014). Bildung für nachhaltige Entwicklung. https://www.kulturweit.de/netzwerk/deutsche-unesco-kommission. Zugegriffen: 05.05.2017

Deutscher Landkreistag (2013). Positionspapier Weiterentwicklung des öffentlichen Gesundheitsdienstes Az: V-530-00/6. Berlin.

Depression. https://de.wikipedia.org/wiki/Depression.

DGE (2006). Lebensmittel: http://www.waswiressen.de/gesund/empfehlungen_5931.php. Zugegriffen 11.11.2016.

DGE (2016). Ernährungsbericht. https://www.dge.de/wissenschaft/ernaehrungsberichte/13-dge-ernaehrungsbericht/ Zugegriffen 08.07.2016.

DGPH. Public health: http://www.deutsche-gesellschaft-public-health.de/ Zugegriffen 09.11.2016.

DGPPN (2016). Deutsche Gesellschaft für Psychiatrie, Psychotherapie, Psychosomatik und Nervenheilkunde. http://www.dgppn.de/laien.html. Zugegriffen 14.12.2016.

Deutsche Hauptstelle für Suchtgefahren (2006). http://www.dhs.de/ Zugegriffen 08.05.2017

Dinges, M. (2009). Männer, die beratungsresistenten Idioten? In Männerzustandsbericht – Blickpunkt Mann.

Döpp-Vorwald, H. (1964). Das Problem der Gesundheitserziehung. Bad Godesberg: Bundesausschuss für gesundheitliche Volksbelehrung e.V.

Dollase, R. (2015). Was ist guter Unterricht? In G. Roth (2015). Zukunft des Lernens – Neurobiologie und Neue Medien. Paderborn: Schöningh.

Drechsler, H. (2016). Biomonitoring, ein Instrument der Sekundärprävention. In Rieger, Hildenbrand, Nesseler, Leitzel & Nowak, Prävention und Gesundheitsförderung an der Schnittstelle zwischen kurativer Medizin und Arbeitsmedizin Ecomed (S. 233ff). Zwickau: Westermann.

Drogenbericht Bundesregierung (2016). z. B: https://www.tagesschau.de/thema/drogenbericht/. Zugegriffen 11.11.2016.

Dür, W., & Felder-Puig, R. (Hrsg.) (2011). Lehrbuch schulische Gesundheitsförderung. Bern: Huber.

E

Ehnle-Lossos, M. u.a. (2013). Evaluation des Modellvorhabens: Besser essen, mehr bewegen – Ergebnisse und Empfehlungen für Entscheider. https://www.mri.bund.de. Zugegriffen 11.11.2016.

Eid des Hippokrates https://de.wikipedia.org/wiki/Eid_des_Hippokrates vgl. auch: https://www.gesundheit.de/...sie.../medizingeschichte/was-ist-der-eid-des-hippokrates Zugegriffen 05.05.2017.

Eikenberg, H.-U., & Hurrelmann. K. (1998). Warum fällt die Lebenserwartung von Männern immer stärker hinter der der Frauen zurück? In Gesundheitsakademie NRW (Hrsg.), Die Gesundheit der Männer ist das Glück der Frauen? Frankfurt: Mabuse Verlag.

Elkeles, T., & Broeskamp-Stone, U. (2011). Evidenzbasierte Gesundheitsförderung. In BZgA (Hrsg.), Leitbegriffe der Gesundheitsförderung und Prävention. Köln.

Ellis, A. (1977). Übungen zum Erwachsenwerden. Die rationale-emotionale Psychotherapie. Psychologie heute, 4, Heft 1.

Ellis, A. (1982). Die rationale-emotionale Therapie. Das innere Selbstgespräch bei seelischen Problemen und seine Veränderung. München: Pfeiffer.

Elmadfa, I., & Leitzmann, C. (2015). Ernährung des Menschen. Stuttgart: UTB.

Eppel, H. (2007). Stress als Risiko und Chance. Stuttgart: Kohlhammer.

Erben, R., Franzkoviak, P., & Wenzel, E. (1986). Die Ökologie des Körpers. Konzeptionelle Überlegungen zur Gesundheitsförderung. In E. Wenzel (Hrsg.), Die Ökologie des Körpers, (S. 13-120). Frankfurt: Suhrkamp.

Erikson, E. u. B. Lindström (2007): Antonowsky`s sence of coherence scale and its relation with quality of life: an systematic review. Journal for Epidemiology and Community health 60, 376-381.

Ernährung, gesunde, Umstellung (2008). https://www.gesundheit.de/ernaehrung/gesund-essen Zugegriffen 10.11.2016

Etschenberg, K. (2010): Hygiene – mehr als Sauberkeit. In Hygiene Unterricht Biologie. Seelze: Friedrich Verlag.

Euler, C. PH. (1889). Friedrich Ludwig Jahn – sein Leben und Wirken. Stuttgart: Krabbe.

Evidenzbasierung (2012). Heft: Schwerpunkt Evidenzbasierung, r. med. Marbuse200, Dez. 2012.

F

Faller, G. (Hrsg.) (2010). Lehrbuch betrieblicher Gesundheitspolitik. Bern: Hogrefe.

Faltermaier, T. (1994). Gesundheitsbewusstsein und Gesundheitshandeln. Über den Umgang mit Gesundheit im Alltag. Weinheim: Beltz.

Faltermaier, T., & Kühnlein, T. (2000). Subjektive Gesundheitskonzepte im Kontext: Dynamische Konstruktionen von Gesundheit in einer qualitativen Untersuchung von Berufstätigen. Zeitschrift für Gesundheitspsychologie 8 (4): 137-154.

Faltermaier, T. (2005). Gesundheitspsychologie. Stuttgart: Kohlhammer.

Faßnacht, M., Kuhn, H., Schrapper, C. (2010). Organisation organisieren. Weinheim & München: Juventa.

Faust, B.C. (1792). Entwurf zu einem Gesundheitskatechismus, der mit einem Religion-Katechismus verbunden, für die Kirchen und Schulen der Grafschaft Schaumburg-Lippe ist entworfen worden Bückeburg.

Fengler, J. (2002). Handbuch der Suchtbehandlung. Landsberg/Lech: ecomed.

Fischer, A. (2011). Zur lern- und bildungstheoretischen Verortung von Beratung als Beispiel Humanistischer Pädagogik (S. 85-109, S.173 und 205ff). Hamburg: Verl. Dr. Kovac.

Fischer, A. (2011). S. 85-109, Fischer folgt hier der Interpretation von Heydorn 1979.

Fischer, C. (2010). Ist eine neue Qualität der Arbeit möglich? Das Projekt INQA. In G. Faller (Hrsg.), Lehrbuch der betrieblichen Gesundheitsförderung. Bern: Huber.

Frank, J. P., & Lesky, E. (1790). Akademische Rede vom Volkselend als der Mutter der Krankheiten (Pavia 1790), Neuauflage 1960. Leipzig: Barth.

Franke, A. (1997). Über den Autor. In A. Antonovsky, Salutogenese - Zur Entmystifizierung der Gesundheit. Tübingen: DGVT Verlag.

Franke. A. (2011): Salutogenetische Perspektive. In Leitbegriffe der Gesundheitsförderung und Prävention. Köln: BZgA.

Franzkoviak (2003). Gesundheits- und Krankheitsverhalten. In Bundeszentrale für gesundheitliche Aufklärung (Hrsg.), Leitbegriffe der Gesundheitsförderung. Köln: BZgA.

Franzkoviak, P., & Sabo, P. (Hrsg.) (1993), Dokumente der Gesundheitsförderung, neueste Auflage. Mainz: Sabo Verlag.

Frauengesundheitsforschung: BZgA (2012). www.frauengesundheitsportal.de/themen/ frauengesundheitsforschung/ Zugegriffen 09.11.2012.

Frauenknecht, M. (2009). Professionelle Gesundheitserziehung in den USA: Ein Modell für andere Länder. In Wulfhorst & Hurrelmann (Hrsg), Handbuch Gesundheitserziehung. Bern: Huber.

Fröhlich-Gildhoff, K., & Rönnau-Böse, M. (2015). Resilienz Profile. München & Basel: utb, Verl. Ernst Reinhard.

Fuchs, R. (2006). Verhaltensänderungsmodelle und Konsequenzen für Interventionen zur (gesundheits-) sportlichen Aktivierung. In K. Bös & W. Brehm (Hrsg.), Handbuch Gesundheitssport (2. vollständig neu bearbeitete Auflage) (S. 211-221). Schorndorf: Hofmann.

Fuchs, R. u. a. (2010). Theoriegeleitete Lebensstiländerung. In Nicolaus u. a. (Hrsg.), Leben nach Herzenslust? Lebensstil und Gesundheit aus psychologischer und pädagogischer Sicht (S. 105-116). Freiburg: Centaurus Verlag.

Fuchs, R., & Göhner, W. (2009), Hoch motiviert! Für mehr Sport und Bewegung. Das Trainingsbuch zur Proschüre. Hamburg: Techniker Krankenkasse.

G

Gärtner, H., & Reploh, H. (1969). Lehrbuch der Hygiene. Fischer.

Gebert, K., Makuch A., & Reschke, K. (2009). Orale Ästhetik als Motivation zur Prävention von Zahnerkrankungen bei Jugendlichen. Prävention, 1 /2009, 2-6.

Genfer Gelöbnis. http://de.wikipedia.org/wiki/Genfer_Deklaration. Zugegriffen 20.10.2010.

Genfer Gelöbnis www.bundesaerztekammer.de/fileadmin/user_upload/downloads/Genf. pdf Zugegriffen 06.04.2016

Gerhardus, A. (2012). Gesundheit für alle – die Möglichkeiten von evidence-based public health. Marbuse Schwerpunkt Evidenzbasierung, 29-31.

Gerlinger, T. (2006). Grundlagen soziologischer Gesundheitsforschung. In C. Wendt & C. Wolf, Kölner ZEITschrift für Soziologie und Sozialpsychologie, Sonderheft Soziologie der Gesundheit 46/2006.

Gesunde Bewegung. (2016)Vgl. Angebote : VHS, Trainingsinstitute; diverse Angebote im Internet.

Gesunde Bewegung (2016). Übung ohne Geräte: Workout für Anfänger Zuhause zum Abnehmen - 15 Min Gesunde Bewegung: Gesunde Bewegung: Zirkeltraining ohne Geräte / ohne Springen vgl. auch: Bloss, Chr. (2016): Die besten Leibesübungen aller Zeiten, Anaconda Verlag, vgl. auch: https://www.in-form.de/...bewegung/in.../die-goldenen-10-regeln-der-bewegung.html Zugegriffen 05.05.2017

Gesunde Sportarten. http://www.br.de/radio/bayern2/wissen/gesundheitsgespraech/themen/wundermittel-bewegung-sportarten-104.html.

Gesunde Städte Projekt (2016). http://www.gesunde-staedte-netzwerk.de/. Zugegriffen 23.12.2016.

Gesundheitsberichterstattung: RKI (Robert Koch Institut) (2009). Krankheitskosten Heft 48, http://www.rki.de/DE/Content/GBE/Gesundheitsberichterstattung/Themenhefte/themenhefte__node.html?__nnn=tru.

Gesundheitsberichterstattung des Bundes (2016).

Gesundheitsförderung Schweiz (2016). Informationen: https://gesundheitsfoerderung.ch/. Zugegriffen 11.11.2016.

Gesundheitsinformationsdienst (1995). Gesundheitswissenschaften - aus dem Dornröschenschlaf erwacht. Gesundheitsinformationsdienst 5, 7.

Gesundheitszirkel. Zugegriffen 12.10.2016 . vgl. auch: Betriebliche Gesundheitsförderung: z. B: http://www.politik-kommunikation.de/. Zugegriffen 14.07.2014. Und: https://www.

bundesgesundheitsministerium.de/.../betriebliche-gesundheitsfoerderung.... Zugegriffen 05.08.2017.
Gesundheitsmanagement Betriebe UBGM (2016). www.gesundheitsmanagement24.de. Zugegriffen 09.02.2012.
Gesundheitspolitik. www.gesundheitspolitik.de/artikel/artikel.pl?artikel=0117.
Gesundheitssport (Technikerkrankenkasse). https://www.tk.de/tk/bewegung/basics/gesundheitssport/36982. Zugegriffen 22.11.2016.
Gesundheitszirkel (2016). Informationen. https://de.wikipedia.org/wiki/Gesundheitszirkel Zugegriffen 06.07.2016.
Geyer, C. (1999). Macht Unglück krank? Weinheim: Juventa.
Geyer, S. (2003). Forschungsmethoden in den Gesundheitswissenschaften. Juventa.
Geyer, S. (2010). Antonowskys sense of coherence – ein gut geprüftes und empirisch bestätigtes Konzept? In H. Wydler (2010), Salutogenese und Kohärenzgefühl. Weinheim & München: Juventa.
GKV. Präventionsbericht. https://www.gkv-spitzenverband.de/krankenversicherung/praevention_selbsthilfe_beratung/praevention_und_bgf/praeventionsbericht/praeventionsbericht.jsp. Zugegriffen 11.11.2016.
Göpel, E. (2011). Systemische Perspektive in der Gesundheitsförderung. In BZgA (Hrsg.), Begriffe der Gesundheitsförderung und Prävention. Köln.
Gordon, T. (1971). Familienkonferenz. Hamburg: Hoffmann u. Campe.
Graham, L. (2014). Der achtsame Weg zu Resilienz und Wohlbefinden. Freiburg: arbor.
Gropengiesser, I., & Schneider, V. (Hrsg.) (1991). Gesundheit – Wohlbefinden, Zusammen leben, Handeln. Friedrich Jahresheft. Seelze.
Grossman, P., Niemann, L., Schmidt, S., & Walach, H. (2004). Mindfulness-based stress reduction and health benefits. A meta-analysis. J Psychosom Res. Jul. 57(1), 35-43.
Gruhl, M. (2014). Resilienz - die Strategie der Stehauf-Menschen: Krisen meistern mit innerer Widerstandskraft. Kreuz Verlag.
Gudjohns, H. (2006). Pädagogisches Grundwissen. Außerschulische Arbeitsfelder, (S. 327ff). Klinkhard.
Gute Schule NRW. http://www.bug-nrw.de/schule/schulentwicklung/grundlagentext/gute-schule.html. Zugegriffen 11.11.2016.

H

Häusliche Gesundheit. http://www.gesundzuhause.de/ Zugegriffen 15.06.2016.
Hafen, M. (2015). Evidenzbasierte Suchtprävention aus systemtheoretischer Perspektive. In T. Hoff & M. Klein (Hrsg.), Evidenzbasierung in der Suchtprävention. Heidelberg: Springer Verlag.
Hahnzog, S. (Hrsg.) (2014). Betriebliche Gesundheitsförderung. Wiesbaden: Springer.
Hartmann, M., Rieger, M., & Funk, R. (2012). Zielgerichtet Moderieren. Weinheim & Basel: Belz.
Hasselhorn, M., & Gold, A. (2013). Pädagogische Psychologie: Erfolgreiches Lernen und Lehren, 3. Auflage. Stuttgart: Kohlhammer.
Haug, C. V. (1991). Gesundheitsbildung im Wandel. Klinkhardt.
Hauner, H. (2009). Übergewicht – alles halb so schlimm? Deutsches Ärzteblatt, Heft 40, 639ff.
Hauser, F. u. a. (2008). Unternehmenskultur, Arbeitsqualität und Mitarbeiterengagement in den Unternehmen in Deutschland. Bonn: Bundesministerium für Arbeit und Soziales (BMAS) (Hrsg.).

Heckenhahn, M., & Müller, K. (2015). Kommunale Gesundheitsförderung in Kassel – Möglichkeiten und Grenzen. In J. Kuhn & M. du Heyn (Hrsg), Gesundheitsförderung durch den öffentlichen Gesundheitsdienst. Bern: Huber.

Hehra J. (1986). Der süchtige Mensch in der Konsumgesellschaft. In Sinnfrage und Suchtprobleme. Hoheneck Verlag.

Heindl, I. (1997). Das Lebensweisenkonzept als neues Grundparadigma für die Gesundheitsbildung. In P. Heusser (Hrsg.), Gesundheitsförderung – eine neue ZEITforderung. Bern: P. C. Lang.

Heinrich, C, Grünhagen, M., Köhler, M. et al. (2016). „Work Ability Index" und Selbstwirksamkeitserwartung Präv Gesundheitsf doi:10.1007/s11553-016-0555-0. http://link.springer.com/article/10.1007/s11553-016-0555-0.

Hellenbrand, W (2003). Neu und vermehrt auftretende Infektionskrankheiten, Robert Koch Institut. Gesundheitsberichterstattung des Bundes, Heft 18.

Herrmann, U. (Hrsg.) (2009). Neurodidaktik. Grundlagen und Vorschläge für gehirngerechtes Lehren und Lernen. Pädagogik. Weinheim & Basel: Belz.

Heydorn, H. J. (1971). Zur Aktualität der klassischen Bildung Anspruch und Wirklichkeit, Bildungstheoretische Schriften, Bd. 1. Frankfurt: Syndikat.

Heydorn, H. J. (1979). Über den Widerspruch von Bildung und Herrschaft, Bd II. Frankfurt am Main: Syndikat.

Hicare Forschungsprojekt (2012). Erregerprävalenz multiresistenter Erreger und Veränderung über den Projektzeitraum. http: www.hicare.de Zugegriffen 10.11.2013.

Hippokrates. Eid: www.aerztezeitung.de/politik_gesellschaft/.../article/.../wortlaut-eid-des-hippokrates.html.

Hörmann, G. (1999). Gesundheit als pädagogische Aufgabe seit der Aufklärung. Zeitschrift für Erziehungswissenschaft, Heft 1, 5-29.

Hoff, T., & Klein, M. (2015). Evidenzbasierung in der Suchtprävention. Berlin & Heidelberg: Springer.

Hoffmann, S. (2010). Gesunder Alltag im 20. Jahrhundert? MedGG, Beiheft 36. Stuttgart: Franz Steiner Verlag.

Hoffmann, A. (1846). Lustige Geschichten und drollige Bilder mit 15 schön kolorirten Tafeln für Kinder von 3–6 Jahren. Frankfurt am Main: Literarische Anstalt.

Hollstein-Brinkmann, H., & Knab, M. (Hrsg.) (2016). Beratung zwischen Tür und Angel. Springer.

Homann, U. (2012). Forschungsprojekt: Resilienz gegenüber Stress und Burn-out. http://www.daimler-benz-stiftung.de/cms/index.php?page=resilienz-thema.

Hüther, G. u.a.: (2006): Wie lernen Kinder? Voraussetzungen für gelingende Bildungsprozesse aus neurobiologischer Sicht. In G. Roth, M. Spitzer & R. Caspary (Hrsg.), Lernen und Gehirn, Der Weg zu einer neuen Pädagogik (S. 70 – 84). Freiburg: Herder Spektrum.

Huges, V. (2012-11-23): Die Wurzeln der Widerstandskraft. In: Nature. http://www.spektrum.de/alias/traumaforschung/die-wurzeln-der-widerstandskraft/1171598

Huppertz, N., & Schinzler, E. (1996). Grundfragen der Pädagogik. Köln: Bildungsverlag EINS, Ausführungen zum Pädagogischen Verhältnis, S. 16ff.

Huppertz, M.(2011). Achtsamkeitsübungen. Paderborn: Junfermann Verlag.

Hurrelmann, K., & Laaser, U. (1993) ((Hrsg.). Gesundheitswissenschaften Handbuch für Lehre, Forschung. Weinheim & Basel: Belz.

Hurrelmann, K. (2012). Einführung in die Sozialisationstheorie. Weinheim & Basel: Beltz.

Hurrelmann, K., Klotz, T., & Haisch, J. (2015). Lehrbuch Prävention und Gesundheitsförderung. Bern: Hans Huber.

Hurrelmann, K. (2015). Auf dem Weg zum selbstständigen Lernunternehmer. In Roth, Zukunft des Lernens – Neurobiologie und Neue Medien. Paderborn: Schöningh.

I

IG Metall. Gesundheitsbelastungen. https://www.igmetall.de/gesundheit-arbeitsbelastung-3122.htm Zugegriffen 11.11.2016.

IKK Bundesverband (2006). Leitfaden Prävention. Bergisch Gladbach: IKK Bundesverband.

INQA. http://www.inqa.de/DE/Startseite/start.html. Zugegriffen 25.10.2016.

IQWiG (Institut für Qualität im Gesundheitswesen). https://www.iqwig.de Zugegriffen 11.11.2016.

ISB (Staatinstitut für Schulqualität und Bildungsforschung). https://www.isb.bayern.de. Zugegriffen 05.05.2017

J

Jahn, Fr. L. Leben und Werk. http:// wikipedia.org/wiki/ Friedrich Ludwig Jahn.

Jahn, Fr. L. Bedeutung. http://www.sportunterricht.de/lksport/jahn.html.

Jena, M, &. Di Paskale, V. (2014). Betriebliche Gesundheitsförderung – die Perspektive der Gewerkschaften. In S. Hahnzog (Hrsg.), Betriebliche Gesundheitsförderung, Praxishandbund für den Mittelstand. Wiesbaden: Springer.

Jungbauer-Gans, M. (2006). Soziale und kulturelle Einflüsse auf Krankheit und Gesundheit. In Wendt & Ch. Wolf, Soziologie der Gesundheit. Kölner ZEITschrift für Soziologie und Sozialpsychologie. VS Verlag für Sozialwissenschaften.

K

Kauffeld, S. (2012). Jammerspiralen in Organisationen. Organisationsentwicklung 3, (S. 81-86).

Kaufmann, H. (2000). Suchtvorbeugung in Schule und Jugendarbeit. Arbeitsbuch. Weinheim & Basel: Beltz.

Keupp, H. (2012). Capability. Freiburg: Centaurus.

Kickbusch, I. (1983). Lebensweisen und Gesundheit. Europäische Monographien zur Forschung in Gesundheitserziehung. BZgA.

Kickbusch, I. (2006). Die Gesundheitsgesellschaft. Gamburg: Verl. Gesundheitsförderung.

Kienzle, B. u. a. (1994). Gesundheitspädagogik an der Pädagogischen Hochschule Freiburg, Prävention 1994, 35-39.

KiGGS (2007). Der Kinder- und Jugendgesundheitssurvey. http://www.dge.de/modules.php?name=News&file=article&sid=684 Zugegriffen 29.11.2011.

Kirch, W., & Badura, B. (2005). Prävention. Springer.

Klafki, W. (2002). Die bildungstheoretische Didaktik im Rahmen kritisch-konstruktiver Erziehungswissenschaft. In Gudjons, Teske, Winkel (Hrsg.), Erziehungswissenschaftliche Theorien.

Klein, T. (2014). Betriebliches Gesundheitsmanagement bedarfsorientiert und kostenoptimiert gestalten. In S. Hahnzog (Hrsg.), Betriebliche Gesundheitsförderung. Wiesbaden: Springer.

Klemperer, D. (2015). Sozialmedizin, Public health, Gesundheitswissenschaften, (S. 125). Bern: Hogrefe.

Kliche, T. (2009). Evidenzbasierte Gesundheitserziehung. In Wulfhorst, Hurrelmann (Hrsg.), Handbuch Gesundheitserziehung. Bern: Huber.

Klotter, C. (2009). Warum wir es nicht schaffen, gesund zu bleiben. München: Reinhardt.

Kneipp, S. (1889). So sollt ihr leben. Kempten: Köselsche Verlagsbuchhandlung.

Kneipp, S. Leben und Werk. http://de.wikipedia.org/wiki/ Zugegriffen 01.09.2011.

Knörzer, W. (1994). Ein systemisches Modell der Gesundheitsbildung. In W. Knörzer & A. Olschewski (Hrsg.), Ganzheitliche Gesundheitsbildung in Theorie und Praxis. Heidelberg.

Knoll, N., Scholz, U., & Rieckmann, N. (2005). Einführung in die Gesundheitspsychologie. München & Basel: Reinhardt Verlag.

Kobasa, S. C. (1979). Stressful life events, personality and health. inquiry into hardiness Journal of Personality and Social Psychology, 37, 1-11.

Kobasa S. C., u. a. (1982). Hardiness and health: A prospective study. Journal of Personality and Social Psychology, 42, 168-177.

Kobasa S. C. u. a. (1985). Effectiveness of hardiness, exercise and social support as resources against illness. Journal of Psychosomatic Research 29, 525-533.

König, O., & Schattenhofer, K. (2006). Einführung in die Gruppendynamik. Heidelberg: Carl-Auer (Reihe compact).

Kolip, P. (2008). Geschlechtergerechte Gesundheitsförderung und Prävention. Bundesgesundheitsblatt Gesundheitsforschung und Gesundheitsschutz. www.springerlink.com/content/cv615m062k786605/fulltext.pdf Zugegriffen 18.07.2008.

Krauss-Hoffmann, P. (2011). Gesundheitsförderung an allgemein bildenden Schulen, Eine vergleichende Lehrplananalyse. Dissertation, Päd. Hochschule Freiburg.

Krauss-Hoffmann, P. (2012). Gesundheitskompetenz von Führungskräften. Prävention 03/2012.

Kreiss, J., & Bödeker, A. (2001). Gesundheitlicher und ökonomischer Nutzen betrieblicher Gesundheitsförderung und Prävention Zusammenstellung der wissenschaftlichen Evidenz BKK Bundesverband: www.iga-info.de. Zugegriffen 01.09.2012.

Kuhn, J. du, & Heyn, M. (Hrsg.) (2015). Gesundheitsförderung durch den öffentlichen Gesundheitsdienst. Bern: Huber.

L

Ladwig, A., & Auferkorte-Michaelis, N. (2012). Feedback-Methoden im Lehralltag. © Team Hochschuldidaktik: https://www.uni-due.de/zfh/team.php.

Lärmbelastung. http://www.bmub.bund.de/themen/luft-laerm-verkehr/lärmschutz/themenbereiche-laerm/gewerbelaerm/ Zugegriffen 24.10.2016.

Lärmschutz Bund. http://www.bmub.bund.de/themen/luft-laerm-verkehr/laermschutz/kurzinfo/ Zugegriffen 08.12.2016.

Lambrecht, F., & Sack, M. (1997). Kohärenzgefühl und Salutogenese- Eine Einführung. In F. Lamprecht & R. Johnen (Hrsg.), Salutogenese. Ein neues Konzept in der Psychosomatik. Frankfurt am Main: VAS Verlag.

Lampert, T. (2003). Public health forschung. Heft Sport und Gesundheit, 11. Jahrg, 8.

Lampert, T., & Kroll, U. (2006). Einkommensdifferenzen in der Gesundheits- und Lebenserwartung – Quer- und Längsschnittbefunde des Sozial-ökonomischen Panels (SOEP). Das Gesundheitswesen 68, 219-230.

Lampert, T. (2014). Tabak. Zahlen und Fakten zum Konsum. In Deutsche Hauptstelle für Suchtgefahren, Jahrbuch Sucht, 2014. Lengerich: Pabst.

Landesprogramm Bildung und Gesundheit NRW. http://www.bug-nrw.de/index.html.

Landesregierung BW (1991). Konzeption zur gesundheitlichen Prävention in Baden-Württemberg. Stuttgart: Ministerium für Arbeit und Gesundheit.

Langmaack, B., & Braune-Krickau, M. (2000). Wie die Gruppe laufen lernt. Anregungen zum Planen und Leiten von Gruppen. Weinheim: Beltz-PVU.

Langmaack, B.(2001). Einführung in die Themenzentrierte Interaktion TZI – Leben rund ums Dreieck. Weinheim: Beltz Verlag.

Lattmann, W. (Hrsg.) (2003). Gesundheitsförderung in der Schule. Sauerländer.

Lazarus, R-S., & Folkmann, S. (1981). Stress, Appraisal and coping. Springer.

Lazarus. Stressmodell. http://stress.portal.bgn.de/8179/15090/7. Zugegriffen 23.11.2016.

Leistikow, S., & Weger, T. (2014). Praxishandbuch Gesundheit in der Schule. Bonn: Verl. Pro Schule.

Leitzmann, C., v. Koerber, K., & Männle, T. (2003). Gießener Formel. UGB-Forum 20 (5), 256.

Lernhilfen (Auswahl): www.studienstrategie.de/.../lerntipps-fuer-pruefungen-wie-lernen-studenten-und-schu...05.05.2017. // http://www.sueddeutsche.de/bildung/pruefungsvorbereitung-im-studium-so-lernen-sie-effektiv-auf-klausuren-1.1673663 //. https://www.thieme.de/viamedici/vorklinik-lern-und-pruefungstipps-1499/a/lernen-leichter-gemacht-6366%20.htm //. https://www.goconqr.com/de/examtime/blog/10-lernmethoden-die-jeder-kennen-sollte/ //. https://www.youtube.com/watch?v=ZZwFG-4fr-GU // http://www.schreibsuchti.de/2013/04/19/wie-man-richtig-lernt-10-lerntipps-lernmethoden-und-motivationshilfe/.

Leurs, M. T. u. a. (2005). Development of a Collaborative Modell to Improve. School health Promotion in the Netherlands Health Promotion international, 19.2, 167-175.

Liebig, O. (2016) Das neue Präventionsgesetz. In Rieger et.al, Prävention und Gesundheits-ausgaben: Statistisches Bundesamt (2015) Gesundheit – Ausgaben 1995 bis 2011. Fachserie 12, Reihe 7.1.2. Wiesbaden: Destatis. https://www.destatis.de/DE/ZahlenFakten/GesellschaftStaat/Gesundheit/Gesundheitsausgaben/Gesundheitsausgaben.html.

Linde, B. von der, & Heyde, A. von der (2003). Gesprächstechniken für Führungskräfte. Freiburg, München: Haufe.

Lohaus, A., & Klein-Hessling, J. (1998). Stressbewältigung im Grundschulalter. In U. Amman & R. Wipplinger (Hrsg.), Gesundheitsförderung. dgut verlag.

Lorenz, R-F (2008). Der systemischer Charakter salutogenetischer Beziehungsgestaltung. In E. Göpel (Hrsg.) (2008). Systemische Gesundheitsförderung, (S. 50ff).

Luftbelastung. CO_2 Belastung. http://luftqualitaet-schule.blogspot.de/.

Luhmann, N. (1984). Soziale Systeme Grundriss einer allgemeinen Theorie. Frankfurt.

Luig, R.S. (2014). Körperliche Belastungen am Arbeitsplatz. In S. Hahnzog, Betriebliche Gesundheitsförderung, (S. 189ff). Wiesbaden: Springer.

Luy, M.C. (2006). Ursachen der männlichen Übersterblichkeit: Eine Studie über die Mortalität von Nonnen und Mönchen. In J. Geppert, J. Kühl & A. Mielck, Gender und Lebenser-wartung, (S. 36-76). Bielefeld: Kleine Verlag.

Luxemburger Deklaration (2007). www.luxemburger-deklaration.de.

Lynch, J. J. (1985). The Language of the Heart: The Body's Response to Human Dialogue. vgl. auch: https://www.s-3.com/index.php/lynch.

M

Männerzustandsbericht (2013). http://www.maennergesundheitsbericht.de/partner/stiftung–maennergesundheit.html. Zugegriffen 09.06.2013.

Makarenko, A. S. (1998). Ein pädagogisches Poem. Ostberlin: Volk u. Wissen.

Mandl, H., & Friedrich H. F. (Hrsg.) (2006). Handbuch Lernstrategien. Göttingen & Bern: Hogrefe.

Maslow, A. H. (1951 Erstauflage). Motivation und Persönlichkeit. rororo.

Mauerer, G (Hrsg.) (2010). Frauengesundheit in Theorie und Praxis. Bielefeld: transscript Verlag.

Mayring, P. (2003). Qualitative Inhaltsanalyse. Deutscher Studienverlag.

Medien: Anfragen: www.medien-verstehen.de. DGE (Deutsche Gesellschaft für Ernährung) neueste Veröffentlichungen im Internet AID: Internetangebote Schneider, V.: Experimente. Experimente-in-der-schule.de Zugegriffen 02.09.2016.

Meierjürgen, R., Becker, S., & Warnke, A. (2016). Die Entwicklung der Präventionsgesetzgebung in Deutschland. https://www.bundesgesundheitsministerium.de/themen/praevention.html. Zugegriffen 05.05.2017.

Mensink, G.B.M. u. a. (2002). Was essen wir heute? In Robert Koch Institut (Hrsg.) gbe-riki.de.

Mensink, G.B.M. (2003). Das Aktivitätsniveau in Deutschland. Public health Forschung Heft Sport und Gesundheit, Jahrg. 11, 5.

Merbach, M., & Brähler, E. (2014). Prävention und Gesundheitsförderung bei Männern und Frauen. In K. Hurrelmann, T. Klotz & J. Haisch, Lehrbuch Prävention und Gesundheitsförderung, (S. 357-367). Bern: Hans Huber.

Meschkutat, B. u. a.(2012): Der Mobbing-Report, 2002 (2012-10-06).

Mielck, A. (2005). Soziale Ungleichheit und Gesundheit. Einführung in die aktuelle Diskussion. Bern: Verlag.

Mietzel, G. (2016). Pädagogische Psychologie des Lernens und Lehrens. Göttingen: Hogrefe.

Miller, W.R., & Rollnick, St. (2009). Motivierende Gesprächsführung. Freiburg im Breisgau: Lambertus.

Mittag, O. (1999). Gesundheitliche Schutzfaktoren. In G. Amann & R. Wipplinger (Hrsg.), Gesundheitsförderung. Zürich: dgut verlag.

Mück. H., & Mück-Weymann, M. (2009). Psychosozialer Check-Up als multimodaler Bestandteil der Präventionsmedizin. In U. Nixdorf (Hrsg.), Check-Up Medizin. Stuttgart: Thieme Verlag.

Müller, D., & Paulus, P. (1998). Selbstverwirklichung und Empowerment. In P. Paulus & D. Deter (Hrsg.), Gesundheitsförderung zwischen Selbstverwirklichung und Empowerment. Köln: GwG Verlag.

Mundgesundheit. https://www.bzaek.de/fileadmin/PDFs/b/Ratgeber_Mundgesundheit.pdf. Zugegriffen 02.04.2017.

N

Naidoo, J., & Wills, J. (2003) BZgA (Hrsg.). Lehrbuch der Gesundheitsförderung. Köln.

Nationale Verzehrsstudie II (2015). https://www.bmel.de/DE/.../NationaleVerzehrsstudie_Zusammenfassung.html Zugegriffen 23.11.2016. https://www.mri.bund.de/fileadmin/MRI/Institute/.../NVSII_Abschlussbericht_Teil_2.pdf. Zugegriffen 06.05.2017

NaturschutzBund (2007). Endstation Mensch. www.bundgegengift.de. Zugegriffen 08.11.2016.

Naugthon, C. (2016). Denken lernen. Offenbach: Gabal Verlag.

Netzwerk für Betriebliche Gesundheitsförderung Essen, BKK Bundesverband, Essen (2013-02-09).

Nida-Rümelin, J. (2005). Das hat Humboldt nicht gewollt. Die ZEIT, 10, 03.03.2005.

Niesten-Dietrich, U. (1998). Effektivität von Rückenschulkonzepten. Prävention 3, 75.

Nikolaus, J., Ritterbach U., Spörhase U., & Schleider, K. (Hrsg) (2009). Leben nach Herzenslust? Freiburg: Centaurus.

Noak, H., & Kahr-Gottlieb, D. (Hrsg.) (2006). Promoting the Public's Health, EUPHA 2005, Conference Book. Gamburg.

Nohl, H (1967). Ausgewählte pädagogische Abhandlungen. Paderborn: Schöningh.

Nutbeam, D., & Harris, E. (2001). Theorien und Modelle der Gesundheitsförderung. C. Conrad Verlag.

O

ÖGD. https://de.wikipedia.org/wiki/Öffentlicher_Gesundheitsdienst. Vgl. auch: www. bundesaerztekammer.de/aerzte/versorgung/oeffentlicher-gesundheitsdienst. Zugegriffen: 03.05.2017.

Österreicher, D., & Ziller, S. (2005). Präventionsorientierte Zahn- Mund- und Kieferheilkunde – wichtige Krankheitsbilder und deren oralprophylaktischer Zugang. In W. Kirch & B. Badura (Hrsg.), Prävention. Springer.

Opp. G., & Fingerle, M. (Hrsg.) (2007). Was Kinder stärkt. Erziehung zwischen Risiko und Resilienz. Ernst Reinhardt Verlag.

Optimix (2006). Empfehlungen für die Ernährung von Kindern und Jugendlichen. Bundesministerium für Ernährung, Landwirtschaft und Verbraucherschutz (Hrsg.), Univ. Dortmund. online: www.fke-do.de Zugegriffen 02.06.2007.

Optimix Pyramide (2017). Bilder zu Optimix: . https://www.google.de/search?q=optimix+bilder&client=firefox-b&tbm=isch&tbo=u&source=univ&sa=X&ved=0ahUKEwim2vew7uDTAhXJ2SwKHdRSCXYQ7AkISw&biw=1366&bih=635 zugegriffen 02.05. 2017.

Opus NRW: http://www.mentalhealthpromotion.net/?i=promenpol.de.toolkit.762. Zugegriffen 03.04. 2017.

P

Paulus, J. (2005). Lauter unerhörte Kampagne. Die ZEIT Wissen, Nr. 39, 22.Sept. 2005.

Paulus, P., & Brückner, G. (Hrsg.) (2011). Wege zu einer gesünderen Schule. Tübingen: dgvt Verl. D. Gesell. f. Verhaltenstherapie.

Peinelt V., Wehmöller D., & Gräfe, D. (2007). Zertifizierung der Verpflegung in Ganztagsschulen – Hochschule Niederrhein und Verbraucherzentrale NRW kooperieren. aid ernährung im fokus 7/01, 8-14.

Pelikan, J. M. (2011). Zur Entwicklung eines gesundheitsfördernden Settings. In Dür, Felder, Puig, Lehrbuch Schulischer Gesundheitsförderung. Bern: Huber Hogrefe AG.

Penzlin, H. (2012). Was heißt „lebendig"? Biologie in unserer ZEIT, 56-63.

PISA. Zusammenfassung zentraler Befunde. http:// www.mpip-berlin.mpg.de/pisa/ergebnisse.phf. &: https://www.mpib-berlin.mpg.de/Pisa/PISA-E_Vertief_Zusammenfassung. pdf Zugegriffen 11.11.2016.

Plamper, E., Stock, St., & Lauterbach, K. W. (2004). Kosten und Finanzierung von Prävention und Gesundheitsförderung. In Hurrelmann, Kotz & Haisch, Lehrbuch Prävention und Gesundheitsförderung. Verlag Hans Huber.

Plön, I. (2001). Der Begriff des flow und seine Bedeutung für Erziehung und Erziehungswissenschaft. Dissertation, Universität Hamburg. Hamburg.

Pongratz, L. A. (2009). Heydorn reloaded – Einsprüche gegen die Bildungsreform. In C. Bünger, P. Euler, A. Gruschka & L. A. Pongartz (Hrsg.), Heydorn lesen! Herausforderungen kritischer Bildung (S. 99).

Potuschek, G., & Karl, F. (2014). Begleitung bei der betrieblichen Gesundheitsförderung durch Barmer GEK, GKV.

Pott, E. (2006). Gesundheitsförderung in Deutschland – aktuelle Herausforderungen und Perspektiven pott@bzga.de.

Präventionsgesetz (2005). Ein gescheiterter Anlauf. http://www.forum-gesundheitspolitik. de/artikel/artikel.pl?artikel=0117. Zugegriffen 23.11.2016.

Präventionsgesetz (2015). Das neue Präventionsgesetz: http://www.bmg.bund.de/ministerium/ meldungen/2015/praeventionsgesetz.html. Zugegriffen 08.11.2016.

PrävG Präventionsgesetz (2015). http://www.bmg.bund.de/ministerium/meldungen/2015/ praeventionsgesetz.html Zugegriffen 25.10.2016.

PsyGA (2014). Kein Stress mit dem Stress Einführungsseminar für Fach- und Führungs-kräfte. BKK Dachverband, Berlin, Bundesanstalt für Arbeitsschutz und Arbeitsmedizin, Nöldner Str 40, 10317 Berlin.

Q

Qualitätsstandard in der Suchtprävention: www.dhs.de/fileadmin/user_upload/pdf/.../ Qualitaetsstandards_DHS_2011.pdf. Zugegriffen 05.05.2017.

Quenzel, G., & Schaeffer, D. (2016). Health Literacy – Gesundheitskompetenz vulnerabler Bevölkerungsgruppen. Ergebnisbericht. Bielefeld.

R

Raitel, J. u.a. (Hrsg.) (2008). Einführung in die Pädagogik, 3te Auflage. Verl. f. Sozialwis-senschaften.

Reiter; S., & Rasch, G. (2002). Schutzimpfungen. Gesundheitsberichterstattung des Bundes, Heft 01/00. Robert Koch Institut (Hrsg.).

Renn, H. (1999). Was ist der Gesellschaft die Gesundheitsförderung wert? Prävention 1/1999, 22, 76-79.

Rensing, L., Koch, M., Rippe, B., & Rippe, V. (2006). Mensch im Stress. Spektrum, 129ff.

Resilienz (2012-04-09). http://de.wikipedia.org/wiki/Resilienz Zugegriffen 23.11.2016.

Richtig sitzen. http://www.ergo-online.de/site.aspx?url=html/gefaehrdungsbeurteilung/ checklisten_handlungsanleitun/checkliste_richtiges_sitzen.htm.

Rieger et. al (2015). Prävention und Gesundheitsausgaben. In Statistisches Bundesamt, Gesundheit – Ausgaben 1995 bis 2011. Fachserie 12, Reihe 7.1.2. Wiesbaden: Destatis. https://www.destatis.de/DE/ZahlenFakten/GesellschaftStaat/Gesundheit/Gesundheits-ausgaben/Gesundheitsausgaben.html.

Rieger, Hildenbrand, Nesseler, Leitzel, Nowak (Hrsg.) (2016). Prävention und Gesund-heitsförderung an der Schnittstelle zwischen kurativer Medizin und Arbeitsmedizin. Zwickau: Ecomed, Westermann.

Robert Koch-Institut (2012). Gesundheitszustandsbericht Prävention. http://www.rki.de Zugegriffen 24.09.2012.

Robert Koch-Institut (2009). Mundgesundheit, Heft 47. http://edoc.rki.de/documents/rki_fv/ resjnvXA1AcE/PDF/24KQORpYTXo.pdf.

Roesler, A., & Stiegler, B. (2005). Grundbegriffe der Medientheorie. Paderborn: UTB, Fink.

Rogers, C. (1980). Der neue Mensch. Klett Cotta.

Rogers, C. R. (2000). On becoming a person. – Deutsch (2000): Psychotherapie aus Sicht eines Therapeuten. Stuttgart: Klett Cotta.

Roloff, E. (2010). Sebastian Kneipp: Durch fünf Säulen zum Gesundheitsapostel für Leib und Seele. In E. Roloff, Göttliche Geistesblitze. Pfarrer und Priester als Erfinder und Entdecker, (S. 235-253). Weinheim: Wiley-VCH.

Rosenbrock, R (2005). Erfolgskriterien und Typen moderner Primärprävention. In W. Kirch & B. Badura, Prävention. Springer.

Roth, G. (2016). Zukunft des Lernens – Neurobiologie und Neue Medien. Paderborn: Schöningh.

Rothschuh, K. E. (1983). Naturheilbewegung, Reformbewegung, Alternativbewegung. Stuttgart: Hipprates.

Rücker, M., & Schubert, C. (2012). Gesundheit, Bildung und Politik – sind Demokraten gesünder? In E. Brähler u. a. (Hrsg.), Gesund und gebildet. Göttingen: Vandenhoeck & Ruprecht.

Rütten, u. a. (2005). Körperliche Aktivität. Gesundheitsberichterstattung des Bundes, Heft 26.

S

Sassen, G. (1985). Gesundheitsaufklärung heute: von der Volksaufklärung zum sozialen Marketing. Ernährungsumschau 32, Heft 4, 109-113.

Schäffter, O. (2016). Selbstorganisiertes Lernen - eine Herausforderung für die institutionalisierte Erwachsenenbildung. https://www.erziehungswissenschaften.hu-berlin.de/de/ebwb/team/.../schaeffter. Zugegriffen: 03.05.2017.

Schäfer, D., Frever, A., Schockenhoff, S., & Wetzstein, V. (Hrsg.) (2008). Gesundheitskonzepte im Wandel. Stuttgart: Franz Steiner Verlag.

Schagen, U., & Schleiermacher, U. (2005). 100 Jahre Geschichte der Sozialhygiene, Sozialmedizin und public health in Deutschland. http://100-jahre-sozialmedizin,de.

Scharnhorst, J. (2008). Resilienz - Neue Arbeitsbedingungen erfordern neue Fähigkeiten. In BDP e.V. (Hrsg.), Psychische Gesundheit am Arbeitsplatz. Berlin.

Scheid, V., & Prohl, R. (Hrsg.) (2011). Sportdidaktik. Wiebelsheim: Limpert Verlag.

Scheid, V., & Prohl, R. (2014). Bewegungslehre. Wiebelsheim: Limpert Verlag.

Schell, W.(1995). Die Grundzüge der Hygiene und Gesundheitsförderung. Brigitte Kunz Verlag.

Schellmann, B., Baumann, A., Gläser, M., & Kegel, T. (2013). Handbuch Medien, Medien verstehen, gestalten, produzieren, Europa Lehrmittel. Haan-Gruiten. Anfragen: www.medien-verstehen.de.

Schenk, K., & H. Knopf (2007). KiGGS: Mundgesundheit (download): http://edoc.rki.de/oa/articles/reqtHCTDpg7KM/PDF/24rvCy0C5qVL6.pdf.

Schipperges, H., Vescovi, G., Geue, B., & Schlemmer, J. (1988). Die Regelkreise der Lebensführung. Köln: Deutscher Ärzteverlag.

Schipperges, H. (1985). Der Garten der Gesundheit. München & Zürich: Artemis.

Schipperges, H. (1990). Das Bild der Gesundheit im Spiegel der Geschichte. In I. Gropengiesser & V. Schneider (Hrsg.), Gesundheit, Wohlbefinden, zusammen leben. Friedrich Jahresheft.

Schleider, K., & Huse, E. (2011). Problemfelder und Methoden der Beratung in der Gesundheitspädagogik. Wiesbaden: VS Verlag.

Schlieper, C. A. (2010). Grundfragen der Ernährung. Hamburg: Verl. Handwerk u. Technik.

Schneider, V., Kleinfelder, E., & Schmidt-Weller, R. (1987). Realisation des Konzepts Gesundheitserziehung an der Pädagogischen Hochschule Freiburg an einem konkreten Beispiel: Landesgartenschau 1986, im Haus „Natur und Gesundheit". In Laaser, G. Sassen, G. Murza & P. Sabo, Prävention und Gesundheitserziehung. Springer.

Schneider, V. (1990). Gesundheit – was ist das heute? In Gropengiesser & Schneider, Gesundheit: Wohlbefinden, zusammen leben, Handeln. Jahresheft VIII. Friedrich Verlag.

Schneider, V. (1993). Entwicklungen, Konzepte und Aufgaben schulischer Gesundheitsförderung – Vom Konzept der Risikofaktoren zum Konzept der Förderung von Gesundheitsfaktoren. In Priebe, Israel & Hurrelmann (Hrsg.), Gesunde Schule. Beltz.

Schneider, V. (1993). Gesundheitsförderung heute. Lambertus.

Schneider, V. et. al. (1994). Gesundheitspädagogik an der pädagogischen Hochschule Freiburg. Prävention 2 1994, 35-39.

Schneider, V., & Schiller, U. (1995). Gesundheitskonzepte bei Arbeitnehmern. Prävention 3, 81ff.

Schneider, V., & Schiller, U. (1996). Gesundheitskonzepte bei Lehramtsstudierenden. Ergebnisse einer Erhebung, PH-Fr. 2002/2.

Schneider, V. (1997). Gesundheitskonzepte bei Arbeitnehmern. Prävention 2 1997, 54-56.

Schneider, V. (1998). Gesundheitsförderung mit Gesundheitsfaktoren? In P. Paulus & D. Deter (Hrsg.), Gesundheitsförderung zwischen Selbstverwirklichung und Empowerment. GwG.

Schneider, V. (2003). Gesundheitsförderung in der Schule und Lebensstil. In K. Aregger & U. P.(Hrsg.), Gesundheitserziehung – eine Utopie?

Schneider, V (2010). Luft im Klassenzimmer. In K. Etschenberg, Hygiene – mehr als Sauberkeit. UB Unterricht Biologie. Friedrich Verlag.

Schneider, V. (2014ff). Experimente in der Schule Ernährung. experimente-in-der-schule.de.

Schnurr, J., & Homann, F. (2012). Forschungsprojekt: Resilienz gegenüber Stress und Burnout. http://www.daimler-benz-stiftung.de/cms/index.ph?page=resilienz-thema Zugegriffen: 25.05.

Schratz, J. (2012). Lernen als bildende Erfahrung. Insbruck, Wien & Bozen: Studienverlag.

Schröer, A., & R. Sochert. Gesundheitszirkel im Betrieb, Praxisreihe, Arbeit-Gesundheit-Umwelt. Wiesbaden: UV.

Schröter, J. (2016). Handbuch Medienwissenschaft. Stuttgart & Weimar: J.B. Metzler.

Schröter, J. (2016). Handbuch Medienwissenschaft. Stuttgart, Weimar: J.B. Metzler.

Schütte, U., & Walter, M. (2005). Zahnverlust und Zahnersatz vor dem Hintergrund des demographischen Wandels. In W. Kirch & B. Badura (Hrsg.), Prävention. Springer.

Schug, R. u. a. (1994). Arbeit und Stress, Schriftenreihe Bayrischen Staatsministeriums für Arbeit und Sozialordnung. vergriffen.

Schulz von Thun, F. (2002). Miteinander Reden (Bd. 1). Reinbek: rororo.

Schumacher, J. u. a. (2004). Die Resilienzskala - Ein Fragebogen zur Erfassung der psychischen Widerstandsfähigkeit als Personmerkmal. Universität Jena: Institut für Medizinische Psychologie.

Schwartz, F.W. (Hrsg.) (1999). Public health in Deutschland. In Deutsche Gesellschaft für Public health (Hrsg.), S 23ff.

Schwarzer, R. (2004). Psychologie des Gesundheitsverhaltens, 3 Auflage. Göttingen: Hogrefe.

Seehaus R., & Gillenberg, T. (2014). Nahrungsgaben als Bildungsgaben. Eine diskursanalytische Untersuchung zum Schulessen. In Althans, Schmidt, Wulf, Nahrung als Bildung. Weinheim & Basel: Beltz Verlag. http://www.beltz.de/de/nc/verlagsgruppe-beltz/gesamtprogramm.html?isbn=978-3-7799-2951-2.

Selye, H. (1984). Stress – mein Leben. Fischer.

Seydel, O. (2005). Was ist eine gute Schule? Zur Diskussion über Evaluationskriterien und Evaluationsverfahren. Die Deutsche Schule, 97. Jg. 2005, 295-293.

SHELL Jugendstudie (2006). Freizeit und Gesundheit. http://www.shell,cm/..../jugendstudie2006_FreiZEIT-gesundheit.html. Zugegriffen 22.09.2006.

Siegrist, J. (2005). Medizinische Soziologie. München: Urban & Fischer.

Singer, S., & Merbach, M. (2008): Was ist das Wesen einer Ressource? Konzeptionelle Überlegungen und Stand der Forschung zur Salutogenese sensu Antonovsky. Klinische Diagnostik und Evaluation, 1, 202-225. Göttingen: Vandenhoeck & Ruprecht.

Slesina, W. (1990). Gesundheitszirkel, ein neues Verfahren zur Verhütung arbeitsbedingter Erkrankungen. In Brandenburg et al. (Hrsg.), Prävention und Gesundheitsförderung in Betrieben, BAU Tb 51. Dortmund.

Sochert, R. (1991). Gesundheitszirkel – ein Instrument der Gesundheitsförderung für die betriebliche Krankenversicherung. In A. Schroer, R. Sochert & R. Stuppardt (Hrsg.), Gesundheitsberichterstattung und Gesundheitszirkel, BKK Bundesverband Abt. Wirtschaft und Statistik, Kronprinzenstraße 6 4300 Essen 1.

Sockoll, I., Kramer, I., & Bödeker, W. (2007). Wirksamkeit und Nutzen betrieblicher Gesundheitsförderung und Prävention, Metastudie der wissenschaftlichen Evidenz 2000 bis 2006 IGA-Report 13.

Sommer, A. (1994). Gesundheitspädagogik – Skizzierung eines Konzepts auf pädagogisch –Anthropologischer Grundlage. In W. Knörzer (Hrsg.), Ganzheitliche Gesundheitsbildung in Theorie und Praxis (S. 33). Heidelberg: HAUG.

Spellerberg, A. (1996). Soziale Differenzierung durch Lebensstile. Eine empirische Untersuchung zur Lebensqualität in West- und Ostdeutschland. Berlin: Edition sigma.

Sperling, B. (2011). Moderation Zusammenarbeit in Besprechungen und Projektmeetings. München: Haufe.

Sportbund. www.sportprogesundheit.de Zugegriffen 24.11.2011.

Sportbund: https://www.dosb.de/ Zugegriffen 30.10.2016.

Stahl, E. (2012). Dynamik in Gruppen. Weingarten: Beltz.

Stark, A., & Fuchs, R. (2011). Körperliche Aktivität und gesunde Lebensführung. In H.-W. Hoefert & C. Klotter (Hrsg.), Gesunde Lebensführung – kritische Analyse eines populären Konzepts (S. 101-126) Bern, Bern: Huber.

Stark, A., & Fuchs, R. (2011), Verhaltensänderungsmodelle und ihre Implikationen für die Bewegungsförderung. In Landesinstitut für Gesundheit und Arbeit NRW (Hrsg.), Gesundheit durch Bewegung fördern (S. 27-30). Düsseldorf: LIGA.

Stark, S., & Maragkos, M. (2014). Bist Du krank?! Psychische Störungen im Arbeitsleben. In Hahnzog, Betriebliche Gesundheitsförderung. Wiesbaden: Springer.

Statistisches Bundesamt (2012). Gesundheit – Ausgaben 1995 bis 2011. Fachserie 12, Reihe 7.1.2. Wiesbaden: Destatis. https://www.destatis.de/DE/ZahlenFakten/GesellschaftStaat/ Gesundheit/Gesundheitsausgaben/Gesundheitsausgaben.html:. Zugegriffen 28.09.2016.

Statistisches Bundesamt (Hrsg.) (2015). Gesundheitsbericht für Deutschland (S 48ff).

Steen, R. (2004). Bildungsqualität durch Gesundheitsförderung – Gesundheitsförderung durch Schulentwicklung. FachZEITschrift Jugendschutz N1 / 41.

Stender, K-P., & Böhme, C. (2011). Gesundheitsförderung und gesunde/soziale Stadt/Kommunalpolitische Perspektive. In BZgA (Hrsg.), Leitbegriffe der Gesundheitsförderung und Prävention. Köln.

STERN (1997). Sportarten TÜV: Die richtige für jeden Typ. Sport und FreiZEIT, Stern 42/97, 160ff.

STERN (2010). Gesund leben – das Magazin für Körper, Geist und Seele, Hefte 1, 3, 4 und 5.

STERN (2011). Titelgeschichte Echt Fett. Stern 109.

STIKO Impfempfehlungen (2011). www.rki.de/DE/Content/Kommissionen/STIKO/.../ Impfempfehlungen_node.html.

Stößel, U. (Hrsg.) (1995). Gesundheitsförderung und public health in der medizinischen Ausbildung Bd 4. Schriftenreihe der Koordinierungsstelle Gesundheitswissenschaften und public health an der Abteilung für medizinische Soziologie der Universität Freiburg.

Stress Forschung Internetinformationen, Broschüren, Forschungsergebnisse der Krankenkassen, Stress. Betriebe / Unternehmenskultur: http://psyga.info/stress-vermeiden/ gesundheitsgerechte-unternehmenskultur/ Zugegriffen 01.10.2016. http://www.meine-gesundheit.de/stress Zugegriffen 15.11.2016. http://www.stress-ratgeber.de/definition/ stresstheorien/selye.

Stroß, M. A. (2009). Reflexive Gesundheitspädagogik: Interdisziplinäre Zugänge – erziehungswissenschaftliche Perspektiven. Münster: LIT Verlag.

Sucht: Landesregierung BW (1991). Konzeption zur gesundheitlichen Prävention in Baden-Württemberg. Stuttgart: Ministerium für Arbeit und Gesundheit.

Suchtvorbeugung BZgA. z.B.: http://www.kinderstarkmachen.de.

Szagun, B., & Walter, K. (2005). Prävention durch öffentlichen Gesundheitsdienst. In W. Kirch & B. Badura (Hrsg.), Prävention. Springer.

T

Täubig, V. (2016). Essen im Erziehungs- und Bildungsalltag. Weinheim & Basel: Belz.

Teichelt-Barthel, U. (2015). Vorwort 9. In J. Kuhn & M. Heyn (Hrsg.), Gesundheitsförderung durch den öffentlichen Gesundheitsdienst. Bern: Huber.

Tiel, A., & Meyer, J. (2016). Gesundheitsverständnisse. In Rieger, Hildebrand, Nesseler, Leitzel, Novak, Prävention und Gesundheitsförderung an der Schnittstelle zwischen Kurativer Medizin und Arbeitsmedizin. Zwickau: Ecomed, Westermann.

Tiemann, M. (2005). Gesundheitssport in Turn- und Sportvereinen. In W. Kirch & B. Badura (Hrsg.), Prävention. Springer.

Tschirner, T. (2007). Minuten sind genug. München: GU Verlag.

Troschke,v. J., & Kälble, K. (1999). Professionalisierung auf dem Gebiet der Gesundheitserziehung. Prävention 3.

Turnvater Jahn. https://de.wikipedia.org/wiki/Friedrich_Ludwig_Jahn Zugegriffen 01.09.2011. vgl. auch: www.wasistwas.de/archiv-sport.../turnvater-jahn-frisch-fromm-froehlich-frei.html. Zugegriffen: 01.05.2017.

U

Ueding, G., & Steinbrink, B. (1986). Grundriss der Rhetorik. Geschichte-Technik-Methode. Stuttgart: Metzler.

Umwelt und Gesundheit. www.apug.de Zugegriffen 11.11.2016.

Umwelt. www.umweltrat.de, www.bayern.de, www.oekotest.de, www.uminfo.de, www.apug. de, www.umweltschutzweb.de, www.gsf.de, www.quality.de/lexikon/umweltschutz.htm, www.lubw.baden-wuerttemberg.de, www.nabu.de,www.hamburg.de, www.oekotest.de, www.uminfo.de, www.apug.de, www.umweltschutzweb.de, www.gsf.de, Luftbelastung: http://luftqualitaet-schule.blogspot.de/, Agrarwirtschaft: www.agrar.de/, Zugegriffen 08.11.2016.

Umweltbundesamt (2008ff). https://www.umweltbundesamt.de/themen/luft/luftschadstoffe/ feinstaub, Kohlendioxid (2008). Bundesgesundheitsblatt - Gesundheitsforsch -Gesundheitsschutz 2008 · 51:1358–13612.

Umweltdatenbank. http://www.umweltdatenbank.de/cms/lexikon/47-lexikon-u/1506-umweltschutz.html Zugegriffen 11.11.2016.

Umweltrecht (2012). Beck Juristischer Verlag, 22. Aufl. München. www.umwelt-online.de
    Zugegriffen 23.11.2016.
Universität Halle (2012). Inst. f. med. soziologie: http://www.medizin.Uni-halle.de/index
    Zugegriffen 02.09.2016.
Unterhaslberger, M. (2009). Gesundheitspädagogik als Hilfe zur Selbsthilfe. Münster &
    Berlin: LIT Verlag.
Unterrichtsgestaltung: z. B: DGE (Deutsche Gesellschaft für Ernährung) Internetrecherche;
    AID: Internetangebote Schneider, V.: www. experimente-in-der-schule (2017-09-02)
    BZgA: Unterlagen für die Unterrichtsgestaltung, Köln.

V

VHS: Volkshochschulen. Päd. Konzept: https://www.dvv-vhs.de/themenfelder/gesundheits-
    bildung.html Zugegriffen 11.11.2016.
Verband der Krankenkassen. Leitfaden. www.vdak.de/vertragspartner/Praevention/Leit-
    faden 20_10_02_2006.pdf . Zugegriffen 14.03.2012. Vgl. auch: www.vhs-stuttgart.de/
    uploads/.../Schule_fuer_Erwachsene_an_der_vhs_stuttgart.pdf. Zugegriffen: 06.05.2017
Vester, F. (1998). Phänomen Stress. München: Verlag dtv.
Virchow, R. (1856). Zellularpathologie. http://de.wikipedia.org/wiki/Rudolf_Virchow
    Zugegriffen 01.09.2011.
Virchow, R. Bedeutung. http://de.wikipedia.org/wiki/Virchow. Zugegriffen 12.09.2012.
Virchow, R. Leben.www.sammlungen.hu-berlin.de › Sammlungsobjekte Kabinette des
    Wissens, Zugegriffen: 01.03.2017.
Vogt, J. (1993). Psychologische Grundlagen der Gesundheitswissenschaften. In Hurrelmann,
    Laaser (Hrsg.), Gesundheitswissenschaften. Beltz.
Vollmeyer, R. (2006). Ansatzpunkte für die Beeinflussung von Lernmotivation. In H. Mandl
    & H. F. Friedrich (Hrsg.), Handbuch Lernstrategien (S. 223ff). Göttingen & Bern: Hogrefe.

W

Waller, H. (2002). Gesundheitswissenschaften – eine Einführung in Grundlagen und Praxis
    von Public Health. Kohlhammer.
Walter, U., & Schwartz, F. W. (2003). Prävention. In Schwartz (Hrsg.), Public Health. Urban
    und Fischer.
Watzlawik, P. u. a. (1996). Menschliche Kommunikation. Bern & Göttingen: Huber Verlag.
Warnke, K., & Lievenbrück, B. (2015). Momente gelingender Beziehung. Weinheim: Beltz.
Weinert, F. E. (1996). Lerntheorien und Instruktionsmodelle. In F. E. Weinert (Hrsg.), Enzy-
    klopädie Pädagogische Psychologie, Bd. 2: Psychologie des Lernens und der Instruktion
    (S. 1-48). Göttingen: Hogrefe.
Weitzel, H. (2012). Welche Bedeutung haben vorunterrichtliche Vorstellungen für das Lernen.
    In U. Spörhase, Biologiedidaktik. Berlin: Cornelsen.
Wellhöfer, P. R. (2001). Gruppendynamik und soziales Lernen. Stuttgart: Lucius & Lucius.
Wenzel, E. (1990). Einige Überlegungen zu einem sozial-ökologischen Verständnis. In I.
    Gropengiesser & V. Schneider, Gesundheit – Wohlbefinden, zusammen leben, handeln,
    Jahresheft VIII. Friedrich Verlag.
Wenzel, E. (Hrsg.) (1986). Die Ökologie des Körpers. Frankfurt: Suhrkamp.
Wenzel, E. (1983). Die Auswirkungen von Lebensbedingungen und Lebensweisen auf die
    Gesundheit. In BZgA, Europäische Monographien zur Forschung in Gesundheitser-
    ziehung 5. Köln: BZgA.

Wernitz, H., & Pelz, J. (2015). Gesundheitsökonomie und das deutsche Gesundheitswesen. Stuttgart: Kohlhammer.

Westermayer, G., & Bähr, B. (1994). Betriebliche Gesundheitszirkel. Göttingen & Stuttgart: Verl. f. a. Psychologie.

WHO Weltgesundheitsorganisation. http://www.euro,who,int/de & http://wwwtiniurl.com/oem9asm.

WHO Ottawa Charta (1986). www.euro.who.int/__data/assets/pdf_file/0006/129534/Ottawa_Charter_G.pdf.

WHO Ziele (1991). Ziele zur Gesundheit für alle- WHO Regionalbüro für Europa. Kopenhagen.

WHO chronische Erkrankungen (2005). preventing chronic diseases: a vital investment. Genf: WHO Report.

WHO Frauengesundheit (2011). 10 facts about women health. http://www.who.int/gender/documents/10facts_womens_health_en.pdf. Zugegriffen 09.12.2012.

WHO Aktionsplan (2012): Europäischer Aktionsplan zur Stärkung der Kapazitäten und Angebote im Bereich der öffentlichen Gesundheit. www.euro.who.int/_data/assets/pdf_file/0007/171772/RC62wd12rev1-Ger.pdf?ua=1.

WHO Frauensituation weltweit (2016). http://www.who.int/gender-equity-rights/understanding/gender-definition/en/.

WIDO wiss. Institut AOK (1976ff). http://www.wido.de/fzreport.html.

Wienemann, E. (2010). Betriebliche Suchtprävention. Gesundheitsförderung und Lösungsorientierte Intervention. In G. Faller (Hrsg.), Lehrbuch betriebliche Gesundheitsförderung. Bern: Huber, Hogrefe.

Wieser, S. (2009). Lohnt sich Prävention? Die Kosten-Nutzen-Analyse gibt Antwort. Schwerpunkt Prävention und Gesundheitsförderung Care Management 2, Nr. 1.

Wille, R. (1997). Sucht und Drogen und wie man Kinder davor schützt. München: Becksche Reihe.

Winkel, R. (1995). Kritisch-kommunikative Didaktik. In R. Gudjons, R. Teske & R. Winkel (Hrsg.), Didaktische Theorien. 8. Auflage. Hamburg: Bergmann und Helbig.

Winkler, H. (2008). Basiswissen Medien. Nördlingen: Fischer Taschenbuch, Beck.

Wolf, C. (2006). Psychosozialer Stress und Gesundheit. Belastungen durch Erwerbsarbeit, Hausarbeit und soziale Beziehungen. In C. Wendt & U. Wolf, Soziologie der Gesundheit Kölner Zeitschrift für Soziologie und Sozialpsychologie, Sonderheft 46/2006.

Wulfhorst, B. (2002). Theorie der Gesundheitspädagogik. Juventa Verlag.

Wydler, H. (2010). Salutogenese und Kohärenzgefühl. Weinheim & München: Juventa.

Z

Zahngesundheit (2016). http://pf.pig-develop.de/ZBW/index_ZBW"201610.html#/8informationszentrum Zahngesundheit.

Zatsiorsky, V., & Kraemer, W. (2016). Krafttraining. Aachen: Meyer Verlag.

ZEIT (2007). Wie gesund ist Sport wirklich? Hamburg: Die ZEIT, Wissen, ZEITverlag.

ZEIT Wissen (2012). Fettleibigkeit Die ZEIT Wissen 16, 12.04.2012, 32.

ZEIT Wissen (2016). Drogentote: http://www.zeit.de/wissen/2016-04/bka-drogentote-anzahl-zunahme.

Zuckersteuer (2012). WHO Forderungen, z.B. in: www.rp-online.de › Mehr... › Gesundheit › Ernährung & Diät. Zugegriffen 02.04.2017.

Zwick, E. (2004). Gesundheitspädagogik – Wege zur Konstituierung einer Erziehungswissenschaftlichen Teildisziplin. Münster: LIT Verlag.

Printed in the United States
By Bookmasters